结构性胎儿发育异常

第 2 版

Structural Fetal Abnormalities

THE TOTAL PICTURE

SECOND EDITION

主　译　〔美〕罗杰·C.桑德斯

莉莲·R.布莱克穆恩

副主编　〔美〕 W.艾伦·霍格

菲利普·斯皮耶瓦科

艾瑞克·A.伍尔夫斯伯格

主　译　章锦曼

主　审　朱宝生

U0324742

天津出版传媒集团

天津科技翻译出版有限公司

著作权合同登记号:图字:02-2014-158

图书在版编目(CIP)数据

结构性胎儿发育异常／(美)桑德斯(Sanders,R.C.)主编；章锦曼等译.
天津：天津科技翻译出版有限公司, 2016.2
　书名原文：Structural Fetal Abnormalities：the Total Picture
　ISBN 978-7-5433-3559-2

　Ⅰ.①结… Ⅱ.①桑… ②章… Ⅲ.①胎儿-发育异常-研究 Ⅳ.①R714.51

中国版本图书馆 CIP 数据核字(2015)第 267042 号

授权单位:Elsevier (Singapore) Pte Ltd.
出 版 人:刘 庆
出　　版:天津科技翻译出版有限公司
地　　址:天津市南开区白堤路 244 号
邮政编码:300192
电　　话:022-87894896
传　　真:022-87895650
网　　址:www.tsttpc.com
印　　刷:山东鸿杰印务集团有限公司
发　　行:全国新华书店
版本记录:889×1194　16 开本　27.25 印张 +2 彩插　350 千字 +246 插图
　　　　　2016 年 2 月第 1 版　2016 年 2 月第 1 次印刷
　　　　　定价:120.00 元

(如发现印装问题,可与出版社调换)

译者名单

主译 章锦曼

主审 朱宝生

译者 （按姓氏笔画排序）

马永红	马菊香	王 婷	韦 焘
朱 姝	朱宝生	刘焕玲	何桂林
张阳佳	陈 姝	贺 静	班立丽
唐新华	黄 芩	银益飞	董旭东
曾小红	廖承德	黎冬梅	颜 芳

编者名单

Lillian R. Blackmon, MD
Associate Professor of Pediatrics
University of Maryland School of Medicine
Department of Perinatology/Neonatology
University of Maryland Medical Center
Baltimore, Maryland

Timothy M. Cromblehome, MD
Associate Professor of Surgery
Center for Fetal Diagnosis and Treatment
Children's Hospital of Philadelphia
Philadelphia, Pennsylvania

Craig R. Dufresne, MD, FACS
Co-Director, Center for Facial Rehabilitation
Fairfax Hospital, Inova Medical Institution
Fairfax, Virginia
Clinical Assistant Professor, Departments of
Neurosurgery and Plastic Surgery
The Johns Hopkins University School of Medicine
Baltimore, Maryland
Clinical Assistant Professor of Plastic Surgery
Georgetown University School of Medicine
Washington, D. C.

John Gearhart, MD, FRCSC
Professor of Pediatric Urology
The Johns Hopkins University School of Medicine
Baltimore, Maryland

John Herzenberg, MD, FRCSC
Associate Professor of Orthopaedic Surgery and
Pediatrics
University of Maryland School of Medicine and
Rubin Institue for Advanced Orthopedics, Sinai
Hospital
Baltimore, Maryland

W. Allen Hogge, MD
Associate Professor, Obstetrics, Gynecology and
Reproductive Sciences
University of Pittsburgh School of Medicine
Medical Director, Department of Genetics
Magee-Women's Hospital
Pittsburgh, Pennsylvania

Charles N. Paidas, MD
Associate Professor of Surgery, Pediatrics, Oncology,
Anesthesia, and Critical Care Medicine
Director, Pediatric Trauma
The Johns Hopkins University School of Medicine
Baltimore, Maryland

E. Dror Paley, MD, FRCSC
Associate Professor of Orthopaedic Surgery and
Pediatrics
University of Maryland School of Medicine and Rubin
Institute for Advanced Orthopedics, Sinai Hospital
Baltimore, Maryland

John Ragheb, MD
Assistant Professor
Chief of Neurosurgery
University of Miami
Miami, Florida

Roger C. Sanders, MD
Research Professor of Radiology
Thomas Jefferson University School of Medicine
Philadelphia, Pennsylvania
Consultant, Los Alamos Women's Health Center
Los Alamos, New Mexico

Philip Spevak, MD
Associate Professor
The Johns Hopkins University School of Medicine
Division of Cardiology
Department of Pediatrics
The Johns Hopkins Hospital
Baltimore, Maryland

Eric A. Wulfsberg, MD
Professor of Pediatrics
University of Maryland School of Medicine
Department of Human Genetics and Pediatrics
University of Maryland Medical Center
Baltimore, Maryland

序

面对各种可能出现的结构性胎儿发育异常和种类繁多的遗传综合征，从事产科超声、胎儿医学、遗传咨询和产科临床的医生大多数很难有足够的时间逐一查找各种胎儿结构畸形的发生率、病因、遗传方式、诊断与鉴别诊断等。因此，迫切需要找到一本简洁、易懂的工具书，便于查阅。

非常庆幸有了 Roger C. Sanders 教授编写的 *Structural Fetal Abnormalities*。Sanders 教授提到，需要一个团队来为结构性发育异常胎儿服务，包括孕期管理、分娩、产后观察和治疗等都需要多个学科相互协同，共同分担责任。本书是按染色体病、中枢神经系统、心脏、泌尿生殖、胸腔、胃肠道、面颈部、骨骼、双胎、综合征以及其他结构性发育异常来分章节，对100多种常见的结构性胎儿发育异常分别从以下的视角讨论，包括流行病学和遗传学、定义、胚胎学、遗传模式、致畸剂、筛查、预后、超声检查、可识别的孕周、难点、鉴别诊断、还需要检查的部位、孕期管理、需要进行的检查和咨询、胎儿宫内干预、胎儿监测、妊娠进程、终止妊娠、分娩、新生儿学、手术指征、预后等。与其他的产前诊断和遗传咨询书籍相比，本书的亮点在于融合了超声诊断与鉴别诊断等内容，并附大量精美罕见的超声图片。而与大部分胎儿超声书籍相比，本书为涉及的每一种结构性胎儿发育异常从遗传学、临床咨询与治疗的角度详细讲解。因此，本书的知识点涵盖了胎儿超声与临床遗传学内容。其中"还需要检查的部位"提醒超声医生在发现一种胎儿结构畸形时，需要关注并仔细检查的其他部位；在"鉴别诊断""难点"提醒超声及临床咨询医生怎么做到有的放矢，尽量做到不漏诊、不误诊。的确，这是一本不可多得的好书。

朱宝生教授是一位多年从事产前诊断的遗传学专家，也是我的好朋友。他领导的团队在国内产前诊断、临床遗传咨询、产前超声诊断、实验室产前筛查与诊断方面取得了很好的成绩。译者包括一线服务的妇产科临床医生、超声医生、细胞遗传学、分子遗传学等学科的年轻学者。他们在繁重的临床及科研工作之余，花费大量时间来完成本书的翻译，工作艰辛，但很有价值。本书的翻译出版可以让国内更多从事胎儿医学、胎儿超声、产前诊断的临床和科研工作者分享到这些非常有价值的专业知识，促进国内胎儿发育异常的遗传咨询工作跟上其他学科的发展步伐。在此，我要为这个年轻的团队鼓掌。本书翻译行文没有华丽的修饰，但却能够恰当地表达作者的原文含义。毫无疑问，是一本非常实用的译著。

本书的出版应该起到丰富我国胎儿超声、临床遗传咨询、临床处理知识以及与出生缺陷防治相关的专著作用。读过此书后，使我们意识到需要更多地关注胚胎发育、遗传学与胎儿结构性发育异常的相关性，在临床工作中逐步深入研究，扩展对胎儿畸形种类的认识，帮助每一位超声医生和遗传咨询师更好地理解并进行遗传咨询。当然，国内同行们还需要继续积累经验和病例资料，多编写出属于我们自己的优秀论著！

南方医科大学附属深圳市妇幼保健院

李胜利

2015 年 5 月 30 日

* 本书由以下科研项目资助：

1. 云南省科技厅 – 昆明医科大学联合专项（编号:2011FB222）11～13 周孕妇血清及超声指标联合预测子痫前期的研究

2. 云南省科技厅 – 应用基础研究重点项目（编号:2011FA030）胎儿心血管缺陷与染色体微缺失及基因突变关系的研究

前 言

大多数畸形胎儿可在宫内被超声检查诊断出来。有时候,在遇有家族病史或者某一检查结果异常(如异常的甲胎蛋白结果)时,医生会使用超声检查来寻找畸形。更多的时候,超声检查是在做其他检查时才发现畸形的,例如,当有一个数据与检查结果有差异或者存在阴道出血时,要求做超声检查。这本书目的在于为大多数可被超声检出的胎儿畸形提供一个全景式的综合性参考,包括遗传学、流行病学、超声特征、产科、新生儿科和外科手术治疗及畸形的预后。很多通过介入性产前检查发现的情况,但不具备超声波特征的(如 Tay-Sachs 病和脆性 X 综合征),不在本书考虑范围内。

当超声波显示了一个异常外观的胎儿时,很多问题就出来了。父母可能会感到不同程度的悲伤、内疚和担心。担忧程度和超声表现往往没有相关性。然而,这些担忧激起了有声的和无声的关于妊娠和新生儿结局的问题。不经常遇到畸形胎儿的产科医生面临着没有分娩治疗经验的困境,比如分娩时机、分娩途径和分娩地点。不论是超声检查医师,放射科医师,还是产科医师发现异常,都要承担一些无法预料的令人担忧的责任。这个发现是真实的,还是只是一个假象?这个诊断是特异性的,还是有广泛的差异?这是致命的?还是可纠正的?还是遗传的?这本书试图回答这些问题。

对母亲和胎儿的产前保健是一个团队的工作,今天,大多数产前中心都已经设立了畸形胎儿的治疗团队。为了协调服务,这些团体定期开会,根据这一发现的性质和严重程度,产科医生、围生期医生、新生儿医生和外科医生共同分担服务责任。在实践中,临床工作人员如超声检查医师、护士、遗传咨询师在诊断和护理中扮演重要的角色。此外,各专业如儿科心脏病学、畸形学、颌面外科学的专家之间协商是很有必要的。这样,有把握让患者得到更多的关心和更全面的保健方案,每个提供服务的工作者必须具备其他专业所涉及的和长期预后的知识。这本书包括各个领域的专家写的内容,超声检查专家 Roger C. Sanders

提供根据各个相关领域的专家的不同角度发现的异常超声表现;儿科遗传学家和畸形学家 Eric A. Wulfsberg,围生医学家 W. Allen Hogge,新生儿学家 Lillian Blackmon,儿童和胎儿的心脏病专家 Philip Spevak,外科医生 Timothy Cromblehome、Craig DuFresne、John Gearhart、John Herzenberg、Chuck Paidas、E. Dror Paley、John Ragheb,以上不同领域的专家们联手完成了这本关于产科超声检查发现的常见胎儿结构畸形的诊断和治疗的综合性图书。

有上千种疾病和综合征可导致胎儿畸形,这里提出的致病条件,要么是因为它们是超声检查经常确定的,要么是因为能够明确诊断或预后的超声特征表现的存在(营养不良性侏儒症的"搭便车"拇指不同于其他类型的侏儒症)。有时候超声提示了潜在的胎儿问题,是超声检查较为常见的一些窘境,例如,羊膜带或者脊髓包块就包括在内。在鉴别诊断的讨论中提到很多罕见的畸形和综合征。

书中每一种畸形都以类似的方法去考虑,并均做模板化的编排,这使得查找起来更为便捷,无论是复发率,超声鉴别诊断,还是手术并发症均可快速找到。附录一为多种罕见综合征或者畸形的超声表现的简单描述。附录二为胎儿超声表现的鉴别诊断列表。我希望这本书对于产前保健的作用和史密斯的《人类畸形可识别的模式》对产后保健的影响一样,当发现畸形时可作为一个很好的参考。这里每一篇关于畸形的章节都可以让读者更加详细地了解它。

这个版本中新增了对许多疾病的探讨,如"综合征"部分的 Beckwith-Wiedemann 综合征。"心脏部分"则更为全面和详细,包括了一些在第一版中没有讨论的实例。

感谢超声科的同事们贡献的临床超声图,这些图片或是我从没有见过的,或是我的超声图片不理想的。在此感谢 Sandy Isbister、Sheila Sheth 和 Gary Thieme 医生为我提供的这些超声图。

Roger C. Sanders, MD

目 录

染色体　　　　　第 1 章

1.1 三倍体

流行病学/遗传学

定义　罕见的、致死性染色体异常。额外增加一整个单倍体的染色体组,导致胚胎具有 69 条染色体而不是通常的 46 条染色体。严重的生长受限对骨骼的影响更甚于对脑部的影响。

流行病学　1% ~2% 的人类受孕是三倍体,但绝大多数以自然流产告终。足月活产者极其少见(男女比例 1.5∶1)。

胚胎学　额外的一整套染色体组导致 69 XXX(雌性异配性)或 XXY(雄性异配性)。60% 来源于两个精子同时受精,40% 是二倍体卵子受精。中枢神经系统畸形包括脑积水、前脑无裂畸形和神经管缺陷。脑室增宽,唇裂/腭裂,三指和四指的并指畸形以及先天性心脏缺陷都是三倍体的典型特征。

遗传模式　散发。

致畸剂　无。

筛查　在双精子受精所得的三倍体中,其母亲血清人绒毛膜促性腺激素水平会极度升高。在二倍体卵受精所得的三倍体中,其母亲血清甲胎蛋白、雌三醇和人绒毛膜促性腺激素水平又非常低。

预后　在产前或新生儿期死亡。存活下来的嵌合体病例罕见,都伴有中度至重度的精神发育迟滞。

超声检查

超声发现

1. **胎儿**

超声发现包括:

(1)严重的早发型胎儿宫内发育迟缓(IUGR)。具有大胎头的非对称性 IUGR 与雌性异配性三倍体有关,而对称性 IUGR 也是雌性异配性三倍体的典型特征。

(2)中枢神经系统异常,如前脑无裂畸形、单纯的脑室扩大、阿-希畸形合并脊柱裂,或者 Dandy-Walker 综合征。

(3)常见早孕期颈后半透明层增厚和水肿。

(4)可见小下颌。

(5)先天性心脏病。

(6)肾盂积水等肾脏异常。

(7)脐膨出。

(8)肢体异常,如马蹄足内翻和并趾等。

2. **羊水**:常见羊水过少。

3. **胎盘**:胎盘常有异常。既可以是有正常结构的胎盘增大增厚,也可以是伴有囊腔的胎盘增大增厚,如父系起源(XXY)病例中的葡萄胎(部分性葡萄胎)。在额外的染色体组来源于母亲的病例(XXX)中,也可能见到胎盘非常小(类似于 18 - 三体)。附件可见多个卵泡膜黄素化囊肿。

4. **测量数据**:常见严重的早发型 IUGR。IUGR 可能早至孕 12 ~14 周开始发生,尤以母亲来源的三倍体胎儿特别普遍。

5. **可识别孕周**:胎盘变化和某些更严重的结构变化可早在孕 12 ~14 周就被看到。

难点　结构性变化是高度可变的,而胎盘可能小和老化。

鉴别诊断　13 - 三体和 18 - 三体。

还需要检查的部位　有主要的发现(胎盘增大或 IUGR)就需要仔细观察胎儿的其余部分。

1

妊娠管理

需要进行的检查和咨询 通过羊膜穿刺术、绒毛膜穿刺术（CVS）或脐血取样，进行传统核型分析附带或不附带非整倍体荧光原位杂交（FISH）以确立诊断。一旦完成了细胞遗传学诊断，则不需要进一步的检查或咨询。

胎儿监测 若未选择终止妊娠，则需要密切监测先兆子痫或甲状腺功能亢进的发生。

妊娠进程 胎盘的葡萄胎样改变容易导致妊娠剧吐、早发型子痫前期、卵泡膜黄素化囊肿，偶尔还会引发甲状腺功能亢进。

终止妊娠 一旦细胞遗传学诊断成立，选择负压吸引术和清宫术是恰当的。

分娩 胎儿监护和剖宫产术对三倍体妊娠都是禁忌证。

新生儿学

复苏 因为有致死性的预后，如果明确了诊断，则复苏是禁忌的。

转诊 仅在当地不能得到确诊、咨询和长期保健计划时建议转诊。

检查和确诊 淋巴细胞染色体核型分析可以确诊染色体异常。

护理管理 在长期生存的预后确定之前，要提供基本的支持性护理——保温、卫生、营养和舒适，而长期照顾和护理的决定应由家属来确定。

参考文献

Crane JP, Beaver HA, Cheung SW: Antenatal ultrasound findings in fetal triploidy syndrome. J Ultrasound Med 1985；4：519-524.

Edwards MT, Smith WL, Hanson J, Abu Yousef M: Prenatal sonographic diagnosis of triploidy. J Ultrasound Med 1986；5：279-281.

Eiben B, Trawicki W, Hammans W, et al: Rapid prenatal diagnosis of aneuploidies in uncultured amniocytes by fluorescence in situ hybridation. Evaluation of 3,000 cases. Fetal Diagn Ther 1999；14：193-197.

Gorlin RJ, Cohen MM, Hannekan RCM（eds）: Syndromes of the Head and Neck, 4th ed. New York, Oxford University Press, 2001, pp68-71.

Jauniaux E, Brown R, Rodeck C, Nicolaides KH: Prenatal diagnosis of triploidy during the second trimester of pregnancy. Obstet Gynecol 1996；88：983-989.

Jauniaux E, Brown R, Snijders RJM, et al: Early prenatal diagnosis of triploidy. Am J Obstet Gynecol 1997；176：550-554.

Jones KL（ed）: Smith's Recognizable Patterns of Human Malformations. Philadelphia, WB Saunders, 1988, pp 10-15.

Lewin P, Kleinfinger P, Bazin A, et al: Defining the efficiency of fluorescence in situ hybridization on uncultured amniocytes on a retrospective cohort of 27,407 prenatal diagnoses. Prenat Diagn 2000；20：1-6.

Lockwood C, Scioscia A, Stiller R, Hobbins J: Sonographic features of the triploid fetus. Am J Obstet Gynecol 1987；157：285-287.

Matias A, Montenegro N, Areias JC, Brandao O: Anomalous fetal venous return associated with major chromosomopathies in the late first trimester of pregnancy. Ultrasound Obstet Gynecol 1998；11：209-213.

McFadden DE, Pantzar JT, Placental pathology of triploidy. Hum Pathol 1996；27：1018-1020.

Mittal TK, Vujanic GM, Morrissey BM, Jones A: Triploidy: Antenatal sonographic features with post-mortem correlation. Prenat Diagn 1998；18：1253-1262.

Pircon RA, Porto M, Towers CV, et al: Ultrasound findings in pregnancies complicated by fetal triploidy. J Ultrasound Med 1989；8：507-511.

Shepard TH, Fantel AG: Embryonic and early fetal loss. Clin Perinatol 1979；6：219-243.

Wertecki W, Graham JM Jr, Sergovich GP: The clinical syndrome of triploidy. Obstet Gynecol 1976；47：69.

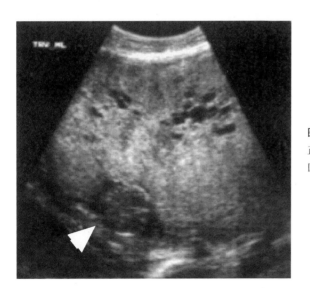

图 1.1.1 三倍体。胎盘增大，包含了大量的囊性区。三角箭头示一个小但外观正常的胎儿。羊水过少。在另一些三倍体的病例中可有胎盘增大但不伴有囊性区。

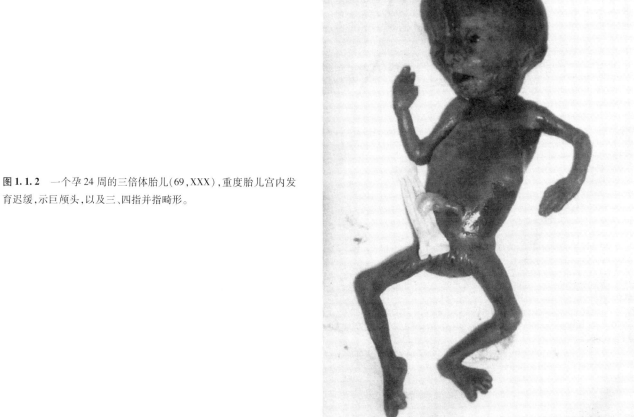

图 1.1.2 一个孕 24 周的三倍体胎儿(69,XXX),重度胎儿宫内发育迟缓,示巨颅头,以及三、四指并指畸形。

1.2 13-三体综合征

流行病学/遗传学

定义 13-三体是第三位最常见的在出生时有可识别多发畸形的常染色体三体综合征。该病婴儿具有的特征性表型,包括严重的心脏、脑、胃肠道和肢体畸形。

流行病学 出生婴儿中的发生率为 1/5000～1/10 000。

胚胎学 表型由完整的 13-三体决定。有资料显示该病与高龄孕妇相关。嵌合型部分 13-三体综合征(可具有不同表型)和易位型患者的报道很少。50% 以上病例中可见:小头畸形,前脑无裂畸形,小眼球,多趾,面裂,异常耳轮。80% 病例有伴随房、室间隔缺损(ASD、VSD)的复杂先天性心脏缺损,其中以室间隔缺损最常见,但许多患者是复杂的心脏缺损。其他明显的异常包括多囊肾(30% 的病例)和脐膨出(＜50% 的病例)。

遗传模式 大多数病例都是散发的,将来妊娠的再发风险率是 1/100。家族性易位患者罕见,但具有更高的再发风险,取决于具体的易位。

致畸剂 无。

筛查 孕妇血清生化标志物筛查("三联筛查")对检测 13-三体综合征胎儿没有帮助。

预后 该病是致死性的,或者说所有病例都预后极差。70% 的患儿死产或者在出生后 6 个月内死亡,85% 的患儿在 1 岁内死亡。所有存活下来的完整 13-三体患儿都有极重度的精神发育迟缓。大多数该病婴儿在婴儿期都将有颜面部及中枢神经系统的缺陷,其次是重度生长发育迟滞,喂养困难,癫痫,呼吸暂停,视听障碍。

超声检查

超声发现

1. 约 90% 的病例超声检查可见异常。可包括以下超声发现:

(1)前脑无裂畸形(40%)(参见章节 2.11)。

(2)中央唇裂和腭裂(45%)(参见章节 7.1)。

(3)小脑延髓池扩大(15%)。

(4)眼:很多种的眼距窄(例如眼间距窄),有两眼球的单眼眶,独眼或小眼畸形。

(5)鼻:鼻可能仅有单鼻孔,或者缺如,或者被喙鼻取代。

(6)手和脚的异常:多指/趾,内翻的和摇椅底足,内弯手,手指交叠等均可发生。

(7)11～14 周胎儿增厚的颈后半透明带很常见(72%)。囊性水囊瘤也可见(21%)。

(8)先天性心脏病:可见许多不同的异常,如大的室间隔缺损、主动脉缩窄等。

(9)肾囊性变:肾脏可能回声增强、增大和包含一些小囊肿。

(10)脐膨出(参见章节 6.8)。

(11)神经管缺陷(参见章节 2.18)。可能发生基底节钙化。

2. 羊水:15% 病例中可见羊水过多,13% 羊水过少。

3. 胎盘:正常。

4. 测量数据:常有 IUGR(50%),也可能会有小头畸形(12%)。

5. 可识别孕周:大约在 11 周就可用阴道探头检查到颈部半透明带增厚。前脑无裂畸形在 12 周已经存在,很容易识别。

鉴别诊断

1. Meckel-Gruber 综合征:多指/趾,肾脏增大、回声增强,颅脑畸形在这两种病中都常见。

2. 非 13-三体综合征但伴有面部异常的前脑无裂畸形。

还需要检查的部位 当怀疑有此核型异常时就需要详细检查所有器官。

妊娠管理

需要进行的检查和咨询 通过羊膜穿刺术、绒毛膜穿刺术(CVS)或脐血取样,进行传统核型分析附带或不附带非整倍体荧光原位杂交(FISH),以确立诊断。对于确诊的患者,不属于法律规定需要终止妊娠的问题或对那些决定继续妊娠的患者,应由一个新生儿科专家对家属给予有关围生期和新生儿管理的恰当咨询。

胎儿监测 只需进行常规的产前检查。在整个孕期应对此类家庭提供支持性的心理保健。

妊娠进程 胎儿宫内发育迟缓很常见,不宜采取如监测或提前分娩等积极的治疗。

终止妊娠 一旦细胞遗传学诊断成立,选择负压吸引术和清宫术是恰当的。

分娩 应避免电子胎儿监护及剖宫产,除非在详细讨论13－三体综合征婴儿的预后以后家属提出要求。

新生儿学

复苏 一旦该病诊断确立,就需要在分娩前做出是否给予生命支持的决定。如果在产前未能诊断,则在确诊前需要给予相应的生命支持。

转诊 仅在当地不能得到诊断确认、咨询和长期保健计划时给予。

检查和确诊 出生体重常常是正常的。淋巴细胞染色体核型可以确认染色体异常。

护理管理 在确诊之前要给予完整的生命支持,以便家属有时间权衡决定生命支持的期限及强度。保健需求将取决于相关器官受累情况和家庭的长期目标。通常中枢神经系统、心脏和口面部缺损是主要的问题。喂养方式和维持呼吸是过渡期间护理最常见的关键问题。

参考文献

Benacerraf BR, Frigoletto FD Jr, Greene MF: Abnormal facial features and extremities in human trisomy syndromes: Prenatal US appearance. Radiology 1986;159;243-246.

Benacerraf BR, Miller WA, Frigoletto FD Jr: Sonographic detection of fetuses with trisomy 13 and 18: Accuracy and limitations. Am J Obstet Gynecol 1988;158;404-409.

Carey JC: Health Supervision and anticipatory guidance for infants with congenital defects. In Ballard RA (ed): Pediatric Care of the ICN Graduate. Philadelphia, WB Saunders, 1988.

Eiben B, Trawicki W, Hammans W, et al: Rapid prenatal diagnosis of aneuploidies in uncultured amniocytes by fluorescence in situ hybridization. Evaluation of 3,000 cases. Fetal Diagn Ther 1999;14;193-197.

Gorlin RJ, Cohen MM, Hennekan RCM (eds): Syndromes of the Head and Neck, 4th ed. New York, Oxford University Press, 2001, pp42-45.

Greene MF, Benacerraf BR, Frigoletto FD Jr: Reliable criteria for the prenatal sonographic diagnosis of alobar holoprosencephaly. Am J Obstet Gynecol 1987;156;687-689.

Hodes ME, Cole J, Palmer CG, Reed T: Clinical experience with trisomies 18 and 13. J Med Genet 1978;15;48-60.

Jones KL (ed): Smith's Recognizable Patterns of Human Malformations. Philadelphia, WB Saunders, 1988, pp 20-21.

Lehman CD, Nyberg DA, Winter TC 3rd, et al: Trisomy 13 syndrome: Prenatal US findings in a review of 33 cases. Radiology 1995;194;217-222.

Lewin P, Kleinfinger P, Bazin A, et al: Defining the efficiency of fluorescence in situ hybridization on uncultured amniocytes on a retrospective cohort of 27,407 prenatal diagnoses. Prenat Diagn 2000;20;1-6.

Martich Kriss V, Kriss TC: Doppler sonographic confirmation of thalamic and basal ganglia vasculopathy in three infants with trisomy 13. J Ultrasound Med 1996;15;523-526.

Matias A, Montenegro N, Areias JC, Brandao O: Anomalous fetal venous return associated with major chromosomopathies in the late first trimester of pregnancy. Ultrasound Obstet Gynecol 1998;11;209-213.

Snijders RJ, Sebire NJ, Nayar R, et al: Increased nuchal translucency in trisomy 13 fetuses at 10-14 weeks of gestation Am J Med Genet 1999;86;205-207.

Taylor AI: Autosomal trisomy syndromes: A detailed study of 27 cases of Edwards' syndrome and 27 cases of Patau's syndrome. J Med Genet 1968;5;227-252.

Warkany J, Passarge E, Smith LB: Congenital malformations in autosomal trisomy syndromes. Am J Dis Child 1966;112;502-517.

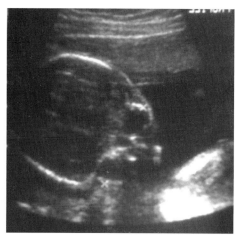

图1.2.1 伴有多发畸形的13－三体综合征。严重的眼距窄。两眼眶比正常相互靠近很多(×'s之间)。

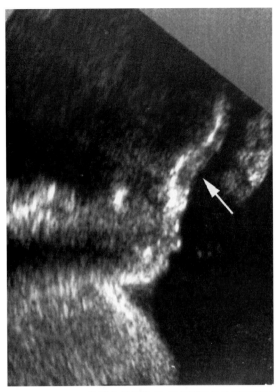

图1.2.2　13-三体胎儿的侧位观,示有凹陷的鼻区和鼻区上方的一个共同眼眶(箭头示)。

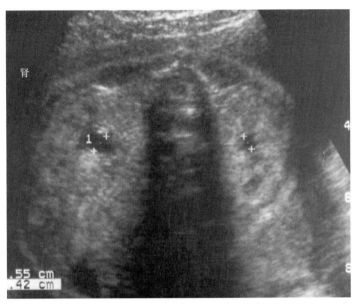

图1.2.3　13-三体的肾脏增大及回声增强。有轻度肾盂扩张(在＋'s之间)。

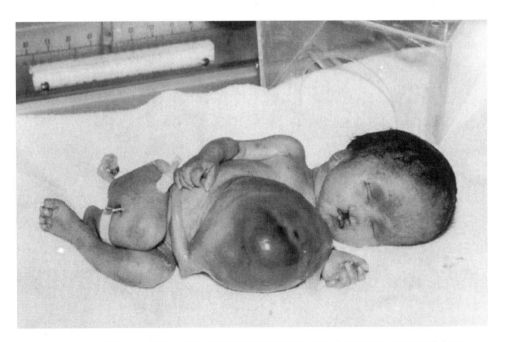

图1.2.4　一个19周的13-三体胎儿(47,XX,T13)展示典型特征,包括中央性面裂、脐膨出和多指/趾。

1.3 18-三体综合征

流行病学/遗传学

定义 第二位常见的常染色体三体综合征。常伴有胎儿宫内发育迟缓(IUGR)、小头和先天性心脏缺陷(80%)。

流行病学 发生率为1/3000～1/5000(男女比例为1:3)。

胚胎学 绝大多数婴儿都是完全的18-三体。已经报道的病例中有罕见的嵌合体核型、部分18-三体综合征(伴有不同表型)和易位型病例。18-三体婴儿表现出严重的IUGR,枕部突出的小长头("草莓头"——译者注),畸形耳,小下颌,双手握拳,以及特征性伴有室间隔缺损的复杂多瓣膜异常的先天性心脏缺损(80%)。在不到50%病例中发生的畸形还有唇腭裂、肢体缺陷、脐膨出和膈疝。

遗传模式 大多数病例是散发型的,将来妊娠的再发风险是1/100。罕见的家族性易位具有更高的再发风险,取决于具体的易位情况。

致畸剂 无。

筛查 孕妇血清生化标志物筛查("三联筛查")能检测出多达60%的18-三体综合征。

预后 18-三体的所有病例都是致死性的或有极差的预后。50%的患儿将在出生后2个月内死亡,90%于1岁内死亡。能够存活下来的完全18-三体都患极重度的精神发育迟滞。其心脏和消化道畸形如果不经手术矫治或改善,通常都是威胁生命和缩短生存期的。所有存活下来的18-三体自新生儿期就有生长发育迟滞和喂养困难。

超声检查

超声发现

1. 胎儿 指向18-三体的超声发现包括:

(1)四肢:具有第四指交叠的持久不变地双手握拳是常见但并非一成不变的发现。马蹄内翻和摇椅底足。会发生不寻常位置或者缺如的拇指,或者桡骨发育不全。可见持续伸展的腿。

(2)面部:常见小下颌(需有质量好的侧位图像)。可见单侧或双侧唇裂和(或)腭裂。

(3)先天性心脏病:室间隔缺损、主动脉缩窄和多个瓣膜冗长最常见。

(4)约25%有脐膨出,通常其内仅含肠管。

(5)膈疝(大约10%)。

(6)神经管缺陷(20%)。

(7)脉络丛囊肿(25%)。有2%～9%的脉络丛囊肿与18-三体有关。一个脉络丛囊肿为单一特征的病例非常罕见。囊肿的数量不会影响18-三体的相对风险率。有人认为较大的囊肿更有可能是18-三体引起的。

(8)单脐动脉。可见脐带囊肿。还可能存在其他血管异常,如像永久性右脐静脉。

(9)囊状淋巴管瘤(15%)。孕11～14周一般可看到增厚的颈后半透明带。

(10)小脑延髓池增宽(>10mm)。

(11)柠檬头伴有椎管不闭合或闭合不全。草莓头也可能出现。

2. 羊水:25%有伴随IUGR的羊水过多。也可出现羊水过少。

3. 胎盘:正常。

4. 测量数据:早发型IUGR可见于50%以上的18-三体(孕18周以前)。

5. 可识别孕周:在11～14周可见到颈后半透明带增厚。在12～14周可观察到其他异常,如马蹄足或脐膨出。

难点 脉络丛边界上的中间压痕可能会被误认为是脉络丛囊肿。

鉴别诊断

1. Pena-Shokeir综合征(参见章节11.5)。

2. 关节挛缩(参见章节8.4)。

还需要检查的部位 可影响任何器官。

妊娠管理

需要进行的检查和咨询 通过羊膜穿刺术、绒毛穿刺术或脐血取样进行传统核型分析,附带或不附带非整倍体FISH分析以确立诊断。一旦完成细胞遗传学诊断,马上由新生儿医师对家属提供咨询,讨论一个对新生儿的管理计划。由于许多人认为三联筛查正常的单独脉络丛囊肿不大可能是18-三体,故不需进行核型分析。

胎儿监测 应按标准方式监护孕妇。由于紧急干预措施不能改善胎儿结局，进行胎儿评价并不恰当。应向家属提供支持性的心理保健。

妊娠进程 18 – 三体胎儿可发生严重的 IUGR，并且如果做胎儿监护，可得到产程中胎儿宫内窘迫的证据。

终止妊娠 一旦细胞遗传学诊断成立，做负压吸引术和清宫术是恰当的。

分娩 对于 18 – 三体婴儿，胎儿电子监护或剖宫产都应尽量避免，除非经过充分讨论后家属要求。

新生儿学

复苏 一旦该病诊断确立，就需要在分娩前做出是否给予生命支持的决定。如果在产前未能诊断，则在确诊前需要给予相应的生命支持。

转诊 仅在当地不能得到确诊、咨询及不能给予长期照料计划时给予此建议。

检查和确诊 淋巴细胞染色体核型分析可证实染色体异常。

护理管理 在产后最主要的是做出关于外科干预心脏和胃肠道缺陷的决定。若家属不要求外科干预，主要根据喂养困难情况来决定护理级别。

参考文献

Benacerraf BR, Miller WA, Frigoletto FD Jr: Sonographic detection of fetuses with trisomies 13 and 18: Accuracy and limitations. Am J Obstet Gynecol 1988;158:404-409.

Bundy AL, Saltzman DH, Pober B, et al: Antenatal sonographic findings in trisomy 18. J Ultrasound Med 1986;5:361-364.

Carey JC: Health supervision and anticipatory guidance for infants with congenital defects. In Ballard RA (ed): Pediatric Care of the ICN Graduate. Philadelphia, WB Saunders, 1988.

Chitty LS, Chudleigh P, Wright E, et al: The significance of choroid plexus cysts in an unselected population: Results of a multicenter study. Ultrasound Obstet Gynecol 1998;12:391-397.

Eiben B, Trawicki W, Hammans W, et al: Rapid prenatal diagnosis of aneuploidies in uncultured amniocytes by fluorescence in situ hybridization. Evaluation of 3,000 cases. Fetal Diagn Ther 1999;14:193-197.

Gorlin RJ, Cohen MM, Hennekan RCM (eds): Syndromes of the Head and Neck, 4th ed. New York, Oxford University Press, 2001, pp 45-78.

Hepper PG, Shahidullah S: Trisomy 18: Behavioral and structural abnormalities. An ultrasonographic case study. Ultrasound Obstet Gynecol 1992;2:48-50.

Hodes ME, Cole J, Palmer CG, Reed T: Clinical experience with trisomies 18 and 13. J Med Genet 1978;15:48-60.

Jones KL (ed): Smith's Recognizable Patterns of Human Malformations. Philadelphia, WB Saunders, 1988, pp 16-17.

Lam YH, Tang MHY: Sonographic features of fetal trisomy 18 at 13 and 14 weeks: Four case reports. Ultrasound Obstet Gynecol 1999;13:366-369.

Lewin P, Kleinfinger P, Bazin A, et al: Defining the efficiency of fluorescence in situ hybridization on uncultured amniocytes on a retrospective cohort of 27,407 prenatal diagnoses. Prenat Diagn 2000;20:1-6.

Matias A, Montenegro N, Areias JC, Brandao O: Anomalous fetal venous return associated with major chromosomopathies in the late first trimester of pregnancy. Ultrasound Obstet Gynecol 1998;11:209-213.

Nadel AS, Bromely BS, Frigoletto FD Jr, et al: Isolated choroid plexus cysts in the second trimester fetus: Is amniocentesis really indicated? Radiology 1992;185:545-548.

Nyberg DA, Kramer D, Resta RG, et al: Prenatal sonographic findings of trisomy 18: Review of 47 cases. J Ultrasound Med 1993;2:103-113.

Palomaki GE, Knight GJ, Haddow JE, et al: Prospective intervention trial of a screening protocol to identify fetal trisomy 18 using maternal serum alpha-fetoprotein, unconjugated oestriol, and human chorionic gonadotropin. Prenat Diagn 1992;12:925-930.

Petrikovsky B, Smith-Levitin M, Gross B: A honeycomb appearance of the fetal choroid plexus. J Diagn Med Sonogr 1999;15:189-191.

Sepulveda W, Treadwell MC, Fisk NM: Prenatal detection of preaxial upper limb reduction in trisomy 18. Obstet Gynecol 1195;85:847-850.

Steiger RM, Porto M, Lagrew DC, Randall R: Biometry of the fetal cisterna magna: Estimates of the ability to detect trisomy 18. Ultrasound Obstet Gynecol 1995;5:384-390.

Sullivan A, Giudice T, Vavelidis F, Thiagarajah S: Choroid plexus cysts: Is biochemical testing a valuable adjunct to targeted ultrasonography? Am J Obstet Gynecol 1999;181:260-265.

Swan TJ, Rouse GA, DeLange M: Sonographic findings in Trisomy 18: A pictorial essay. JDMS 1991;7:255-263.

Taylor AI: Autosomal trisomy syndromes: A detailed study of 27 cases of Edwards' syndrome and 27 cases of Patau's syndrome. J Med Genet 1968;5:227-252.

Gratton RJ, Hogge WA, Aston CE: Choroid plexus cysts and trisomy 18: Risk modification based on maternal age and multiple marker screening. Am J Obstet Gynecol 1996;175:1493-1497.

Thurmond AS, Nelson DW, Lowensohn RI, et al: Enlarged cisterna magna in trisomy 18: Prenatal ultrasonographic diagnosis. Am J Obstet Gynecol 1989;161:83-85.

Tul N, Spencer K, Noble P, et al: Screening for trisomy 18 by fetal nuchal translucency and maternal serum free B-hCG and PAPP-A at 10-14 weeks of gestation. Prenat Diagn 1999;19:1035-1042.

Warkany J, Passarge D, Smith LB: Congenital malformations in autosomal trisomy syndromes. Am J Dis Child 1966;112:502-517.

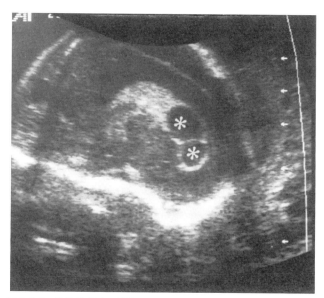

图 1.3.1 脉络丛囊肿。脉络丛可见两个大囊肿（＊号）。如果单独发现脉络膜囊肿,则与 18－三体有较小的统计学相关性。

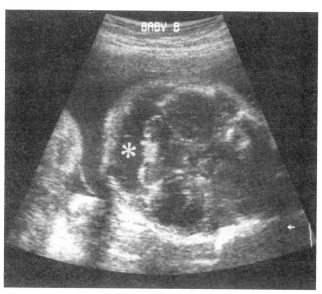

图 1.3.2 小脑延髓池扩大超过 10 mm 宽（＊号）。尽管与 18－三体相关,但该发现目前还并非是 18－三体具有的唯一的异常。

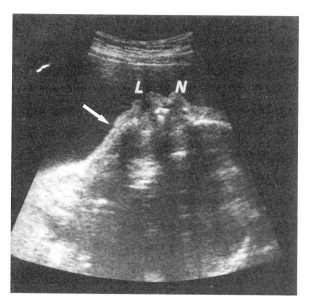

图 1.3.3 小下颌。下颌(箭头示)不相称地小,退缩至前额的后部。在 18－三体中这是一种常见异常。L,嘴唇;N,鼻子。

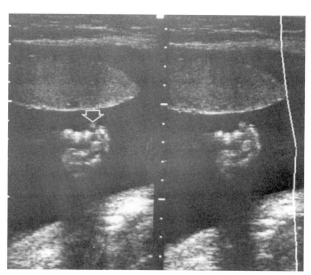

图 1.3.4 18－三体的手异常。手握拳以及手指都拥挤到第三指上覆盖(箭头示)。

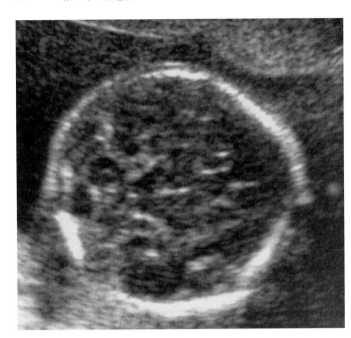

图 1.3.5 一例 18 – 三体的草莓头。

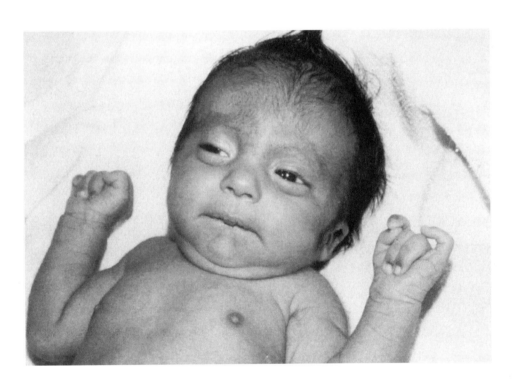

图 1.3.6 一例 18 – 三体（47，XY，+18）新生儿，示典型特征，包括圆脸、短鼻和紧握的双拳。

1.4 21-三体综合征

流行病学/遗传学

定义 21-三体(唐氏综合征)是新生儿中最常见的多发畸形常染色体异常,它导致具有严重畸形的特殊表型。其畸形包括先天性心脏病和十二指肠闭锁。

流行病学 在活产婴儿中的发生率为1/800(男女之比1:1)。未发现过有种族差异性,但随着孕妇的年龄增长其发生率显著增加。

胚胎学 其表型是由第21号染色体全部或部分(21q22)21-三体决定的。95%的病例是由于完全的21-三体所导致,3%是易位型,2%是嵌合体型。21-三体的婴儿有典型的颅面部表现,包括小短头畸形,中脸部发育不良,颈部皮肤赘生,小和倒转褶曲的耳朵。一般还有四肢较短,小手,第五手指内弯(60%),通贯掌(45%),第一和第二脚趾之间的间距宽。约50%伴有先天性心脏病,心内膜垫缺损和室间隔缺损是最常见的病变。2/3的心内膜垫缺损病例都是21-三体。消化道缺陷——十二指肠闭锁,气管食管瘘,肛门闭锁,Hirschprung病——在21-三体婴儿中的发生率约为10%。

遗传模式 大多数病例是散发的,将来生育的再发生风险是1/100。罕见的家族性易位具有较高的再发风险,这取决于具体的易位情况。

致畸剂 无。

筛查 假定所有的孕妇都选择进行绒毛膜穿刺术或者羊膜腔穿刺术,则运用高龄这一危险因素可以检出25%的21-三体胎儿。结合孕妇年龄与孕妇血清生化标记物可以把检出率提高到60%。另外的20%可以使用超声标记来发现。

预后 心脏异常是增加婴儿期死亡率的主要原因。婴儿期至40岁年龄期间的死亡率并未超过普遍人群太多,但接着会由于早老而死亡率升高。智商范围在儿童期间会在25~50,但在成年期还会下降。消化道梗阻通常在新生儿期得到矫治。

超声检查

超声发现

1. 胎儿

(1)增厚的颈后皮肤及颈后半透明层:大约60%的唐氏综合征胎儿在11~14周有大于3 mm的"颈后半透明层"增厚(颈背水肿),即在颅骨背后有延伸至骶骨的无回声区。在其他染色体异常中也可见此表现。至18周,颈后透明层演变为"颈后皮肤增厚"。一个标准的小脑矢状面可显示出大于6 mm的颈后皮肤增厚。约1/7此类颈后皮肤增厚的胎儿会患有唐氏综合征。

(2)尽管唐氏综合征与颈部水肿显著相关,仍有10%的病例可看到囊性水囊瘤。

(3)先天性心脏病:唐氏综合征胎儿常有先天性心脏病(50%)。合并有较宽的ASD和VSD以及二尖瓣和三尖瓣异常的心内膜垫缺损是典型的唐氏综合征。仅有VSD的也比较常见。也可出现法洛四联症。

(4)十二指肠闭锁:胃和十二指肠球部扩张。恰当的探头测角可显示幽门连接。小肠和大肠是空的。其他肠段闭锁,如伴有或不伴有闭锁的气管食管瘘也可发生(2%)。

(5)脐膨出:尽管更典型地见于13-三体和18-三体,唐氏综合征也可见脐膨出(2%)。

(6)短的肱骨和股骨:股骨和肱骨长度均轻度缩短到双顶径值的0.91倍。此征象与唐氏综合征相关的似然比是1/10,见于26%的唐氏综合征病例。

(7)轻度肾盂扩张:在20周前肾盂扩张>3 mm,有稍弱但有说服力的与唐氏综合征相关,见于5%的唐氏综合征病例。

(8)短的小指中节指骨:此结构较难测量,但与唐氏综合征有相关性。

(9)扁平脸廓:鼻小而凹陷。

(10)后尿道瓣膜综合征:特别是当后尿道瓣膜综合征发病很早时,如12周,就很可能是唐氏综合征造成的。

(11)伴有淋巴液滞留的胎儿单独的胸腔积液和腹腔积液,大约与5%的唐氏综合征相关。

（12）非免疫性水肿：若干种原因中有一种是21-三体（2%）。可发生一过性腹水。

（13）强回声肠管：若有一群相近的小肠回声强度与骨的回声强度相似，就增加唐氏综合征风险。

（14）大脚趾与其余趾分离（"草鞋"足）。

（15）有报道称脉络丛囊肿与唐氏综合征有关，但其与21-三体的相关性尚未确定。

（16）轻度侧脑室扩张增加唐氏综合征风险。唐氏综合征胎儿的前丘脑间距缩小和小脑横径缩小。

（17）位于乳突状肌的强回声灶。非整倍体的风险轻微增加，特别是21-三体。双侧都出现提示可能性更大。

（18）某些唐氏综合征胎儿具有 >90°的髂嵴角度（1/3 病例）。

（19）巨舌，超声较为罕见，与唐氏综合征相关。

（20）有报道称唐氏综合征的耳朵长度缩短。

（21）可以看到白血病或类白血病反应的肝脾大。肝脏回声显著减弱。

2. *羊水*：正常。羊膜和绒毛膜的延迟融合与21-三体有关。

3. *胎盘*：正常。

4. *测量数据*：通常生长正常。偶尔发生 IUGR。可见到伴有前丘脑间距缩小的短头。

5. *可识别孕周*：某些表现，如颈部水肿及后尿道瓣膜异常，可在11周就检测到；经阴道内的超声心动图可在13周检测到心内膜垫缺损。十二指肠闭锁通常在24周后才能检测到。

难点

1. 颈后皮肤在18周时难以准确测量而且容易被高估。测量时需确认小脑和脑皮质结构均同时显露良好。胎儿伸展颈部会增加颈后皮肤厚度的测量值。

2. 颈后半透明层增厚除了与染色体异常有关，还与许多其他异常有关，包括心脏畸形、膈疝、脐膨出、多囊肾、胎儿运动不能等。

3. 十二指肠闭锁通常表现较晚（24周后）。

4. 未融合的羊膜可能与颈部水肿相混淆，如果胎儿躺在未融合的羊膜后面。

5. 使用高频探头可能会得到肠道回声增强的印象。

6. 乳突状肌强回声灶在亚洲孕妇可能是一个常见的变异。

7. 肠回声增强还可见于囊性纤维化、羊膜腔内出血，是一种在 IUGR 中的正常变异，见于巨细胞病毒感染。

鉴别诊断

1. 其他染色体异常也有一些相同的发现，例如，囊性水囊瘤和颈部皮肤。

2. 巨舌症也可见于脐膨出综合征和甲状腺功能减退。

还需要检查的部位 胎儿的任何器官结构均可能受唐氏综合征影响。

妊娠管理

需要进行的检查和咨询 通过羊膜穿刺术、绒毛穿刺术或脐血取样，进行传统核型分析，附带或不附带非整倍体 FISH 分析，而确立诊断。心脏缺陷高发需要做胎儿超声心动图，对评估预后有帮助。

胎儿监测 不必要做替代或额外的产前保健。

妊娠进程 十二指肠闭锁常导致严重羊水过多和由此导致的早产。

终止妊娠 一旦细胞遗传学诊断成立，做负压吸引术和清宫术都是恰当的。

分娩 患有唐氏综合征的胎儿应该像染色体正常胎儿一样进行管理。有产科指征的可进行剖宫产。如果存在结构畸形，应转至三级医疗中心分娩。

新生儿学

复苏 很少有复苏禁忌，除非在产前已经确认有多发复杂的相关异常，并且在生命支持措施开始之前家属已经决定放弃。如果出生前未得到诊断，则一出生就应当提供生命支持。

转诊 当怀疑有心脏或消化道异常或者在当地不能得到确诊、咨询、长期保健计划时给予。

检查和确诊 21-三体患儿在新生儿时期就有肌张力低下和特征性颅面表现。淋巴细胞染色体核型能够确认染色体异常。

护理管理 保健的主要目标是全面评估以识别出所有的相关问题，以帮助家长适应和制订保健的托儿所计划。最重要的是确定是否存在心脏和消化道缺陷及其类型，并计划手术干预。短期问题包括25%的红细胞增多症，喂养困难，特别是如果早产或者有并发的心脏、消化道异常，中性粒细胞异常，并不常见并且通常是暂时的。

参考文献

Appleman Z, Zalel Y, Fried S, Caspi B: Delayed fusion of amnion and chorion: Possible association with trisomy 21. Ultrasound Obstet Gynecol 1998;11:303-305.

Baird PA, Sadovnick AD: Life expectancy in Down syndrome. J Pediatr

1987；110；849-854.

Benacerraf BR，Barss VA，Laboda LA：A sonographic sign for the detection in the second trimester of the fetus with Down's syndrome. Am J Obstet Gynecol 1985；151：1078-1079.

Benacerraf BR，Cnaan A，Gelman R，et al：Can sonographers reliably identify anatomic features associated with Down syndrome? Radiology 1989；173：377-380.

Benacerraf BR，Neuberg D，Bromley B，Frigoletto FD Jr：Sonographic scoring index for prenatal detection of chromosomal abnormalities. J Ultrasound Med 1992；11：449-458.

Bromley B，Lieberman E，Laboda L，Benacerraf BR：Echogenic intracardiac focus：A sonographic sign for fetal down syndrome. Obstet Gynecol 1995；86：998-1001.

Bronshtein M，Bar-Hava I，Blumenfeld I，et al：The difference between septated and nonseptated nuchal cystic hygroma in the early second trimester. Obstet Gynecol 1993；81：683-687.

Brumfield CG，Hauth JC，Cloud GA，et al：Sonographic measurements and ratios in fetuses with Down syndrome. Obstet Gynecol 1989；73：644-646.

Carey JC：Health supervision and anticipatory guidance for infants with congenital defects. In Ballard RA（ed）：Pediatric Care of the ICN Graduate. Philadelphia，WB Saunders，1988.

Eiben B，Trawicki W，Hammans W，et al：Rapid prenatal diagnosis of aneuploidies in uncultured amniocytes by fluorescence in situ hybridization. Evaluation of 3,000 cases. Fetal Diagn Ther 1999；14：193-197.

Gorlin RJ，Cohen MM，Hennekan RCM（eds）：Syndromes of the Head and Neck，4th ed. New York，Oxford University Press，2001，pp 35-42.

Hamada H，Yamada N，Watanabe H，et al：Hypoechoic hepatomegaly associated with transient abnormal myelopoiesis provides clues to trisomy 21 in the third trimester fetus. Ultrasound Obstet Gynecol 2001；17：442-444.

Jones KL：Smith's recognizable patterns of human malformations，4th ed. Philadelphia，WB Saunders，1988.

Kliewer MA，Hertzberg BS，Freed KS，et al：Dysmorphologic features of the pelvis in Down syndrome：Prenatal sonographic depiction and diagnostic implications of the iliac angle. Radiology 1996；201：681-684.

Lewin P，Kleinfinger P，Bazin A，et al：Defining the efficiency of fluorescence in situ hybridization on uncultured amniocytes on a retrospective cohort of 27407 prenatal diagnoses. Prenat Diagn 2000；20：1-6.

Lynch L，Berkowitz GS，Chitkara U，et al：Ultrasound detection of Down syndrome：Is it really possible? Obstet Gynecol 1989；73：267-270.

Matias A，Montenegro N，Areias JC，Brandao O：Anomalous fetal venous return associated with major chromosomopathies in the late first trimester of pregnancy. Ultrasound Obstet Gynecol 1998；11：209-213.

Miller M，Cosgriff JM：Hematological abnormalities in newborn infants with Down syndrome. Am J Med Genet 1983；16：173-177.

Nicolaides KH，Azar G，Snijders RJ，Gosden CM：Fetal nuchal oedema：Associated malformations and chromosomal defects. Fetal Diagn Ther 1992；7：123-131.

Nyberg DA，Resta RG，Luthy DA，et al：Prenatal sonographic findings of Down syndrome：Review of 94 cases. Obstet Gynecol 1990；76：370-377.

Paladini D，Tartaglione A，Agangi A，et al：The association between congenital heart disease and Down syndrome in prenatal life. Ultrasound Obstet Gynecol 2000；15：104-108.

Penna L，Bower S：Hyperechogenic bowel in the second trimester fetus：A review. Prenat Diagn 2000；20：909-913.

Roberts D，Walkinshaw SA，McCormack MJ，Ellis J：Prenatal detection of trisomy 21：Combined experience of two British hospitals. Prenat Diagn 2000；20：17-22.

Sepulveda W，Romero D：Significance of echogenic foci in the fetal heart. Ultrasound Obstet Gynecol 1998；12：445-449.

Shipp TD，Bromley B，Lieberman E，Benacerraf BR：The secondtrimester fetal iliac angle as a sign of Down syndrome. Ultrasound Obstet Gynecol 1998；12：15-18.

Simpson J：The cardiac echogenic focus. Prenat Diagn 1999；19：972-975.

Snijders RJ，Noble P，Sebire N，et al：UK multicentre project on assessment of risk of trisomy 21 by maternal age and fetal nuchal translucency thickness at 10-14 weeks of gestation. Lancet 1998；352：343-346.

Souka AP，Snijders RJM，Novakov A，et al：Defects and syndromes in chromosomally normal fetuses with increased nuchal translucency thickness at 10-14 weeks of gestation. Ultrasound Obstet Gynecol 1998；11：391-400.

Warkany J，Passarge E，Smith LB：Congenital malformations in autosomal trisomy syndromes. Am J Dis Child 1966；112：502-517.

Weissman A，Mashiach S，Achiron R：Macroglossia：Prenatal ultrasonographic diagnosis and proposed management. Prenat Diagn 1995；15：66-69.

Wilkins I：Separation of the great toe in fetuses with Down syndrome. J Ultrasound Med 1999；13：229-231.

Winter TC，Ostrovsky AA，Komarniski CA，Uhrich SB：Cerebellar and frontal lobe hypoplasia in fetuses with trisomy 21：Usefulness of combined US markers. Radiology 2000；214：533-538.

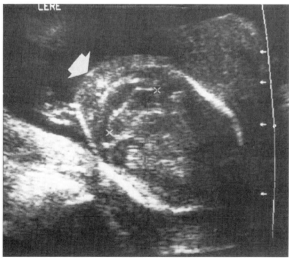

图 1.4.1 颈背增厚。在颅内观的水平，示小脑（在×'s之间），可见在颈背增厚的皮肤（箭头示）。

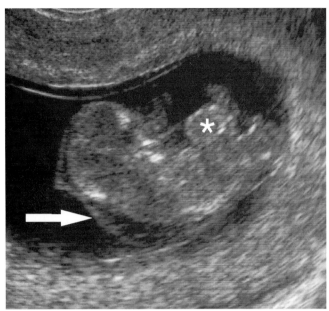

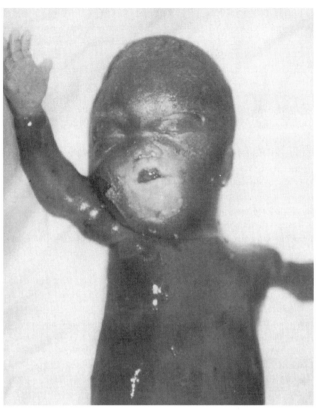

图 1.4.2　一个 11 周的唐氏综合征胎儿。有增厚的颈部透明带（箭头示）。注意生理肠道疝（＊）。

图 1.4.3　一个 23 周的唐氏综合征胎儿。注意有短鼻的中脸部发育不良和小手。

1.5 特纳综合征(45XO 综合征)

流行病学/遗传学

定义 特纳综合征是一种以完全或部分的 X 染色体单体为特征的罕见性染色体异常。

流行病学 出生时的发生率为 1/5000(男女比例为 0∶1)。

胚胎学 特纳综合征在大多数病例中是由于染色体不分离产生的 45XO 核型所导致。已经注意到母亲年龄不影响。活产的特纳综合征新生儿中 40% 是嵌合型或者是 X 染色体结构异常,与此相反的是自然流产仅占 7%。超过 95% 的特纳综合征妊娠会自然流产。特征性的心脏异常(20%)包括二尖瓣狭窄和主动脉缩窄。马蹄肾和其他肾脏结构异常可发生于 60% 的病例中。伴有或不伴有水肿的颈部水囊瘤是其最常见的产前表现。

遗传模式 散发型。

致畸剂 无。

筛查 孕妇血清生化筛查(三联筛查)可检测到有囊性水囊瘤和水肿的病例。标记物提示唐氏综合征的风险升高(甲胎蛋白低,人绒毛膜促性腺激素高,雌三醇低)。

预后 如果水肿存在,孕期内几乎总要发生胎儿死亡。不伴水肿的单纯性囊性水囊瘤会在妊娠期缩小。相关的心脏缺陷会引起婴儿期早期死亡,而目前外科手术和术后重症监护下的病例中死亡就不常见。潜在的生存期正常,能活过婴儿期的患儿可以活到成年。骨骼生长迟缓发生于所有病例,50% 的病例具有感音性听力障碍。无一例外存在第二性征不发育和不育。在青春期必须行激素替代治疗以产生成熟改变。大多数特纳综合征女性智力正常或接近正常。

超声检查

超声发现

1. 胎儿

(1)囊性水囊瘤,或于早孕期后期或中孕期早期时形成的淋巴集合(参见章节 7.2)。在颈后外侧产生双侧囊肿。稍后,在皮肤中可见到有隔膜分隔囊腔的皮肤增厚。常发展成水肿胎。

(2)其他部位可形成淋巴集合,如单纯的胎儿腹水,胸腔积液或淋巴管瘤。胸腔积液可能是一过性的。

(3)先天性心脏病最常涉及左心,如发生主动脉缩窄或主动脉瓣狭窄。可出现继发性右心增大。

(4)可见肾脏异常,如肾发育不良,马蹄肾,盆腔异位肾等。

2. **羊水**:可有羊水过少。

3. **胎盘**:正常。

4. **测量数据**:不受影响的很少。

5. **可识别孕周**:囊性水囊瘤自孕 10 周起可以被观察到。

难点 囊性水囊瘤可出现于正常的胎儿(20% ~ 30%)。

鉴别诊断

1. **努南综合征**:常见有水肿的囊性水囊瘤。男胎或女胎均可,常伴有心脏畸形,如发育不良的肺动脉瓣。有短股骨和羊水过多等其他特点。染色体正常。

2. 多发性翼状胬肉综合征(参见章节 8.12)。

3. 唐氏综合征(参见章节 1.4)。

4. 软骨发育不全(参见章节 8.1)。

还需要检查的部位

1. **观察曲折的胳膊和伸展的腿**:是多发性翼状胬肉综合征的特点。

2. **观察性别**:特纳综合征胎儿有女性外阴,但努南胎儿既可以是男胎也可能是女胎。

妊娠管理

需要进行的检查和咨询 通过羊膜穿刺术、绒毛穿刺术或脐血取样进行传统核型分析,附带或不附带非整倍体 FISH 分析,以确立诊断。由于先天性心脏病的高发病率,一旦细胞遗传学诊断成立,应进行胎儿超声心动图检查。外科专家的咨询将依据超声心动图所看到的结构畸形的类型。

胎儿监测 常规产科保健,无须更改。

妊娠进程 伴有水肿的囊性水囊瘤几乎是完全致死的,然而无水肿的囊性水囊瘤会缓慢消退,只留下蹼颈。

终止妊娠 一旦细胞遗传学诊断成立,若家属选择终止妊娠,负压吸引术和清宫术均可以。

　　分娩　若有先天性心脏病,应在三级医疗中心分娩。在其他情况下,分娩地点可由家属和医生选择。

新生儿学

　　复苏　无禁忌,可进行全面抢救。主动脉缩窄是最常发生的心脏缺陷,可以通过流经动脉导管进行外周灌注。在心脏解剖结构不清楚之前不建议延长使用高浓度氧。

　　转诊　当怀疑有心脏畸形,而当地医院又不能为其提供咨询及长期保健计划时应给予转院。若无症状及无心脏受累者,可以在婴儿期早期给予门诊评估。

　　检查和确诊　新生儿表现有短的蹼颈(50%)合并后发际低(80%),手和脚的淋巴水肿,招风耳(80%)以及心脏异常。在婴儿期未发现的患者可在儿童期身材矮小和因卵巢发育不良导致的青春期延迟而被发现。淋巴细胞核型确诊,应特别注意可能的嵌合体。

　　护理管理　诊断性评估应包括超声心动图和与症状学无关的肾脏声像图。通常不需干预淋巴水肿。应最大限度地减少侵入性外周操作,以减少引发全身感染的潜在风险。

参考文献

Brown BSJ, Thompson DL: Ultrasonographic features of the fetal Turner syndrome. J Can Assoc Radiol 1984;35:40-46.

Carey JC: Health supervision and anticipatory guidance for infants with congenital defects. In Ballard RA (ed): Pediatric Care of the ICN Graduate. Philadelphia, WB Saunders, 1988.

Chervenak FA, Isaacson G, Blakemore KJ, et al: Fetal cystic hygroma: Cause and natural history. N Engl J Med 1983;309:822-825.

Eiben B, Trawicki W, Hammans W, et al: Rapid prenatal diagnosis of aneuploidies in uncultured amniocytes by fluorescence in situ hybridization. Evaluation of 3,000 cases. Fetal Diagn Ther 1999;14:193-197.

Gorlin RJ, Cohen MM, Hennekan RCM (eds): Syndromes of the Head and Neck, 4th ed. New York, Oxford University Press, 2001, pp 57-62.

Haddad HM, Wilkins L: Congenital anomalies associated with gonadal aplasia: Review of 55 cases. Pediatrics 1959;23:885.

Hall G, Weston MJ, Campbell DJ: Transitory pleural effusion associated with mosaic Turner syndrome. Prenat Diagn 2001;21:421-422.

Jones KL (ed): Smith's Recognizable Patterns of Human Malformations. Philadelphia, WB Saunders, 1988, pp 10-15.

Lewin P, Kleinfinger P, Bazin A, et al: Defining the efficiency of fluorescence in situ hybridization on uncultured amniocytes on a retrospective cohort of 27,407 prenatal diagnoses. Prenat Diagn 2000;20:1-6.

Litvak AS, Rousseau TG, Wrede LD, et al: The association of significant renal anomalies with Turner's syndrome. J Urol 1978;120:671-672.

Matias A, Montenegro N, Areias JC, Brandao O: Anomalous fetal venous return associated with major chromosomopathies in the late first trimester of pregnancy. Ultrasound Obstet Gynecol 1998;11:209-213.

Nisbet DL, Grimm DR, Chitty L: Prenatal features of Noonan syndrome. Prenat Diagn 1999;19:642-647.

Robinow M, Spisso K, Buschi AJ, Brenbridge AN: Turner syndrome: Sonography showing fetal hydrops simulating hydramnios. Am J Roentgenol 1980;135:846-848.

Sculerati N, Ledesma-Medina J, Finegold DN, Stool SE: Otitis media and hearing loss in Turner syndrome. Arch Otolaryngol Head Neck Surg 1990;116:704-707.

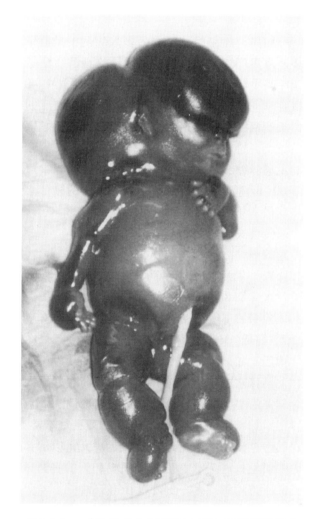

图 1.5.1　一个孕 18 周胎儿具有巨大囊性水囊瘤和淋巴水肿,由特纳综合征(45XO)导致。

（张阳佳 译　朱宝生 校）

中枢神经系统 第2章

2.1 胼胝体发育不全(ACC)

流行病学/遗传学

定义 横跨脑中线形成两个脑半球之间胼胝体的联合纤维完全或部分缺失。

流行病学 包括许多无症状的个体,发生率可能高达1%。

胚胎学 胼胝体在妊娠12~22周发育,血管破裂或形成失败可能导致胼胝体完全或部分发育不全。相关的异常包括脑积水、小头畸形、巨脑回和无脑回。超过80%种散发、遗传的和染色体综合征合并有胼胝体发育不全(ACC),包括13-三体和18-三体。胼胝体发育不全合并颅内囊肿和(或)眼部异常,应考虑艾卡迪综合征,一种使男性致死的X连锁显性遗传疾病。

遗传模式 大部分单独存在的胼胝体发育不全是散发病例。常染色体显性、隐性和X连锁综合征也有报道。

致畸剂 未知。

预后 孤立ACC可能无症状,除非与其他大脑异常有关。一些综合征如Dandy-Walker综合征伴随ACC时预后较差。评估ACC合并大脑或颅外异常的预后要谨慎。

超声检查

超声发现

1. 胎儿

(1)由于胼胝体缺失,第三脑室的位置高于显著分离的侧脑室。与正常胎儿相比,侧脑室与脑中线更加平行,因此,在较高平面上中间壁更容易看到。

(2)可能有一个源自第三脑室上方的囊肿,通常是圆形或类圆形,有多个突起。一个团块(PROBST束)导致囊肿区域侧方形成压迹。

(3)脑回通常水平对齐。假设是垂直方向发育不全。矢状视图通过中线(很难获得)显示没有正常胼胝体和辐射脑回。

(4)侧脑室枕角的通常局部扩张(colpocephaly综合征,侧脑室枕角扩大畸形或称空洞脑),形成一个轴向视图外观,类似于公牛的角。

(5)胼周动脉缺失或走行异常。

(6)部分型病例中只有一部分胼胝体缺失发生。

2. 羊水:正常,除非有一个合并畸形。

3. 胎盘:正常,除非有一个合并畸形。

4. 测量数据:正常。

5. 可识别孕周:约为18周,胼胝体通常在这个时间形成。

难点

1.技术上超声很难检测到。冠状面为观察侧脑室与胼胝体关系的最佳视角。如果能获得矢状面,可以看到脑回自侧脑室放射状发出和缺失的胼胝体。如果胎儿是头位,这些切面经阴道超声最容易获得。

2.胼胝体缺失时,第五脑室和透明隔腔可能异常,但第三脑室仍在正常位置,磁共振成像(MRI)可帮助诊断复杂病例。

3.妊娠18周胼胝体的发育可能仍不完整,因此早期检查中诊断胼胝体发育不全可能会漏诊。

鉴别诊断

1. 叶状全前脑:双侧脑室和第三脑室相连。中线

结构消失,双侧脑室消失,胼胝体缺失。

2.蛛网膜囊肿:中线形状不规则、不完整。通常情况下没有脑室扩张。

3.轻度侧脑室扩张:整个侧脑室扩张,第三脑室轻度扩张,位置正常。

4.扩大的透明隔腔和第六脑室:胼胝体存在,囊肿是对称的。

还需要检查的部位

1. Dandy-Walker 综合征是最常见的相关病症。小脑蚓部变小,被第四脑室囊肿包围。

2. 其他的大脑异常包括不对称大脑半球、脑回畸形和异位最常见。胼胝体脂肪瘤可看到一个强回声包块,与 ACC 密切相关(50%)。

3. 脑膨出或脊髓脊膜突出——小脑延髓池消失,小脑呈香蕉征。

4. Aicardi 综合征:女性或 47 XXY 核型——除了胼胝体发育不全,蛛网膜囊肿和椎体异常经常被看到。

5. 染色体异常(8、13、18 - 三体)——寻找染色体异常的特征。

6. 膈疝(参见章节 5.2)。

7. 心脏畸形。

8. 肺发育不全或发育不良。

9. 肾脏缺失或发育不良和 ACC 密切相关。

妊娠管理

需要进行的检查和咨询 要求胎儿的染色体检查是至关重要的。由畸形学家来评价父母是否存在有常染色体显性遗传的迹象,例如基底细胞痣综合征和结节性硬化症等,接受胎儿超声心动图检查先天性心脏病。检测孕妇血清 TORCH 滴度。进一步的咨询取决于关联的异常超声发现。

胎儿监测 对孤立 ACC 产科实践标准是没有变化的。入侵性的胎儿宫内干预必须基于病因,如果是可以确定的病因。孤立的 ACC 不应该随孕周变化,但是如果合并一个囊肿,晚孕期需要复查确保囊肿没有扩大,并排除其他病情进展。

妊娠进程 孤立的 ACC 很少导致产科并发症。

终止妊娠 因为许多疾病合并 ACC,最好在具备畸形学和胎儿病理学的医疗机构分娩,娩出完整胎儿。

分娩 因为 ACC 和其他非中枢神经系统(CNS)异常有密切联系,最好在具备足够能力诊断和处理多发畸形胎儿的三级中心分娩。

新生儿学

复苏 没有针对 ACC 特定复苏问题,除了那些有额外 CNS 缺陷的婴儿,在这种情况下,合并的 CNS 缺陷是决定干预手段的主要因素。

转诊 孤立病变、无症状 ACC 胎儿出生后不需要转诊到三级中心。有任何神经系统症状出现或者合并 CNS 病变的新生儿应及时转诊到具备小儿神经科的三级围产中心明确诊断。

检查和确诊 出生后确诊 ACC 和评价并发病变的最好方法是 MRI 检查。对于单独的胼胝体病变也应接受遗传性代谢筛查。

护理管理 后续的处理方法根据并发病变决定。

参考文献

Achiron R, Achiron A: Development of the human fetal corpus callosum: A high-resolution, cross-sectional sonographic study. Ultrasound Obstet Gynecol 2001;18:343-347.

Bamforth F, Bamforth S, Poskitt K, et al: Abnormalities of corpus callosum in patients with inherited metabolic diseases. Lancet 1988;2:451.

Bertino RE, Nyberg DA, Cyr DR, Mack LA: Prenatal diagnosis of agenesis of the corpus callosum. J Ultrasound Med 1988;7:251-260.

Bromley B, Krishnamoorthy KS, Benacerraf BR: Aicardi syndrome: Prenatal sonographic findings. A report of two cases. Prenat Diagn 2000;20:344-346.

Cohen MM Jr, Kreiborg S: Agenesis of the corpus callosum: Its associated anomalies and syndromes with special reference to the Apert syndrome. Neurosurg Clin North Am 1991;2:565-568.

Comstock CH, Culp D, Gonzalez J, Boal DB: Agenesis of the corpus callosum in the fetus: Its evolution and significance. J Ultrasound Med 1985;4:613-616.

D'Ercole C, Girard N, Cravello L, et al: Prenatal diagnosis of fetal corpus callosum agenesis by ultrasonography and magnetic resonance imaging. Prenat Diagn 1998;18:247-253.

Dobryns WB: Agenesis of the corpus callosum and gyral malformations are frequent manifestations of nonketotic hyperglycinemia. Neurology 1989;39:817.

Franco I, Kogan S, Fisher J, et al: Genitourinary malformations associated with agenesis of the corpus callosum. J Urol 1993;149:1119-1121.

Gupta JK, Lilford RJ: Assessment and management of fetal agenesis of the corpus callosum. Prenat Diagn 1995;15:301-312.

Malinger G, Zakut H: The corpus callosum: Normal fetal development as shown by transvaginal sonography. Am J Roentgenol 1993;161:1041-1043.

Marszal E, Jamroz E, Pilch J, et al: Agenesis of corpus callosum: Clinical description and etiology. J Child Neurol 2000;15:401-405.

Monteagudo A: Fetal neurosonography: Should it be routine? Should it be detailed? Ultrasound Obstet Gynecol 1998;12:1-5.

Pilu G, Sandri F, Perolo A, et al: Sonography of fetal agenesis of the corpus callosum: A survey of 35 cases. Ultrasound Obstet Gynecol 1993;3:318-329.

Vergani P, Ghidini A, Mariani S, et al: Antenatal sonographic findings of agenesis of corpus callosum. Am J Perinatol 1988;5:105-108.

Vergani P, Ghidini A, Strobelt N, et al: Prognostic indicators in the prenatal diagnosis of agenesis of the corpus callosum. Am J Obstet Gynecol 1994;170:753-758.

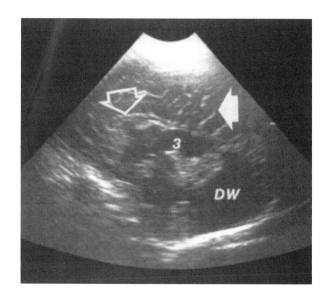

图 2.1.1　胼胝体部分发育不全,正中矢状面视图。前部分的胼胝体存在(箭头示)。后部分胼胝体的缺失,脑回垂直对齐(实心箭头示)。患者也有 Dandy-Walker 综合征、扩大的第三脑室(3)和颅后窝囊肿(DW)。

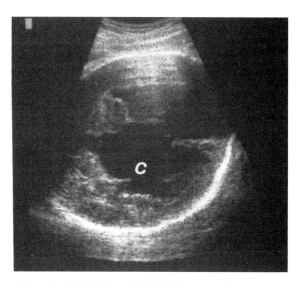

图 2.1.2　轴向视图。中线部位囊肿(c)与侧脑室相连通。这样一个中线部位囊肿和胼胝体缺失同时出现是很常见的。

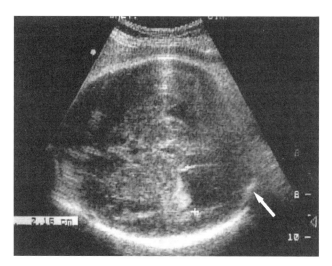

图 2.1.3　轴向视图显示标记的侧脑室枕角扩大。注意扩大的侧脑室枕角(在 +'s 之间),而前角(箭头示)是非常窄的。

2.2 无脑畸形

流行病学/遗传学

定义 无脑畸形是一种前神经管的闭合缺陷,以完全或部分前脑、上覆脑膜、骨骼和皮肤的缺失为特征。

流行病学 发生率具有地理和人口分布差异,从美国新生儿发生率的1:1000到部分不列颠群岛(男女之比为1:3.7)的1:100。孕前补充叶酸可以降低开放性神经管缺陷的发生率。

胚胎学 神经管的闭合是发生在妊娠的20~28天之间的头部闭合异常,随后可导致无脑畸形。无脑畸形特征是头盖骨缺失、神经组织暴露,与脊柱裂、面裂、鼻裂、脐膨出相关。羊膜带破裂也是无脑畸形的少见病因。

遗传模式 包括遗传、环境等多种因素的遗传模式与无脑畸形密切关联。发生过一次任何一种开放性神经管缺陷胎儿妊娠史的再发风险是2%~3%。曾有报道罕见X连锁遗传无脑畸形家族史。据估计孕前每天补充0.4 mg叶酸可以减少50%脊柱裂和无脑畸形发生。

致畸剂 丙戊酸、叶酸拮抗剂(如甲氨蝶呤和氨蝶呤)、孕产妇糖尿病、高热、叶酸缺乏可增加神经管缺陷的风险。

筛查 母血AFP筛查或胎儿超声筛查可以发现绝大部分的无脑畸形。

预后 无脑畸形几乎无一例外是致死性的,大约50%的病例胎死腹中,其余病例在新生儿期死亡。

超声检查

超声发现

1. 胎儿

(1)颅骨发育通常在10周完成,神经组织出现。暴露在羊水中的大脑组织逐渐消失。10~14周胎儿超声可以发现大脑组织依然不同程度存在。剩余的大脑组织有一个不规则的外形,经常是双叶状,形成了"米老鼠"征。到了大约17周,大脑已经消失了,但是颅内血管依然存在,高度肿胀。无脑畸形的早期阶段部分脑组织存在有时被称为无颅畸形(这时所有的大脑组织依然存在)或者露脑畸形(这时部分的大脑组织依然存在)。

(2)面部和脑干结构继续存在,因此胎儿面部有一种典型的青蛙样面容。

(3)颈部或腰骶部的脊髓脊膜突出很常见。

2. 羊水:羊水过多很常见,但可变化(大约75%)。因为羊水过多,胎儿的运动增加。

3. 胎盘:正常。

4. 测量数据:与孕周相符。

5. 可识别孕周:最早可检测的时间是孕11周,这个时候所有的胎儿脑部都能看到。因为头颅骨的缺失,脑组织出现不规则的"松软"外形。

难点

1. 在11~12孕周看到不规则的胎儿头部外形很容易就被忽略。

2. 如果胎儿头部深深插入骨盆,没有进行阴道探头检查,无脑畸形容易被忽略,颅骨缺失被认为是检测技术原因导致。

鉴别诊断

1. 大型脑膨出——仔细检查头颅骨骼可见。

2. 小头畸形——一个小的头颅骨是存在的。

3. 无脑畸形经常合并枕骨裂露脑畸形。因为枕骨裂露脑畸形可能和分娩并发症相关,在胎儿无脑畸形时必须常规排除枕骨裂露脑畸形,以制订适当的治疗方案。

还需要检查的部位

1. 观察颈部脊柱有无缩短和脊柱裂。枕骨裂露脑畸形和无脑畸形关系密切。

2. 脊髓脊膜膨出也可能在腰骶部区域出现。

3. 有报道无脑畸形合并膈疝、肾盂积水、唇裂、心脏畸形。因为无脑畸形是致死性畸形,针对合并其他畸形的进一步的检查是不必要的。

4. 偶有羊膜带综合征导致的无脑畸形病例。仔细的超声波检查可以发现羊膜带。

妊娠管理

需要进行的检查和咨询 不需要特定产前评估或咨询。

胎儿监测 在那些继续妊娠的孕妇中,建议对羊水过多进行临床评估。最重要的产前保健组成部分是来自家庭的情感支持。

妊娠进程　总是致死性的或者在出生后短期内死亡。

终止妊娠　吸水膨胀扩张宫颈管和清宫术技术是适当的终止妊娠方法。应对流产胎儿组织进行人类染色体核型分析，以便检测少见病例，其病因是染色体异常如18－三体。

分娩　关于分娩没有特别的条件。绝大部分的无脑畸形新生儿出生时会是臀先露。

新生儿学

复苏　因为预后是致死性的，不需要进行新生儿复苏。产前诊断和遗传咨询重点在无干预的家庭准备。

转诊　不需要。

检查和确诊　无脑畸形在出生时是显而易见的，应寻找羊膜带破裂的证据。

护理管理　为悲伤的父母提供温暖、卫生和便利地点是最基本的护理。一些新生儿可能会存活几天，在断断续续的时间里有稳定的心肺功能，这些会让父母和医务人员感到不安。

参考文献

Bronshtein M, Ornoy A: Acrania: Anencephaly resulting from secondary degeneration of a closed neural tube: Two cases in the same family. J Clin Ultrasound 1991;19:230-234.

Centers for Disease Control and Prevention: Recommendations for use of folic acid to reduce number of spina bifida cases and other neural tube defects. JAMA 1993;369:1236-1238.

Chatzipapas IK, Whitlow BJ, Economides DL: The "Mickey Mouse" sign and the diagnosis of anencephaly in early pregnancy. Ultrasound Obstet Gynecol 1999;13:196-199.

Goldstein RB, Filly RA: Prenatal diagnosis of anencephaly: Spectrum of sonographic appearances and distinction from the amniotic band syndrome. Am J Roentgenol 1988;151:547-550.

Hendricks SK, Cyr DR, Nyberg DA, et al: Exencephaly: Clinical and ultrasonic correlation to anencephaly. Obstet Gynecol 1988;72:898-900.

Melnick M, Myrianthopoulos NC: Studies in neural tube defects. II. Pathologic findings in a prospectively collected series of anencephalics. Am J Med Genet 1987;26:797-810.

Salamanca A, Gonzalez-Gomez F, Padilla MC, et al: Prenatal ultrasound semiography of anencephaly: Sonographic-pathological correlations. Ultrasound Obstet Gynecol 1992;2:95-100.

Van Allen MI, Kalousek DK, Chernoff GF, et al: Evidence for multisite closure of the neural tube in humans. Am J Med Genet 1993;47:723-743.

Vergani P, Ghidini A, Sirtori M, Roncaglia N: Antenatal diagnosis of fetal acrania. J Ultrasound Med 1987;6:715-717.

Wilkins-Haug L, Freedman W: Progression of exencephaly to anencephaly in the human fetus: An ultrasound perspective. Prenat Diagn 1991;11:227-233.

Worthen NJ, Lawrence D, Bustillo M: Amniotic band syndrome: Antepartum ultrasonic diagnosis of discordant anencephaly. J Clin Ultrasound 1980;8:453-455.

Yang YC, Wu CH, Chang FM, et al: Early prenatal diagnosis of acrania by transvaginal ultrasonography. J Clin Ultrasound 1992;20:343-345.

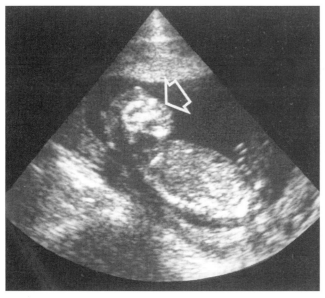

图 2.2.1　16周无脑畸形，眼眶上部表现为脑部小，无颅骨（箭头示）。

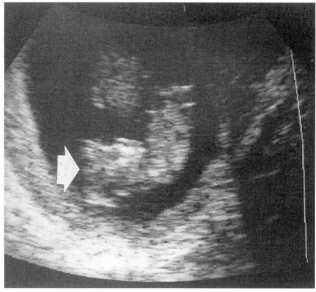

图 2.2.2　11周的无颅骨畸形，尽管脑部是存在的（箭头示），但头颅骨缺失，如果随访胎儿，大约16周大脑组织将不再可见。

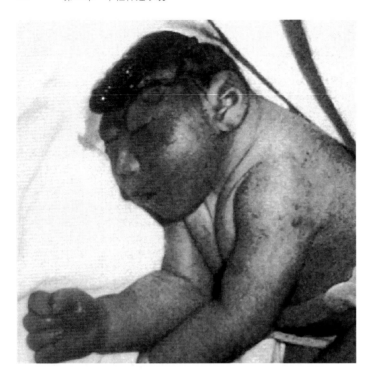

图 2. 2. 3   单纯的无脑畸形新生儿。

2.3 中脑导水管狭窄

流行病学/遗传学

定义 中脑导水管狭窄是中脑导水管阻塞或发育不良导致先天性脑积水。

流行病学 发生率1:1000(男女之比为1.8:1)。90%的先天性脑积水病例是小脑扁桃体下疝畸形所致,然而3%~5%患有中脑导水管狭窄。

胚胎学 中脑导水管在妊娠的第六周发育,连接大脑第三、四脑室。神经胶质过多症的组织学证据发现大约50%的中脑导水管狭窄是炎症或感染导致。病因是混杂的,包括先天性肿瘤、出血、感染和遗传综合征。拇指弯曲和内收畸形出现在20%患有X连锁中脑导水管狭窄男孩中。

遗传模式 大多数情况下都是散发的。2%~5%脑积水病例,和神经管缺陷不相关,属于X连锁隐性遗传。中脑导水管狭窄的X连锁基因被定位于Xq28。由于基因定位和基因检测的后期发展,患者需要接受医学遗传学家的咨询或者由遗传咨询师来决定对这些患者的临床基因测试。

致畸剂 先天性感染,其中包括巨细胞病毒(CMV)、风疹、弓形体病。

预后 有10%~30%的新生儿死亡率,在一定程度上依赖于合并存在的异常。约50%的幸存者将会IQ>70。X连锁隐性遗传方式与重度精神发育迟滞和不良预后相关。宫内诊断为脑积水的病例预后很差。在一组研究数据中,只有14%的病例发育正常。

超声检查

超声发现

1. 胎儿

(1)中脑导水管狭窄,有扩大的侧脑室和第三脑室,但第四脑室不扩张。可以看到扩张的近端中脑导水管。除非侧脑室扩张非常严重,后颅窝池和小脑是正常的。有非常严重的侧脑室扩张时,后颅窝池可能看不到,小脑可能因为技术困难不能显示。

(2)可能有轻微的不对称的侧脑室扩张,面部结构大小和孕龄相符。

(3)轻度非进展的侧脑室扩张(10~15 mm),可能预示染色体异常(称21-三体综合征),而不是早期的中脑导水管狭窄。"脉络膜悬吊"征是一个有用的指标,侧脑室轻度扩张提示脑积水增加颅内压力。

(4)剩余的大脑皮质测量值与预后有关。通常在枕部、顶部、额叶区域测量皮质厚度。枕部皮质厚度通常是最薄的。

(5)在一些X连锁遗传的男孩病例中可以看到拇指屈曲和内收。

2. *羊水*:通常是正常的。

3. *胎盘*:正常。

4. *测量数据*:头部大小较该孕周增大,如果头部没有增大,其他原因如脑萎缩需要排除。可能会有宫内发育受限。

5. *可识别孕周*:通常在17周可以检测,但病情可能会在后期加重。

难点

1. 侧脑室扩张出现在许多不同的病例。侧脑室扩张非常严重时,中脑导水管狭窄可能和小脑扁桃体下疝畸形或前脑无裂畸形混淆。

2. 如果有侧脑室扩张,但头围测量值下降或和孕龄相符,应考虑脑萎缩或伴脊髓和脊髓脊膜突出。

3. 不要把侧脑室上方的高回声晕错误当成侧脑室,提前界定侧脑室的后壁,找到真正的侧脑室。侧脑室内应该看到脉络膜丛。

4. 宫内大脑皮质厚度测量看起来会更加困难。在适当的位置测量,大脑皮质厚度可保持一恒定。大脑皮质厚度在后方特别薄。

5. 在孕13~15周阶段,侧脑室前角扩大是正常的变异。

鉴别诊断

1. *小脑扁桃体下疝畸形*:后颅窝池消失、小脑变形。

2. *前脑无裂畸形*:丘脑融合、第三脑室消失。

3. *单侧侧脑室扩张*:孤立的单侧侧脑室扩张是常见的变异,但是可能和阻塞相关,染色体异常,脑室出血、无脑回畸形。

4. *轻度侧脑室扩张(10~15 mm)*:通常预后良好,但与染色体非整倍性和长期的发育落后相关联。

还需要检查的部位

1. 超过 16% 的中脑导水管狭窄病例合并其他的异常,和染色体异常有轻度但是绝对的相关性。

2. 观察胎儿性别,因为存在 X 连锁遗传的中脑导水管狭窄。

3. CMV 感染是中度脑积水的已知病因,查找 CMV 感染的超声标志,侧脑室边界的侧方出现钙化灶。

妊娠管理

需要进行的检查和咨询 应进行染色体检查和病毒检测(包括母血和羊水)。应找儿科神经外科专家咨询确定处置方案。

胎儿宫内干预 从理论上讲中脑导水管狭窄宫内分流装置是最好的处理方法。然而,迄今为止的经验相当令人失望。导致胎儿结局很差的原因很多。在所有研究中误诊和没有检查到其他合并畸形是最常见的原因。对胎儿的引流准确定位很困难,导致死亡率很高。因为这些原因,缺乏数据支持胎儿外科干预有明确的优势,宫内侧脑室分流术并不推荐用来治疗胎儿侧脑室扩张。

胎儿监测

1. 由中脑导水管狭窄引起的侧脑室扩张可在几个星期内急剧突然增加,因此需要每 2~3 周进行超声监测。

2. 有报道轻度至中度脑积水可自行消失。

3. 中脑导水管狭窄如果严格孕期管理,需要时在孕早期干预,很少出现并发症。

终止妊娠 终止妊娠的方法应该是无损害的,并且在有神经病理学专家的医疗机构进行。

分娩 理论上,放置引流管后尽早分娩可以改善妊娠结局。然而,使用这种方法的中心仅有少量研究数据支持这种方法的价值,而且存在早产在 32~37 周分娩的风险。在制订明确诊疗规范之前需要进一步的研究。如果胎头大小相对正常,而且是头位,分娩方式可以是经阴道。偶尔胎头过大、胎位不正,则需要剖宫产。应在有新生儿科和神经科支持的医疗机构进行分娩。

新生儿学

复苏 在分娩前,应和家庭共同讨论并决定关于启动自主呼吸的支持方法。除了存在胎头过大或其他的严重中枢神经系统异常,应进行初始复苏。因为多数情况下有巨头,因难产,继发于胎儿窘迫延迟了胎儿自主呼吸启动。

转诊 立即转诊到具备小儿神经病学和神经外科学诊治能力的三级围产中心。转诊过程中需要警惕婴儿的成熟度、存在的呼吸窘迫和其他合并异常。

检查和确诊 颅脑 CT 和 MRI 用于明确结构异常是有用的。如果体格检查发现其他异常,产前没有做检查,则需要进一步影像学检查,如超声心动图和腹部超声检查。

护理管理 首先需要明确颅内压力增加的严重程度,必要时立即降低颅内压力,稳定临床症状。

外科治疗

术前评估 外科治疗中脑导水管狭窄的重点在于:

1. 合并其他畸形(例如心脏、肾脏、脊柱或者肢体畸形),合并畸形的中脑导水管狭窄胎儿预后不良。

2. 合并颅后窝包块或压缩病变,如先天性肿瘤或顶盖区肿瘤。

3. 脑室扩大和头增大的比率。

手术指征 进展性的脑室扩大或者头围增长加速是外科手术治疗的指征。

手术类型 标准的外科治疗中脑导水管狭窄是采用阀门系统连接脑室－腹膜或者脑室－心房的脑室分流术。脑室分流术的手术失败率很高(最近放置的分流器随访 2 年失败率达到 60%)。得益于内镜技术的复兴,另外一种可以采用的治疗方法是第三脑室底部开窗术。这种手术被称为内镜第三脑室 LOSTOMY,从第三脑室底部的灰结节处开窗,打开另外一条旁路,使脑脊液流出到第三脑室。在出生后一年内手术,尽管成功率较低(<20%),第三脑室 LOSTOMY 是针对 2 岁以上小孩的治疗阻塞性脑积水的方法成功率最高且不需要分流器。选择患者适当的话,成功率接近 80%。

手术结果/预后 中脑导水管狭窄不合并中枢神经系统畸形或者无中枢神经系统畸形的患儿预后良好。中脑导水管狭窄是导致脑积水的原因,不是脑室扩大程度和引流术相关并发症的决定因素,这些是影响患儿长期预后的最重要因素。

参考文献

Benacerraf BR, Birnholz JC: The diagnosis of fetal hydrocephalus prior to 22 weeks. J Clin Ultrasound 1987;15:531-536.

Bowerman RA, DiPietro MA: Erroneous sonographic identification of fetal lateral ventricles: Relationship to the echogenic periventricular "blush." AJNR 1987;8:661-664.

Callen PW, Hashimoto BE, Newton TH: Sonographic evaluation of cerebral cortical mantle thickness in the fetus and neonate with hydrocephalus. J Ultrasound Med 1986;5:251-255.

Cardoza JD, Filly RA, Podrasky AE: The dangling choroid plexus: A sonographic observation of value in excluding ventriculomegaly. Am J Roentgenol 1988;151:767-770.

Cochrane DD, Myles ST, Nimrod C, et al: Intrauterine hydrocephalus and ventriculomegaly: Associated anomalies and fetal outcome. Can J Neurol Sci 1985;12:51-59.

Holmes LB, Nash A, ZuRhein GM, et al: X－linked aqueductal stenosis: Clinical and neuropathological findings in two families. Pediatrics 1973; 51:697-704.

Levitsky DB, Mack LA, Nyberg DA, et al: Fetal aqueduct stenosis diagnosedsonographically: How grave is the prognosis? AJR 1995;164:725-730.

Lipitz S, Yagel S, Malinger G, et al: Outcome of fetuses with isolated borderline unilateral ventriculomegaly diagnosed at mid－gestation. Ultrasound Obstet Gynecol 1998;12:23-26.

McClone DSG, Naidich TP, Cunningham T: Posterior fossa cysts: Management and outcome. Conc Ped Neurosurg 1987;7:134.

McCullough DC, Balzer－Martin LA: Current prognosis in overt neonatal hydrocephalus. J Neurosurg 1982;57:378-383.

Pilu G, Falco P, Gabrielli S, et al: The clinical significance of fetal isolated cerebral borderline ventriculomegaly: Report of 31 cases and review of the literature. Ultrasound Obstet Gynecol 1999;14:320-326.

Pretorius DH, Davis K, Manco－Johnson ML, et al: Clinical course of fetal hydrocephalus: 40 cases. Am J Roentgenol 1985;144:827-831.

Rosenthal A, Jouet M, Kenwrick S: Aberrant splicing of neural cell adhesionmolecule L1 mRNA in a family with X－linked hydrocephalus. Nat Genet 1992;2:107-112.

Senat MV, Bernard JP, Schwarzler P, et al: Prenatal diagnosis and follow－up of 14 cases of unilateral ventriculomegaly. Ultrasound Obstet Gynecol 1999;14:327-332.

Tomlinson MW, Treadwell MC, Bottoms SF: Isolated mild ventriculomegaly: Associated karyotypic abnormalities and in utero observations. J Matern Fetal Med 1997;6:241-244.

Vergani P, Locatelli A, Strobelt N, et al: Clinical outcome of mild fetal ventriculomegaly. Am J Obstet Gynecol 1998;178:218-222.

Vintzileos AM, Campbell WA, Weinbaum PJ, Nochimson DJ: Perinatal management and outcome of fetal ventriculomegaly. Obstet Gynecol 1987;68:5-11.

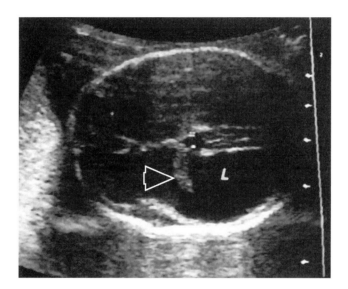

图2.3.1 中脑导水管狭窄。从扩张的一侧侧脑室（L）可以看到脑室扩大、脉络膜悬吊征（三角箭头示）。第三脑室扩张（两个小×之间）。

2.4 蛛网膜囊肿

流行病学/遗传学

定义 蛛网膜囊肿是有被膜的充满液体腔隙,可以出现在大脑或脊髓与蛛网膜或者脑室壁相关的任何位置。

流行病学 非常少见(男女之比为1:1)。

胚胎学 蛛网膜囊肿可出现在大脑或脊髓内层任何位置。出现在产后的蛛网膜囊肿可能和外伤或感染相关。先天性蛛网膜囊肿病因不确定,可表明软脑膜发育不良或由获得性破坏性事件所致。

遗传模式 少数报道孤立蛛网膜囊肿,有常染色体隐性遗传家族史。

致畸剂 先天性感染。

预后 尽管这些囊肿会压迫到正常脑组织,除非合并其他先天性畸形或者出现和治疗相关的特定并发症,蛛网膜囊肿的妊娠结局通常是良好的。颅内囊肿合并胼胝体发育不全应考虑 Aicardi 综合征,一种 X 连锁显性遗传的男性致死性疾病。

超声检查

超声发现

1. *胎儿*:和脑膜相连,形状、大小不定的脑内囊肿。囊肿位于中脑(50%~65%)、蝶鞍上、四叠体区域,扩大可能导致继发的脑积水。幕下形成的髓外囊肿可压迫小脑(5%)。有在子宫内蛛网膜囊肿自发破裂消失的报道。

2. *羊水量*:正常。

3. *胎盘*:正常。

4. *测量数据*:头的尺寸可增大或正常。

5. *可识别孕周*:蛛网膜囊肿可在23周前观察到。

难点 如果囊肿位于大脑外,与颅骨相连,超声波可能因为声影的原因无法检测到,蛛网膜囊肿容易和双侧病变混淆,例如前脑无裂畸形。如果囊肿位于最靠近探头的大脑部分,可能会被漏诊。如果囊肿部分被超声混响遮挡时,MRI是有用的检查方法。

鉴别诊断

1. *脑穿通囊肿*:囊肿区域和脑室是分界的。

2. **Galen** *静脉瘤*:囊肿的中心区域可以看到血流信号。

3. *颅内出血*:如果增益加大,可以在囊肿表面看到内部强回声。

4. *脑裂畸形*:不规则排列的囊肿区域延长超过脑中线,包括了两侧大脑半球。

取决于囊肿所处位置,可能导致阻塞性脑积水。需要努力排除和宫内脑积水风险增加不相关的情况。

还需要进行检查的部位 曾有报道两例蛛网膜囊肿胎儿为 Aicardi 综合征,这时需要评估胼胝体是否存在。通常蛛网膜囊肿是孤立病变。

妊娠管理

需要进行的检查和咨询 尽管报道染色体异常发生率很低,应该接受细胞遗传学检测。没有其他的诊断性评价可以推荐。应该有小儿神经外科专家参与遗传咨询。

胎儿宫内干预 因为这种畸形的预后相对良好,不推荐入侵性的胎儿宫内干预。

胎儿监测 每3~4周进行一次超声检查,检测或随访脑积水情况。

妊娠进程 很少发生产科并发症。

终止妊娠 需要在有神经病理学专家的医疗机构进行,终止妊娠的方法应该是非破坏性手术。

分娩 分娩地点需选择在有处理合并中枢神经系统畸形新生儿专家的医疗机构。

新生儿学

复苏 最可能出现的分娩期风险是继发于头部压迫和(或)囊肿内出血的呼吸窘迫。因脑积水进展快速提前分娩,早产也可能对早期适应产生影响。

转诊 推荐转诊到有儿科神经病学和神经外科学诊治能力的三级中心。

检查和确诊 出生时的临床表现包括巨头或囟门膨胀、颅骨闭合线增宽。囊肿通过压力和包块效应产生症状。小到中等程度的囊肿通常是无症状的。

产后 CT 或 MRI 能准确诊断这些异常。

外科干预的紧迫性取决于确定颅内压增加程度。

护理管理　囊肿内出血在任何时候发生都可能导致病情复杂。如果突发临床症状恶化，应考虑囊肿内出血。囊肿位置和神经功能障碍的结果决定了术前和术后的病程进展。

外科治疗

术前评估　相对脑室系统的蛛网膜囊肿位置，基底池、颅后窝的结构对手术计划很重要。计算机断层扫描或 MRI 扫描对确定外科解剖学很有帮助。

手术指征　小的蛛网膜囊肿对周围的神经结构不产生包块效应，确保定期复查 CT 或 MRI。如果一段时间内是稳定的则不需要外科干预。更大的囊肿可有脑积水，存在神经功能缺陷、囊肿增大或药物控制不佳的癫痫，则需要手术干预。

手术类型

1. 从蛛网膜囊肿到腹腔或者右心室的分流术。

2. 基底池或周围蛛网膜下腔的囊肿造袋术。这种手术技术只对存在颅骨底部连接基底池的蛛网膜囊肿有用。

3. 相邻脑室的囊肿开窗术，可以通过内镜完成。

手术结果/预后　通常蛛网膜囊肿预后良好，和神经认知障碍相关性不大。癫痫控制不好的患儿需要囊肿减压。哪种是最好的手术方法尚有争议。尽管大多数外科医生尽可能选择避免安置分流器，但在有些情况下，开窗法或袋形缝合术可能失败，最终还是需要放置一个分流器。

参考文献

Bannister CM, Russell SA, Rimmer S, Mowle DH: Fetal arachnoid cysts: Their site, progress, prognosis and differential diagnosis. Eur J Pediatr Surg 1999;1:27-28.

Blaicher W, Prager D, Kuhle S, et al: Combined prenatal ultrasound and magnetic resonance imaging in two fetuses with suspected arachnoid cysts. Ultrasound Obstet Gynecol 2001;18:166-168.

Bromley B, Krishnamoorthy K, Benacerraf BR: Aicardi syndrome: Prenatal sonographic findings. A report of two cases. Prenat Diagn 2000;20:344-346.

Chen CY, Chen FH, Lee CC, et al: Sonographic characteristics of the cavum velum interpositum. Am J Neuroradiol 1998;19:1631-1635.

Diakoumakis EE, Weinberg B, Mollin J: Prenatal sonographic diagnosis of a suprasellar arachnoid cyst. J Ultrasound Med 1986;5:529-530.

Elbers SEL, Furness ME: Resolution of presumed arachnoid cyst in utero. Ultrasound Obstet Gynecol 1999;14:353-355.

Meizner I, Barki Y, Tadmor R, Katz M: In utero ultrasonic detection of fetal arachnoid cyst. J Clin Ultrasound 1988;16:506-509.

Pilu G, Falco P, Perolo A, et al: Differential diagnosis and outcome of fetal intracranial hypoechoic lesions: Report of 21 cases. Ultrasound Obstet Gynecol 1997;9:229-236.

Rafferty PG, Britton J, Penna L, Ville Y: Prenatal diagnosis of a large fetal arachnoid cyst. Ultrasound Obstet Gynecol 1998;12:358-361.

Wilson WG, Deponte KA, McIlhenny J, Dreifuss FE: Arachnoid cysts in a brother and sister. J Med Genet 1988;25:714-715.

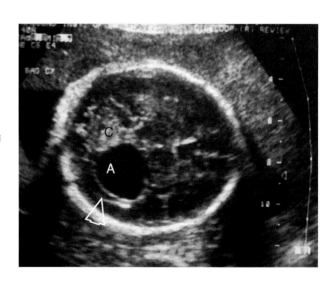

图 2.4.1　蛛网膜囊肿。囊肿（A）靠近小脑幕，取代外侧脑室外侧（三角箭头示）。囊肿出现并取代脑室但不破坏脑组织。

2.5 尾部发育不全/发育不良（回归）序列征

流行病学/遗传学

定义 尾部发育不全–发育不良序列征是由于骶骨发育不全合并下肢以及胃肠道和（或）泌尿道畸形，导致完全或部分远端神经管发育不全/发育不全。

流行病学 在新生儿中的发生率大约（1～5）:100 000（男女之比为1:1）。

胚胎学 下段脊柱分化通常怀孕第七周之前完成。术语尾"回归"可能是不准确的，因为在这种情况下尾缺陷是原发畸形而不是结构回归的结果。并腿畸形可能代表这种情况下疾病谱的一种，或者可能是不同的病因。心脏缺陷是常见的相关畸形。这种情况可能重叠VACTERL联合征，对VACTERL联合征的其他异常发现进行评估有重要意义。

遗传模式 大部分是散发病例。有报道较少部分家庭是常染色体和X连锁显性遗传。常与孕妇妊娠期糖尿病相关。

致畸剂 大约16%的病例可见于妊娠期糖尿病母亲分娩的新生儿。

预后 预后取决于尾发育不全的严重程度和合并的畸形。肠道和泌尿道并发症很常见，可能是致死性的。如果不是遗传或染色体综合征的一部分，认知功能通常是正常的。

超声检查

超声发现

1. 胎儿

（1）脊柱缩短，骶骨和低段腰椎缺失。通常情况下上方的髂嵴位于L5水平；尾发育不良时在L5水平看不到椎骨。

（2）股骨被固定成V形，呈典型的"拜佛式"，四肢远端运动减少或无运动。可以看到足内翻。

（3）可以看到扩张的膀胱、输尿管或集尿系统。

2. 羊水量：正常。

3. 胎盘：正常。

4. 测量数据：正常。

5. 可识别孕周：9～11周有报道诊断发育不良综合征。

难点

1. 妊娠22周前骶骨仍未钙化，尾发育不良综合征在22周前诊断不容易。

2. 腿通常是在腹部弯曲，所以如果胎儿是仰卧位，股骨可能会遮挡了下段脊柱。

鉴别诊断

1. 脊髓脊膜突出合并脊髓栓系。

2. 并腿畸形是一种相关的畸形，两条腿融合。并腿畸形可有羊水过少或无羊水，或者肾脏缺如、泌尿系梗阻或发育不良。可能是单侧远端的肢体，或两腿融合并排（见章节4.14）。

还需要检查的部位

1. 观察头颅是否有脑积水。

2. 观察双侧肾脏，看是否有肾盂积水和多囊肾。

3. 观察双腿运动，是否有足内翻（并腿畸形时，双腿笔直，靠得很近），双腿位置可能在腹部交叉。

4. 观察脊柱是否有半椎体和脊髓栓系。

妊娠管理

需要进行的检查和咨询 对孕妇进行糖尿病筛查。胎儿超声心动图检查排除胎儿心脏畸形。接受儿外科咨询，和家庭共同制订新生儿的治疗方案。

胎儿监测 不需要特殊的产科保健。诊断困难，最值得做的是在晚孕期需要重复超声检查。

终止妊娠 已经确诊孕妇患有糖尿病，不需要做胎儿尸检。对非糖尿病孕妇，最好做完整胎儿的尸检以明确诊断。

分娩 新生儿存在并发症的风险大，需要到三级医疗机构分娩。臀位胎儿因为显著的胎体/胎头标记不协调，需要剖宫产术分娩。

新生儿学

复苏 对早产儿和糖尿病母亲的婴儿，不需要特别的复苏计划。在少数情况下，可能合并其他严重畸形（中枢神经系统、心脏）则需要有治疗方法。

如果有其他已知危及生命的和潜在的不可纠正的缺陷，应在产前和父母讨论关于不干预的问题。

转诊 推荐转诊到具备多个儿科附属专业的三

级中心。

检查和确诊 出生时可从外观看到体表征象,应在入侵性干预措施之前进行超声心动图检查排除合并心脏畸形,进行头颅 CT 或 MRI 检查排除中枢神经系统缺陷。

护理管理 护理方法和治疗由两种可能的高危因素(即妊娠期糖尿病,相关的异常)和缺陷的位置决定。在一般情况下,排除脑积水,患者在步行、肠道和膀胱功能上与那些患有高位到中位的腰椎脊髓脊膜膨出的长期预后相似。

参考文献

Adra A, Cordero D, Mejides A, et al: Caudal regression syndrome: Etiopathogenesis, prenatal diagnosis, and perinatal management. Obstet Gynecol Surv 1994;49:508-516.

Andrish J, Kalamchi A, MacEwen GD: Sacral agenesis: A clinical evaluation of its management, heredity and associated anomalies. Clin Orthop 1979;139:52-57.

Loewy JA, Richards DG, Toi A: In-utero diagnosis of the caudal regression syndrome: Report of three cases. J Clin Ultrasound 1987;15:469-474.

Mills JL: Malformations in infants of diabetic mothers. Teratology 1982;25:381-394.

Price DL, Dooling EC, Richardson EP Jr: Caudal dysplasia (caudal regression syndrome). Arch Neurol 1970;23:212-220.

Rusnak SL, Driscoll SG: Congenital spinal anomalies in infants of diabetic mothers. Pediatrics 1965;35:989.

Subtil D, Cosson M, Houfflin V, et al: Early detection of caudal regresson syndrome: Specific interest and findings in three cases. Eur J Obstet Gynecol Reprod Biol 1998;80(1):109-112.

Twickler D, Budorick N, Pretorius D, et al: Caudal regression versus sirenomelia: Sonographic clues. J Ultrasound Med 1993;12:323-330.

Valenzano M, Paoletti R, Rossi A, et al: Sirenomelia: Pathological features, antenatal ultrasonographic clues, and a review of current embryogenic theories. Hum Reprod Update 1999;5;82-86.

Welch JP, Aterman K: The syndrome of caudal dysplasia: A review, including etiologic considerations and evidence of heterogeneity. Pediatr Pathol 1984;2:313-327.

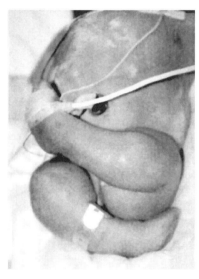

图 2.5.1 糖尿病孕妇所生的新生儿患有尾回归和低位下肢畸形的胚胎病。

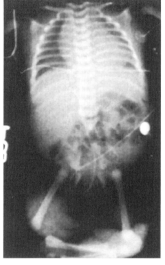

图 2.5.2 X 线片示尾畸形,骶骨缺失。

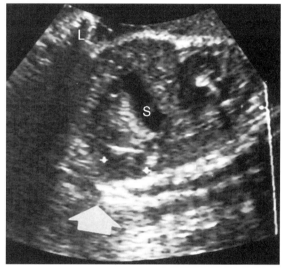

图 2.5.3 尾回归。腰椎末端终止于 L2(箭头示)。注意胃闭合处(S)是脊柱的下端。腿(L)交叉越过腹部前方。

2.6 非颅内畸胎瘤的脑肿瘤

流行病学/遗传学

定义 大多数产前发现的脑肿瘤来源于全能细胞的畸胎瘤,包括胚胎外胚层、内胚层、中胚层组织的衍生物。然而可靠区分这些肿瘤与颅内其他肿瘤和良性囊性病变是困难的。

流行病学 颅内肿瘤是非常罕见的,50%产前检测到的肿瘤是畸胎瘤,男性的发病率较女性高,为5:1。

胚胎学 畸胎瘤最常发生在脑中线位置,有囊、实性混合区域。只有3%畸胎瘤发生在颅内。

遗传模式 散发。

致畸剂 无。

鉴别诊断 颅内良性囊性病变如蛛网膜囊肿和其他良性病变如脂肪瘤。畸胎瘤及其他颅内肿瘤通常是进展的并失去正常结构。

预后 取决于肿瘤的大小和位置。大多数产前检测到的肿瘤是致死性的。

超声检查

超声发现

1. 胎儿

(1)颅咽管瘤

1)在颅骨基底部看到一个中心高回声团块。包块内的囊性区域可能有动态改变,代表坏死区。

2)常见继发性脑室扩大。

(2)多形性胶质母细胞瘤(星形细胞瘤)。

1)一个高回声的单侧包块,可以位于中部或外周,几周之内这个包块取代了大脑半球的一侧。包块内出血导致高回声区域,而中央坏死导致无回声区。包块内偶尔可见钙化灶。

2)脑中线明显向对侧偏移。

3)常有对侧侧脑室扩张。

4)彩色血流研究可显示肿块内血管。

(3)脉络丛乳头状瘤

1)在一侧脉络丛内探及一个强回声团块。团块可以长大填充侧脑室。第三脑室脉络丛乳头状瘤已有报道。

2)病变累及一侧脑室继发性扩大,出现轻度脑中线移位。

3)彩色血流研究显示包块内血流,要和脑室内出血区分开来。

(4)脂肪瘤

1)在胼胝体膝部前方区域可见一个明亮的强回声肿块。包块向两侧扩展到侧脑室脉络丛丘脑沟区域(25%)。沿大脑半球内脂肪瘤边缘钙化很常见,但不容易检测到,因为包块本身的回声非常强。

2)胼胝体发育不良是一种常见的并发畸形。

3)可继发侧脑室扩张。

2. 羊水:常有羊水过多。

3. 胎盘:正常。

4. 测量数据:晚孕期头部增大,其余的测量值是正常的。

5. 可识别孕周:晚孕期肿瘤可以被首次检测到。

难点

1.第一次看到颅内出血和肿瘤很相似。彩色多普勒显示出血灶没有血流信号,并且几天内出血灶在外观上会出现快速变化。

2.由于颅骨的混响效应,邻近近侧颅骨的包块可能很难看到。顶先露时经阴道探头检查是有用的检查方法。

3.大脑近侧因颅骨伪影导致病变不容易发现,MRI检查是确定病灶的有用方法。

还需要检查的部位 包块有神经母细胞瘤转移可能,需要检查肾上腺区域。

妊娠管理

需要进行的检查和咨询 必须咨询神经外科医生以及新生儿学专家,关于新生儿不良预后充分告知家庭成员,并制订一个治疗计划。

胎儿宫内干预 不推荐。

鉴别诊断 胎儿水肿和羊水过多是颅内肿瘤最常见的并发症。一系列的超声评估对监测并发症进展、胎头大小是有用的。

妊娠进程 妊娠可能因为羊水过多的并发症导致早产。

终止妊娠 过度生长的胎头可能使任何一种终止妊娠方法变得复杂。如果已经明确诊断,不需要娩出完整胎儿。

分娩　有报道在这些婴儿中过大的胎头可能需要选择剖宫产术,尽管新生儿预后不良。在颅内减压上的努力并不一定成功。胎儿位置和子宫下段的状况决定需要垂直或水平子宫切口。

新生儿学

复苏　进展性头部增大是胎儿颅内肿瘤的主要表现,整个妊娠期均可能手术分娩。由分娩的妊娠周数及产时遇到的困难决定是否需要辅助初始呼吸。在胎儿期最常见的颅内肿瘤是畸胎瘤,围生期死亡率几乎相同。因此,如果产前诊断表明,包块是畸胎瘤,对是否选择在娩出后不给予外界干预建立呼吸,最恰当的选择是让父母决定。

转诊　转诊到一个有儿科学和儿童神经外科专科能力的三级中心是必不可少的。如果有证据表明心肺受损,应由有经验的新生儿医护人员陪同转诊。

检查和确诊　计算机断层扫描和 MRI 可用来确定肿瘤位置、解剖异常的程度和脑室扩大。有时,多普勒血流研究对脑血管的影响有用。需要进行切除或活检肿瘤组织病理学检查明确诊断。

护理管理　通常对患有颅内肿瘤的新生儿治疗,除了和早产分娩有关的,如果这些已经被要求,还包括 3 个问题如下:

· 脑积水:是否放置和什么时候放置引流器。

· 肿瘤切除:时间、方法和完全切除术的可行性。

· 辅助治疗:化疗、放疗或放疗化疗均使用。

最常见的临床表现是头颅增大、有或无脑积水。此外,某些肿瘤常合并严重的脑室出血。对于一个特定的婴儿护理方法直接取决于特别的肿瘤细胞类型、肿块的大小及所处的位置,以及婴儿的一般状况。

外科治疗

术前评估　先天性肿瘤通常出现在中线处并且可以长得很大。产前诊断的颅内肿瘤通常是恶性的,预后极差。因此仔细评估确定疾病的程度,并需要在脊椎或中枢神经系统以外查找转移性病灶。对特别的肿瘤,推荐进行大脑 MRI 和 CT 检查以及普通肿瘤学评估。

手术指征/手术类型　决定外科手术方案取决于术前评估与组织学预测。生长在重要结构内的大体积肿瘤或者肿瘤取代了绝大部分发育中的大脑,由于其预后差,这些新生儿通常不属于手术候选人。一些肿瘤,如脑的脂肪瘤或错构瘤,可能不需要外科手术干预,除非有症状。脉络丛肿瘤血流丰富,在外科手术时可因失血导致高的发病率和死亡率。血管丰富的肿瘤或恶性组织可以在试图手术根治前化疗。

手术结果/预后　产前诊断的脑肿瘤预后极差。有病例报道长期生存率(即 5 年),但没有大规模文献报道。出生时肿瘤大小,组织学类型和新生儿的神经功能状态最终决定了预后。

参考文献

Anderson DR, Falcone S, Bruce JH, et al: Radiologic-pathologic correlation: Congenital choroid plexus papillomas. Am J Neuroradiol 1995;16:2072.

Broeke ED, Verdonk GW, Roumen FJ: Prenatal ultrasound diagnosis of an intracranial teratoma influencing management: Case report and review of the literature. Eur J Obstet Gynecol Reprod Biol 1992;45:210-214.

D'Addario V, Pinto V, Meo F, Resta M: The specificity of ultrasound in the detection of fetal intracranial tumors. J Perinat Med 1998;26:480-485.

Fort DW, Rushing EJ: Congenital central nervous system tumors. J Child Neurol 1997;12:157.

Haddad SF, Menezes AH, Bell WE, et al: Brain tumors occurring before 1 year of age: A retrospective review of 22 cases in an 11 - year period. Neurosurgery 1991;29:8.

Mapstone TB, Warf BC: Intracranial tumor in infants: Characteristics, management, and outcome of a contemporary series. Neurosurgery 1991;28:343.

Pezzotta S, Locatelli D, Arico M: Brain tumors in infants: Preferred treatment options. Drugs 1992;44:368.

Sherer DM, Onyeije CL: Prenatal ultrasonographic diagnosis of fetal intracranial tumors: A review. Am J Perinatol 1998;15;319-328.

Sherer DM, Abramowicz JS, Eggers PC, et al: Prenatal ultrasonographic diagnosis of intracranial teratoma and massive craniomegaly with associated high output cardiac failures. Am J Obstet Gynecol 1993;168;97-99.

Tomita T, McLone DG, Flannery AM: Choroid plexus papillomas of neonates, infants and children. Pediatr Neurosci 1988;14:23.

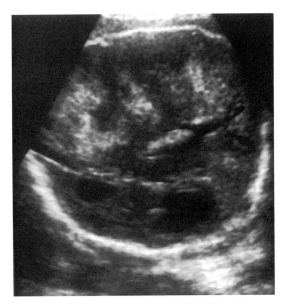

图 2.6.1   轴向视图上靠前方大的混合回声组织。这是一个多形性胶质母细胞瘤。

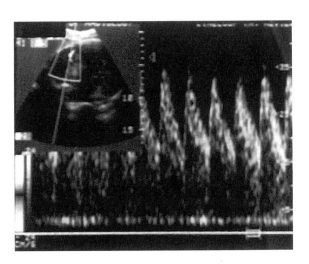

图 2.6.2   多普勒研究显示包块内血流信号，把它和大面积颅内出血区分开。

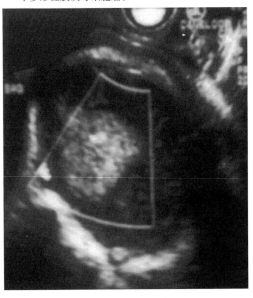

图 2.6.3   肿块在左侧侧脑室。彩色血流示包块内血流信号，手术证实这是脉络丛乳头状瘤。

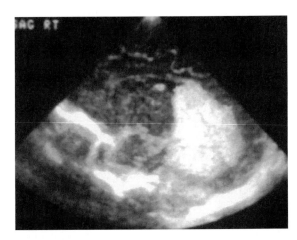

图 2.6.4   新生儿头颅扫描示脉络丛乳头状瘤位于左侧侧脑室。

2.7 颅缝早闭

流行病学/遗传学

定义 一个或多个颅缝发育异常或过早关闭,导致头颅外形异常。超过150种综合征有颅缝早闭。

流行病学 孤立的颅缝早闭相对常见(活产儿发生率3.4:1000,男女之比为2:1),但大多数颅缝早闭综合征是罕见的[<1:(50 000~100 000)]。

胚胎学 产前检测异常头形,从单一缝融合所致的斜头畸形到多个骨缝愈合导致的颅骨畸形,如三叶草型头(kleeblattschädel)。常合并有并指畸形的手和脚和(或)其他异常。最近可以通过分子检测和成纤维细胞生长因子受体(FGFR)异常相关的6种综合征。这些综合征包括Crouzon,Jackson-Weiss,Apert和Pfeiffer综合征(FGFR2);Adelaide型,即伴黑棘皮病的Crouzon(FGFR3)和Pfeiffer Ⅱ(FGFR1)。致死性发育不良,Ⅱ型(FGFR3)可以有三叶草颅骨,但有严重短肢畸形可以和侏儒症鉴别。

遗传模式 尽管有些家庭为常染色体显性或常染色体隐性遗传,大多数孤立颅缝早闭病例是多种因素所致或是散发病例。作为一种综合征的部分异常,颅缝早闭常是常染色体显性遗传。遗传模式取决于特定综合征的诊断。

致畸剂 氨基蝶呤,氨甲蝶呤,乙内酰脲,视黄酸,丙戊酸蝶和宫内机械约束可能会导致颅缝早闭。

进一步监测 超声监测寻找其他出生缺陷,包括短肢、融合手指或脚趾、唇裂或腭裂。通过羊膜腔穿刺术或绒毛取样进行以颅缝早闭为特征的遗传病DNA检测,并进行遗传咨询。应进行染色体非整倍体和荧光原位杂交(FISH)检测排除任何染色体异常疾病。

预后 孤立的颅缝早闭在外科重建手术后预后通常很好。对于具有遗传综合征的颅缝早闭个体预后从非常好(Crouzon,Jackson-Weiss综合征)到发育迟缓和智力低下(Apert综合征和Pfeiffer综合征)或致死性(致死性发育不良,Ⅱ型)不等。

超声检查

超声发现

1. *胎儿*

(1)Crouzon综合征

1)冠状缝过早融合导致平头畸形和加长的头骨高度。严重病例有三叶草型的头颅。

2)典型的病例有面中部发育不全、间距过宽及突出。

3)可能有小颌畸形和上颌骨发育不全。

(2)Apert综合征

1)平头畸形,短枕额径,颅骨的三叶草型畸形。

2)眼眶浅,间距过宽,有一个突出的前额和凹进鼻子,扁平脸。

3)可能有脑室扩张,并且合并胼胝体发育不全。

4)可能存在颈椎融合。

5)早孕期可能有颈后皱褶。

6)"连指手套的手"即骨和(或)皮肤的第二、第三和第四指并指。

(3)Pfeiffer综合征

1)冠状缝融合,有时矢状缝融合同时存在,导致平头畸形和尖头畸形。

2)鼻梁低平、间距过宽。

3)大拇指是扁宽的,且有手和足并指。

(4)Carpenter综合征

1)由于冠状缝,矢状缝和(或)人字缝融合导致平头畸形和尖头畸形。

2)面部特征有鼻梁低平和小下颌畸形。

3)并指,多趾,并有手和脚的第五指/趾内弯。

4)50%个体有心脏畸形如室间隔缺损,法洛四联症,大动脉转位。

2. *羊水量*:常有羊水过多。

3. *胎盘*:正常。

4. *测量数据*:头的尺寸小于相应孕周。

5. *可识别孕周*:Apert综合征第18周可检测到,Crouzon综合征第21周可检测到,Pfeiffer综合征在第35周可检测到。Carpenter综合征第17周可检测到。

难点 在轻型病例中,即使在孕晚期病变也是不容易发现的。3-D超声有助于确定是否骨缝线融合。

鉴别诊断

1. *致死性侏儒症*：Ⅱ型，有三叶草颅骨，四肢直，但显著缩短，窄胸。

2. *缺指 – 外胚层发育不良的* **Clefting** *综合征*：变形裂手但头骨正常。

还需要检查的部位

1. Crouzon 综合征可以看到唇腭裂。

2. 所有类型可与脑室增宽并椎体异常相关联。

3. 心脏缺陷如法洛四联症和泌尿生殖系统异常如 Apert 综合征可看到肾积水和隐睾。

4. 心脏缺损、脐膨出和生殖器畸形可发生在 Carpenter 综合征。

妊娠管理

需要进行的检查和咨询 取决于头型，染色体检查以 排除 18 – 三体可能。已发现许多颅缝早闭综合征存在 FGFR2 基因突变。其中如 Apert 综合征，因基因突变数目有限，可进行精确的分子诊断。超声医师和儿科畸形学家之间的合作可能有助于确定什么分子检测可用来明确诊断。

胎儿宫内干预 不建议。

胎儿监测 因为许多疾病合并有脑室扩张，系列的超声检查需要监测侧脑室宽度。

妊娠进程 报道过很多有颅缝早闭的综合征因羊水过多可能导致早产。

终止妊娠 如果产前没有明确诊断，需要娩出完整的胎儿，以完成病理检查。

分娩 异常的头型和（或）显著增大的头部可能无法经阴道分娩。

新生儿学

复苏 在一般情况下，孤立颅缝早闭在出生时预计不会呼吸抑制，因此分娩后全面复苏没有禁忌。如果颅缝早闭是一种罕见综合征或全身性疾病的表现，对是否需要复苏是由特定的疾病及其对长期预后决定。

转诊 新生儿阶段不推荐转诊到三级中心，除非合并全身性疾病、不成熟或其他需要进行新生儿重症监护的情况下。推荐尽早转诊到有小儿神经外科且最好是有多学科的颅面重建手术的医疗中心。

检查和确诊 体检发现不移动的骨缝、闭合或坚硬感的囟门和（或）头颅形状异常时应考虑骨缝闭

合。推荐经骨窗 CT 扫描成像技术确诊骨缝早闭。细致的体检发现伴随异常，提示是一种与特定骨缝受累的综合征或代谢性病因。根据并发异常决定进一步的诊断性检测和影像学检查。

护理管理 除了仔细评估以排除多发先天性畸形综合征，在新生儿期无特殊护理要求。矫正手术和适当手术时间由解剖累及骨缝（单个或多个缝），病理生理表现，相关异常（孤立或综合征并发畸形）以及存在颅内压增高决定。

外科治疗

术前评估 一些轻型的单个颅缝早闭可能在出生时不容易发现，但在颅骨生长过程中异常的头型变得明显。受累骨缝周围也常随着颅骨生长发生改变。前、后囟门早期闭合，颅内压增高征象也可以发生在这个过程中。

在多个颅缝受累的颅缝早闭以及综合征型颅缝早闭，机体和神经问题往往是显而易见的。许多累及冠状缝和颅底的病例可以看到额骨隆起的异常头型。

手术指征 颅缝早闭联合征合并其他的功能异常属于手术指征。颅骨 X 线片"指纹印"是间接评估颅内体积和脑体积有差距的颅压增高的方法。有研究表明，颅内压力增高发生在 42% 多个颅缝早闭及 13% 单个颅缝早闭病例中。许多病例中可发现脑积水，但真正的发病率未知。交通性脑积水与非交通性脑积水均可被观察到，交通性脑积水是更常见的。发病率最低的是舟状头和单侧，双侧冠状骨性愈合。发病率最高的是多个骨缝愈合，尤其是 kleeblattschädel 畸形，有证据显示此病患者脑脊液流在第四脑室水平出现梗阻。

在颅缝早闭综合征中智力低下的发生率是难以量化的。比普通人群智力低下的风险高，这是由于颅内压增加（长此以往）与脑萎缩、脑积水、颅内相关的异常、脑膜炎、早产或智力低下家族史有关。智力低下发病率最低的患者是单一颅缝早闭，除了额缝早闭，这类患者中智力低下发生率更高。智力低下发病率最高的是 Apert 综合征和 kleeblattschädel 畸形。

手术类型 外科干预可在早期（出生后的第一年内）或晚期（出生 1 年以后）进行，近年来倾向于早期干预。这往往会修正可能的神经问题和精神发育迟滞，以及因颅面毁容导致的心理和社会创伤。颅缝早闭新生儿的外科手术目标是：①颅内空间解压缩（以降低颅内压，防止视觉问题，促进智力发育正常）；②取得令人满意的颅面形态，生长和美观。在

最早期最简单的手术干预包括带骨瓣。在孤立矢状骨缝闭合时,进行矢状或弯矢状缝颅骨切除术效果最佳。单侧或双侧冠状颅缝早闭最好进行条状颅骨切除术矫正再加上额骨前移和(或)修复术。

手术结果/预后 手术效果好,通常能恢复正常颅面美学和减少神经系统后遗症的可能性。单个颅缝早闭,通常只需要一次手术操作而多颅缝早闭综合征则需要多次手术操作。手术的并发症一般较低,在4% ~5%的范围内,并且死亡率小于1% 。

参考文献

Anderson FM: Treatment of coronal and metopic synostosis: 107 cases. Neurosurgery 1981;8:143.

Boop FA, Chadduck WM, Shewmake K, Teo C: Outcome analysis of 85 patients undergoing the pi procedure for correction of sagittal synostosis. J Neurosurg 1996;85:50.

Carson B, Dufresne C: Craniosynostosis and neurocranial asymmetry. In Dufresne C, Carson B, Zinreich J (eds): Complex Craniofacial Problems. New York, Churchill Livingstone, 1992, p 167.

Chenoweth-Mitchell C, Cohen G: Prenatal sonographic finding of Apert syndrome. J Clin Ultrasound 1994;22:510.

Chumas PD, Cinalli G, Arnaud E, et al: Classification of previously unclassified cases of craniosynostosis. J Neurosurg 1997;86:177.

Cohen M: Craniosynostosis: Diagnosis, Evaluation and Management. New York, Raven Press, 1986.

Cohen MM: Craniosynostoses: Phenotypic/molecular correlations. Am J Med Genet 1995;56:334.

Cohen SR, Pershing JA: Intracranial pressure in single-suture craniosynostosis. Cleft Palate Craniofac J 1998;35:194.

Dufresne C, Jelks G: Classification of craniofacial anomalies. In Smith B (ed): Ophthalmic Plastic and Reconstructive Surgery. Philadelphia, Mosby-Year Book, 1987, p 1185.

Ferreira JC, Carter SM, Bernstein PS, et al: Second trimester molecular prenatal diagnosis of sporadic Apert syndrome following suspicious ultrasound findings. Ultrasound Obstet Gynecol 1999;14:426.

Hollway GE, Suthers GK, Haan EA, et al: Mutation detection in FGFR2 craniosynostosis syndromes. Hum Genet 1997;99:251.

Huang MHS, Mouradian WE, Cohen SR, Gruss JS: The differential diagnosis of abnormal head shapes: Separating craniosynostosis from positional deformities and normal variants. Cleft Palate Craniofac J 1998;35:204.

Jabs EW: Toward understanding the pathogenesis of craniosynostosis through clinical and molecular correlates. Clin Genet 1998;53:79.

Kapp-Simon KA: Mental development and learning disorders in children with single suture craniosynostosis. Cleft Palate Craniofac J 1998;35:197.

Krakow D, Santulli T, Platt LD: Use of three-dimensional ultrasonography in differentiating craniosynostosis from severe fetal molding. J Ultrasound Med 2001;20:427-431.

Lajeunie E, LeMerrer M, Bonaiti-Pellie M, Marchac D: Genetic study of nonsyndromic coronal craniosynostosis. Am J Med Genet 1995;55:500.

Lajeunie E, LeMerrer M, Marchac D, Renier D: Syndromal and nonsyndromal primary trigonocephaly: Analysis of a series of 237 patients. Am J Med Genet 1998;75:211.

Liptak GS, Serletti JM: Pediatric approach to craniosynostosis. Pediatr Rev 1998;19:352.

Menashe Y, Baruch GB, Rabinovitch O, et al: Exophthalmus-prenatal ultrasonic features of Crouzon syndrome. Prenat Diagn 1989;9:805.

Munro IR: Reshaping the cranial vault. In Converse JM (ed): Reconstructive Plastic Surgery, vol 4. Philadelphia, WB Saunders, 1977.

Panchal J, Marsh JL, Park TS, et al: Sagittal craniosynostosis outcome: Assessment for two methods and timings of intervention. Plast Reconstruct Surg 1999;103:1574.

Virtanen R, Korhonen T, Fagerholm J, Viljanto J: Neurocognitive sequelae of scaphocephaly. Pediatrics 1999;103:791.

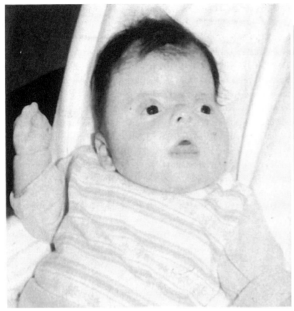

图 2.7.1   Apert 综合征婴儿的面部外观。

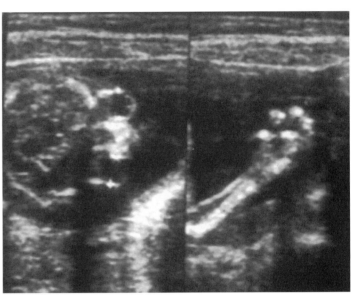

图 2.7.2   超声所见 Apert 综合征。在左边是 18 周的胎儿一个小短头图像，颅骨和突眼眼眶和右侧并指在手指形成了"连指手套的手"。

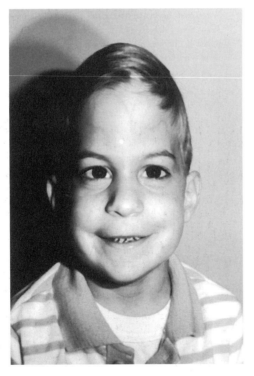

图 2.7.3   2 岁的孩子，矢状颅缝早闭，注意外观有窄长的头型。

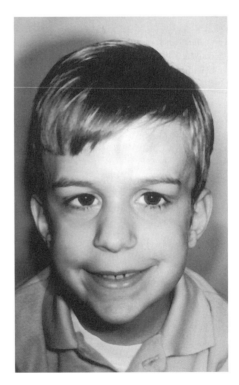

图 2.7.4   同一个孩子，术后两年。

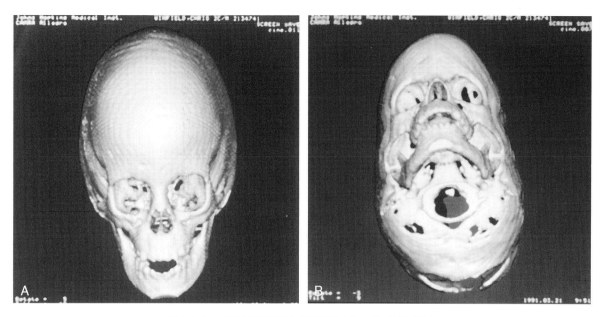

图 2.7.5　三维计算机断层扫描在演示确认矢状面颅缝早闭。

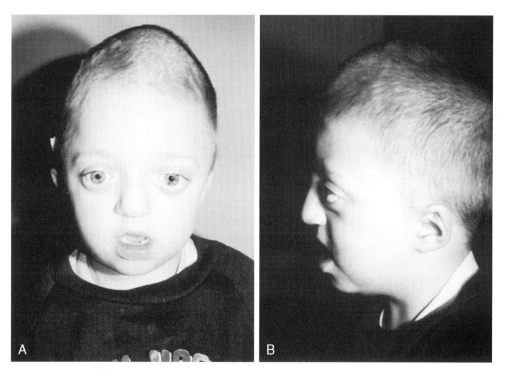

图 2.7.6　Crouzon 综合征的 3 岁孩子。有高额头和头盖骨，上颌骨发育不全，Ⅱ级上颌咬合不正和眼球突出。

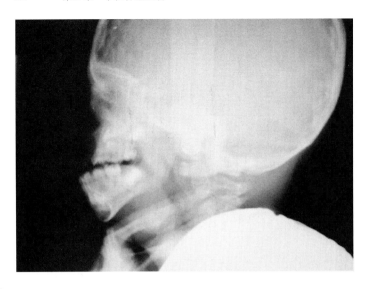

图 2.7.7　同一病例的最近头部 X 线片。请注意,继发于颅内高压的前颅"铜打"外观。

2.8 Dandy-Walker 畸形

流行病学/遗传学

定义 Dandy-Walker 畸形的特征有:①后颅窝囊肿;②小脑蚓部缺陷形成后颅窝囊肿与第四脑室相通;③程度不同的脑积水。

流行病学 在 1:(25 000 ~ 35 000)。发生在大约4%脑积水病例中。

胚胎学 Dandy-Walker 畸形是一种中枢神经系统发育异常,这可能发生在第六至第七孕周之前。大约50%病例并发颅内畸形,35%病例并发颅外畸形。最常见的并发缺陷是胼胝体发育不全,室间隔缺陷和面部裂。大约15% ~30%的病例有染色体异常,包括 13、18 和 21 - 三体。

遗传模式 曾有报道少见孤立 Dandy-Walker 畸形再发病例家庭属于常染色体或 X 连锁隐性遗传模式。Dandy-Walker 畸形可以是孟德尔遗传综合征中的一个特征,包括 Meckel-Gruber 综合征(常染色体隐性遗传)、Walker-Warburg 综合征(常染色体隐性)和 Aicardi 综合征(X - 连锁显性与男性致死性)。由于基因定位和测序等基因检测技术的迅速发展,咨询医学遗传学专家或遗传咨询师,以确定这种疾病可做的临床基因检测或疾病建议。

致畸剂 先天性感染。

预后 出生后死亡率大约是35%,取决于合并畸形。患有孤立 Dandy-Walker 畸形的20% ~30%存活患儿智商在 80 分以上。通常需要引流治疗合并脑积水。

超声检查

超声发现

1. 胎儿

(1)Dandy-Walker 囊肿被看作一个分割小脑叶的液体收集器。它代表一个连接第四脑室的小脑内囊肿。图像增强可放大小脑视图。

(2)各种程度的小脑蚓部发育不全,可能很难看到大的 Dandy-Walker 囊肿。其余部分小脑可部分或完全缺失。

(3)较大的囊肿,有第三脑室和侧脑室继发扩张,小脑幕升高。

2. 羊水:正常,除非继发于染色体异常的 Dandy-Walker 囊肿可有羊水过多或羊水过少。

3. 胎盘:正常。

4. 测量数据:双顶径,头围大小通常增加。如果存在综合征可有胎儿宫内发育迟缓(IUGR)。

5. 可识别孕周:该综合征早在孕 13 周经阴道探头检测到,但在孕早期做出这一诊断必须非常谨慎,因为在 17 ~18 周前小脑蚓部发育未完成。

难点

1. 超过 1 cm 的增大的小脑延髓池,但小脑形态正常,被专业人员称为 Dandy-Walker 变异型,尽管这种情况下通常预后良好。

2. 小脑下方经常见一个小囊肿。如果囊肿很小,这是一个不重要的正常变异。

3. 在孕 14 ~16 周孤立扩大的第四脑室,无小脑蚓部的改变可能是一种正常变异。

鉴别诊断

1. 当小脑下方蛛网膜囊肿变得非常大时,它被称为一个额外的轴向囊肿。这种囊肿可以从大小和外观和 Dandy-Walker 囊肿加以区别。虽然被压缩,一个正常的小脑仍然存在。

2. 扩大的小脑延髓池,小脑具有正常外观。

3. 如果检查后颅窝很困难,次要的超声发现双侧侧脑室和第三脑室的扩张可能会与中脑导水管狭窄混淆。

还需要检查的部位

1. 超过 50% 的病例合并中枢神经系统异常。并发胼胝体发育不全最常见且预后不良。正中矢状切面最容易观察到胼胝体,但在子宫内这个切面很难获得。可采用冠状横切面或经阴道超声图像(参见章节 2.1)。

2. 检查 18 - 三体、13 - 三体相关指征,大约 15% ~30% Dandy-Walker 囊肿病例与其相关。

3. 脑膨出(包括 Meckel-Gruber 和 Walker-Warburg)经常合并有 Dandy-Walker 囊肿。

4. 神经管缺陷与 Dandy-Walker 囊肿相关。

5. 前脑无裂畸形与 Dandy-Walker 综合征相关。

6. Joubert 综合征有以下声像图特征:一个 Dan-

dy-Walker 般的外观的小脑和第四脑室,以及小下颌畸形、多囊肾脏和多趾。它预后普遍不良;要么发育迟缓或发生胎儿宫内死亡。

妊娠管理

需要进行的检查和咨询 妊娠的任何孕周均应该进行胎儿染色体检查,产前诊断。与 18 - 三体综合征高度相关以及这种染色体异常的不良预后排除了任何入侵性产科治疗。应该进行胎儿超声心动图检测常见相关的心脏畸形。儿科神经外科医生应进行协商讨论产前和新生儿管理。

胎儿宫内干预 尽管有报道在宫内"成功"放置引流器治疗 Dandy-Walker 畸形,胎儿宫内干预是禁忌的,因为预后不良及在这种疾病相关畸形的发病率很高。

胎儿监测 系列超声检查应每 3~4 周进行,以评估脑室扩张的进展和程度。

妊娠进程 Dandy-Walker 畸形是其部分畸形的很多综合征和宫内发育迟缓相关,这种并发症的治疗很大程度上取决于根本病变的预后。

终止妊娠 与其他中枢神经系统畸形相似,诊断 Dandy-Walker 畸形后,需要神经病理学专家进行确诊和结果咨询。

分娩 当有进展和严重的脑室扩大时可考虑 32 周后提前分娩。然而,这种方法是有争议的,患有 Dandy-Walker 畸形的婴儿正常神经系统发育是很差的。

新生儿学

复苏 主要问题涉及:①继发大头畸形的难产导致胎儿窒迫;②早产,因为快速进展的脑积水儿需要提前分娩,由于预后极差,如果合并中枢神经系统和(或)其他器官系统异常,产前与家庭讨论有关建立自主呼吸干预为宜。没有特殊的技术要求。

转诊 建议转诊到有小儿神经外科手术能力的三级中心。

检查和确诊 在大多数的婴儿,如果产前没有表现,2 个月的婴儿出现进展型脑积水,首先需要通过头颅 CT 和 MRI 检查确定并发 CNS 畸形。

如果没有对胎儿进行染色体核型分析,应该在出生后,入侵性干预前进行,特别是如果有其他畸形特征。

护理管理 出血进入囊肿可能发生在任何时间,突然发生临床表现恶化时应疑诊。

外科治疗

术前评估 磁共振成像可以将 Dandy-Walker 畸形与大型小脑延髓池或枕骨大孔蛛网膜囊肿鉴别开来,也可排除其他相关的颅内异常。

手术指征 无脑积水 Dandy-Walker 畸形无症状的婴儿不一定需要治疗。有脑积水或症状(即,拒食,反复吸入,嘶哑或哭声弱,或吸吮困难)婴儿,有必要最初直接治疗 Dandy-Walker 畸形。随后进行脑积水的治疗。

手术类型 Dandy-Walker 畸形如无脑积水通常涉及囊肿分流到腹膜腔。存在脑积水的有关管理存在争议。一些医生主张同时分流脑室系统和 Dandy-Walker 囊肿,而另一些主张仅分流 Dandy-Walker 囊肿,希望一旦后颅窝囊肿解压缩,脑积水将缓解,如孩子仍有症状或脑室持续扩大,进行脑室腹腔分流。

手术结果/预后 孤立的 Dandy-Walker 畸形患儿手术结局是相当好的。这些孩子能有正常发展的认知能力,虽然有分流故障的危险和需要修复存在的双向分流系统(即,囊肿和脑室)。合并其他畸形的 Dandy-Walker 畸形一般具有较差的预后,少于 25% 的孩子智商正常的。

参考文献

Aletebi FA, Fung KF: Neurodevelopmental outcome after antenatal diagnosis of posterior fossa abnormalities. J Ultrasound Med 1999;18: 683-689.

Bernard JP, Moscoso G, Renjar D, et al: Cystic malformations of the posterior fossa. Prenat Diagn 2001;21:1064-1069.

Bronshtein M, Zimmer EZ, Blazer S: Isolated large fourth ventricle in early pregnancy: A possible benign transient phenomenon. Prenat Diagn 1998;18:997-1000.

Cornford E, Twining P: The Dandy Walker syndrome: The value of antenatal diagnosis. Clin Radiol 1992;45:172-174.

Cowles T, Gurman P, Wilkins I: Prenatal diagnosis of Dandy-Walker malformation in a family displaying X-linked inheritance. Prenat Diagn 1993;13:87-91.

Ecker JL, Shipp TD, Bromley B, Benacerraf B: The sonographic diagnosis of Dandy-Walker and Dandy-Walker variant: Associated findings and outcome. Prenat Diagn 2000;20:328-332.

Estroff JA, Scott MR, Benacerraf BR: Dandy Walker variant: Prenatal sonographic features and clinical outcome. Radiology 1992;185:755-758.

Hart MN, Malamud N, Ellis WG: The Dandy Walker syndrome: A clinicopathological study based on 28 cases. Neurology 1972;22:771-780.

Hill LM, Martin JG, Fries J, Hixson J: The role of the transcerebellar view in the detection of fetal central nervous system anomaly. Am J Obstet Gynecol 1991;164:1220-1224.

Hirsch JF, Pierre-Kahn A, Renier D, et al: The Dandy Walker malformation: A review of 40 cases. J Neurosurg 1984;61:515-522.

Hudgins R, Edwards MSB: Management of hydrocephalus detected in utero. In Scott M (ed): Concepts of Neurosurgery: Hydrocephalus. Baltimore, Williams & Wilkins, 1990, pp 99-108.

Kolble N, Wisser J, Kurmanavicius J, et al: Dandy-Walker malformation: Prenatal diagnosis and outcome. Prenat Diagn 2000;20:318-327.

Kollias SS, Ball WS Jr, Prenger EC: Cystic malformations of the posterior fossa: Differential diagnosis clarified through embryologic analysis. Radiographics 1993;13:1211-1231.

McCullough DC, Balzer-Martin LA: Current prognosis in overt neonatal hydrocephalus. J Neurosurg 1982;57:378-383.

Murray JC, Johnson JA, Bird TD: Dandy Walker malformation: Etiologic heterogeneity and empiric recurrence risks. Clin Genet 1985;28: 272-283.

NiScanaill S, Crowley P, Hogan M, Stuart B: Abnormal prenatal sonographic findings in the posterior cranial fossa: A case of Joubert's syndrome. Ultrasound Obstet Gynecol 1999;13:71-74.

Nyberg DA: The Dandy Walker malformation: Prenatal sonographic diagnosis and its clinical significance. J Ultrasound Med 1988;7:65-72.

Nyberg DA, Cyr DR, Mack LA, et al: The Dandy Walker malformation: Prenatal sonographic diagnosis and its clinical significance. J Ultrasound Med 1988;7:65-71.

Nyberg DA, Mahony BA, Hegge FN, et al: Enlarged cisterna magna and the Dandy Walker malformation: Factors associated with chromosome abnormalities. Obstet Gynecol 1991;77:436-442.

Nyberg DA, Pretorius DH: Cerebral malformations. In Nyberg DA, Mahony BS, Pretorius DH (eds): Diagnostic Ultrasound of Fetal Anomalies.

Chicago, Yearbook, 1990, pp 83-145.

Obwegeser R, Deutinger J, Bernaschek G: Recurrent Dandy-Walker malformation. Arch Gynecol Obstet 1994;255:161-163.

Pilu G, Goldstein I, Reece EA, et al: Sonography of fetal Dandy Walker malformation: A reappraisal. Ultrasound Obstet Gynecol 1992;2:151-157.

Pilu G, Visantin A, Valeri B: The Dandy Walker complex and fetal sonography. Ultrasound Obstet Gynecol 2000;16:115-117.

Raman S, Rachagan SP, Lim CT: Prenatal diagnosis of a posterior fossa cyst. J Clin Ultrasound 1991;19:434-437.

Rekate H: Treatment of hydrocephalus. In Cheek W (ed): Pediatric Neurosurgery, 3rd ed. Philadelphia, WB Saunders, 1994, pp 202-220.

Russ PD, Pretorius DH, Johnson MJ: Dandy Walker syndrome: A review of fifteen cases evaluated by prenatal sonography. Am J Obstet Gynecol 1989;161:401-406.

Tal Y, Freigang B, Dunn HG, et al: Dandy Walker syndrome: Analysis of 21 cases. Dev Med Child Neurol 1980;22:189-201.

Ulm B, Ulm MR, Deutinger J, Bernaschek G: Isolated Dandy-Walker malformation: Prenatal diagnosis in two consecutive pregnancies. Am J Perinatol 1999;16:61-63.

Ulm B, Ulm MR, Deutinger J, Bernaschek G: Dandy-Walker malformation diagnosed before 21 weeks of gestation: Associated malformations and chromosomal abnormalities. Ultrasound Obstet Gynecol 1997;10: 167-170.

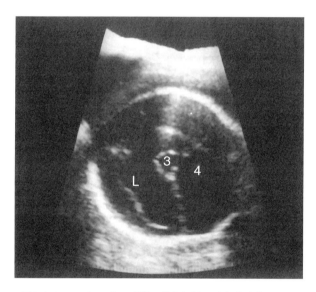

图 2.8.1 Dandy-Walker 囊肿。轴向视图显示在小脑幕下面一个大的囊性结构(4)。小脑组织完全消失。侧脑室(L)和第三脑室(3)也继发性扩张。

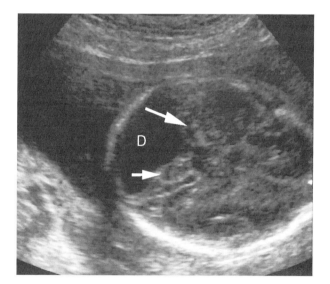

图 2.8.2 一个较轻微的病例显示有一个小的发育不良的小脑外形(箭头示),紧邻 Dandy-Walker 囊肿(D)。

2.9 脊髓纵裂

流行病学/遗传学

定义 指椎管的异常。硬脑膜被骨钉或纤维带分离导致脊髓部分分离,下面部分结合。

流行病学 少见(男女之比为1∶2.4)。

胚胎学 脊髓纵裂是闭合神经管的一种缺陷,确切的发病机制不明。大多数情况下与脊柱畸形相关,如脊柱裂(>50%)、脊柱后侧凸、蝴蝶椎骨和半椎体。

遗传模式 基本上所有的病例都是散发的。两个家庭中有受累的兄弟姐妹的罕见病例提示可能为常染色体隐性遗传。

致畸剂 未见到相关描述。

鉴别诊断 其他的脊柱裂。

预后 孤立脊髓纵裂通过手术修复预后良好,但未经处理的病例可有脊髓栓系的体征。合并脊柱裂或其他神经管异常病例的预后依赖于相关异常的严重程度。

超声检查

超声发现

1.胎儿

(1)一个骨性或软骨骨刺引起的强回声光点,分裂脊髓、终丝或圆锥。凸尖通常是位于腰椎的水平,但可以在较高的或更低的水平。脊髓被骨或软骨刺栓塞。

(2)骨刺水平的后骨化中心局部增宽。

(3)通常在骨刺水平以下有蝴蝶椎体、融合椎体、半椎体,有时会造成脊柱后侧凸。

(4)在少数情况下合并脊髓脊膜膨出,有继发的香蕉型小脑、颅骨改变、柠檬征颅骨。

2.羊水:正常。

3.胎盘:正常。

4.测量值:正常,合并脊髓脊膜膨出时,除非有进展的脑积水,头颅测量值小于正常。

5.可识别孕周:报道的病例在中孕期,从孕17周开始可以检测到,但在孕13周时强回声点应采用阴道内探头才能看到。

难点 骨刺区域的椎骨显著异常,使得诊断过程不容易。

还需要检查的部位

1.观察头骨,看是否存在继发的2型阿-希畸形。

2.如果合并脊髓脊膜膨出,可能存在马蹄足。

妊娠管理

需要进行的检查和咨询 不需要进一步的评估。

胎儿宫内干预 不建议。

胎儿监测 不需要改变正常的产科处理。

妊娠进程 没有和脊髓纵裂相关的产科并发症。

终止妊娠 需要娩出完整的胎儿以验证诊断,因此,需要诱导分娩。

分娩 因为这些新生儿预后不能确定,建议慎重起见到三级中心分娩。

新生儿学

复苏 不合并神经管缺陷时,不需要特殊措施辅助心肺功能适应。有合并神经管缺陷时,产前和产后处理方案由缺陷的特点决定。

转诊 不合并神经管缺陷时,新生儿期不推荐转诊到三级中心。建议找儿科神经病专家或者多中心团队进行门诊评估,新生儿早期随访。

检查和确诊 影像学诊断——CT 和 MRI——是验证解剖中断特征的最好方法。

护理管理 在最初的诊断评估前,不合并神经管缺陷时,新生儿期不要求特殊护理管理。

外科治疗

术前评估 脊髓纵裂指脊髓被分成两个"半脊髓"的畸形谱。这种异常被称为脊髓纵裂畸形(SCM)并细分为两种类型。Ⅰ型 SCM 由两个半脊髓组成,每个半脊髓位于被骨或软骨隔分割的单独硬脑膜神经管内。Ⅱ型 SCM 由两个半脊髓组成,位于一个硬脑膜囊内,脊髓被骨或一层软膜分离。磁共振成像、X 线片和 CT 通常都是必要的,术前应确定病变的类型、畸形所处的水平、脊髓圆锥的位置以及两个半脊髓是否再合并或是保持分开。

手术指征 为了防止神经功能的逐步丧失,手术治疗是必要的。通常手术可选择在出生后的第一年进行。Ⅱ型 SCM 的治疗是有争议的,有些医生建议仅对脊髓圆锥位于正常水平的患者和神经系统检查正常的患者进行随访观察。

手术类型 外科手术的性质取决于具体的解剖异常。一般来说,分离半脊髓的分隔(骨、软骨或纤维)以及覆盖的任何硬脑膜必须切除。当圆锥很低时,必须切割终丝。

手术结果/预后 外科手术干预可有效预防进行性神经功能恶化,以及部分情况下进展性的脊柱侧凸。因此最终的神经功能预后依赖于早期诊断和干预前出现的显著神经功能障碍。这种相对罕见的解剖异常孩子需要转诊到有经验的外科医生进行治疗。

参考文献

Allen LM, Silverman RK: Prenatal ultrasound evaluation of fetal diastema-tomyelia: Two cases of type 1 split cord malformation. Ultrasound Obstet Gynecol 2000;15;78-82.

Anderson NG, Jordan S, MacFarlane MR, Lovell-Smith M: Diastematomy-elia: Diagnosis by prenatal ultrasound. Am J Roentgenol 1994; 163: 911-914.

Caspi B, Gorbacz S, Appelman Z, Elchalal U: Antenatal diagnosis of di-astematomyelia. J Clin Ultrasound 1990;18;721.

Harwood-Nash DC, McHugh K: Diastematomyelia in 172 children: The impact of modern neuroradiology. Pediatr Neurosurg 1991;16;247.

Miller A, Guille JT, Bowen JR: Evaluation and treatment of diastematomyelia. J Bone Joint Surg Am 1993;75;1308-1317.

Pachi A, Maggi E, Giancotti A, et al: Prenatal sonographic diagnosis of diastematomyelia in a diabetic woman. Prenatal Diagn 1992;12;535-539.

Pang D, Dias MS, Ahab-Barmada M: Split cord malformation: Part I. A unified theory of embryogenesis for double spinal cord malformations. Neurosurgery 1992;31;451.

Pang D: Split cord malformation: Part II. Clinical syndrome. Neurosurgery 1992;31;481-500.

Sepulveda W, Kyle PM, Hassan J, Weiner E: Prenatal diagnosis of di-astematomyelia: Case reports and review of the literature. Prenat Diagn 1997;17;161-165.

Winter RK, McKnight R, Byrne RA, Wright CH: Diastematomyelia: Prenatal ultrasonic appearances. Clin Radiol 1989;40;291-294.

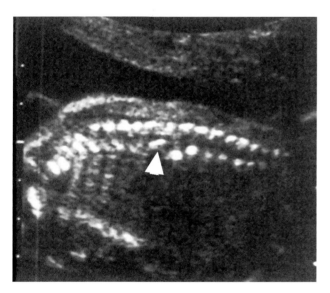

图2.9.1 冠状切面显示骨刺(三角箭头示)导致腰骶部脊柱的脊髓纵裂。

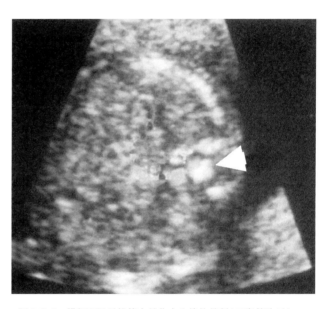

图2.9.2 横切面显示椎管内骨化中心前的骨刺(三角箭头示)。

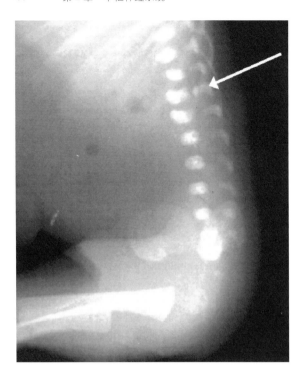

图 **2. 9. 3** 背部下方 X 线片显示与脊髓纵裂相关的骨刺（箭头示）。

2.10 脑膨出

流行病学/遗传学

定义 脑膨出是有皮肤覆盖的神经管缺陷,累及头颅,导致覆盖颅骨缺陷处的中线包块。

流行病学 活产婴儿中发生率为 1∶2000(男女之比为 1∶1)。不同的种族和地理区域发生率有所差异。

胚胎学 脑膨出是在胎儿发育的第一个月神经管闭合失败的结果。通常合并其他大脑畸形、脑积水、露脑畸形、面裂、心脏异常和生殖器畸形。30 多种遗传病、散发病例和染色体综合征有脑膨出,包括 13 - 三体、羊膜带综合征、Meckel-Gruber 综合征(有脑膨出、多囊肾、多指趾畸形的常染色体隐性遗传病)、Roberts pseudothalidomide 综合征(常染色体隐性)。由于基因定位的快速发展和基因检测的发展,医学遗传学家或遗传咨询专家的咨询可针对这种疾病或畸形建议接受临床基因检测。

遗传模式 多属于散发病例,与多因素相关,有再发风险(2% ~5%)。此外与特殊综合征的诊断相关。

致畸剂 可卡因、风疹感染和孕产妇高热。

预后 取决于合并大脑畸形和综合征的诊断。脑膨出包块的大小不是决定预后的重要因素,如大型脑膨出可能不包含神经组织。小头畸形,合并脑膨出包含神经组织病例预后不良。

超声检查

超声发现

1. 胎儿

(1)存在颅旁包块。75%的包块位于枕部,12%包块位于前额,13% 位于顶部。包块可能:①充满液体;②充满脑组织;③充满液体和大脑组织。如果太多的或大部分的大脑组织膨出可出现小头畸形。一个"囊肿内囊肿"外观是内有脑组织的脊膜膨出内包含脱垂的第四脑室。

(2)如果太多的大脑组织膨出,可能经常有脑积水。

(3)确定多少脑组织,什么部位的脑组织膨出很重要,因为两个因素均影响预后。通常情况下膨出包块内脑实质是小脑,因为大多数的脑膨出位于枕部。

(4)相对少见的亚组中,大部分的脑膨出位于头顶部位置,由羊膜带综合征引起。可以看到羊膜带附着在膨出部位。

(5)柠檬状头颅通常被认为是脊髓脊膜膨出的特点。

2. 羊水:多有羊水过多。

3. 胎盘:正常。

4. 测量数据:尽管有侧脑室增宽,头围常小于正常。

5. 可识别孕周:通常在 12 ~13 周经阴道探头能检测到。

难点

1. 枕部脑膨出包块尤其容易被忽视,而仅仅被认为只是脑积水。

2. 少量大脑组织在显著充满液体的脑膨出时可能会被忽略。

3. 胎儿的耳朵曾被误认为是脑膨出。

鉴别诊断

1. *颈部水肿*:颅骨是完整的。

2. *囊性水囊瘤*:双侧后外侧的囊肿包块,颅骨完整。

3. **Dandy-Walker** *囊肿*:颅骨完整。

4. *头部血肿*:颅骨完整,大脑组织正常。头部血肿仅仅出现在生产时。

5. *前额脑膨出*:可能会误诊为面部畸胎瘤(上颌寄生畸胎瘤)。

6. *头颅血管瘤*:颅骨是完整的,包块坚硬。彩色血流能量多普勒可能显示包块内血流信号。

7. *胎儿头皮囊肿*:颅骨完整。

还需要检查的部位

1. 检查是否存在 Meckel-Gruber 综合征:①增大回声增强的双侧肾脏内可见多发囊肿;②多指:趾畸形;③有细蒂连接的脑膨出。不常见的超声发现有:①先天性心脏畸形;②唇腭裂;③小头畸形;④肝囊肿(见章节 11.4)。

2. 检查是否存在 Walker-Warburg 综合征:①脑膨出;②眼部畸形;③Dandy-Walker 畸形;④侧脑室扩

大。

3. 检查其他羊膜带综合征的超声发现,如腹裂和肢体缺如。

4. 脑膨出时常见胼胝体发育不良,预后不良(见章节 7.1)。

5. Dandy-Walker 综合征可能和脑膨出合并出现,特别是 Joubert 综合征,Joubert 综合征的其他特征是多囊肾和多指趾畸形。

6. 脑膨出可能合并颈椎脊柱裂和小脑发育不全。

妊娠管理

需要进行的检查和咨询 除了超声检查相关的异常,应该接受染色体检查。13 – 三体是引起部分脑膨出的病因(1% ~ 5%)。应该进行胎儿超声心动图排除心脏畸形,因为这是许多脑膨出综合征的一个常见特征。家庭也应该和儿科神经外科医生讨论胎儿预后和新生儿治疗。

胎儿宫内干预 没有可以推荐的宫内治疗。可能会有分娩前超声引导下的脑膨出减压术的要求。

胎儿监测 评估脑室扩张和(或)脑积水的发展和(或)进展。应该每月进行系列的超声检查。应该根据原发病的整体预后来决定 IUGR 的治疗方案。如缺乏一个明显综合征解释生长迟缓,标准产科规范治疗是合理的选择。

妊娠进程 许多综合征,其中脑膨出是特征之一,可能也会有出生前的生长受限。治疗方案取决于潜在状况的预后,而不是根据 IUGR 的表现。

终止妊娠 因为脑膨出可能是很多综合征的一部分,在这些情况下,可以看到很多种遗传模式,终止妊娠技术最好是非破坏性的,医疗机构应有专门的胎儿病理学专家。

分娩 分娩方法取决于脑膨出病灶的大小、疝出脑组织的多少以及合并的畸形。有严重的小头畸形时,推荐采用非入侵性的分娩方式。头大小正常的病例,剖宫产术可以改善新生儿的预后,避免疝出脑组织受到创伤。

新生儿学

复苏 大部分病例不要求辅助建立呼吸,除非包块非常大并且包含了大部分脑组织。插管可能很困难,后方的大包块阻碍了可以看到气管的适当体位。在一个侧卧体位婴儿,常常是氧气袋和面罩辅助通气已经足够了。

当产前诊断评估确认合并颅内畸形、小头畸形、包块中有部分脑组织或其他严重的器官畸形,应该在分娩前和家庭讨论当在自主呼吸不能建立时不采取干预措施。当包块是带蒂或仅存膜组织覆盖表面时,特别护理很重要,以避免脑膨出包块受到外伤。

转诊 建议转诊到有儿科神经病学和神经外科学能力的三级中心。

检查和确诊 影像学诊断,例如头颅 CT、MRI 确定缺陷以及任何相关的中枢神经系统异常是很重要的。如果没有在产前获得,可通过染色体分析,超声心动图和腹部超声检查显示身体的伴随结果和临床过程。

护理管理 手术后癫痫发作和脑积水是较常见的神经系统并发症,需要干预。

外科治疗

术前评估 脑膨出包块的大小和位置,其内容物,以及和大血管结构的关系对手术计划很重要。剩余的颅内内容物体积、脑积水和头围也是很重要的信息。

磁共振成像是确定脑膨出内容物以及和重要结构关系很重要的方法。从手术的角度来看脑膨出和后颅窝及静脉窦关系很重要,可以通过 MRI 和磁共振血管造影来确定。

手术指征 小的、完全被皮肤覆盖的病变可以择期进行手术修复。大的病灶或那些有脑脊液漏的病灶则需要紧急手术修复。

手术类型 手术治疗包括切除脑膨出内容物和关闭硬脑膜、头皮、颅骨。大脑膨出如大部分的大脑在脑膨出囊内,或重要结构如脑干在颅外,不能进行手术治疗,预后不良。如果有脑积水,那么手术中要放置脑室分流器。

手术结果/预后 手术效果取决于病灶的大小、位置和脑膨出的内容,以及是否合并其他脑内异常。大的病灶,其中大部分的大脑在颅外,或者其中基本的结构都包括在脑膨出囊内,预后不良,给予期待治疗。尽管如此,不管膨出的大小,当脑膨出囊内缺乏重要的神经或血管结构,良好的总体预后是可能的。

参考文献

Bronshtein M, Bar-Hava I, Blumenfeld Z: Early second-trimester sonographic appearance of occipital haemangioma simulating encephalocele. Prenat Diagn 1992;12;695-698.

Brown MS, Sheridan-Pereira M: Outlook for the child with a cephalocele. Pediatrics 1992;90;914-919.

Budorick NE, Pretorius DH, McGahan JP, et al: Cephalocele detection in utero: Sonographic and clinical features. Ultrasound Obstet Gynecol 1995;5:77-85.

Curnes JT, Oakes WJ: Parietal cephaloceles: Radiographic and magnetic resonance imaging evaluation. Pediatr Neurosci 1988;14:71.

Fink IJ, Chinn DH, Callen PW: A potential pitfall in the ultrasonographic diagnosis of fetal encephalocele. J Ultrasound Med 1983;2: 313-314.

Goldstein RB, LaPidus AS, Filly RA: Fetal cephaloceles: Diagnosis with US. Radiology 1991;180:803-808.

Graham D, Johnson TRB Jr, Winn K, Sanders RC: The role of sonography in the prenatal diagnosis and management of encephalocele. J Ultrasound Med 1982;1:111-115.

Jeanty P, Shah D, Zaleski W, et al: Prenatal diagnosis of fetal cephalocele: A sonographic spectrum. Am J Perinatol 1991;8:144-149.

Lay KL, Lang TN, Leung TY: Fetal scalp cysts: Challenge in diagnostic counseling. J Ultrasound Med 2001;20:175-177.

Monteaguido A, Alayon A, Mayberry P: Walker-Warburg syndrome: Case report and review of the literature. J Ultrasound Med 2001;20: 419-426.

Ogle RF, Jauniaux E: Fetal scalp cysts: Dilemmas in diagnosis. Prenat Diagn 1999;19:1157-1159.

Nyberg DA, Hallesy D, Mahony BS, et al: Meckel-Gruber syndrome: Importance of prenatal diagnosis. J Ultrasound Med 1990;9:691-696.

Saw PD, Rouse GA, DeLange M: Meckel syndrome: Sonographic findings. JDMS 1991;7:8-11.

Wang P, Chang FM, Chang CH, et al: Prenatal diagnosis of Joubert syndrome complicated with encephalocele using two-dimensional and three-dimensional ultrasound. Ultrasound Obstet Gynecol 1999;14: 360-364.

Wininger SJ, Donnenfeld AE: Syndromes identified in fetuses with prenatally diagnosed cephaloceles. Prenat Diagn 1994;14:839-843.

Wiswell TE, Tuttle DJ, Northan RS, Simonds GR: Major congenital neurologic malformations: A 17 year survey. Am J Dis 1990;144:61.

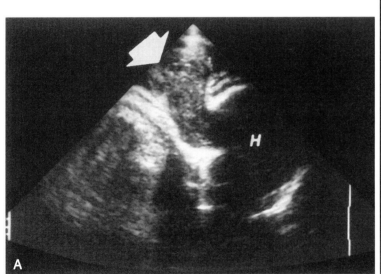
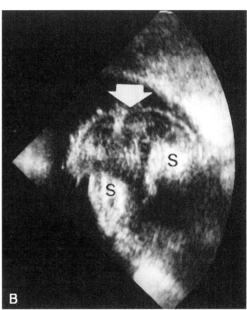

图 2. 10. 1　大的正中线枕骨脑膨出的纵向和横向视图(箭头示)。H,头部；S,头骨。

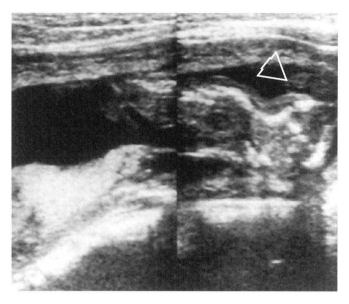

图 2.10.2　由于羊膜带导致的顶叶脑膨出。注意脑膨出(三角箭头示)起源于头顶。

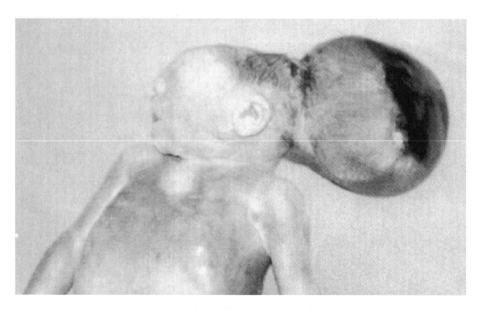

图 2.10.3　一个 28 周死产胎儿,有大的、孤立的枕部脑膨出。

2.11 前脑无裂畸形

流行病学/遗传学

定义 前脑无裂畸形是指一类在前脑分裂过程发生的严重的早期发育异常。这种分裂异常可为矢状位的或水平位的，分别可导致大脑两半球的融合或视神经及嗅球的畸形。

流行病学 每 10 000 个活产新生儿中有 1~2 例，250 个胚胎发育中有 1 例。（无叶前脑无裂畸形中男女比例为 1:3，叶状前脑无裂畸形中男女比率为 1:1）。

胚胎学 前脑无裂畸形是由前脑在早期分裂停止所引起。大多数病例为散发，但是也有与染色体、基因及致畸因素有关的报道。1/3 具有多重畸形的病例常由染色体异常引起，包括 13-三体、18-三体综合征，13 号染色体长臂缺失（13-q），18 号染色体短臂缺失（18-p）较为常见。对于散发病例的经验复发风险大约为 6%。有超过 12 个相关基因位点被发现与前脑无裂畸形有关，但是仅有不到 5% 的病例可被检测到基因变异。目前有关基因检测的情况还需咨询专业的临床遗传学家或是遗传咨询人员。

遗传模式 极少数家庭可显示出常染色体显性或隐性遗传特征。所谓的音猬因子（sonic hedgehog, SHH）突变，位于 7q36，可在一些家族性或散发性前脑无裂畸形病例中被发现；而家族性患者中似乎较散发性者出现 SHH 变异的概率要高一些。可向能提供此项基因检测的医学遗传学家或是实验室进行咨询。多种畸形综合征，包括 Smith-Lemli-Optiz 综合征（常染色体隐性遗传）、Meckel 综合征（常染色体隐性遗传）、Aicardi 综合征（X 染色体相关）、Fryn 综合征（常染色体隐性遗传）、Hydrolethalus 综合征（常染色体隐性遗传），常与前脑无裂畸形同时发生。随着人类基因组图研究的快速进展以及基因检测技术的提高，应该向医学遗传学家或是专业的基因检测人员咨询，针对疾病或患者的可采用的临床遗传学检测。

致畸剂 酒精、苯妥因、维 A 酸、妊娠期糖尿病以及先天性感染，被报道与前脑无裂畸形有关。

预后 大多数病情严重的患者死于出生时或出生后 6 个月以内。存活者主要见于轻症患者，可有程度不等的精神发育迟滞。

超声检查

超声发现

1. 胎儿

（1）脑部改变。3 种亚型：①无叶型：几乎没有大脑皮质；②半叶型：单个马靴形脑室伴有一些皮质结构，并在脑半球后部有部分性的分裂；③叶型：单脑室在前部通过不完整的脑镰和内半球形裂隙融合，脑室前角呈方形。一个小的强光团区将第三脑室和中央脑室分开。

（2）在无叶和半叶型中，主要发现有：①丘脑部分或完全融合，第三脑室缺如；②单脑室呈马靴样结构；③背侧囊肿，共同脑室后部扩张；④海马嵴，单脑室在中点附近向侧方隆起；⑤透明隔、胼胝体及半球间裂缺如。

（3）常见到面部畸形：①眼距过近，或是有一个或两个眼球的眼眶（独眼畸胎）；②正中唇裂和腭裂（见章节 1.7）；③扁平鼻仅有一个鼻孔；④眼距过短合并一个象鼻，鼻缺如或为长鼻，长鼻常高于两眼眶之间。眼距过近。从而出现明显的面部轮廓异常。

2. 羊水：可发生羊水过多。

3. 胎盘：正常。

4. 测量数据

（1）胎头测量值经常增大，但也可正常或偏小（尽管侧脑室可以扩大）。

（2）宫内生长迟缓（intrauterine growth retardation, IUGR）经常出现。

（3）眶内测量距离常减小。

5. 可识别孕周：使用经阴道超声探头可自 9 周后发现。

难点 见鉴别诊断。

鉴别诊断

1. 积水性无脑畸形可与无叶型相混淆。但前者不会出现丘脑融合且第三脑室常常可见。

2. 若没注意到脑室后部融合和第三脑室缺如，无叶型前脑无裂畸形可与导水管狭窄相混。

3. 脑裂性孔洞脑——脑裂性孔洞脑中的囊样缺陷可累及两侧大脑半球，但外形常不对称，而且残留脑室形态可为正常。

4. Dandy-Walker 囊肿：一个巨大的 Dandy-Walker 囊肿常给人以膨大的融合型脑室的感觉，但小脑幕上常可见到正常的结构。

5. 胼胝体发育不全可与叶型前脑无裂畸形相似。第三脑室可与侧脑室区分开来，而且第三脑室位置可能较高。MRI 有助于区分此类混淆。

还需要检查的部位　寻找 13 - 三体综合征的表现：异常的手、足和脐膨出（参看章节 1.2）。其他相关的问题包括先天性心脏病，特别是双流出道、脐膨出和 Dandy-Walker 畸形。18 - 三体综合征也与前脑无裂畸形有关。

妊娠管理

需要进行的检查和咨询　细胞遗传学异常的高发生率，使得即使到了妊娠晚期，也需要对胎儿进行强制性的染色体检测。对孕妇需要进行糖尿病检测及评估。胎儿超声心动图可用于检查并发的心脏畸形，但并非必要。还需要与新生儿科同事讨论，在出生时对胎儿采取一些非侵入性的措施。

胎儿宫内干预　子宫内的治疗措施一般是禁止的，除非容易实施（如下）。

胎儿监测　尽量避免采取如早期分娩或剖宫产之类的干预措施。前脑无裂畸形的所有分型均预后极差，因此除非在患者要求下，不建议进行胎儿监测。在生产前测量胎儿脑部大小，仅是为了确定经阴道分娩的可能性。

妊娠进程　羊水过多可能与前脑无裂畸形有关，常导致未足月早产。

终止妊娠　由于导致前脑无裂畸形有不同原因，因此需要一个受过病理学和畸形学培训的人员，对胎儿进行检查。

分娩　所有病例应经阴道分娩。由于头颅过大导致难产时，可选择对胎儿头颅进行穿刺。

新生儿学

复苏　一旦确诊为前脑无裂畸形，就应该和家属在婴儿出生前讨论早期的复苏措施。如果诊断不能确定或是合并的异常未能发现，最好提供呼吸支持以便有时间进行诊断评估和让家属逐渐适应。

转诊　如果在出生前诊断评估还没有完成，可适时的转院到具备小儿神经科的医院。这样有利于确定诊断和提供家属一些咨询和支持的条件。

检查和确诊　前脑无裂畸形的临床表现包括一系列的面部畸形，包括独眼、眼距过窄和面裂。新生儿可能有脑水肿和神经功能障碍的表现。出生后的 CT 和 MRI 可以明确这些畸形。

护理管理　首先是尽快地确定诊断。如果产前没有进行染色体分析，可以在进行一些有创操作或输血之前留取一些新生儿血样。呼吸支持可为确定诊断赢取时间，同时也让家属决定是否采取生命支持和长期看护的措施。

参考文献

Berry SM, Gosden C, Snijders RJ, Nicolaides KH: Fetal holoprosencephaly: Associated malformations and chromosomal defects. Fetal Diagn Ther 1990;5;92-99.

Blaas HK, Eik-Nes SH, Vainio T, et al: Alobar holoprosencephaly at 9 weeks gestational age visualized by two and three dimensional ultrasound. Ultrasound Obstet Gynecol 2000;15;62 65.

Cohen MM: Perspectives on holoprosencephaly. Part I. Epidemiology, genetics and syndromology. Teratology 1989;40;211-235.

Cohen MM Jr: An update on the holoprosencephalic disorders. J Pediatr 1982;101;865-869.

Croen LA, Shaw GM, Lammer EJ: Holoprosencephaly: Epidemiologic and clinical characteristics of a California population. Am J Med Genet 1996;64;465-472.

Filly RA, Chinn DH, Callen PW: Alobar holoprosencephaly: Ultrasonographicprenatal diagnosis. Radiology 1984;151;455-459.

Golden JA: Towards a greater understanding of the pathogenesis of holoprosencephaly. Brain Dev 1999;21;513-521.

Greene M, Benacerraf B, Frigoletto FD Jr: Reliable criteria for the sonographic diagnosis of alobar holoprosencephaly. Am J Obstet Gynecol 1987;156;687-689.

Kobori JA, Herrick MK, Urich H: Arhinencephaly: The spectrum of associated malformations. Brain 1987;110;237-260.

Munke M: Clinical, cytogenetic and molecular approaches to the genetic heterogeneity of holoprosencephaly. Am J Med Genet 1989;34: 237-245.

Nanni L, Croen LA, Lammer EJ, Muenke M: Holoprosencephaly: Molecular study of a California population. Am J Med Genet 2000;90: 315-319.

Nanni L, Ming JE, Bocian M, et al: The mutational spectrum of the sonic hedgehog gene in holoprosencephaly: SHH mutations cause a significant proportion of autosomal dominant holoprosencephaly. Hum Mol Genet 1999;8;2479-2488.

Nyberg DA, Mack LA, Bronstein A, et al: Holoprosencephaly: Prenatal sonographic diagnosis. Am J Roentgenol 1987;149;1051-1058.

Peebles DM: Holoprosencephaly. Prenat Diagn 1998;18;477-480.

Pilu G, Ambrosetto P, Sandri F, et al: Intraventricular fused fornices: A specific sign of fetal lobar holoprosencephaly. Ultrasound Obstet Gynecol 1994;4;65-67.

Pilu G, Sandri F, Perolo A, et al: Prenatal diagnosis of lobar holoprosencephaly. Ultrasound Obstet Gynecol 1992;2;88-94.

Turner CD, Silva S, Jeanty P: Prenatal diagnosis of alobar holoprosencephaly at 10 weeks of gestation. Ultrasound Obstet Gynecol 1999;13: 360-362.

Wallis D, Muenke M: Mutations in holoprosencephaly. Hum Mutat 2000;16;99-108.

Wong HS, Lam YH, Tang MHY, et al: First-trimester ultrasound diagnosis of holoprosencephaly: Three case reports. Ultrasound Obstet Gynecol 1999;13;356-359.

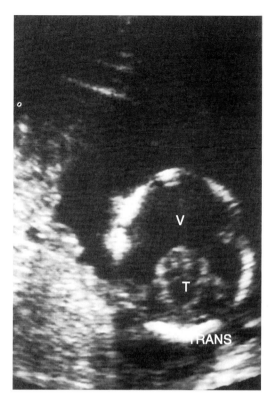

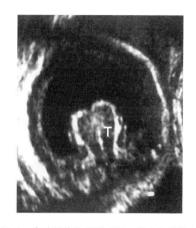

图 2.11.1 无叶型前脑无裂畸形。是前脑无裂畸形中最严重的形式,表现为无脑皮层并伴有一个巨大的脑室(V)。在此冠状面成像中还可看到丘脑融合。

图 2.11.2 半叶型前脑无裂畸形。单个的马靴型脑室表面有可见的脑皮层形成。同样,也可看到丘脑融合及没有透明隔显示。

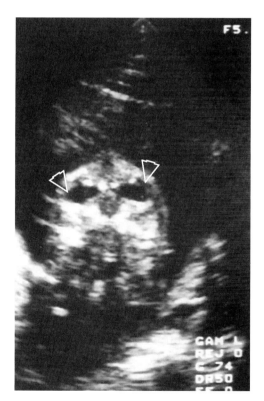

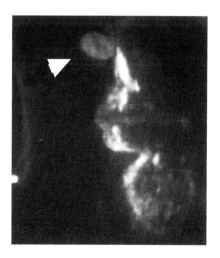

图 2.11.3 此例前脑无裂畸形中可看到双眼(三角箭头示)间距离过分接近。

图 2.11.4 侧面观示正常鼻消失代之以"长鼻"(三角箭头示)。

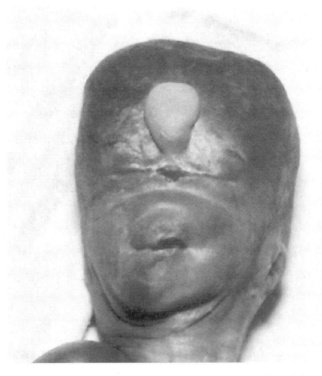

图 2.11.5 伴有前脑无裂畸形的 19 周胎儿。面部示长鼻、眼融合及鼻缺如。

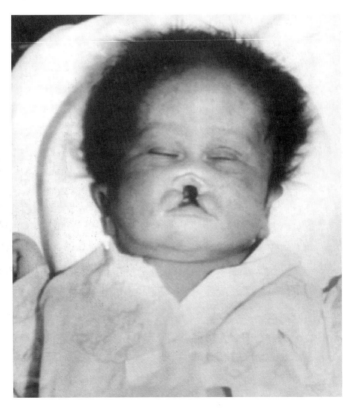

图 2.11.6 罹患前脑无裂畸形的新生儿，伴有面部正中裂、鼻缺如和眼距过近。

2.12 积水型无脑畸形

流行病学/遗传学

定义　积水性无脑畸形是一种严重的脑畸形,表现为大部分或所有大脑半球缺失,颅内充满液体。

流行病学　罕见发生(男女比例为1:1)。

胚胎学　病因是多样的,但多数病例被认为是由于脑缺血或严重的动脉感染导致了脑实质结构的破坏。缺血可能是由于低血压、血管发育缺陷/发育不全、对称性栓子导致的动脉阻塞和 Galen 静脉的阻塞。母亲的凝血障碍、癫痫和严重的腹部创伤等经常成为条件性致病因素。大多数患儿的积水性无脑畸形可以与重度的脑穿通畸形相鉴别,虽然它们都表现为一个连续的腔隙,但积水型无脑畸形主要为前额部对称扩大而且缺乏透明隔腔。重度的脑积水与积水型无脑畸形相鉴别,主要在于前者在扩大的腔隙外围仍有一线样的脑皮质带。积水型无脑畸形可伴有染色体异常,尤其是 13 - 三体综合征。

遗传模式　极少有报道该病在家族内反复发生。大约有 20 种多重畸形综合征可能伴发有积水型无脑畸形或空洞脑。

致畸剂　先天性感染,包括疱疹、巨细胞病毒和弓形虫病,使用可卡因和华法林。

预后　积水型无脑畸形通常是致命性的,存活新生儿伴有重度精神发育迟缓。

超声检查

超声发现

1. 胎儿

(1)中脑及脑干以上,几乎所有脑结构缺失,且中脑表现各异。在一些情况下,有些中线结构含有脑遗迹,但通常情况下即使大脑镰和透明隔都有部分或全部缺如。脉络丛缺如。床突上段颈内动脉缺如或发育不全。

(2)冠状面上,脑干有特征性的突入至完全充满液体的颅盖下。第三脑室顶部缺如,但可看到两侧的丘脑。

(3)脑皮质缺如是由于全脑梗死所造成,而梗死常发生于第 12～30 孕周。在梗死发生阶段脑实质回声增强并且缺乏脑皮层各标志性结构。脑皮层一旦梗死后会相当快的消失,并最终被液体所取代。在此皮质溶解的过程中可以看到"碎屑流"。

2. 羊水:正常或增加。

3. 胎盘:正常。

4. 测量值:头径正常或稍微增大。

5. 可识别孕周:多数在 20～30 周,有最早在 12 周时检出的报告。

难点　由于常可以看到硬脑膜和蛛网膜,积水型无脑畸形可与严重的脑积水相混淆。后者脑干和中脑常常完整,脉络膜也可显示。通常,严重的脑积水时脑室扩大是对称的且第三脑室是膨大的。

鉴别诊断

1. 叶状前脑无裂畸形(Lobar holoprosencephaly):第三脑室可缺如,但丘脑有显示。

2. 严重的脑积水:见难点。

3. 孔洞脑:只有当靠近探头的脑实质被颅骨回声遮挡时才会被混淆。

4. **Hydrolethalis** 综合征:在严重的病例中可有脑皮层缺失。但不同于积水型无脑畸形,此综合征中小脑及脑干缺失,额外的发现包括小颌畸形和多趾畸形。

还需要检查的部位　一般不伴有其他部位的异常。

妊娠管理

需要进行的检查和咨询　散发的宫内病毒感染,尤其是疱疹病毒,虽然罕见但可以造成严重的大脑结构破坏,因此需要进行病毒滴定度检测。为避免将严重的脑积水误分类为积水型无脑畸形,还应该进行染色体分析。

胎儿监测　连续的超声检查可以监测胎儿头部大小。由于积水型无脑畸形不应该是"进行性压力增高"式的脑室扩大,如果头部和胎儿其他部分一起增大则应该重新评估这一诊断是否正确。

妊娠进程　积水型无脑畸形不应伴有特殊的产科并发症。

终止妊娠　终止妊娠是一种合适的选择,可在具备胎儿神经病理学检查条件的机构内进行引产。

分娩　所有病例均适合经阴道分娩。由于头颅过大导致难产时，可选择对胎儿头颅进行穿刺。

新生儿学

复苏　出生前应和家属讨论是否对患病婴儿采用复苏措施。对于可明确病因的积水型无脑畸形患儿，如果自发的呼吸没有启动则不应对其采取干预和复苏的措施。如果诊断不能确定，生命支持可以争取到一定的时间。

转诊　转院到拥有小儿神经病学和神经外科条件的医院，有利于对疾病确诊。

检查和确诊　患病婴儿出生时可表现正常或是有一些中枢神经系统功能障碍的表现，如癫痫、喂养困难和发育迟缓。生后可通过 MRI 或是 CT 确诊。对于出生前怀疑有先天性感染的情况，出生后的血清学和微生物学检测可明确。

护理管理　主要内容为确定诊断和分析病因，要让患儿家属逐步认识本病的不良预后。

参考文献

Belfar HB, Kuller JA, Hill LM, Kislak S: Evolving fetal hydranencephaly mimicking intracranial neoplasm. J Ultrasound Med 1991;10:231-233.

Greene MF, Benacerraf B, Crawford JM: Hydranencephaly: US appearance during in utero evolution. Radiology 1985;156:779-780.

Halsey JH Jr, Allen N, Chamberlin HR: The morphogenesis of hydranencephaly. J Neurol Sci 1971;12:187-217.

Halsey JH Jr, Allen N, Chamberlin HR: Hydranencephaly. In Vinken PJ, Bruyn GW (eds): Congenital Malformations of the Brain and Skull. Handbook Clin Neurol 1977;30:661.

Lam YH, Tang MHY: Serial sonographic features of a fetus with hydranencephaly from 11 weeks to term. Ultrasound Obstet Gynecol 2000;16:77-79.

Lin YS, Chang FM, Liu CH: Antenatal detection of hydranencephaly at 12 weeks, menstrual age. J Clin Ultrasound 1992;20:62-64.

McGahan JP, Ellis W, Lindfors KK, et al: Congenital cerebrospinal fluid containing intracranial abnormalities: A sonographic classification. J Clin Ultrasound 1988;16:531-544.

Pilu G, Rizzo N, Orsini LF, Bovicelli L: Antenatal recognition of cerebral anomalies. Ultrasound Med Biol 1986;12:319-326.

Sherer DM, Anyaegbunam A, Onyeije C: Antepartum fetal intracranial hemorrhage, predisposing factors and prenatal sonography: A review. Am J Perinatol 1998;15:431-441.

Siffring PA, Forrest TS, Frick MP: Sonographic detection of hydrolethalus syndrome. J Clin Ultrasound 1991;19:43-47.

Spirt BA, Oliphant M, Gordon LP: Fetal central nervous system abnormalities. Radiol Clin North Am 1990;28:59-73.

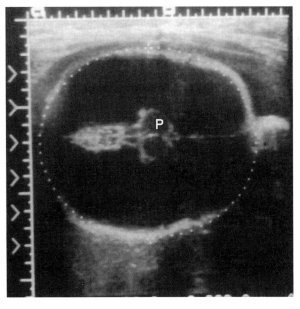

图 2.12.1　积水型无脑畸形。未见脑皮层示，大脑脚（P）水平以上中线结构存在。

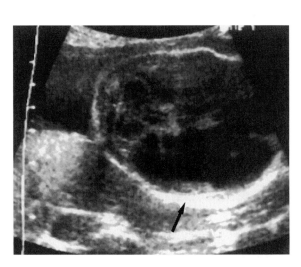

图 2.12.2　进展中的积水型无脑畸形。脑部最近出现了梗死，残余脑实质表现为靠近颅板的碎屑状光团。

2.13 枕骨裂露脑畸形

流行病学/遗传学

定义 枕骨裂露脑畸形为一种与颈椎骨质发育异常相关的畸形，与颈胸段脊柱过度前凸及神经管闭合障碍有关。

流行病学 罕见发生（男女比例为1:1）。服用叶酸可能降低本病发生率及复发率。

胚胎学 发病机制不明。最初可能是胎儿颈椎发育缺陷和脊柱前凸，导致了神经管不能闭合；或者最初就是神经管闭合异常。无脑儿、脑膨出、小头畸形和其他畸形可与枕骨裂露脑畸形相关。

遗传模式 散发性，无已知的综合征与此病相关。

致畸剂 叶酸拮抗剂（甲氨蝶呤和氨基蝶呤）、维生素A、沙利度胺、妊娠期糖尿病、过热；以及叶酸缺乏症均能增加发生神经管异常的风险。

筛查 可能伴有甲胎蛋白升高。

预后 枕骨裂露脑畸形，一旦在宫内发现，往往是致命性的。

超声检查

超声发现

1. *胎儿*

（1）短的颈髓，同时有椎骨缺失。颈椎与驼背畸形形成锐角。

（2）颈椎管几乎总是开放的（颈段脊柱裂），经常伴有颈段脊膜膨出。

（3）头部常固定为后屈，因此面部朝上如同"观星"的体位。

（4）无脑儿或严重的小头畸形是较常见的表现。

（5）常伴发有腰骶部脊膜脊髓膨出或尾部发育不全综合征。

2. *羊水*：常有羊水过少。

3. *胎盘*：正常。

4. *测量数值*：除小头畸形外，其他正常。

5. *可识别孕周*：10周时通过阴道超声可诊断。

难点 胎儿由于其他原因而伸长的颈部，常容易与枕骨裂露脑畸形混淆。这是由于当头过伸时，颈椎骨常难以看到。在枕骨裂露脑畸形中常有颈椎数目的减少，因此对颈椎定位和计数是重要的。

鉴别诊断

1. 颈前部起源的肿块，例如甲状腺肿大、畸胎瘤常可导致颈部弯曲。

2. 低位且向后的脑膨出很难与枕骨裂露脑畸形区别，那是因为过屈的角度颈椎骨常难于被检查。

3. 应考虑其他可导致头部过伸的情况，包括Klippel-Feil畸形、Jarcho-Levin综合征、关节挛缩等。Klippel-Feil畸形包括椎体异常（半椎体畸形）导致的短颈，可以类似中度的枕骨裂露脑畸形。Jarcho-Levin综合征中可有多发的椎体异常和肋骨畸形。

还需要检查的部位

1. 检查腰骶部注意有无脑脊膜膨出。

2. 检查颅内结构，曾有报道枕骨裂露脑畸形可并发：无脑畸形、脑膨出、小头畸形、脑积水和前脑无裂畸形。

3. 除中枢神经系统以外的伴发畸形，包括横膈疝、脐膨出、心脏缺陷、泌尿生殖系畸形、唇裂和上腭裂、肛门闭锁、畸形足和单脐动脉。

妊娠管理

需要进行的检查和咨询 由于独特的超声影像表现，多不需要其他更多的评估。

胎儿监测 除了为患儿家庭提供一些支持性的关怀之外，对产前保健没有太多特殊的要求。本病一般没有致命性危险，除去为了排除可影响经阴道分娩的严重脑积水外，一般不需要超声监测。

妊娠进程 由于常伴有胎儿先露异常，枕骨裂露脑畸形常会发生较复杂的分娩情况。

终止妊娠 一般不需要特殊的病理学检查。常会由于胎儿先露异常而导致难产出现，这时就要考虑一些非破坏性终止妊娠的方法。

分娩 出现严重的脑积水时，应该实施头颅穿刺术。一旦发生难产时应选择碎胎术以避免实施剖宫产。

新生儿学

复苏 由于畸形是无法矫正的，多不考虑实施复苏。

转诊 由于畸形是无法矫正的,多不考虑。

检查和确诊 出生时异常是容易识别的。

护理管理 对患儿家庭给予安慰和支持是恰当的。

参考文献

Aleksic S, Budzilovich G, Greco MA: Iniencephaly: A neuropathologic study. Clin Neuropathol 1983;2:55-61.

Foderaro AE, Abu – Yousef MM, Benda JA, et al: Antenatal ultrasound diagnosis of iniencephaly. J Clin Ultrasound 1987;15:550-554.

Katz VL, Aylsworth AS, Albright SG: Iniencephaly is not uniformly fatal.

Prenat Diagn 1989;9:595-599.

Meizner I, Bar – Ziv J: Prenatal ultrasonic diagnosis of a rare case of iniencephaly apertus. J Clin Ultrasound 1987;15:200-203.

Meizner I, Press F, Jaffe A, Carmi R: Prenatal ultrasound diagnosis of complete absence of the lumbar spine and sacrum. J Clin Ultrasound 1992;20:77-80.

Sahid S, Sepulveda W, Dezeraga V, et al: Iniencephaly: Prenatal diagnosis and management. Prenat Diagn 2000;20:202-205.

Sherer DM, Hearn – Stebbins B, Harvey W, et al: Endovaginal sonographic diagnosis of iniencephaly apertus and craniorachischisis at 13 weeks, menstrual age. J Clin Ultrasound 1993;21:124-127.

Shipp TD, Bromley B, Benecerraf B: The prognostic significance of hyperextension of the fetal head detected antenatally with ultrasound. Ultrasound Obstet Gynecol 2000;15:391-396.

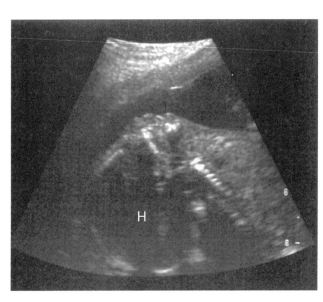

图2.13.1 枕骨裂露脑畸形。后倾的头部(H)形成"观星者"姿势,这是由颈椎部分缺失所造成。同时还伴有脊柱裂。

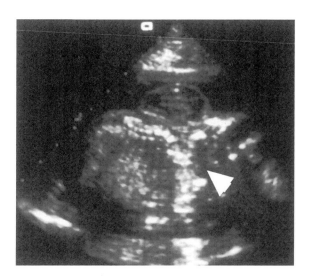

图2.13.2 枕骨露脑畸形中由于颈椎缺失和与躯干部成锐角(三角箭头示),可形成严重的驼背畸形。在畸形的地方同时形成脊髓脊膜膨出症。同时也有无脑畸形。

2.14 颅内出血

流行病学/遗传学

定义　颅内出血指血液从血管中外渗至脑实质、脑室或脑周围的蛛网膜下腔间隙。

流行病学　未知,但非常罕见。

胚胎学　妊娠并发症,包括高血压和先兆子痫,被认为是最常见的原因。另外,包括双胎并发症、产前感染、血管畸形、同种免疫抗体、创伤或者其他。

遗传模式　散发。

致畸剂　先天性感染,包括巨细胞病毒、疱疹病毒和弓形虫病。使用可卡因,同种免疫、特发性血小板减少症和血管性血友病。

预后　取决于颅内出血对中枢神经系统所造成的破坏。大面积的出血是致命性的。存活者中可见到永久性神经损伤、中重度神经发育迟缓、脑穿通性囊肿。

超声检查

超声发现

1.胎儿

(1)脑实质内出血:初期脑实质内可见到异常回声光团,晚期变为囊性。如果出血靠近侧脑室,则可发展为脑穿通畸形。

(2)脑室内出血:血液在出血后短时间内表现为低回声,随后就形成血凝块。靠近侧脑室壁可形成高回声的边。

(3)硬膜下出血:有报道称位于颅板与脑实质间的出血可产生异常回声,但多数情况下硬膜下出血为典型的无回声区域。

(4)反应性脑积水:如果血凝块没有阻塞导水管,只会见到侧脑室扩张。有导水管阻塞时则第三脑室和侧脑室均有扩张。

(5)彩色多普勒有助于显示出血灶中血流消失,邻近血管中也可见血流减少或缺失。

2.羊水:正常。

3.胎盘:正常。

4.测量值:正常。

5.可识别孕周:出血一般发生于孕晚期,一旦出现血凝块就很容易被发现。

难点

1.如果没见到血凝块,可由于中央导水管狭窄而引起侧脑室扩张。

2.正常情况下,宫内胎儿的颅骨与脑实质间存在一定的间隙;若其出现不对称性或局限性膨大常提示有硬膜下出血。多普勒超声还可显示邻近的颅内静脉阻力增加。

3.脉络膜和小脑蚓部常由于这些结构本身的回声干扰,导致出血不易辨认。

鉴别诊断

1.中脑导水管狭窄——见难点(见章节2.3)。

2.由于血凝块可产生脑内异常回声肿块,可能会被误认为肿瘤。但血凝块在彩色多普勒探查时病灶内没有血流。

3.脑梗死可出现类似的血凝块的表现。

还需要检查的部位

1.*其他部位的出血*:肝和肺,寻找一些胎儿具有出血倾向的证据。

2.*水肿*:继发于胎儿贫血。

3.若存在与胎儿宫内窘迫有关的活动性出血,可以通过胎儿心率的改变进一步证实。

妊娠管理

需要进行的检查和咨询

1.应该通过经皮脐血穿刺采样,分析胎儿的血小板计数、血细胞比容。

2.怀疑宫内感染时,可通过 TORCH 滴定度检测和其他确诊的方法来明确。

3.应让患儿家属与新生儿学专家详细地讨论新生儿管理措施和后续的治疗。

胎儿监测　严重出血时,应该对胎儿情况进行评估,但不应采取无压力试验,早期干预也并不合适。可通过反复的超声检查来观察出血的变化情况,并且监测有无脑积水引起的头部尺寸改变。还需确定没有合并其他部位的出血。

妊娠进程　颅内出血可导致脑积水,最终出现巨头畸形。

终止妊娠　可在有神经病理学经验的医疗中心,

应该用非破坏性的操作终止妊娠。

分娩 若妊娠时并发了胎儿颅内出血,需要在有新生儿复苏条件的医院进行分娩。免疫性血小板减少症病例,应考虑剖宫术以防止进一步的出血。如果脑内结构破坏严重或是发展为较严重的脑积水,应该考虑行胎儿头颅穿刺术或剖宫术。

新生儿学

复苏 在出生前发现有颅内出血后,是否决定采取复苏措施主要取决于:出血的范围,脑组织的破坏程度(脑穿通畸形),分娩时怀孕的周数,累积的不利因素对长期预后的影响。出生前,和患儿家庭进行讨论是合适的,应告知家属出生时患儿可能无自主呼吸或是将来可能有严重的残疾。

一旦出生后开始复苏和抢救时,发现出血是近期发生的并且很严重,就应该准备紧急输注浓集红细胞。

转诊 可转院至围生中心,以进一步确诊和评估预后。

检查和确诊 首先应进行宫内感染、凝血不良或同种免疫性血小板减少症等疾病的相关检测;随后应针对子宫内凝血进行血清学实验。头颅 CT 或 MRI 可确定出血范围以及残存脑组织的损伤情况。由于可以明确一些血管性病变,所以 MRI 相对更好一些。

护理管理 最初可通过输液和吸氧,使患儿建立较好的心肺适应力。由于出血造成的脑积水会使出生前后阶段患儿的情况变得复杂。

参考文献

Ben-Chetrit A, Anteby E, Lavy B, et al: Increased middle cerebral artery blood flow impedance in fetal subdural hematoma. Ultrasound Obstet Gynecol 1991;1:357-358.

Bowerman RA, Donn SM, Silver TM, Jaffe MH: Natural history of neonatal periventricular/intraventricular hemorrhage and its complications: Sonographic observations. Am J Roentgenol 1984;143:1041-1052.

Chinn DH, Filly RA: Extensive intracranial hemorrhage in utero. J Ultrasound Med 1983;2:285-287.

Cochrane DD, Myles ST, Nimrod C, et al: Intrauterine hydrocephalus and ventriculomegaly: Associated anomalies and fetal outcome. Can J Neurol Sci 1985;12:51-59.

Filly RA: The fetus with a central nervous system malformation: Ultrasoundevaluation. In Harrison MR, et al (eds): The Unborn Patient: Prenatal Diagnosis and Treatment. Philadelphia, WB Saunders, 1991, pp 424-425.

Fogarty K: Sonography of fetal intracranial hemorrhage: Unusual causes and a review of the literature. J Clin Ultrasound 1989;17:366-370.

Guerriero S, Ajossa S, Mais V, et al: Color Doppler energy imaging in the diagnosis of fetal intracranial hemorrhage in the second trimester. Ultrasound Obstet Gynecol 1997;3:205-208.

Minkoff H, Schaffer RM, Delke I, Grunebaum AN: Diagnosis of intracranial hemorrhage in utero after a maternal seizure. Obstet Gynecol 1985;65:225-245.

Mintz MC, Arger PH, Coleman BG: In utero sonographic diagnosis of intracerebral hemorrhage. J Ultrasound Med 1985;4:375-376.

Naidu S, Messmore H, Caserta V, Fine M: CNS lesions in neonatal isoimmune thrombocytopenia. Arch Neurol 1983;40:552-554.

Sherer DM, Anyaegbunam A, Onyeije C: Antepartum fetal intracranial hemorrhage, predisposing factors and prenatal sonography: A review. Am J Perinatol 1998;15:431-441.

Stagnicni FML, Cuni G, Canapicchi R, et al: Fetal intracranial hemorrhage: Is minor maternal trauma a possible pathogenetic factor. Ultrasound Obstet Gynecol 2001;18:335-342.

Zalneraitis EL, Young RS, Krishnamoorthy KS: Intracranial hemorrhage in utero as a complication of isoimmune thrombocytopenia. J Pediatr 1979;95:611-614.

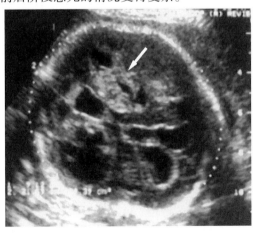

图 2.14.1 孕 24 周胎儿。颞叶脑出血时血凝块聚集在扩大的侧脑室内,并因此导致双侧脑室和第三、四脑室的扩张。箭头示出血区域。

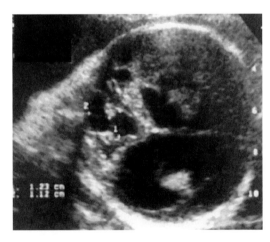

图 2.14.2 同一患儿的冠状面可见到膨大的侧脑室。第四脑室扩张并伴有血凝块。

2.15 颅内畸胎瘤

流行病学/遗传学

定义 畸胎瘤是起源于全能干细胞的生殖细胞肿瘤。这种肿瘤可包含 3 种原始生殖细胞:外胚层、中胚层、内胚层。

流行病学 非常罕见。男女比例为 10:1。

胚胎学 虽然病理起源未明,但畸胎瘤的异常多会结对出现,一般病灶包含有胃肠道、呼吸系统和神经系统的组织成分。通常大多数病灶发生于身体从脑部到骶部的中线附近。婴儿和儿童首发病灶的位置包括骶尾骨(60%),性腺(20%),胸腹部(15%)和颅内(3%)。50% 宫内被检测到的脑部肿瘤为畸胎瘤。

遗传模式 散发。

致畸剂 无。

预后 取决于肿瘤大小、位置。因此,出生前被诊断的颅内畸胎瘤大多为致死性的。

超声检查

超声发现

1. *胎儿*:胎儿脑内结构杂乱无章,含有钙化及囊变区域,可见到少数能被识别的脑内结构。几乎所有被诊断的脑内畸胎瘤都进展较快,填充了大部分颅腔。

2. *羊水*:由于肿瘤可影响胎儿吞咽,多数情况下羊水都会增多。

3. *胎盘*:正常。

4. *测量数据*:胎儿头部尺寸增长很快。

5. *可识别孕周*:多数在妊娠 6 个月以后被检测到,少数在 17 周时被检测到。

难点 颅内出血所导致的异常回声光团可被误认为颅内钙化区域。

鉴别诊断

1. 其他形式的颅内肿瘤,如脉络膜乳头状瘤(典型的发病部位),胶质母细胞瘤,颅咽管瘤和神经母细胞瘤(见章节 2.6)。钙化和囊变区域强烈提示颅内畸胎瘤的诊断。

2. 局灶型脑梗死或出血——脑部肿块的表现变

化得相对较快。

3. 脉络丛和胼胝体脂肪瘤为良性病灶,可出现在典型位置并有特征性声学表现。

4. 胎中胎。有报道在 17 孕周时发现胎儿后颅窝内的胚胎。

还需要检查的部位 畸胎瘤可累及口部(上颌寄生胎),所以应仔细检查胎儿面部。

妊娠管理

需要进行的检查和咨询 如果不能准确诊断,则还需考虑其他具有相似声像表现的疾病。弥漫的病毒感染和大块的颅内出血可以表现为相似的影像,孕母的血清滴度检测和经皮脐血采样有助于确定胎儿有无这些情况的发生。在超声引导下的 CT 靶向扫描,有助于确定病灶内的钙化和脂肪成分。由于该病不良的预后,应该和新生儿病学专家一起讨论制订新生儿期处理措施。同样,应向患儿家庭提供神经外科医生的会诊,这样有助于降低对这类婴儿良好预后的期待。

胎儿宫内干预 如果肿瘤伴有脑积水和头部体积增大,应该考虑在分娩前实施胎儿头颅穿刺。

胎儿监测 由于患病胎儿的头部可以长到非常大,因此需要连续的超声检查以决定分娩的时间。同时超声可以同时发现胎儿水肿或者羊水过多的情况。

妊娠进程 产科并发症包括羊水过多、胎儿水肿、胎头骨盆的不相称。

终止妊娠 由于同时可并发中枢神经系统其他的畸形,不管选择何种方式均应该允许通过病理检查来证实超声中的异常发现。

分娩 剖宫产不会带来任何好处,即使胎头增大(如上所述)也应该采取经阴道分娩的方式。应该考虑采取适当的方式监测产程。一般不需要电子胎心监测,因为即使中枢神经系统有较严重的畸形也不太会导致"胎儿宫内窘迫"。不应该只因为胎儿心率的改变,而决定改变分娩的方式。

新生儿学

复苏 婴儿出生前应和家属讨论采用非干预的

方式进行复苏,因为干预措施可能会导致胎儿窘迫或是延迟出现自发呼吸。如果决定采取干预措施,则可按常规操作,不必用额外或特殊的方法。产前不管发生脑水肿或是胎儿水肿,都会使复苏变得复杂。

转诊 可转至具有儿童神经外科手术能力的三级医院。

检查和确诊 颅内畸胎瘤可与梗阻性脑积水有关,从而出现颅内压力增高和局灶神经结构异常(一般出现在松果体区)。出生后的 CT 或 MRI 扫描可以明确诊断。

护理管理 由于这类病灶而导致的死亡率几乎是 100% ,这时主要是明确肿瘤所在的区域是否可以实施手术切除。

外科治疗

术前评估 这类肿瘤多数首先发生于中线区域,同时也是先天性中枢神经系统肿瘤中最常见的。最常见的发病部位是松果体区域、鞍上区和第四脑室。颅内畸胎瘤中男性发病率占绝对优势,据报道男女发病比例为 10:1 ~ 5:1。需要对头颅和脊髓进行 MRI 扫描,并且寻找发生于中枢神经以外的肿瘤。

手术指征 所有颅内疑似新生物的肿块都需要手术来明确诊断和实施治疗。

手术类型 一些颅内肿瘤(取决于位置和大小)可以单独实施穿刺活检术。开颅活检和根治性手术,应在考虑患者有较好的预后基础上实施。

手术结果/预后 畸胎瘤可在病理上分为成熟型和不成熟型。成熟型畸胎瘤具有分化良好的成分,如果能被完全切除则预后较好。不成熟畸胎瘤可含有生殖细胞瘤或低分化的成分,由于具有较高的复发率并可沿脑脊液播散,预后相对较差。发生于松果体区和鞍上区的畸胎瘤一般倾向于成熟型;而发生于第四脑室者不成熟型较多且预后较差。畸胎瘤可长到很大体积,但这并不反映病理类型。

参考文献

Billmore DF, Grosfeld JL: Teratomas in childhood: Analysis of 142 cases. Pediatr Surg 1986;21:548-551.

Body G, Darnis E, Pourcelot D, et al: Choroid plexus tumors: Antenatal diagnosis and follow-up. J Clin Ultrasound 1990;18:575-578.

Chervenak FA, Isaacson G, Touloukian R, et al: Diagnosis and management of fetal teratomas. Obstet Gynecol 1985;66:666-671.

Dolkart LA, Balcom RJ, Eisinger G: Intracranial teratoma: Prolonged neonatal survival after prenatal diagnosis. Am J Obstet Gynecol 1990; 162: 768-769.

Ianniruberto A, Rossi P, Ianniruberto M, et al: Sonographic prenatal diagnosis of intracranial fetus in fetu. Ultrasound Obstet Gynecol 2001;18: 67-68.

Lipman SP, Pretorius DH, Rumack CM, Manco-Johnson ML: Fetal intracranial teratoma: US diagnosis of three cases and a review of the literature. Radiology 1985;157:491-494.

McConachie NS, Twining P, Lamb MP: Case report: Antenatal diagnosis of congenital glioblastoma. Clin Radiol 1991;44:121-122.

Mulligan G, Meier P: Lipoma and agenesis of the corpus callosum with associated choroid plexus lipomas. J Ultrasound Med 1989;8:583-588.

Russel D, Rubinstein L: Pathology of Tumors of the Nervous System, 5th ed. Baltimore, Williams & Wilkins, 1989, p 681.

Schlembach D, Bornemann A, Rupprecht T, Beinder E: Fetal intracranial tumors detected by ultrasound: A report of two cases and review of the literature. Ultrasound Obstet Gynecol 1999;14:407-418.

Suresh S, Indrani S, Vijayalakshmi S, et al: Prenatal diagnosis of cerebral neuroblastoma by fetal brain biopsy. J Ultrasound Med 1993;12: 303-306.

Ulreich S, Hanieh A, Furness ME: Positive outcome of fetal intracranial teratoma. J Ultrasound Med 1993;3:163-165.

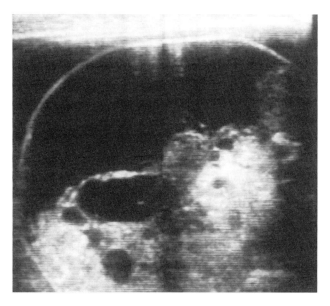

图 2.15.1 颅内畸胎瘤。整个脑部被囊实混合性肿块代替,两顶骨间距为 18 cm。

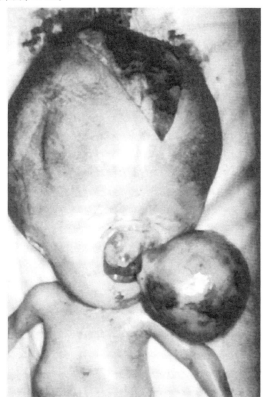

图 2.15.2 28 孕周胎儿颅内巨大畸胎瘤,并从鼻咽部突出。

2.16 小头畸形

随胎龄的增长诊断变得更加容易。

流行病学/遗传学

定义 胎儿头的周径低于平均值3个标准差(约5%),大多数病例继发于脑小畸形。

流行病学 每10 000个活产新生儿中有1名(男女比例为1∶1)孤立的小头畸形,多数病例具有多发异常。

胚胎学 小头畸形多数继发于脑小畸形。可以在出生前、后发生,并与脑部畸形、发育中断有关,散在发病,可有基因和染色体异常。

遗传模式 无论常染色体隐性或显性遗传家庭均有小头畸形的报道。由于基因图谱和基因检测的快速进展,医学遗传学家或咨询人员常能为这类畸形提供相关的临床基因测试。

致畸剂 多数人类致畸剂,包括宫内感染(巨细胞病毒、风疹、弓形体病)、放射线、药物、缺氧和酒精,可造成小头畸形。

预后 取决于小头畸形和相关脑部畸形的病因。多数小头综合征可导致中度至重度精神发育迟缓。

超声检查

超声发现

1. **胎儿**:头部偏小,面部结构保持正常尺寸。如果同时有脑室扩大时容易诊断。如果没有脑室扩大时则诊断相对困难,除非头部测量小于正常胎儿3个标准差。倾斜的额部常能支持诊断。多普勒超声可显示颅内动脉血流减小或消失,这样常提示小头畸形是由血管原因所造成。蛛网膜下腔间隙内过多的液体,脑室枕角未发育常是支持诊断的征象。如果胎儿是头位,经阴道超声有利于观察上述影像改变。

2. **羊水**:通常正常。

3. **胎盘**:如果小头畸形是由巨细胞病毒造成,可有羊水过少。

4. **测量数据**:顶骨间径线和头周径低于相同胎龄测量值的3个标准差。测量额叶大小据说有助于确定小头畸形。一般是在双顶径的平面测量从侧脑室侧壁到对面颅骨的距离。

5. **可识别孕周**:一般需要到24周以后才能发现,

随胎龄的增长诊断变得更加容易。

难点 在30周后,一般会有胎儿头周径和双顶径低于正常变异范围的10个百分点,通常这些胎儿会有小头的家族史。

鉴别诊断

1. 正常变异性小头。向家庭询问是否有帽子号码偏小的情况。

2. 无脑儿,当大脑基底部存在时(见章节2.2)。

还需要检查的部位

1. 巨细胞病毒——检查侧脑室壁;可能会有与巨细胞病毒感染相关的异常回声改变、钙化(见章节9.1)。

2. 前脑无裂畸形可能与小头畸形有关,检查面部结构和脑室结构(见章节2.11)。

3. 观察颅内结构和头部外形是否对称,如果不是则要考虑脑部梗死;梗死侧的脑室可能扩大。

4. 小头畸形与 Arnold-Chiari 畸形和脊髓脊膜膨出有关,需要检查小脑和头颅形态以及下腰段脊髓。

5. 与小头畸形相关的综合征。例如 Pena-Shokeir Ⅰ型,所以应该检查胎儿的其他部分,特别是心脏。

Neu-Laxova 综合征以宫内生长发育迟缓(IUGR)为特征,还有倾斜的前额、外突的眼睛、短颈和小头畸形。

妊娠管理

需要进行的检查和咨询

1. 详细询问药物使用及环境暴露的病史。

2. 应该对胎儿母亲进行血生化检测,以除外母体苯丙酮尿症。

3. 对母亲进行感染检测(如:巨细胞病毒、弓形体病)。如果检测为阳性,需要进一步行病毒滴定度并确诊。

4. 先天性心脏缺陷会经常伴随小头畸形;因此,胎儿超声心动图应作为出生前评价的一部分。

5. 推荐进行胎儿染色体核型检测,特别是有小头畸形或是多发畸形。

胎儿监测 除产前护理外,没有特殊的监测需要。如果诊断难于做出,可重复进行超声检查;这将有助于确定颅脑生长迟缓和发现其他并发的畸形。

妊娠进程　一般认为，这类胎儿的畸形不会导致特殊的产科并发症。

终止妊娠　如果没有确定诊断，则需通过非破坏性方式取出胎儿，并执行通常的尸检程序，让畸形学专家仔细检查胎儿的情况。

分娩　如果产前还没有对畸形做出明确的诊断，应该在另外的医疗中心进行分娩。出生后需要特别的护理及评估婴儿情况。

新生儿学

复苏　如果是无并发症的小头畸形，无须采取特别的措施。

转诊　如果只是单纯的小头畸形，一般不需要转院至三级围生医疗中心；后续可以转诊至儿科神经病学专家处，以方便获取相关的帮助。

检查和确诊　如果是遗传性的单发的小头畸形，在妊娠期或是终止妊娠前脑部的发育还可以是正常的，因此脑部正常的声像表现并不是不可能的。测量头围和进行 CT/MRI 检查可以进一步了解脑部发育的情况。对小头畸形的产前筛查应包括 TORCH 滴定度检测，血和尿检以排除代谢性疾病，以及头颅 CT 检查。

护理管理　如上面所提到的，小头畸形常伴有其他畸形或是疾病，因此应该针对这些情况采取相应的护理措施。

参考文献

Broderick K, Oyer R, Chatwani A：Neu – Laxova syndrome：A case report. Am J Obstet Gynecol 1988；158；574-575.

Bromley B, Benacerraf BR：Difficulties in the prenatal diagnosis of microcephaly. J Ultrasound Med 1995；14；303-306.

Chervenak FA, Rosenberg J, Brightman RC, et al：A prospective study of the accuracy of ultrasound in predicting fetal microcephaly. Obstet Gynecol 1987；69；908-910.

Den Hollander NS, Wessels MW, Los FJ, et al：Congenital microcephaly detected by prenatal ultrasound：Genetic aspects and clinical significance. Ultrasound Obstet Gynecol 2000；15；282-287.

Goldstein I, Reece A, Pilu G, et al：Sonographic assessment of the fetal frontal lobe：A potential tool for prenatal diagnosis of microcephaly. Am J Obstet Gynecol 1988；158；1057-1062.

Kurtz AB, Wapner RJ, Rubin CS, et al：Ultrasound criteria for in utero diagnosis of microcephaly. J Clin Ultrasound 1980；8；11-16.

Martin HP：Microcephaly and mental retardation. Am J Dis Child 1970；119；128-131.

Persutte WH：Microcephaly：No small deal. Ultrasound Obstet Gynecol 1998；11；317-318.

Pilu G, Falco P, Milano V, Bovicelli L：Prenatal diagnosis of microcephaly assisted by vaginal sonography and power Doppler. Ultrasound Obstet Gynecol 1998；11；357-360.

Rossi LN, Candini G, Scarlatti G, et al：Autosomal dominant microcephaly without mental retardation. Am J Dis Child 1987；141；655-659.

Rouse B, Matalon R, Koch R, et al：Maternal phenylketonuria syndrome：Congenital heart defects, microcephaly, and developmental outcomes. J Pediatr 2000；136；57-61.

Tolmie JL, McNay M, Stephenson JB, et al：Microcephaly：Genetic counseling and antenatal diagnosis after the birth of an affected child. Am J Med Genet 1987；27；583-594.

Volpe JJ：Neuronal proliferation, migration, organization, myelination. In Neurology of the Newborn. Philadelphia, WB Saunders, 1987, p35.

Warkany J, Lemire RJ, Cohen MM：Mental retardation and congenital malformations of the central nervous system. In Microcephaly. Chicago, Year Book Medical Publishers, 1981.

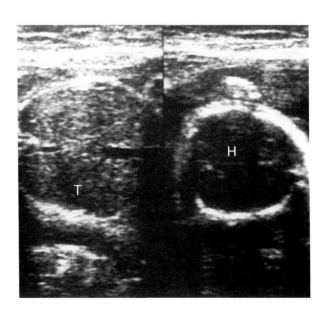

图 2.16.1　小头畸形。在同一孕周内腹围(T)测量一般与头围是相同的，或者腹围稍大。头围(H)需要低于至少 15% 才考虑小头畸形，同时需要排除巨脑室畸形（参看巨细胞病毒相关内容）。

2.17 脑穿通畸形和脑裂畸形

流行病学/遗传学

定义 脑穿通畸形通常被认为是一种累及脑实质的、破坏性的囊性病变,常由出生前低血压,血管意外或其他破坏性的情况所引起。

流行病学 不常见(男女性别比例为1:1)。

胚胎学 脑部可表现为裂缝样的病灶(脑裂畸形)或是不连续的小囊,后者可与脑室相通。大多数情况通过观察病变不对称和缺乏囊样腔隙可将较大的脑穿通畸形从积水型无脑畸形中区分开来(后者常对称并呈囊样改变),然而它们却具有相同的病理过程只是严重程度不同而已。脑裂畸形和脑穿通畸形具有不同的病因,但大多数病例被认为是由于普遍或局灶的脑缺血所造成,具体的病因包括低血压、血管发育不全、双胎-双胎血栓或是严重的先天性感染。仅有少数脑穿通畸形病例有染色体异常,通常为13-三体。

遗传模式 通常散发并被认为复发率低。

致畸剂 先天性感染,包括巨细胞病毒感染、弓形体病、使用可卡因。

鉴别诊断 无脑回/巨脑回综合征,譬如 Walker-Warburg 综合征、Miller-Dieber(微缺失 17p)综合征、蛛网膜囊肿、其他颅内的囊性畸形。

预后 这组畸形的预后主要与中枢神经系统被破坏的严重程度有关。存活者一般会有中到重度的神经发育迟缓,还会伴有癫痫及其他局灶型神经破坏的征象。

超声检查

超声发现

1. 胎儿

(1)脑穿通性囊肿:侧脑室囊样扩张与早期颅内出血有关,这些出血通常发生于颞顶叶内邻近脑室的白质区。可在脑内结构破坏的区域见到颅内出血所残留的遗迹,也可表现为沿侧脑室壁的异常回声影。

(2)脑裂畸形:中线裂(Midline cleft)现在被认为与陈旧性脑梗死有关,多数梗死发生于大脑中动脉。病灶通常与侧脑室相连(此时被称为"开唇型"),具有偏心圆形。第二种类型为单边的且不与侧脑室相通("闭唇型"),这种类型具有锐角边界。这类畸形可与其他异常相关,如巨脑室、胼胝体缺如、透明隔缺如。

2. 羊水:正常。

3. 胎盘:正常。

4. 测量数据:正常。

5. 可识别孕周:约18孕周以后。

难点 当病灶为非对称性时,发生于大脑一侧的脑裂畸形由于贴近颅板,探头可能难以发现异常。如果难于划定囊性病灶的边缘时,可采用 MRI 检查。

鉴别诊断

1. 前脑无裂畸形:丘脑及第三脑室在脑裂畸形时是正常的(见章节 2.11)。

2. 非对称蛛网膜囊肿:这类囊肿不与脑室相通,通常非对称性并与脑脊膜相连(见章节 2.4)。

3. 扩大的透明隔间腔:起源自中线结构的透明隔,通常透明隔可长大至超过正常 5 mm。如果出血进入这类正常的囊性结构,最终可导致其扩大;扩大的透明隔间腔与中度脑积水有关但不会导致其他后果。

还需要检查的部位 寻找胎儿出血的其他征象,例如:脑室内异常回声团块或环,以及脑内的其他异常回声区域。

妊娠管理

需要进行的检查和咨询 由于只有有限的脑裂畸形病例在产前被诊断出来,并且存在被误诊的可能性,因此需要对脑室扩大的原因进行全面评估。应该进行羊膜腔穿刺,以完成染色体分析和病毒检测。对于脑穿通畸形应该考虑到同种免疫源性血小板减少症的可能性,并进行母体抗体检测。

胎儿宫内干预 没有需要的指征。

胎儿监测 常规的产科处理。有报道称,连续的超声检查可记录疾病的进展情况。

妊娠进程 一般没有特殊。

终止妊娠 由于很少能在妊娠的前3个月内做

出诊断,需要分娩后才能确诊。

分娩　患病婴儿极有可能出现神经发育迟缓,应该谨慎的选择在有条件的医院分娩。

新生儿学

复苏　若一个出生时无呼吸的婴儿,产前就已经被确诊有脑皮质的破坏性病变,此时仍应进行常规的干预措施。孕期发生血管损伤的时间,损伤的位置和范围,以及怀孕期中是否采取过干预措施,均可能会对神经发育情况产生严重的影响。应该和家属在婴儿出生前就分娩时可能出现的呼吸抑制进行讨论。这类讨论应该基于那些特殊的临床表现,并将之前发生的所有不利因素纳入其中。在出生开始呼吸时,一般不需要对已确诊患儿采取特殊的复术手段。

转诊　可适时的转院到具有小儿神经科和神经影像学诊断能力的医院,这样有利于最终确诊和详细分析脑皮质受损情况。

检查和确诊　CT 和 MRI,以及某些情况下的血管增强检查,均是了解患儿病理解剖学改变可选的方法。

护理管理　除了对新生儿进行完整的诊断评估和常规的支持疗法外,应该针对患儿具体的神经发育迟缓采取一些额外的护理,譬如呼吸调节、喂养困难、新生儿癫痫、局灶型运动缺陷。

参考文献

Bronshtein M, Weiner Z: Prenatal diagnosis of dilated cava septi pellucidi et vergae: Associated anomalies, differential diagnosis, and pregnancy outcome. Obstet Gynecol 1992;80:838-842.

Chamberlain MC, Press GA, Bejar RF: Neonatal schizencephaly: Comparison of brain imaging. Pediatr Neurol 1990;6:382.

Deasy NP, Jarosz JM, Cox TC, Hughes E: Congenital varicella syndrome: Cranial MRI in a long－term survivor. Neuroradiology 1999;41:205-207.

Edmonson SR, Hallak M, Carpenter JR, Cotton DB: Evolution of hydranencephaly following intracerebral hemorrhage. Obstet Gynecol 1992;79:870-871.

Klingensmith WC III, Cioffi－Ragan DT: Schizencephaly: Diagnosis and progression in utero. Radiology 1986;159:617.

Komarniski CA, Cyr DR, Mack LA, Weinberger E: Prenatal diagnosis of schizencephaly. J Ultrasound Med 1990;9:305-307.

Larroche J－C: Fetal encephalopathies of circulatory origin. Biol Neonate 1986;50:61.

McGahan JP, Ellis W, Lindfors KK, et al: Congenital cerebrospinal fluid－containing intracranial abnormalities: A sonographic classification. J Clin Ultrasound 1988;16:531-544.

Sherer DM, Anyaegbunam A, Onyeije C: Antepartum fetal intracranial hemorrhage, predisposing factors and prenatal sonography: A review. Am J Perinatol 1998;15:431-441.

Suchet IB: Schizencephaly: Antenatal and postnatal assessment with colour－flow Doppler imaging. Can Assoc Radiol J 1994;45:193-200.

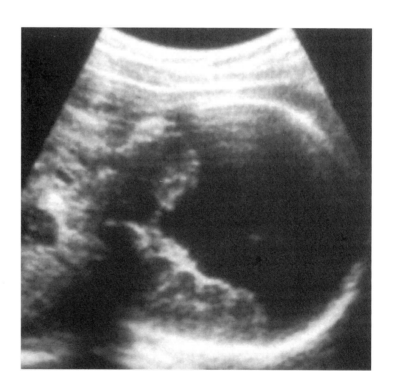

图 2.17.1　*严重的开唇型脑裂畸形,伴有大部分脑的结构破坏。*

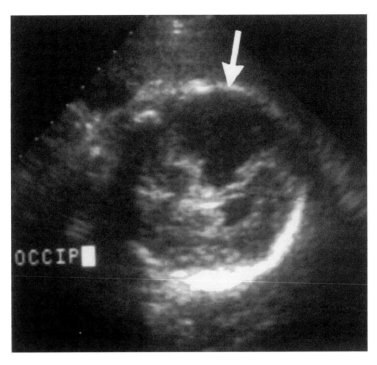

图 2.17.2　大的脑穿通畸形,左侧颞顶叶囊样区域(箭头示)与左侧脑室相通,
可能是由于脑梗死和出血导致的长期结果。

2.18 椎管闭合不全（脊髓脊膜膨出症，脊髓裂，脊膜膨出）

流行病学/遗传学

定义 脊髓脊膜膨出症是一种最常见的神经管发育缺陷,定义为:①神经组织和脑脊膜通过开放的椎弓向外突出;②与神经系统缺陷有关。

流行病学 发生极有可能与特定地区和人口有关,美国的发病率从每500名出生婴儿中有1例至每2000名活产新生儿中有1例(男女比例为1: >1)。

胚胎学 脊髓脊膜膨出常继发于外胚层发育不良,是怀孕的前六周内出现椎板闭合障碍所导致。这类畸形常发生于腰骶部区域,90%患者与Arnold-Chiari畸形所引起的脑积水相关。泌尿生殖系统和心脏异常是本病最常见的并发症。虽然多数的脊髓脊膜膨出是孤立性异常,但已报道有超过25种遗传性的、散发的和染色体多倍体综合征与此有关,如18-三体综合征。

遗传模式 单独发生的脊髓脊膜膨出可表现为遗传和环境等多因素混杂的遗传模式。在首次怀孕出现此异常后,再次怀孕中复发的风险是2%~3%。如果作为遗传性综合征的一部分,则复发率取决于这些所关联的综合征。

致畸剂 暴露于丙戊酸的孕妇中有2%可能会出现神经管异常。叶酸拮抗剂(甲氨蝶呤和氨基蝶呤)、维生素A、沙利度胺、妊娠期糖尿病、高热、叶酸缺乏等常常导致神经管异常的发生率增高。

筛查 母亲血清中检出甲胎蛋白时,可有大约80%的胎儿伴有脊膜脊髓膨出。

预后 取决于缺陷发生的部位和大小,以及是否有合并异常。在单独的脊髓脊膜膨出病例中,有10%可出现神经发育迟缓。现代外科和内科治疗可改善长期预后,但泌尿道异常和骨骼残疾仍是一个长期的问题。

超声检查

超声发现

1. 胎儿

(1)脊髓栓系并且常被分裂为两部分。在脊索不正常的部位骨性椎管常扩大并形成"U"形。在常见的脊髓脊膜膨出中,经常有囊性小袋样结构向后突入脊髓中,其内包含有类似线样结构的神经纤维;在另一种表现形式中,这些小袋样结构中不包含神经(脊膜膨出)。第三种形式(脊髓裂)可没有囊袋,若没有皮肤覆盖则可出现神经束带栓系并可直接暴露在羊水中。在闭合型脊柱裂,栓系的脊髓被骨性结构劈裂,并通常被增厚的膜样结构或是皮肤覆盖,因此甲胎蛋白水平是正常的。

(2)大多数神经管闭合不全发生于下腰部和上位骶骨区域,但少数异常可发生在脊柱较高的水平。准确的评价脊柱异常的部位是非常重要的,因为这与预后密切相关。所有的胸段病变都与下肢轻瘫有关。若病变低于腰4水平则患儿可以正常下床活动。当病变位于腰1和腰4之间时,判断预后比较复杂(髂骨连线位于腰5水平)。在异常病灶最先出现的部位向上计数即可得到病变椎体的水平。

(3)如果在脊柱畸形水平出现了明显的成角,则预后更差(驼背畸形)。非常大或是长段的缺损,以及高于腰2水平的缺损,预后也较差。

(4)技术现状——3个骨性结构共同组成了椎管:椎体内较后的骨化中心和两侧的骨化中心共同连接了椎板和椎弓根(被称为后柱)。超声的脊柱横断面图像中,可以将这些结构显示为叉开的回声光团。矢状位及后位观察可以显示脊柱后方的囊袋样结构。如果没有显示囊袋结构,则在异常的水平常可见到局部凹陷。脊柱冠状位可以显示缺陷部位后方更大的分离角度。最近的研究综述表明,超声检查对于诊断开放性神经管缺陷具有97%的敏感度和100%的特异度。

（5）颅内改变

1）典型者，头颅外形在前额部是两侧扁平的，类似于"柠檬"或"子弹"样。

2）小脑是圆形的并形成"香蕉样"形状，小脑宽度减小。

3）小脑延髓池消失：最强的异常征象。

4）两侧脑室和第三脑室可能膨大。

（6）腿部改变——严重的脊髓脊膜膨出可出现足部运动缺失或畸形足，这些都提示长期预后不良。在子宫内虽具有良好的足部运动但出生后仍可能出现下肢麻痹，因此这并无预后意义。

（7）脊髓脊膜膨出——这类不常见的神经管闭合不全形式可发生于脊柱的任何水平，可以不出现脊椎的异常；沿脊髓可出现囊样结构，并且可有"囊内囊"出现。囊肿可通过细柄状结构与脊髓中央管相连。

2. **羊水**：通常正常。

3. **胎盘**：通常正常。

4. **测量数据**：即使侧脑室有扩大，但头部体积仍是偏小。可以出现 IUCR。

5. **可识别孕周**：最早可以在妊娠9周时通过阴道超声发现，但通常是在 16～18 周时被发现。大约98%的病例是由头部和脊髓所出现的异常声像特征而发现。

难点

1. 如果缺陷只累及单个椎体或是发生于骶椎可能较难于诊断。

2. 骶骨缺陷需要直到孕 20 周（出现骶骨钙化后）才能被检测到。

3. 偶发性脊柱裂可不显示前额"柠檬样"和小脑的"香蕉样"畸形，小脑可移位至上位颈椎管内。相反，"柠檬样"表现也可出现在正常的胎儿。

4. 通过腰椎区域的斜位观察，可使臀肌看起来像是脊髓脊膜膨出。三维超声可澄清那些混淆的病例。

5. 羊水过少或是妊娠期肥胖可使脊膜膨出囊难于被发现。

6. 倾斜角度探头可使椎弓根间距看似扩大。

鉴别诊断　骶尾部畸胎瘤——虽然通常是实性病灶，但其也可表现为尾骨后下方或是前方囊性肿块。脊髓脊膜膨出症的首发部位一般高于尾骨，部分或完全液体充填、可对称或不对称。

还需要检查的部位

1. 下肢（见上述）。

2. 头部（见上述）。

3. 肾盂积水；但泌尿生殖系统一般是正常的。

4. 其他与 18-三倍体相关的多个器官异常（包括脊髓脊膜膨出）。

妊娠管理

需要进行的检查和咨询　应该为进行染色体检测而进行羊膜腔穿刺（大约有 10% 为非整倍体），羊水甲胎蛋白和乙酰胆碱酯酶升高有助于确诊。药物暴露史（尤其是抗惊厥药物）应该给予重点考虑。先天性心脏畸形与神经管畸形有关，因此需要进行胎儿心脏超声检查。应该由神经外科和发育儿科医生向家属提供咨询，有助于了解患儿最有可能的结果。

胎儿宫内干预　最近报道显示，对脊髓脊膜膨出的患儿进行子宫内手术修复，有助于降低发生后脑疝出和分流依赖性脑积水的可能性。早产是常见的并发症，但通常分娩时平均孕周为 33 周。至今尚没有证据显示胎儿接受宫内修复手术后能提高神经功能。在转至具有胎儿外科条件的医学中心之前，家属应该进一步了解这种实验性手术的风险及可能的获益。

胎儿监测　每 3～4 周进行定期的超声检查，评估脑室扩大的程度和（或）预后，是有必要的。

妊娠进程　对于腰部以上的病灶，极有可能出现进展脑室扩大和大头畸形。

终止妊娠　如果对流产胎儿进行染色体检测，同时超声检查又没有发现其他伴发的畸形，可选择"扩张宫颈管和清宫术"。

分娩　当有进展表现和发生严重的脑室扩大时，可以在妊娠 32 周后选择提前分娩，但是应该在早期干预的潜在好处与早产儿的风险之间进行权衡，没有脑室扩大则应该足月后分娩。对于伴有脑室扩大胎儿的分娩方式，目前尚存在争议。由于有证据显示剖宫产后下肢运动功能更好，所以最近似乎更倾向这种分娩方式。然而，目前还没有已完成的良好对照的前瞻性研究。

新生儿学

复苏　在妊娠的最后 3 个月至产程开始前，必须与家属讨论是否对胎儿采取干预性措施。在此时，应该对可能影响患儿预后的中枢神经其他异常、其他器官和系统异常进行详细的描述，以利于对潜在结果做出更准确的判断。

需要保护病灶部位免受创伤和表面污染。在抢救台上使用无菌布单，医护人员中至少有一人负责用严格的无菌操作方法覆盖和填充病灶处。

转诊 由多学科小组负责将患儿转诊至有条件的医院,在转送过程中用上述的方法对膨出或缺损处进行保护。

检查和确诊 首要的是完整评估婴儿所有的异常,并且分析功能障碍的严重程度。这其中包括彻底的神经病学检查、颅脑 CT 等,以确定中枢神经系统的合并畸形;如果有其他异常的体检结果,还需要评估其他器官和系统的异常。

护理管理 应该和家属讨论是否首先直接采用手术方式关闭缺损,这些措施将会导致婴儿与产前不同的预期结果。在 48 小时以内关闭缺损和(或)使用广谱抗生素,有利于保持现存的外周神经功能。

在关闭缺损后,3 个首要的问题需要重视:65% ~95% 患儿伴发有脑积水,泌尿道结构和功能的异常,骨科畸形和功能障碍。这些并发症与缺损的位置和程度有关,并且都需要相关亚专业的医生进行处理。

外科治疗

术前评估 从神经外科的角度出发,脊髓脊膜膨出缺损的位置/范围与脊柱后凸畸形同样重要。相关的颅内和颅外异常表现(特别是脑积水),也是重要的产前畸形。

常规的体格评估中需要特别注意心脏、肺和肾,这些方面对于决定何时手术闭合脊髓脊膜膨出非常重要。头部超声有必要确定侧脑室的大小,同时还需要认真检查脊髓脊膜膨出的部位。如果缺损是开放的且渗漏脑脊液,即使超声发现脑室体积不大,仍然有可能是脑积水并且需要进行脑室分流术。

手术指征 所有的开放型缺损(没有完全被皮肤所覆盖)需要尽早修复以减小感染的风险。

手术类型 需要修复的内容包括:从周围软组织中游离出脊髓、闭合硬膜囊、肌肉和皮下组织。如果需要应同时进行脑室分流。

子宫内手术修复脊髓脊膜膨出,可以由少数几个医疗中心在 24 ~30 孕周时进行。初步结果显示有症状的脊髓脊膜膨出发病率较低,同时较少出现 Chiari Ⅱ 型畸形所伴有的后颅窝异常。子宫内手术闭合缺损并没有客观地显示出可以提高神经功能。

手术结果/预后 出生时伴有脊髓脊膜膨出的婴儿,其功能恢复一般都与缺损的大小和所在位置有关。较大和较高的(胸段或胸腰段)病灶与轻截瘫和半身不遂有关,同时可伴有括约肌功能障碍和脊柱畸形。仔细监测低位颅神经或脑干功能障碍可以发现那些无症状的 Chiari Ⅱ 畸形,并且可能需要手术减压。罹患脊髓脊膜膨出的儿童需要仔细的长期随访,包括听从神经外科,矫形外科、泌尿科和儿科医生的建议。

参考文献

American Academy of Pediatrics, Committee on Genetics: Folic acid for the prevention of neural tube defects. Pediatrics 1999;104:325-327.

Ball RH, Filly RA, Goldstein RB, Callen PW: The lemon sign: Not a specific indicator of meningomyelocele. J Ultrasound Med 1993;3:131-134.

Benacerraf BR, Stryker J, Frigoletto FD Jr: Abnormal US appearance of the cerebellum (banana sign): Indirect sign of spina bifida. Radiology 1989;171:151-153.

Biggio JR, Owen J, Weinstrom KD: Can prenatal findings predict ambulatorystatus in fetuses with open spina bifida? Am J Obstet Gynecol 2001;185:1016-1020.

Blaas HK, Eik – Nes SH, Isaksen CV: The detection of spina bifida before 10 gestational weeks using two – and three – dimensional ultrasound. Ultrasound Obstet Gynecol 2000;16:25-29.

Bonilla – Musoles F, Machado LE, Osborne NE: Two – and threedimensional ultrasound in malformations of the medullary canal: Report of four cases. Prenat Diagn 2001;20:622-626.

Bruner JP, Tulipan N, Paschall RL, et al: Fetal surgery for myelomeningocele and the incidence of shunt dependent hydrocephalus. JAMA 1999;282:1819-1825.

Dennis MA, Drose JA, Pretorius DH, Manco – Johnson ML: Normal fetal sacrum simulating spina bifida: "Pseudodysraphism." Radiology 1985;155:751-754.

Goldstein RB, Podrasky AE, Filly RA, Callen PW: Effacement of the fetal cisterna magna in association with myelomeningocele. Radiology 1989;172:409-413.

Hall JG, Friedman JM, Kenna BA, et al: Clinical, genetic, and epidemiological factors in neural tube defects. Am J Hum Genet 1988;43:827-837.

Jindal R, Mahapatr AK, Kamal R: Spinal dysraphism. Indian J Pediatr 1999;66:697-705.

Kollias SS, Goldstein RB, Cogen PH, Filly RA: Prenatally detected myelomeningoceles: Sonographic accuracy in estimation of the spinal level. Radiology 1992;185:109-112.

Lennon CA, Gray DL: Sensitivity and specificity of ultrasound for the detection of neural tube and ventral wall defects in a high risk population. Obstet Gynecol 1999;4:562-565.

Lirette M, Filly RA: Relationship of fetal hydronephrosis to spinal dysraphism. J Ultrasound Med 1983;2:495-497.

McDonnel GV, Mcann JP: Issues of medical management in adults with spina bifida. Childs Nerv Sust 2000;16:222-227.

Morrow RJ, McNay MB, Whittle MJ: Ultrasound detection of neural tube defects in patients with elevated maternal serum alpha – fetoprotein. Obstet Gynecol 1991;78:1055-1057.

Neutzel MJ: Myelomeningocele: Current concepts of management. Clin Perinatol 1989;16:311.

Nyberg DA, Mack LA, Hirsch J, Mahony BS: Abnormalities of fetal cranial contour in sonographic detection of spina bifida: Evaluation of the lemon sign. Radiology 1988;167:387-392.

Pilu G, Romero R, Reece EA, et al: Subnormal cerebellum in fetuses with spina bifida. Am J Obstet Gynecol 1988;158:1052-1056.

Riegel D, Rotenstein D: Pediatric Neurosurgery, 3rd ed. Philadelphia, WB Saunders, 1994, p 51.

Sauerbrei EE, Grant P: Prenatal diagnosis of myelocystoceles: Report of two cases. J Ultrasound Med 1999;18:247-252.

Sutton LN, Adzick NS, Bilaniuk LT, et al: Improvement in hindbrain herniation demonstrated by serial magnetic resonance imaging following fetal surgery for myelomeningocele. JAMA 1999;282:1826-1831.

Van Allen MI, Kalousek DK, Chernoff GF, et al: Evidence for multisite clo-

sure of the neural tube in humans. Am J Med Genet 1993;47: 723-743.

Van den Hof MC, Nicolaides KH, Campbell J, Campbell S: Evaluation of the lemon and banana signs in one hundred thirty fetuses with open spina bifida. Am J Obstet Gynecol 1990;162:322-327.

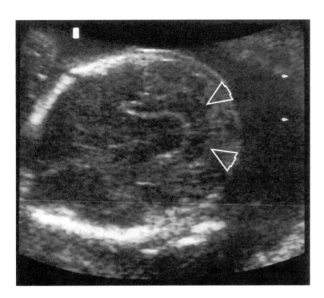

图 2. 18. 1 脊柱神经管闭合不全。颅内伴有 Arnold-Chiri 畸形；小脑(三角箭头示)呈"香蕉样"外形并且没有看到小脑延髓池。颅骨前额部扁平类似于柠檬样外形。

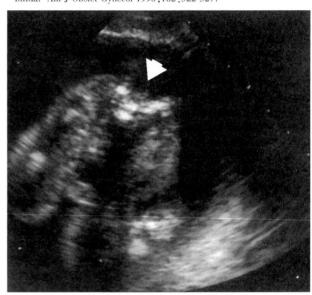

图 2. 18. 2 脊髓裂的横断面观。腰段脊柱侧面的骨化中心分离，并且两者之间形成一个裂隙(三角箭头示)。

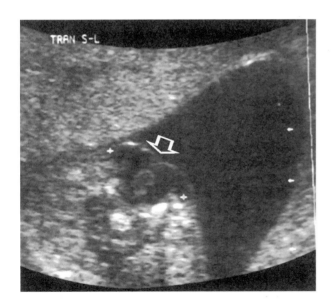

图 2. 18. 3 脊髓脊膜膨出。有常见的表现，但有薄膜覆盖在缺损处(箭头示,在多个" + "之间)。在膨出区域可见到一些神经组织。

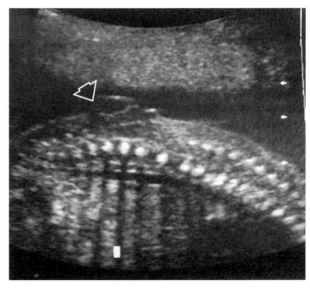

图 2. 18. 4 矢状面观。在腰 4 ~ 5 区域可见有分隔的囊样肿块(三角箭头示)。

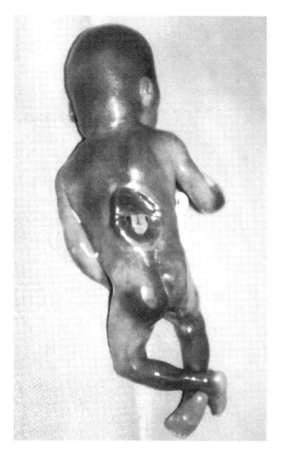

图 2.18.5　20 孕周胎儿伴有下胸－上腰段的脊髓脊膜膨出。在破裂的骨质下面可见到神经成分。

2.19 Galen 静脉畸形

流行病学/遗传学

定义 Galen 静脉血管瘤是指一系列异常膨大的静脉，从大的单发动静脉畸形到多发的小的血管分流。

流行病学 罕见（男女比例为 2:1）。

胚胎学 脑血管由"原始血管丛"分化而来的动脉和静脉所组成。目前仍不清楚如何、何时、为何脑部或其他部位发生动静脉血管畸形。病理学中发现异常膨大的 Galen 静脉可与外观正常的动脉之间相互交通。多数病例为单发的异常。先天性心脏畸形、水囊瘤、水肿均与 Galen 静脉畸形有关。

遗传模式 散发。

致畸剂 无。

预后 出现心力衰竭或水肿的婴儿通常死亡，在随后的儿童期可有 20% 的手术死亡率。接受成功手术的存活患儿通常是正常的。

超声检查

超声发现

1.胎儿

（1）中枢神经系统

1）在脑中线后部可见到血管瘤，表现为不规则形状、卵圆形、囊样。病灶位于第三脑室后上部，在实时超声和彩色多普勒检查中可观察到多条细小的供血动脉；同时大的管状静脉向后枕区引流。仔细分析彩色多普勒中动脉瘤的供血动脉有助于制订手术计划，三维彩色血管成像能帮助分辨这些细小的血管。不良预后的影响因素包括：供血血管过多、宽的引流静脉（直窦）、存在流向相反的"盗血"现象、高输出状况的证据（例如，腹水等）。

2）可能出现继发的第三脑室和侧脑室扩大。

（2）胸部——心脏可能扩大，伴有增粗的颈动脉和上腔静脉。

（3）腹部

1）可见到肝脾大。

2）继发性水肿，多是由于动静脉分流引起的先天性心力衰竭所致。可有腹水、胸腔积液、心包积液

和皮肤增厚。

2.**羊水**：正常。

3.**胎盘**：正常。

4.**测量值**：正常。

5.**可识别孕周**：大约 14 周时。

难点

1. 容易与四叠体池相混淆，其表现为第三脑室前方的正常囊样结构。多普勒超声成像可显示在这一正常的脑池内没有血流。

2. 透明隔通常在前部，但也可只向后延伸，此时容易误诊为 Galen 静脉畸形。

鉴别诊断

1. 四叠体池。

2. 在中心位置的蛛网膜囊肿。

还需要检查的部位 一些位于颅中线的囊样结构，若不能明确来源需要使用多普勒超声进行探查。需要检查有无心脏扩大和腹水；反之，若有腹水和心脏扩大时需要检查有无 Galen 静脉畸形。

妊娠管理

需要进行的检查和咨询 如果多普勒已确认病灶的血管性，一般不需要进一步的诊断评估。胎儿心脏超声可能有助于检测早期的心力衰竭。需要小儿神经外科医生协助评估出生前情况，并与家属讨论出生后的治疗计划。

胎儿宫内干预 并不推荐子宫内治疗。

胎儿监测 由于一些病例极可能发生胎儿水肿及继发先兆子痫，因此需要围生期医生仔细地对孕妇进行随访。由于严重的胎儿水肿可引起早产，应该进行较高频率的超声随访（如每两周）。

妊娠进程 胎儿水肿及继发先兆子痫的风险较高，或者梗阻性脑积水，使这种胎儿畸形极容易引发高风险的产科并发症。

终止妊娠 和所有脑部畸形相似，终止妊娠后需要在有神经病理专家的机构中进行胎儿解剖。

分娩 在严重的病例中，最好选择非侵入性的处理措施。在没有并发症的病例中，可选择肺部成熟后择机分娩，这样有助于改善预后。但是，关于合适的分娩时机和分娩方式，目前只有很少的信息可以使用。

新生儿学

复苏　复苏的方式主要取决于产前是否存在先天性心脏衰竭及胎儿水肿,还需要考虑解剖的特点和外科手术修复的可能性。在胎儿肺部成熟后按计划分娩,可避免紧急和有创复苏后带来的胎儿应激反应,这样可最大程度改善患儿预后。可考虑早期使用正性肌力药物提高心肌功能,并且通过麻醉减少氧气的消耗和降低脑部血压。若出现严重的积液(胸部、心包和腹腔等)需要改善心肺功能。

对于有多发异常、并且死亡概率较高、长期预后较差的患儿,应和家属讨论是否接受不采取干预性措施。

转诊　建议将患儿转至具有小儿心脏病学、小儿神经外科条件的医学中心。需要在转运过程中保证足够的血氧饱和度和全身血液灌流。

检查和确诊　出现在新生儿期的 Galen 静脉瘤,可伴有心衰和(或)水肿。儿童期仅出现头痛或其他中枢神经系统症状时,可能预后较好。偶然情况下,Galen 静脉畸形可伴随有脑积水或脑穿通畸形。出生后 CT 或 MRI 扫描以及动脉造影能明确这部分异常。

护理管理　前期应优先保证合适的气体交换和组织灌注,避免脑内血压大范围的波动。有报道称心肌缺血和颅内出血常是致死的原因。控制先天性心脏衰竭的措施,包括使用正性肌力药、利尿剂和限制液体,纠正代谢异常如酸中毒、低血糖和电解质紊乱。

何时用何种技术封闭血管瘤的供血动脉,取决于婴儿的临床状况和病灶内血管解剖情况,而 MRI 更适合于对后者的分析。

外科治疗

术前评估　Galen 静脉畸形可分为以下两种不同的类型。

1. 真正的 Galen 静脉瘤样扩张属于动静脉瘘,胚胎期动脉血流向原始的静脉,也就是前脑正中静脉。

2. 继发性的 Galen 静脉扩张,常是由于与脑实质内动静脉畸形相通的静脉血管扩张而形成。

在评估颅内血管和结构异常、脑积水和脑出血时,需要同样重视对心脏状况进行分析。处置无症状患儿时(无心衰或脑积水),需要连续 3 或 6 个月的超声追踪复查。

手术指征　如果畸形持续存在,则在患儿 6～8 月时进行血管造影及治疗。若是出现心衰和进展性脑积水的儿童,可以立即行诊断性脑血管造影。

手术类型　治疗 Galen 静脉畸形可采用经动脉或静脉进行血管内栓塞,以堵塞动静脉之间瘘管。在一些情况下,可能需要直接的手术方式,但常会引起较高的死亡率。Galen 静脉扩张只需治疗原发的动静脉畸形。

手术结果/预后　通常现代的血管内治疗可以取得良好的疗效,2/3 患儿预后极好且死亡率较低。如果新生儿出现有心力衰竭并且无法纠正则预后相当差。这其中包括了所有在子宫内就确诊的 Galen 静脉血管瘤。

参考文献

Dan U, Shalev E, Greif M, Weiner E: Prenatal diagnosis of fetal brain arteriovenous malformation: The use of color Doppler imaging. J Clin Ultrasound 1992;20:149-151.

Garcia – Monaco R, Lasjaunias P, Berenstein A: Therapeutic management of vein of Galen aneurysmal malformations. In Vinuela F, et al (eds): Interventional Neuroradiology: Endovascular Therapy of the Central Nervous System. New York, Raven Press, 1992, p 113.

Heling KS, Chaoui R, Bollman R: Prenatal diagnosis of an aneurysm of the vein of Galen with three – dimensional color power angiography. Ultrasound Obstet Gynecol 2000;15:333-336.

Hoffman HJ, Chuang S, Hendrick EB, Humphreys RP: Aneurysms of the vein of Galen: Experience at the Hospital for Sick Children, Toronto. J Neurosurg 1982;57:316-322.

Jeanty P, Kepple D, Roussis P, Shah D: In utero detection of cardiac failure from an aneurysm of the vein of Galen. Am J Obstet Gynecol 1990;163:50-51.

Sepulveda W, Platt CC, Fisk NM: Prenatal diagnosis of cerebral arteriovenous malformation using color Doppler ultrasonography: Case report and review of the literature. Ultrasound Obstet Gynecol 1995; 6:182-186.

Vintzileos AM, Eisenfeld LI, Campbell WA, et al: Prenatal ultrasonic diagnosis of arteriovenous malformation of the vein of Galen. Am J Perinatol 1986;3:209-211.

Yuval Y, Lerner A, Lipitz Z, et al: Prenatal diagnosis of vein of Galen aneurysmal malformation: Report of two cases with proposal for prognostic indices. Prenatal Diag 1997;17:972-977.

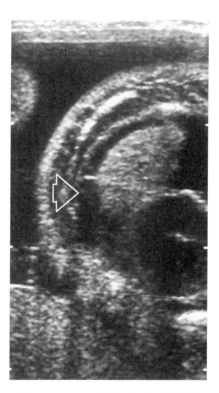

图 2.19.1   Galen 静脉血管瘤,通过胸部的横断面。可见胸腔积液和皮肤增厚。

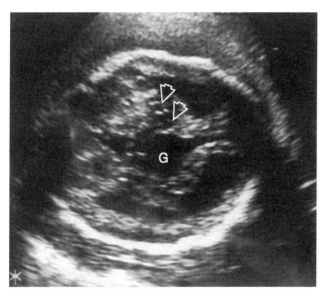

图 2.19.2   通过第三脑室的轴位图。大的黑色区域(G)是 Galen 静脉血管瘤。小的囊样区域(三角箭头示)与大的囊样区相连代表供血动脉。

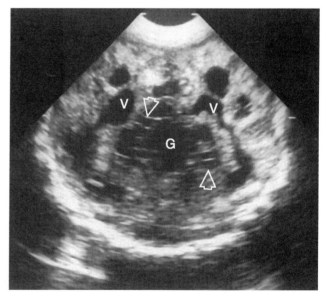

图 2.19.3   冠状显示血管瘤(G)和供血动脉(三角箭头示)。有中度侧脑室扩大(V)。

(章锦曼   廖承德   译)

心 脏   第 **3** 章

3.1　大动脉转位（D - 大动脉转位）

流行病学/遗传学

定义　主动脉与右心室相连,肺主动脉与左心室相连。最常见的转位类型是 D - 转位,亦被称为完全性转位。由于低氧的体静脉血液是由右心室泵送至体循环,富氧的肺静脉血液通过左心室泵送至肺部,患者出现发绀。正常原始心管在发育过程中右向襟转(D-Loop),这也决定着正常心室方位。D - 大动脉转位是本节的重点。

完全大动脉转位应和先天矫正型大动脉转位(亦被称为生理矫正型或 L - 转位)相鉴别。通常在生理矫正型转位,心管环扭转到左侧(L - 环),导致心室反转。由于右心室连接于主动脉,而左心室连接于肺主动脉,其存在解剖学的转位。但在生理学上,体静脉血液由左心室泵送到肺动脉,肺静脉血液由右心室泵送到主动脉,患儿无发绀症状。

流行病学　每 1000 个活产儿中发病率为 0.201 ~ 0.432。在先天性心脏病患儿中发病率为 4% ~ 6%。

胚胎学　大动脉转位可能由妊娠 4 ~ 5 周动脉圆锥的发育异常所致。

遗传模式　当有一个兄弟姐妹发病时,再发风险率为 1.5%,两个兄弟姐妹发病时,再发风险率为 5%。其很少和染色体异常或者其他综合征相关。

致畸剂　在雌性糖尿病小鼠胚胎模型中,维 A 酸可诱导大动脉转位。

预后　矫正手术的手术死亡率为 3% ~ 5%,术后中期预后良好。远期预后尚不明确。

早期的数据表明,产前诊断可改善新生儿的术前状态。产前诊断是否能降低手术死亡率的数据仍不明确。

超声检查

超声发现

1. 胎儿

(1)确定主动脉源自右心室,肺主动脉源自左心室可以诊断。显示肺动脉分支起源的是肺主动脉。显示供应头部和颈部的血管是主动脉。

(2)主动脉瓣通常位于肺动脉瓣的右前方,但是主动脉也可以和肺动脉瓣并排,或在肺动脉瓣的正前方,甚至是左侧以及前方。

(3)30% ~ 50% 患者合并室间隔缺损。

(4)限制性卵圆孔未闭合与出生后严重的发绀有关。

(5)小的或限制性动脉导管未闭可能和出生后预后不良相关。

(6)应规范测量升主动脉和肺动脉,并对比正常数据。升主动脉发育不良与主动脉狭窄,主动脉弓离断,以及主动脉瓣下狭窄相关。严重的肺主动脉发育不良和肺动脉瓣狭窄及肺动脉瓣下狭窄相关。

(7)不太常见的合并异常包括三尖瓣或右心室发育不全,肺动脉狭窄,主动脉瓣下狭窄,主动脉缩窄或主动脉弓离断,以及冠状动脉发育异常。

2. 羊水:正常。

3. 胎盘:正常。

4. 测量数据:正常。

5. 可识别孕周:孕 16 ~ 18 周经腹超声成像可以识别。虽然胎儿心脏可以在孕 13 ~ 15 周通过经阴道

超声心动图检查,但在这个孕周未见诊断大动脉转位的报道。

难点

1. 如果没能区分肺主动脉和升主动脉,大动脉转位可能会被漏诊。识别肺动脉分支是否正确是确定哪条大血管是肺主动脉的关键。其他的方法可排除大动脉转位,例如大血管的交叉,但不足够可靠。

2. 大动脉转位可以和右室双出口或法洛四联症混淆。

鉴别诊断　当一个大血管骑跨在室间隔缺损上,大动脉转位会和右心室双出口或法洛四联症混淆。右心室双出口,一条大血管和另外一条血管的大部分从右心室发出。当主动脉源自右心室,肺动脉骑跨室间隔缺损时,诊断可能会混淆。当肺动脉超过50%以上位于右心室诊断为右心室双出口。当肺动脉超过50%以上在左心室则诊断为大动脉转位合并室间隔缺损。

法洛四联症,主动脉骑跨在室间隔缺损上,肺主动脉起自右心室。如果大血管不能准确区分(即,肺主动脉和主动脉都彼此混淆),则大动脉转位合并室间隔缺损可能会与法洛四联症混淆。

还需要检查的部位

1. 完全性大动脉转位通常不合并其他的心外畸形。

2. 寻找水肿的证据——腹腔积液,胸腔积液,心包积液以及皮肤增厚。

妊娠管理

需要进行的检查和咨询　应进行染色体检查,包括原位杂交技术检测染色体22q微缺失。小儿科心脏病咨询应该获得明确诊断并配合产前及产后心脏治疗计划。

胎儿宫内干预　无。

胎儿监测　在孕28~30周重复超声心动图检查,主要是为了评估是否合并流出道,动脉导管和卵圆孔的异常。

妊娠进程　一般耐受性良好。

终止妊娠　鉴于预后良好,通常不需要终止妊娠。如果选择了终止妊娠,应分娩一个完整的胎儿以确认诊断。

分娩　推荐在可以及时得到小儿心脏病学咨询的三级中心分娩,以便在紧急情况下可以立即进行球囊房间隔造口术。

新生儿学

复苏　通常有自主呼吸,不需要立即机械通气。安全的静脉通路是必要的,并且,根据氧饱和度和临床状况,最好确定动脉导管开放良好。有时使用前列腺素E,维持导管通畅,改善混合血氧饱和度。

转诊　新生儿应转诊到有超声心动图诊断专家、介入导管和小儿心脏外科的中心,并具备紧急气管插管和机械通气的设备。

检查和确诊　仅通过超声心动图就可以得到完整和准确的诊断。

护理管理　氧饱和度在无代谢性酸中毒下保持在70%~85%之间。当氧饱和度不足,给氧可以增加肺静脉血氧饱和度。如果血氧饱和度仍然不足,前列腺素E和球囊房间隔造口术有助于提高血氧饱和度。同时维持体循环血压促进了血液混合。

外科治疗

术前评估　超声心动图诊断通常起决定性作用。

手术指征　所有大动脉转位的患者都需要手术治疗。手术通常在出生后第一周并且肺血管阻力下降后进行。在合并某些病变的情况下如肺动脉瓣狭窄或室间隔缺损,可能影响到手术时机。

手术类型　动脉调转术最常用于修复22-大动脉转位。大血管被横行切断并重新连接到相应的心室。冠状动脉从主动脉根部移植到纠正后的主动脉根部(即,从左心室发出的大血管)。

在大动脉转位合并室间隔缺损,肺动脉瓣下狭窄时进行Rastelli术。在这种情况下,肺动脉狭窄,不允许进行大动脉调转术,因为术后会有主动脉狭窄。在Rastelli术中,采用补片扩大室间隔缺损,内隧道将主动脉隔至左心室,再用外通道将肺动脉与右室流出道连接起来。这种手术允许生理性校正,左心室成为体循环心室(相对于心房调转)。

在极少数情况下,有严重的心室发育不全或房室瓣骑跨,不允许室间隔缺损封堵,需要进行单心室手术。

手术结果/预后　动脉调转术的手术死亡率为3%~5%。10%的患者需要后续的二次手术或介入导管手术。动脉调转术的晚期并发症包括肺动脉瓣上狭窄,纠正后的主动脉根部膨大,主动脉瓣反流,左心功能不全,主动脉吻合口狭窄和冠状动脉狭窄或扭曲。长期生存率较高。

接受了动脉调转术的患者有 10% ~15% 的可能有严重的右心功能不全或三尖瓣反流。

参考文献

Bonnet D、Coltri A、Butera G、et al：Prenatal diagnosis of transposition of great vessels reduces neonatal morbidity and mortality. Arch Mal Coeur Vaiss 1999；92：637-640.

Frohn-Mulder IM、Wesby SE、Bouwhuis C、et al：Chromosome 22q11 deletions in patients with selected outflow tract malformations. Genet Couns 1999；10：35-41.

Fyler DC：Trends. In Fyler DC（ed）：Nadas' Pediatric Cardiology. Philadelphia，Hanley & Belfus，1992，pp 273-284.

Goldmuntz E、Clark BJ、Mitchell LE、et al：Frequency of 22q11 deletions in patients with conotruncal defects[see comments]. J Am Coll Cardiol 1998；32：492-498.

Johnson BL、Fyfe DA、Gillette PC、et al：In utero diagnosis of interrupted aortic arch with transposition of the great arteries and tricuspid atresia. Am Heart J 1989；117：690-692.

Kumar RK、Newburger JW、Gauvreau K、et al：Comparison of outcome when hypoplastic left heart syndrome and transposition of the great arteries are diagnosed prenatally versus when diagnosis of these two conditions is made only postnatally. Am J Cardiol 1999；83：1649-1653.

Maeno YV、Kamenir SA、Sinclair B、et al：Prenatal features of ductus arteriosus constriction and restrictive foramen ovale in D-transposition of the great arteries. Circulation 1999；99：1209-1214.

Melchionda S、Digilio MC、Mingarelli R、et al：Transposition of the great arteries associated with deletion of chromosome 22q11. Am J Cardiol 1995；75：95-98.

Nakajima Y、Morishima M、Nakazawa M、et al：Distribution of fibronectin、type I collagen、type IV collagen，and laminin in the cardiac jelly of the mouse embryonic heart with retinoic acid-induced complete transposition of the great arteries. Anat Rec 1997；249：478-485.

Nora JJ、Nora AH：Update on counseling the family with a first-degree relative with a congenital heart defect. Am J Med Genet 1988；29：137-142.

Yasui H、Morishima M、Nakazawa M、et al：Developmental spectrum of cardiac outflow tract anomalies encompassing transposition of the great arteries and dextroposition of the aorta：Pathogenic effect of extrinsic retinoic acid in the mouse embryo. Anat Rec 1999；254：253-260.

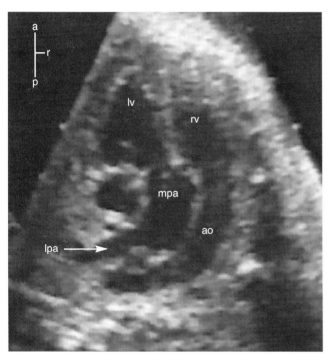

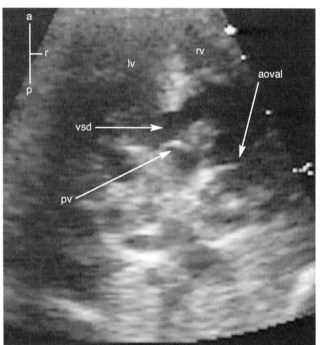

图 3.1.1 大动脉转位。图中显示了左肺动脉（lpa）的起源，确定源自左心室（lv）的血管是肺主动脉（mpa）。源自右心室（rv）的血管没有分支，为主动脉（ao）。显示肺动脉分支是最简便的准确区分大血管的方法。

图 3.1.2 大动脉转位合并室间隔缺损。主动脉瓣（aoval）接受来自右心室（rv）的血液。对位不良的室间隔缺损（vsd），肺动脉（pv）骑跨于室间隔上，超过 50% 的肺动脉出自左心室。因此，这是大动脉转位而不是右室双出口。同时，需要注意如果主动脉和肺主动脉不能准确区分，可能会误认为是主动脉骑跨，而诊断为法洛四联症。

3.2 法洛四联症

流行病学/遗传学

定义 圆锥心室间隔发育异常包括:①前排列不齐型的室间隔缺损;②肺动脉瓣下狭窄和肺动脉瓣狭窄(多见);③主动脉骑跨在室间隔缺损上;④右心室肥厚。室间隔缺损位于主动脉瓣下。

流行病学 每1000个活产儿中患病率:0.2~0.3。占患有心脏疾病儿童中的6%~8%。

胚胎学 圆锥或漏斗部的肌肉组织由心球发育而来,在半月瓣下方形成了"围脖"肌肉,把直接与房室瓣相连续的半月瓣分开。通常情况下,肺动脉瓣下面有发育的圆锥,缺少主动脉瓣下圆锥。肺动脉瓣下圆锥发育不良被假设是导致法洛四联症4种特征的主要病因。

遗传模式 对兄弟姐妹患有法洛四联症的患者,先天性心脏病复发风险在有一个兄弟姐妹受累时是2.5%,两个兄弟姐妹受累时是8%。法洛四联症患者的子女先天性心脏病的复发风险,在母亲受累时为2.5%,父亲受累时为1.5%。

法洛四联症患者中染色体22q微缺失发生率是11%~34%。当有右位主动脉弓,合并肺动脉瓣发育不良或合并肺动脉瓣闭锁,染色体22q微缺失的风险更大。法洛四联症可发生在21-三体、Melnick-Needles综合征,Adams-Oliver综合征,Prune Belly综合征和CHARGE综合征中。

致畸剂 相关的致畸剂包括丙戊酸盐,金刚烷胺、香豆和妊娠糖尿病。

预后 有肺动脉闭锁和(或)严重肺动脉分支发育不良的病例预后不良。这些患者可能需要多次手术和导管手术干预以重建足够的肺床促进修复。

超声检查

超声发现

1. 胎儿

(1)在心脏长轴切面上可以清楚看到前排列不齐型室间隔缺损,主动脉骑跨在室间隔上。升主动脉常膨大,但并非总是如此。

(2)心尖到主动脉瓣水平的心脏短轴切面也有助于观察室间隔缺损、圆锥隔的向前偏移、流出道梗阻的严重程度。应测量肺动脉瓣、肺主动脉和肺动脉分支宽度,并与正常数据相比较,因为发育不全程度越重,梗阻越严重。

(3)应评估动脉导管血流方向。严重的肺血管梗阻时,动脉导管血流反向,从主动脉逆流到肺动脉。逆流导管血流显示出生后胎儿会出现动脉导管未闭。

(4)法洛四联症可发生肺动脉瓣闭锁。肺主动脉可能会或可能不会缺如。确定有无肺动脉瓣前向血流是重要的。在这种情况下,肺血流可通过主动脉到肺动脉的侧支或未闭的动脉导管逆向供应。这些逆向的补偿血流有时可在产前确诊。

(5)法洛四联症的少见类型是肺动脉瓣显著发育不良(有时被误认为肺动脉瓣缺如综合征)。有中等量的肺动脉反流,肺动脉狭窄通常只是中度。典型病例肺主动脉和肺动脉分支都显著扩张,动脉导管缺如。

(6)15%法洛四联症患者存在左上腔静脉。

(7)法洛四联症患者中,左旋心很常见。

2. 羊水:通常是正常的。当存在肺血管和三尖瓣反流时,特别是当肺动脉瓣发育不良综合征时可有羊水过多和水肿胎。

3. 胎盘:正常。

4. 测量数据:正常。

5. 可识别孕周:经腹超声可以在妊娠16~18周识别。经阴道超声图像可以在妊娠13~14周诊断法洛四联症,但是在这个孕周的敏感性和特异性不确定。

难点

1. 在室间隔上骑跨的大血管是法洛四联症的一个非特异的发现,这也能在右室双出口、合并室间隔缺损的大动脉转位、永存动脉干病例中看到。一定不要认为骑跨的大血管就是主动脉。

2. 通过主动脉骑跨的程度和主动脉瓣下圆锥来鉴别法洛四联症和右室双出口。在法洛四联症中,主动脉主要源自左室(即小于50%的主动脉在右室上),右室双出口时大于50%的主动脉起源于右室。法洛四联症的主动脉瓣和二尖瓣前叶相连,而右室双出口通常有主动脉瓣下圆锥。

3. 法洛四联症通常和永存动脉干混淆。在永存动脉干,两支肺动脉分支和升主动脉从单独的半月瓣根部发出。

4. 法洛四联症和合并室间隔缺损的大动脉转位混淆。

5. 法洛四联症中肺动脉狭窄的严重程度可能在子宫内加重,甚至发展到肺动脉闭锁。有时不容易检测到经肺动脉瓣的前向血流信号。检测到甚至少量的肺动脉反流是肺动脉瓣存在的线索。

鉴别诊断 如前面讨论过的,法洛四联症与右室双出口,有室间隔缺损的大动脉转位,或者永存动脉干混淆。这些病变可以通过仔细检查升主动脉、肺主动脉和它们与心室的关系加以鉴别。

还需要检查的部位 因为可能合并 21 - 三体综合征,18 - 三体综合征和 13 - 三体综合征,需要进行完整的胎儿检查。16% 合并有心脏外畸形。尽管法洛四联症不是任何综合征的必要组成部分,它通常合并在畸形组中(例如,面 - 心综合征,CHARGE,VACTERL),在 Lange 综合征,Goldenhar 综合征和 Klippel-Feil 综合征被描述过。检查:①面部和眼眶不对称和眼距过窄;②半椎体,尾部退化,颈椎短;③肠道梗阻;④胎儿宫内发育迟缓;⑤生殖器发育不全的男性。

妊娠管理

需要进行的检查和咨询 建议接受染色体分析和完整的胎儿检查。染色体分析是必不可少的,包括荧光原位杂交的 22q11 缺失检测。高达 27% 的产前诊断病例有染色体异常。荧光原位杂交检测表明,由于染色体 22q 微缺失发生在 11% ~34% 的法洛四联症患者中。家庭应与儿科心脏病专家讨论心脏检查结果,并调整产前和产后治疗计划。

胎儿宫内干预 无。

胎儿监测 胎儿超声心动图检查应在 28 ~34 周反复评估肺动脉瓣,肺主动脉及肺动脉分支的生长。还应该排除肺动脉闭锁。

妊娠进程 一般耐受性良好。

终止妊娠 法洛四联症手术治疗后通常预后良好(无肺动脉闭锁或肺动脉瓣发育不良综合征),大多数家庭仍然继续妊娠,除非诊断与综合征或染色体异常相关。如果选择终止妊娠,应娩出一个完整的胎儿以明确诊断和排除非心脏异常。

分娩 因为潜在导管依赖性的病变,分娩应在可以立即进行小儿心脏科咨询的中心进行。

新生儿学

复苏 自主呼吸通常存在,不需要机械通气。可能需要安全的静脉通路,这取决于氧饱和度和临床状况。需要导管通畅获得充足的肺血流量时可使用前列腺素 E。

转诊 转诊到有小儿心脏病学和有心脏外科手术能力的中心。如果婴儿出现症状,发绀或充血严重,应立即转诊。转诊前咨询小儿心脏病学专家,确定是否需要输注前列腺素 E_1 以保持导管血流。

检查和确诊 应进行超声心动图检查,确诊法洛四联症和识别合并超声发现。

护理管理 允许动脉导管关闭后,需要观察婴儿以确保有足够的肺血流量。如果动脉导管闭合后氧饱和度超过 85% ,一般就有足够的顺行肺血流量,患儿可以出院回家。

外科治疗

术前评估 在大多数情况下,超声心动图对术前诊断是足够的。很少需要心导管和造影检查排除冠状动脉异常、额外的室间隔缺损或肺动脉分支变形。在有肺动脉闭锁的法洛四联症,需要心脏导管插入术连接主动脉到肺动脉侧支,因为超声心动图不能很好地发现远端的肺动脉分支变形。

手术指征 所有的患者需要手术矫治。如果发绀严重,大多数患者在 2 ~6 月龄或者更早行根治术。

当有肺动脉闭锁导致肺血流量供应不足时,需要在新生儿期手术。

严重的左、右肺动脉发育不良患者,可在婴儿期进行 Blalock-Taussig 分流来保证足够的肺血流量然后在 2 ~5 岁进行根治手术。

手术类型 手术修复包括关闭室间隔缺损,经右心室或三尖瓣入路行右心室流出道梗阻切除(无论是通过右心室切开术或通过三尖瓣瓣膜的方法,肺动脉瓣下梗阻均可切除),通常放置右室流出道加宽补片以扩大肺动脉瓣下区。如果合并肺动脉瓣狭窄,根治手术可能需行跨肺动脉瓣环加宽补片(补片可能需要延伸穿过纤维环,进入肺主动脉手术)也可使肺动脉瓣狭窄得到解决。

有些中心不建议在婴儿早期修复法洛四联症,如果发绀加重,可能会执行 Blalock-Taussig 分流,然后在 2 ~3 岁择期进行根治手术。另外其他人可能试图通过球囊扩张狭窄的肺动脉瓣膜,增加肺血流量,延迟手术。

　　手术结果/预后　法洛四联症的手术死亡率小于
5%。大约 5%~10% 患者可能需要对肺动脉瓣狭窄
进行术后干预,但这些狭窄往往可以通过导管介入球
囊扩张解决。球囊扩张和(或)放置血管内支架以缓
解肺动脉发育不良。

参考文献

Achiron R, Rotstein Z, Lipitz S, et al: First – trimester diagnosis of fetal congenital heart disease by transvaginal ultrasonography. Obstet Gynecol 1994;84:69-72.

Allan LD, Sharland GK, Milburn A, et al: Prospective diagnosis of 1006 consecutive cases of congenital heart disease in the fetus. J Am Coll Cardiol 1994;23:1452-1458.

Balde MD, Breitbach OP, Wettstein A, et al:[Tetralogy of Fallot following coumarin administration in early pregnancy: An embryopathy?] Geburtshilfe Frauenheilkd 1988;48:182-183.

DeVore GR, Siassi B, Platt LD: Fetal echocardiography. VIII. Aortic root dilatation: A marker for tetralogy of Fallot. Am J Obstet Gynecol 1988; 159:129-136.

Donnenfeld AE, Conard KA, Roberts NS, et al: Melnick – Needles syndrome in males: A lethal multiple congenital anomalies syndrome. Am J Med Genet 1987;27:159-173.

Espinasse M, Manouvrier S, Boute O, Farriaux JP:[Embryofetopathy due to valproate: A pathology only little known. Apropos of 4 cases (see comments)]. Arch Pediatr 1996;3:896-899.

Fouron JC, Sahn DJ, Bender R, et al: Prenatal diagnosis and circulatory characteristics in tetralogy of Fallot with absent pulmonary valve. Am J Cardiol 1989;64:547-549.

Frohn – Mulder IM, Wesby SE, Bouwhuis C, et al: Chromosome 22q11 deletions in patients with selected outflow tract malformations. Genet Couns 1999;10:35-41.

Fyler DC: Trends. In Fyler DC (ed): Nadas' Pediatric Cardiology. Philadelphia, Hanley & Belfus, 1992, pp 273-284.

Goldmuntz E, Clark BJ, Mitchell LE, et al: Frequency of 22q11 deletions in patients with conotruncal defects. J Am Coll Cardiol 1998;32:492-498.

Hornberger LK, Sanders SP, Sahn DJ, et al: In utero pulmonary artery and aortic growth and potential for progression of pulmonary outflow tract obstruction in tetralogy of Fallot. J Am Coll Cardiol 1995;25:739-745.

Iserin L, de Lonlay P, Viot G, et al: Prevalence of the microdeletion 22q11 in newborn infants with congenital conotruncal cardiac anomalies. Eur J Pediatr 1998;157:881-884.

Kim WG, Suh JW, Chi JG: Nitrofen – induced congenital malformations of the heart and great vessels in rats: An animal model. J Pediatr Surg 1999;34:1782-1786.

Kuribayashi T, Roberts WC: Tetralogy of Fallot, truncus arteriosus, abnormal myocardial architecture and anomalies of the aortic arch system induced by bis – diamine in rat fetuses. J Am Coll Cardiol 1993;21: 768-776.

Lee W, Smith RS, Comstock CH, et al: Tetralogy of Fallot: Prenatal diagnosis and postnatal survival. Obstet Gynecol 1995;86:583-588.

Nora JJ, Nora AH: Maternal transmission of congenital heart diseases: New recurrence risk figures and the questions of cytoplasmic inheritance and vulnerability to teratogens. Am J Cardiol 1987;59:459-463.

Nora JJ, Nora AH: Update on counseling the family with a first – degree relative with a congenital heart defect. Am J Med Genet 1988;29: 137-142.

Pandit PB, Chitayat D, Jefferies AL, et al: Tibial hemimelia and tetralogy of Fallot associated with first trimester exposure to amantadine [see comments]. Reprod Toxicol 1994;8:89-92.

Sameshima H, Nishibatake M, Ninomiya Y, Tokudome T: Antenatal diagnosis of tetralogy of Fallot with absent pulmonary valve accompanied by hydrops fetalis and polyhydramnios. Fetal Diagn Ther 1993;8:305-308.

Shipp TD, Bromley B, Hornberger LK, et al: Levorotation of the fetal cardiac axis: A clue for the presence of congenital heart disease. Obstet Gynecol 1995;85:97-102.

Tasaka H, Takenaka H, Okamoto N, et al: Abnormal development of cardiovascular systems in rat embryos treated with bisdiamine. Teratology 1991;43:191-200.

Yoshida M, Matsumura M, Shintaku Y, et al: Prenatally diagnosed female prune belly syndrome associated with tetralogy of Fallot. Gynecol Obstet Invest 1995;39:141-144.

Zapata HH, Sletten LJ, Pierpont ME: Congenital cardiac malformations in Adams – Oliver syndrome. Clin Genet 1995;47:80-84.

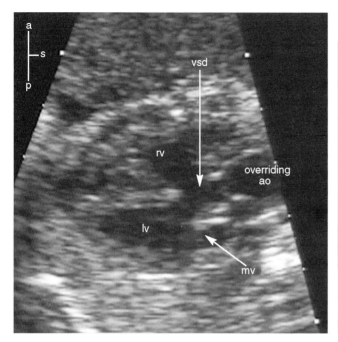

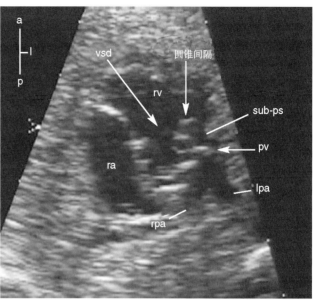

图 3.2.1 法洛四联症的主动脉骑跨。轻度扩张主动脉(ao)骑跨在(vsd)前排列不齐型的室间隔缺损上。主动脉瓣和二尖瓣(mv,lv)前叶通过纤维连接(即,没有主动脉瓣下圆锥)。lv,左心室;rv,右心室。

图 3.2.2 法洛四联症中的排列不齐型室间隔缺损(vsd)和肺动脉狭窄。心脏短轴切面示导致室间隔缺损和肺动脉瓣下狭窄(sub-ps)的前排列不齐的圆锥间隔。肺动脉瓣(pv)环和肺主动脉发育不良。lpa,左肺动脉;ra,右心房;rpa,右肺动脉;rv,右心室。

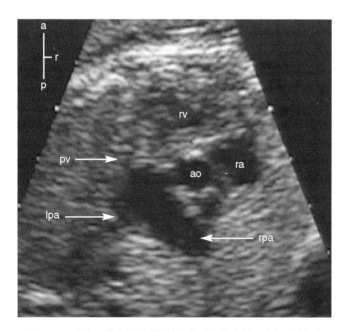

图 3.2.3 法洛四联症与肺动脉瓣发育不良综合征。肺主动脉与右肺动脉(rpa)都明显扩张,右肺动脉内径较升主动脉(ao)宽两倍。肺动脉瓣(pv)增厚和发育不良。lpa,左肺动脉;ra,右心房;rv,右心室。

3.3 Ebstein 畸形

流行病学/遗传学

定义 Ebstein 畸形是指隔瓣附着点向心尖部移位的三尖瓣异常。这通常导致三尖瓣反流及少见的三尖瓣狭窄。右侧心脏常扩大,常合并有房间隔缺损,有时肺动脉狭窄。约 30% 的 Ebstein 畸形患者有 Wolff-Parkinson-White 综合征。

流行病学 每 1000 名活产儿中的患病率约为 0.012(男女比例为 1:1)。它占了患有先天性心脏病儿童的 0.3%。

遗传模式 大多数情况下是散发的。当一个兄弟姐妹受累的复发风险为 1%,两兄弟姐妹受累时复发风险为 3%。有报道过家族性病例。已有报道家族性的常染色体显性遗传模式 Ebstein 畸形合并轻微骨骼异常。

致畸剂 较早的报告显示 Ebstein 畸形风险增加与母亲锂暴露有关。最近的数据表明这种风险很低,即使锂暴露也未必会导致 Ebstein 畸形。4 个病例对照研究证明在锂暴露和 Ebstein 畸形之间没有相关性。两个以上最近的队列研究的一个研究中孕妇糖尿病胎儿心脏异常的相对风险为 1.2(95% CI,0.1~18.3),另一个研究中为 7.7(95% CI,0.4~6.8)。

预后 Ebstein 畸形的严重程度和预后差异很大。在胎儿期确诊或出生时诊断的患者,3 月龄时死亡与前叶远端附着处血栓,右心室发育不良,左室充盈受到右室容积负荷过重干扰,功能右心室的扩张程度有关。一些医生报道预后差与严重的三尖瓣反流、胎先露、右心室流出道梗阻有关。其他报道预后差与心脏肥大和右心房扩张有关。超声检查发现的严重异常少的胎儿预后较好,可能无症状。

有重度三尖瓣反流和显著右心房扩张的胎儿,预后非常差。一项研究报告显示,在 20 例重度三尖瓣反流的胎儿中,48% 在子宫内死亡,尽管给予强有力的治疗和如前所述的手术治疗,活产儿中的 35% 出生后死亡。

超声检查

超声发现

1. 胎儿

(1)三尖瓣的附着点移位(即,隔瓣,有时是后叶)进入右心室,通过测量从十字交叉(二尖瓣附着处)到三尖瓣隔瓣附着点的距离来量化。这个距离在胎儿期应该是小于 5 mm。

(2)右心房和右心室扩张,心脏肥大。

(3)最常见的三尖瓣反流,三尖瓣狭窄少见。

(4)右心室功能不全或发育不良。

合并的超声发现可能包括:

1)肺动脉瓣膜狭窄或肺动脉闭锁。

2)肺动脉分支发育不良。

3)房间隔缺损或卵圆孔未闭。

4)严重的右心容量超负荷及舒张期心室间隔向左心室凸出时,左室充盈受限。

5)当有肺动脉闭锁时,反流动脉导管血流从主动脉流到肺动脉。

2. 羊水:随着重度三尖瓣反流和(或)严重的右心室流出道梗阻,可能有羊水过多和水肿。

3. 胎盘:正常,除非出现水肿。

4. 测量数据:正常,除非出现水肿。

5. 可识别孕周:在孕 16~18 周经腹超声图像可以检测到。尽管在 11~13 周可以经阴道超声心动图检查,但 Ebstein 畸形的诊断尚未见报道。在一项研究中,约 60% 胎儿三尖瓣可在 11 周看到。

难点

1. 重度三尖瓣反流,右心室可能无法产生足够的心室压力打开肺动脉瓣,即使瓣膜是开放的。这就是所谓的功能性肺动脉瓣闭锁,与解剖性肺动脉瓣闭锁相比,其瓣叶是真正的融合关闭。Ebstein 畸形时,功能和解剖肺动脉瓣闭锁都可能发生。确定存在少量的肺动脉反流可以把功能性肺动脉闭锁和解剖肺动脉闭锁区分开来。即使没有顺向血流,肺动脉反流也是瓣叶开放的证据。出生后,当肺血管阻力下降,顺行肺血流成为可能。

2. 右心扩大可能被误认为是左心发育不良综合征。如果测量二尖瓣和三尖瓣环并注意明确三尖瓣的形态和功能异常,这个错误应该很容易避免。

3. 通过降低彩色多普勒增益,使 Nyquist 极限出现在低速血流时,三尖瓣反流的严重程度可能被高估。

鉴别诊断　轻度三尖瓣反流可以发生在 6% ~ 7% 的正常胎儿。在这种情况下,三尖瓣形态及瓣环大小是正常的,应该很容易和 Ebstein 畸形鉴别。正常胎儿右心不扩大。

严重的右心梗阻如肺动脉狭窄或闭锁也导致三尖瓣反流。通过识别三尖瓣的隔叶在室间隔上附着点的位置,有无存在肺动脉瓣梗阻,可以和 Ebstein 畸形鉴别。

三尖瓣发育不良可导致显著甚至重度三尖瓣反流。通常瓣叶游离端增厚,但没有如 Ebstein 畸形的三尖瓣室间隔附着点移位。

巨大的右心房作为一个孤立的超声发现,可出现在没有三尖瓣病变时。

还需要检查的部位　当有严重的心脏增大时,可出现肺发育不良。可发生室上性心动过速,特别是在患有沃-帕-怀综合征时。

在心脏以外寻找这些相关的超声异常:低耳位,小下颌畸形,唇裂,腭裂,肾缺如,巨结肠和睾丸未降。

妊娠管理

需要进行的检查和咨询　应进行小儿心脏病学咨询,以确认和(或)明确诊断,规划产前和产后心脏治疗计划。

胎儿宫内干预　无。

胎儿监测　显著三尖瓣反流,特别是存在肺动脉狭窄或闭锁时,可能出现胎儿水肿。如前所述,可能有潜在的室上性心动过速。

妊娠进程　除非出现重度三尖瓣反流,胎儿一般可足月分娩。

终止妊娠　在胎儿存在解剖肺动脉闭锁和(或)重度三尖瓣反流,显著心脏扩张时,可选择终止妊娠。如果选择终止妊娠,应娩出一个完整的胎儿以确定诊断。

分娩　除非病变是相当轻微,应该在有紧急小儿心脏病咨询以及有氧化亚氮治疗条件的中心分娩。

新生儿学

复苏　在没有胎儿水肿或心律失常时,通常不需要自主呼吸支持。无症状新生儿 Ebstein 畸形可能在出生后早期表现出严重发绀。最初的治疗措施是直接降低肺血管阻力和维持心输出量。

转诊　如果新生儿出生时除了心脏增大,无症状,可以在新生儿门诊进行评估。如果有发绀、充血性心力衰竭或心律不齐,需要立即转诊至小儿心脏病诊断能力很强的三级围生期中心。转诊前咨询小儿心脏科,以确定在转诊过程中需要的治疗。

检查和确诊　超声心动图明确心脏解剖和功能的异常。12 导联心电图是必要的,以排除或诊断心律失常或潜在的传导功能障碍。通过检测动脉氧分压或脉冲指示血氧饱和度评估氧合状态。

护理管理　在大多数情况下,应关闭未闭合的动脉导管。随着肺血管阻力下降,右至左分流减少,体循环氧饱和度可随之增加。在某些情况下,由于肺血管阻力升高,肺血流显著减少,氧化亚氮治疗可能有效。严重右心梗阻的病例,需要前列腺素 E 治疗保持动脉导管不闭合。

外科治疗

术前评估　大多数情况下,超声心动图可以提供明确的心脏解剖和生理学的信息。然而极少数病例需要右心导管和造影检查。在这种情况下,需要心脏导管评估肺动脉的发育状况。

手术指征　一般来说,在血氧饱和度超过 75% 时,新生儿期应尽量避免手术。如前所述,随着肺阻力下降,血氧饱和度通常会增加。然而,当氧饱和度低于 75%,或当解剖学右心梗阻时,必须手术以获得足够的氧合。

过了婴儿期,三尖瓣反流导致过重的右心容量负荷患者应建议手术治疗。

手术类型　大部分患者需要行三尖瓣成形术,但需要功能右室容量足够和三尖瓣前瓣叶发育尚好。在这些病例中,通过三尖瓣手术达到减少三尖瓣反流和瓣膜成形的效果,随后的儿童期可进行三尖瓣置换术。通常房间隔缺损也可同时修补。

当有严重的右心梗阻时,手术治疗更复杂,手术疗效也不理想。解剖学肺动脉瓣闭锁时,需要建立体循环分流手术以保证可靠的血流供应。三尖瓣反流导致的右室容量负荷可能会影响左室充盈。

手术结果/预后　轻度至中度 Ebstein 畸形,没有严重的右心梗阻,手术疗效通常很好。在婴儿期由于严重的 Ebstein 畸形进行新生儿手术的疗效不是非常理想。

参考文献

Balaji S, Dennis NR, Keeton BR: Familial Ebstein's anomaly: A report of six cases in two generations associated with mild skeletal abnormalities. Br Heart J 1991;66:26-28.

Celermajer DS, Bull C, Till JA, et al: Ebstein's anomaly: Presentation and outcome from fetus to adult. J Am Coll Cardiol 1994;23:170-176.

Cohen LS, Friedman JM, Jefferson JW, et al: A reevaluation of risk of in utero exposure to lithium [published erratum appears in JAMA 1994; 271(19):1485]. JAMA 1994;271:146-150.

Dolkart LA, Reimers FT: Transvaginal fetal echocardiography in early pregnancy: Normative data. Am J Obstet Gynecol 1991;165:688-691.

Fyler DC: Trends. In Fyler DC (ed): Nadas' Pediatric Cardiology. Philadelphia, Hanley & Belfus, 1992, pp 273-284.

Gembruch U, Smrcek JM: The prevalence and clinical significance of tricuspid valve regurgitation in normally grown fetuses and those with intrauterine growth retardation. Ultrasound Obstet Gynecol 1997;9:374-382.

Homberger LK, Sahn DJ, Kleinman CS, et al: Tricuspid valve disease with significant tricuspid insufficiency in the fetus: Diagnosis and outcome. J Am Coll Cardiol 1991;17:167-173.

McIntosh N, Chitayat D, Bardanis M, Fouron JC: Ebstein anomaly: Report of a familial occurrence and prenatal diagnosis. Am J Med Genet 1992;42:307-309.

Nora JJ, Nora AH: Update on counseling the family with a first-degree relative with a congenital heart defect. Am J Med Genet 1988;29:137-142.

Paladini D, Chita SK, Allan LD: Prenatal measurement of cardiothoracic ratio in evaluation of heart disease. Arch Dis Child 1990;65:20-23.

Pavlova M, Fouron JC, Drblik SP, et al: Factors affecting the prognosis of Ebstein's anomaly during fetal life. Am Heart J 1998;135:1081-1085.

Reinhardt-Owlya L, Sekarski N, Hurni M, et al: [Idiopathic dilatation of the right atrium simulating Ebstein's anomaly. Apropos of a case diagnosed in utero]. Arch Mal Coeur Vaiss 1998;91:645-649.

Roberson DA, Silverman NH: Ebstein's anomaly: Echocardiographic and clinical features in the fetus and neonate. J Am Coll Cardiol 1989;14:1300-1307.

Silva SR, Bruner JP, Moore CA: Prenatal diagnosis of Down's syndrome in the presence of isolated Ebstein's anomaly. Fetal Diagn Ther 1999;14:149-151.

Weinstein MR, Goldfield M: Cardiovascular malformations with lithium use during pregnancy. Am J Psychiatry 1975;132:529-531.

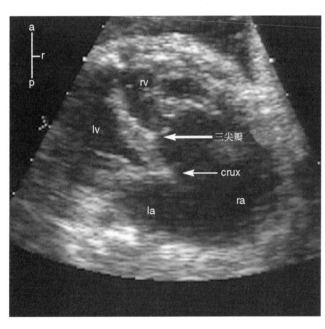
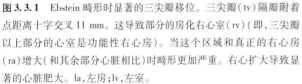

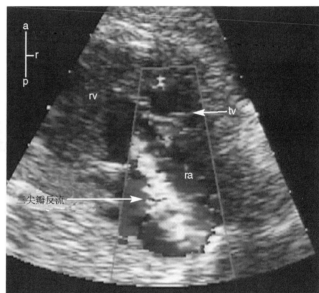

图3.3.1　Ebstein畸形时显著的三尖瓣移位。三尖瓣(tv)隔瓣附着点距离十字交叉11 mm。这导致部分的房化右心室(rv)(即，三尖瓣以上部分的心室是功能性右心房)。当这个区域和真正的右心房(ra)增大(和其余部分心脏相比)时畸形更加严重。右心扩大导致显著的心脏肥大。la，左房;lv，左室。

图3.3.2　Ebstein畸形时严重的三尖瓣反流。可见到三尖瓣反流时宽广的射血进入显著扩张的右心房(ra)。可优化检查设备,提高时间分辨率和空间分辨率。rv,右室;tv,三尖瓣。(见彩图)

3.4 三尖瓣闭锁

流行病学/遗传学

定义 最常见的是三尖瓣缺如，但较少见类型可以有一个很小的无孔三尖瓣结构。通常情况下有右心室发育不良。大血管可能关系正常或转位。

流行病学 每1000名活产儿中发生率:0.039~0.185。大约占了心脏病儿童中的0.6%。

胚胎学 一些研究者认为右侧静脉瓣的退化可能是导致右心发育不全性疾病如三尖瓣闭锁的发病机制。

遗传模式 在大多数情况下遗传模式是不确定的。有一个家庭，三尖瓣闭锁在兄弟姐妹中再次发生，提示可能属于常染色体隐性遗传模式。当兄弟姐妹中的一个患有三尖瓣闭锁，所有先天性心脏病复发的风险为1%，当兄弟姐妹中的两个患有三尖瓣闭锁，再发风险为3%。和三尖瓣闭锁相关的染色体疾病和综合征很少见。

致畸剂 在小鼠模型中，丙戊酸钠使用与心血管异常发育相关，包括三尖瓣闭锁。妊娠期糖尿病。

预后 三尖瓣闭锁需要单侧心室治疗。在一般情况下，需要在六岁以前完成2~3次手术。在过去的10年中，6年的生存率提高到80%~90%。存活者中，大约90%患者是在纽约心脏病协会Ⅰ和Ⅱ级经过多次手术。长期随访显示这可能会降低一些患者的心脏功能状态。

超声检查

超声结果

1. 胎儿

（1）从右心房到右心室缺乏一个出口（如果有心室反转，则是与右心室相关的心房）。这可以很容易地在四腔心切面观察到。彩色多普勒成像可以看到从心房到心室的单一血流也有助于诊断。

（2）大多数病例有右心室发育不良，一定会有房间隔缺损或卵圆孔未闭，成为右心房的出口。

（3）约70%~80%的三尖瓣闭锁新生儿大血管关系正常，因此肺动脉瓣源自发育不良的右心室。常有肺动脉狭窄或有时肺动脉闭锁。由于血液只能通过室间隔缺损从左心室进入右心室和肺动脉,室间隔缺损的限制导致肺动脉瓣下狭窄。如图所示大血管关系正常的三尖瓣闭锁时，室间隔缺损较大。小的室间隔缺损或肺动脉瓣和大动脉关系正常时，提示肺动脉瓣狭窄很严重。当重度肺动脉瓣狭窄时，导管血流可能"反向"（即,从主动脉至肺动脉）。这很大程度上提示出生后病情取决于动脉导管。

（4）12%~28%的三尖瓣闭锁患者中有D-大动脉转位。在这些患者中，主动脉瓣下梗阻性病变很常见，如主动脉缩窄或主动脉弓离断。一个小的主动脉瓣、升主动脉和（或）主动脉横弓提示主动脉狭窄很严重，增加了主动脉弓梗阻的可能性。当有重度主动脉瓣狭窄时，主动脉横弓血流可能反向。这也表明在出生后病变将取决于动脉导管。

（5）三尖瓣闭锁合并心室反转和大动脉转位（所谓的L-大动脉转位）占三尖瓣闭锁患者的5%。在这种情况下，闭锁的三尖瓣及发育不良的右心室位于左侧心脏，二尖瓣和左心室位于右侧心脏。

（6）三尖瓣闭锁时可见左室功能不全合并异常心肌结构异常。三尖瓣闭锁的患者中，心脏的组织学和超微结构异常已有报道。有报道多达45%的三尖瓣闭锁患者合并二尖瓣异常。

（7）三尖瓣闭锁可伴随肺主动脉窗和永存动脉干出现。

2. **羊水**:通常是正常的。有报道一例三尖瓣闭锁、心室反转的胎儿存在完全性心脏阻滞合并水肿和羊水过多。

3. **胎盘**:正常。

4. **测量数据**:正常。

5. **可识别孕周**:经腹部成像在16~18周可以识别。尽管在11~13周可以经阴道超声心动图检查胎儿心脏，尚未见到早孕期诊断三尖瓣闭锁的报道。妊娠11周的胎儿中60%的二尖瓣和三尖瓣已经分瓣。

难点 由于只有单一的房室瓣开放，三尖瓣闭锁和完全性共同房室通道缺损相混淆。注意房室瓣的起源附着点可以很容易地鉴别诊断。三尖瓣闭锁时，二尖瓣附着在房间隔和横向左心房壁。共同房室瓣时，瓣膜源自两个心房的游离壁而不是源自房间隔。同样，房室管缺陷时几乎总是合并原发型房间隔缺损。在三尖瓣闭锁时原发型房间隔缺损不常见。

在三尖瓣闭锁时,识别异常大血管连接是关键。是否存在流出道梗阻决定了三尖瓣闭锁的病情严重性。

右/左方位是关键。没有经验的超声心动图医生可能会把三尖瓣闭锁和二尖瓣闭锁、左心发育不全综合征混淆。两者的预后和治疗完全不同。

鉴别诊断 如前所述,三尖瓣闭锁应和二尖瓣闭锁、房室管缺陷进行鉴别。

还需要检查的部位 扫查是否存在前面所述的少见的相关综合征。

妊娠管理

需要进行的检查和咨询 应进行染色体检查,包括染色体 22q 缺失的原位杂交检查,其发生率为 7% ~ 8%。

应该进行小儿心脏病学咨询以明确诊断并协调产前和产后心脏治疗方案。

胎儿宫内干预 不推荐。

胎儿监测 应在孕 28 ~ 32 周复查超声心动图,对胎儿心功能状态进行评估。

妊娠进程 通常正常。

终止妊娠 因为需要多次手术以及单侧心室治疗,家庭可以做出终止妊娠的选择。如果选择终止妊娠,应该分娩一个完整的胎儿以明确诊断。

分娩 分娩应该在一个具备提供紧急小儿心脏病学和心脏手术咨询的医院进行,因为病情可能取决于动脉导管。

新生儿学

复苏 通常新生儿有自发性呼吸但有发绀。初步治疗措施应建立静脉通道,如有必要时建立动脉通道。如果病变是动脉导管依赖型,需要立即前列腺素 E 治疗(咨询小儿心脏病专家后)。

转诊 应将新生儿转诊到当地的心脏病中心进行针对性的治疗。

检查和确诊 在大多数情况下,超声心动图已经足以在手术治疗前划定解剖结构和必要的生理。

护理管理 大血管关系正常,可靠的治疗路径是必须建立肺血流。如果没有显著的肺动脉狭窄,新生儿会因肺反循环导致充血性心力衰竭,需要治疗充血性心力衰竭。另外,如果出现严重的肺动脉狭窄,必须保持导管通畅以提供足够的肺血流量。

合并大动脉转位时,可能有体循环或肺循环梗阻。在这种情况下,前列腺素 E 治疗是必要的。

外科治疗

术前评估 在婴儿期,超声心动图对于术前评估来说已经足够。在极少数情况下,疑肺动脉发育不良或异常者,可能需要心导管检查。在以后的手术时,需要术前导管检查评估肺动脉发育情况,测量肺动脉阻力。

手术指征 手术通常需要在婴儿期进行,达到体循环和肺循环血流相对平衡。长期以来,由于只有一个有功能的心室,体循环和肺循环血流之间必须分开来,以获得正常的氧饱和度。

手术类型 通常手术需要在新生儿期进行。当肺血流量不足时,行 B-T 分流术,连接右肺动脉和右锁骨下动脉。当没有显著的肺动脉瓣狭窄时,可以用肺动脉带控制过多的肺血流量。当体循环血流梗阻时,手术往往涉及修复主动脉缩窄,如果有严重的主动脉瓣下狭窄时需要进行更复杂的手术。

为了分离体循环和肺循环,需要进行 Glenn 和 Fontan 手术。Glenn 手术时,血液通过上腔静脉回流到肺叶,到达肺动脉分支,从而形成心脏旁路。在 Fontan 手术时,血液从上腔静脉和下腔静脉回肺动脉,到达肺动脉分支。

手术结果/预后 三尖瓣闭锁而大血管关系正常时需要在六岁之前进行 2 ~ 3 次手术,Fontan 手术后氧饱和度为 90% 或更高。Glenn 和 Fontan 手术死亡率位于 2% 和 10% 之间。

当三尖瓣闭锁合并显著的主动脉瓣下梗阻或主动脉弓离断时,手术更为复杂。联合手术的死亡率可能在 10% 和 40% 之间,这取决于是否需要进行主动脉弓重建。

参考文献

Chiba Y, Kanzaki T, Kobayashi H, et al: Evaluation of fetal structural heart disease using color flow mapping. Ultrasound Med Biol 1990;16: 221-229.

Dolkart LA, Reimers FT: Transvaginal fetal echocardiography in early pregnancy: Normative data. Am J Obstet Gynecol 1991;165:688-691.

Fyler DC: Trends. In Fyler DC (ed): Nadas' Pediatric Cardiology. Philadelphia, Hanley & Belfus, 1992, pp 273-284.

Gembruch U, Hansmann M, Redel DA, et al: [Non – immunologicallyin-ducedhydrops fetalis in complete atrioventricular block of the fetus. A summary of 11 prenatally diagnosed cases]. Geburtshilfe Frauenheilkd 1988;48:494-499.

Gentles TL, Gauvreau K, Mayer JE Jr, et al: Functional outcome after the Fontan operation: Factors influencing late morbidity. J Thorac Cardiovasc Surg 1997;114:392-403.

Geva T, Ott DA, Ludomirsky A, et al: Tricuspid atresia associated with aortopulmonary window: Controlling pulmonary blood flow with a fenestrated patch. Am Heart J 1992;123:260-262.

Grant JW: Congenital malformations of the tricuspid valve in siblings. Pediatr Cardiol 1996;17:327-329.

Johnson BL, Fyfe DA, Gillette PC, et al: In utero diagnosis of interrupted aortic arch with transposition of the great arteries and tricuspid atresia. Am Heart J 1989;117:690-692.

Kaneko H, Tsukahara M, Tachibana H, et al: Congenital heart defects in Sotos sequence. Am J Med Genet 1987;26:569-576.

Kumar A, Victorica BE, Gessner IH, Alexander JA: Tricuspid atresia and annular hypoplasia: Report of a familial occurrence. Pediatr Cardiol 1994;15:201-203.

Mair DD, Hagler DJ, Puga FJ, et al: Fontan operation in 176 patients with tricuspid atresia. Results and a proposed new index for patient selection. Circulation 1990;82:IV164-IV169.

Marino B, Digilio MC, Novelli G, et al: Tricuspid atresia and 22q11 deletion. Am J Med Genet 1997;72:40-42.

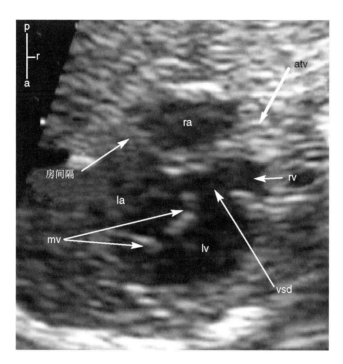

图 3.4.1 三尖瓣闭锁。宽箭头指向闭锁的三尖瓣(atv)。右心房(ra)的唯一出口是穿过卵圆孔流到左心房(la)。有严重的右心室发育不良。在三尖瓣闭锁时室间隔缺损(vsd)很典型,可在图中看到。二尖瓣(mv)附着点位于房间隔和横向的左心房壁。如果这是一个共同房室瓣,瓣膜源自心房侧壁,而不是源自房间隔(见难点中讨论)。la,左心房;lv,左心室;rv,右心室。

3.5 严重的瓣膜性肺动脉狭窄和肺动脉闭锁

流行病学/遗传学

定义 在瓣膜性的肺动脉狭窄中，瓣叶运动受限，通常有肺动脉瓣环发育不良。瓣膜性的肺动脉闭锁时无顺行血流通过肺动脉瓣。瓣叶通常存在但完全融合。

流行病学 每 1000 名活产儿中的发生率：瓣膜性的肺动脉狭窄占 0.07～0.66，肺动脉闭锁占 0.04～0.08。在先天性心脏病患者中，瓣膜性的肺动脉狭窄占 5%～7%，肺动脉闭锁占 0.3%

胚胎学 肺动脉瓣由共同动脉干形成。尽管正常的肺动脉瓣大部分于妊娠 7～8 周发育完成，但一直都有报道肺动脉瓣疾病在子宫内表现为从轻度到更加严重的狭窄，甚至肺动脉狭窄到肺动脉闭锁的进展过程。

遗传模式 最常见的是散发型。兄弟姐妹中的先证者患有肺动脉狭窄，当有一个兄弟姐妹患病时，所有类型心脏疾病的再发风险是 2%，当两个兄弟姐妹患病时，再发风险是 6%。当先证者患有瓣膜性的肺动脉闭锁，一个兄弟姐妹患病时，所有心脏疾病的再发风险是 1%，有两个兄弟姐妹患病时，再发风险达 3%。当孕妇患有肺动脉狭窄时，其后代先天性心脏病的复发风险为 4%～6.5%，当父亲患病时，再发风险为 2%。据报道，染色体疾病、努南和威廉斯综合征时可有肺动脉瓣狭窄。

致畸剂 风疹病毒。

预后 患肺动脉狭窄的新生儿比肺动脉闭锁的新生儿预后更好。在大多数情况下，90% 的患者通过球囊扩张可达到有效缓解梗阻效果，其余可能需要再次扩张术或外科瓣膜成形术。约 97% 患者是纽约心脏病协会功能性分级 I 级，长期生存率很高。

肺动脉闭锁而室间隔完整，右心大小可能足以对两个心室进行治疗。在这种情况下，在 Fontan 手术中，累计需要多次手术，1 年和 5 年的生存率分别约 82% 和 76%。肺动脉闭锁而室间隔完整的患者组，通过有效解除右心室流出道梗阻，可以实现两侧心室的生理功能。长期生存率可能与单心室治疗相似。

有严重的右心室流出道梗阻和重度三尖瓣反流的胎儿有出现水肿和胎儿死亡的风险。

超声检查

超声发现

1. 胎儿

（1）肺动脉瓣叶增厚、形成圆丘状。肺动脉瓣狭窄时，脉冲和连续波多普勒超声心动图可以检测到显著加速的血流。有时彩色多普勒检查看到少量的肺动脉瓣反流，可作为提示肺动脉瓣是开放的线索。

（2）有瓣膜性的肺动脉闭锁时，没有通过肺动脉瓣的前向血流。

（3）有严重的肺动脉狭窄或闭锁时，出现反向的动脉导管血流（即，从主动脉流向肺动脉）。

（4）同时有肺动脉瓣狭窄和闭锁时，常见三尖瓣和右心发育不良。这可能是提示严重右室流出道梗阻的最初线索。三尖瓣环大小应与正常数据比较，右心室长轴切面长度应与左心室长轴切面长度进行比较。

（5）随着梗阻加重出现右心室高压。可以通过测量三尖瓣反流速度来评估右心室压力。右心室和右心房之间的压力梯度可以通过伯努利方程来估计。此外，当右心室压力超过左心室压力，室间隔可能凸入左心室。

（6）当肺动脉闭锁，室间隔完整，因为右室高压，可在右室和冠状动脉间可以出现窦状小管。心脏收缩期间血流从右心室进入窦状小管。可以通过经阴道超声成像看到这些窦状小管血流，可通过降低彩色多普勒等级以显示低速血流。观察到冠状动脉内心脏收缩期反向血流信号是提示存在异常的血管连接。在产前很难看到这些异常的冠状血管连接并且是不准确的。

2. 羊水：一般正常，除非出现水肿。出现水肿时可能有羊水过多，如果严重的三尖瓣反流时，多半会出现水肿。

3. 胎盘：一般正常。

4. 测量数据：一般正常。

5. 可识别孕周：经腹部超声成像在孕 16～18 周可以观察到。前面所讨论的右心室与冠状动脉的血管连接可在孕 17 周经阴道超声成像观察到。

难点

1. 区分严重的瓣膜性肺动脉狭窄和肺动脉闭锁很困难。在肺主动脉内看到少量的顺向高速肺动脉反流提示肺动脉瓣是开放的。此外，在子宫内胎儿肺动脉狭窄可发展为肺动脉瓣闭锁。系列的超声观察有助于认识这一疾病进展。

2. 如果右-左的方位是反转的，可能会把右心发育不良（肺动脉闭锁）为左心发育不良综合征。这应该是很容易避免的。

3. 右室发育不良很少作为孤立的心脏异常，不伴随肺动脉瓣膜病出现。

4. 在三尖瓣发育异常或 Ebstein 畸形时，严重的三尖瓣反流可导致功能性肺动脉闭锁。

鉴别诊断　需要鉴别的主要是肺动脉瓣狭窄及肺动脉闭锁。肺动脉闭锁可出现在法洛四联症时。室间隔完整的肺动脉闭锁和伴有肺动脉闭锁的法洛四联症的超声心动图表现、预后、治疗完全不同。

还需要检查的部位

1. 肺动脉瓣狭窄及肺动脉闭锁可成为其他严重先天性心脏畸形的一部分，包括右室双出口、完全性大动脉转位和完全性房室管缺陷。

2. Noonan 综合征心外畸形包括囊状水囊瘤、小阴茎和半椎体。

妊娠管理

需要进行的检查和咨询　应进行染色体检查。因为肺动脉狭窄或闭锁可能有圆锥动脉干畸形，应进行荧光原位杂交 22q 的缺失检测。所有瓣膜性肺动脉狭窄或闭锁均应接受小儿心脏病咨询。疾病可能是动脉导管依赖性的，如果发生水肿，应提前分娩。

胎儿宫内干预　曾有报道在产前给予干预以缓解肺动脉梗阻，但至今疗效并不理想。

胎儿监测　右室流出道梗阻的胎儿应在孕 28 周复查胎儿超声，因为存在梗阻加重，发展为三尖瓣反流和胎儿水肿的风险。

妊娠进程　出现重度三尖瓣反流，右心增大，或出现心脏肥大可能预示胎儿存在水肿的风险。

终止妊娠　因为严重瓣膜性肺动脉狭窄或闭锁预后良好，大多数家庭在产前明确诊断后仍继续妊娠。严重的右心发育不良时，尤其是有瓣膜性的肺动脉闭锁，可能需要单心室治疗时，一些家庭可能会考虑终止妊娠。做出终止妊娠的决定并不容易，取决于宫内疾病进展的潜在风险和无法预测心脏疾病是否能够接受双心室治疗。肺动脉闭锁伴室间隔完整时，部分家庭会选择终止妊娠。如果选择终止，应娩出完整的胎儿以确定诊断。

分娩　除轻度右心梗阻病例，中重度右心梗阻的胎儿应在可以获得紧急小儿心脏病学咨询的医疗机构分娩。存在反向导管血流是判断疾病属于导管依赖性病变的重要线索。

新生儿学

复苏　肺动脉重度狭窄或闭锁的胎儿出生后一般能建立自主呼吸，不需要复苏。肺动脉闭锁而室间隔完整或重度瓣膜性肺动脉狭窄的病例，应使用前列腺素 E_1 以保持动脉导管开放。

转诊　新生儿应转诊到可以进行介入性心导管手术和小儿心脏外科手术的地区医疗中心。

检查和确诊　超声心动图是确诊瓣膜性肺动脉瓣狭窄和肺动脉闭锁的可靠的检查方法。建议心脏导管检查，对瓣膜性的肺动脉狭窄以进行球囊扩张术，对肺动脉闭锁、室间隔完整的病例，需要排除冠状动脉异常。除了右心室-冠状动脉连接，有时可出现冠状动脉狭窄，超声心动图不能排除冠状动脉狭窄。

护理管理　严重的右心梗阻时，静脉和动脉输液量应适量。在这种情况下应使用前列腺素 E。

干预

干预前评估　需要超声心动图检查明确瓣膜性的肺动脉闭锁或狭窄的诊断。瓣膜性的肺动脉狭窄不需要进一步的检查。肺动脉闭锁时，需要右心导管和造影检查确定冠状动脉狭窄和冠状动脉与右心室交通情况，如前所述。

推荐的新生儿心脏导管术或外科手术　瓣膜性的肺动脉狭窄病例，当梗阻严重，导致发绀或右心系统压力增高时，需要干预性的心脏导管术。

肺动脉闭锁的所有患者均需要外科手术或干预性的心脏导管手术。

手术类型　治疗瓣膜性肺动脉狭窄的新生儿可选择干预性的心脏导管球囊瓣膜扩张术。

通常建议肺动脉闭锁的患者接受手术治疗以减轻右室流出道梗阻，并行 Blalock-Taussig shunt 分流术。少见的情况下，冠状动脉异常不适于缓解右室流出道梗阻治疗，因为在这些情况下，降低右心室高压治疗可影响冠脉血流量。一些中心用介入导管打开闭锁肺动脉流出道。

肺动脉闭锁时，期待通过改善右心室流出道梗阻,改善右心室和三尖瓣的发育。如果经过治疗不能改善,则需要进行单心室矫疗。

干预性的心脏导管术和外科手术结果/预后　球囊扩张术使 90% 以上的瓣膜性肺动脉狭窄患者显著降低压力梯度。在小部分患者中,需要在出生后 2 年内进行再次扩张术。当肺动脉瓣环或肺动脉瓣严重发育不良时,球囊扩张术可能会失败。当球囊扩张术失败时,几乎所有的患者通过外科手术治疗都能获得成功。

参考文献

Berning RA, Silverman NH, Villegas M, et al: Reversed shunting across the ductus arteriosus or atrial septum in utero heralds severe congenital heart disease. J Am Coll Cardiol 1996;27:481-486.

Chaoui R, Tennstedt C, Goldner B, Bollmann R: Prenatal diagnosis of ventriculo – coronary communications in a second – trimester fetus using transvaginal and transabdominal color Doppler sonography. Ultrasound Obstet Gynecol 1997;9:194-197.

Chitayat D, McIntosh N, Fouron JC: Pulmonary atresia with intact ventricular septum and hypoplastic right heart in sibs: A single gene disorder?

Am J Med Genet 1992;42:304-306.

Colli AM, Perry SB, Lock JE, Keane JF: Balloon dilation of critical valvar pulmonary stenosis in the first month of life. Cathet Cardiovasc Diagn 1995;34:23-28.

Daubeney PE, Sharland GK, Cook AC, et al: Pulmonary atresia with intact ventricular septum: Impact of fetal echocardiography on incidence at birth and postnatal outcome. UK and Eire Collaborative Study of Pulmonary Atresia with Intact Ventricular Septum. Circulation 1998;98:562-566.

Davies J, Jaffe A, Bush A: Distal 10q trisomy syndrome with unusual cardiac and pulmonary abnormalities. J Med Genet 1998;35:72-74.

De Wolf D, Naeff MS, Losekoot G: Right ventricular hypoplasia: Outcome alter conservative perinatal management. Acta Cardiol 1994;49:267-273.

Fyler DC: Trends. In Fyler DC (ed): Nadas' Pediatric Cardiology. Philadelphia, Hanley & Belfus, 1992, pp 273-284.

Hayes CJ, Gersony WM, Driscoll DJ, et al: Second natural history study of congenital heart defects. Results of treatment of patients with pulmonary valvar stenosis. Circulation 1993;87:I28-I37.

Hordnes K, Engebretsen LF, Knudtzon J: De novo balanced 5;21 translocation in a child with acrobrachycephaly, ventriculomegaly, pulmonary stenosis, ectopic anus and mental retardation. Clin Genet 1995;48:321-323.

Kaneko H, Tsukahara M, Tachibana H, et al: Congenital heart defects in Sotos sequence. Am J Med Genet 1987;26:569-576.

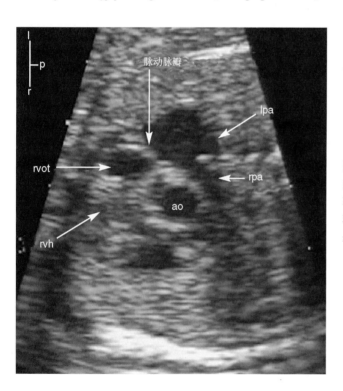

图 3.5.1　肺动脉狭窄/闭锁。此例是瓣膜性的肺动脉狭窄患者的大血管切面图像。肺动脉瓣增厚明显。实时图像可以看到瓣膜运动显著减少。右室流出道近端(可以看到右室发育不良)。尽管肺动脉瓣环通常发育不良,这例患者的瓣环大小是正常的。肺动脉分支大小也是正常的。ao,主动脉;lpa,左肺动脉;rpa,右肺动脉。

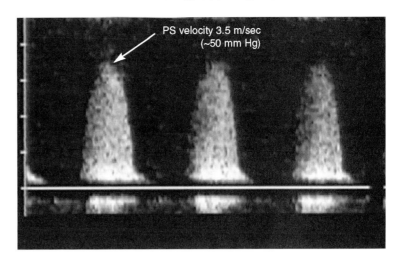

图 3.5.2　肺动脉狭窄。连续波多普勒扫描图像示通过肺动脉瓣的高速射流,提示肺动脉瓣狭窄而不是闭锁。使用 Bernoulli 方程,计算压力阶差达到 50 mmHg。通过优化信号 – 噪音比率增加壁滤波。

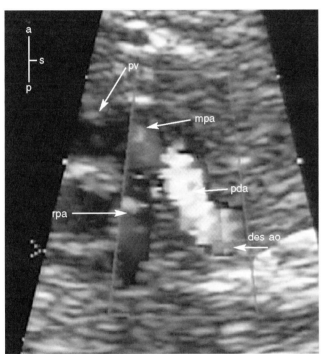

图 3.5.3　肺动脉的开放的导管动脉内反向血流。严重的肺动脉狭窄或肺动脉闭锁,导管血流是反向的。这里可以看到在开放的导管动脉(pda)内反向血流,从降主动脉(dao)流向肺主动脉(mpa)。可以看到右肺动脉(rpa)内正常的顺向血流。pv,肺静脉。(见彩图)

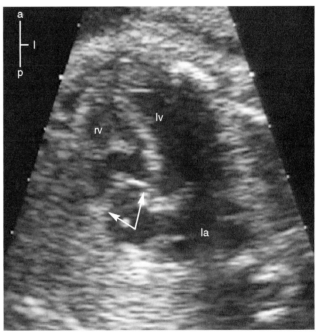

图 3.5.4　肺动脉闭锁,右心发育不良,右心高压力。这例患者右心室(rv)和三尖瓣发育不良合并三尖瓣闭锁。右心室未形成尖端。右室流出道梗阻,右室压力增高,室间隔凸向左心室(lv)。la,左房。箭头示发育不良的三尖瓣瓣环。

3.6 严重的瓣膜性主动脉狭窄

流行病学/遗传学

定义 严重的瓣膜性主动脉狭窄几乎都是因为一个或两个主动脉瓣融合,导致瓣叶的活动性减少。常有发育不良的左心结构如二尖瓣、主动脉瓣和(或)左心室。

流行病学 每 1000 个活产儿发生率:0.05 ~ 0.34。占心脏病儿童的 5% ~7% ,占严重心脏疾病新生儿的 2%。前后瓣联合的主动脉瓣可出现在 3% 的人群中,但不一定导致新生儿严重主动脉狭窄。

胚胎学 主动脉瓣从总动脉共干发育形成,瓣膜形成几乎到妊娠 8 周时完成,瓣膜形成于这个孕周,但主动脉狭窄可在整个孕期发展和加重。

遗传模式 当一个孩子受累,先天性心脏疾病的复发风险是 2% ;当两个孩子受累,复发风险是 6% ;当母亲受累时,子女中所有先天性心脏病的复发风险是 13% ~18% ;当父亲受累时,复发风险是 3%。主动脉瓣狭窄可发生在 Adams-Oliver 综合征、威廉斯综合征和特纳综合征中。

致畸剂 妊娠期糖尿病。

预后 对于瓣膜性主动脉狭窄的预后取决于狭窄的严重程度和合并出现的病变。在严重的瓣膜性主动脉狭窄的新生儿中,8 年生存率为 88%。在出生 1 个月后接受治疗的患儿中,8 年生存率是 95%。当严重的主动脉梗阻导致胎儿水肿,预后通常很差。在瓣膜性主动脉狭窄的一组患者中,左心可能出现严重缩小。左心发育不良综合征中的这类患者可以治疗效果最好。在典型的左心发育不良综合征患者中 5 年生存率是 70%。

超声检查

超声发现

1. 胎儿

(1)重度狭窄时,左心室运动减弱。左室可能会显著扩张或发育不良。当左室扩张时,可能有明显的二尖瓣反流。当严重的左室发育不良时,咨询和治疗与左心发育不良综合征相同。由于心内膜弹力纤维增生,心内膜往往是强回声。

(2)瓣叶增厚与运动减少。瓣环常有发育不良。

(3)主动脉瓣的脉冲多普勒常显示前向血流速度增加。而在严重左心室功能障碍时,因为通过主动脉瓣的前向血流减少,心脏的压力梯度可能变得很小。

(4)彩色多普勒超声心动图检测到二尖瓣反流,是预后不佳的标志。

(5)主动脉瓣重度狭窄时,二尖瓣、左心室和主动脉弓可能发育不良。可能有二尖瓣狭窄或缩窄。

(6)严重主动脉或合并二尖瓣狭窄和(或)左心室功能障碍,流过房间隔的血流可能反向(即,从左房流到右房)和(或)有可能在主动脉横弓出现反向血流。

(7)主动脉瓣轻度狭窄的早期线索是升主动脉扩张。

(8)主动脉狭窄可伴随室间隔缺损出现。

(9)当严重的左心功能不良,特别是严重的二尖瓣反流时,可能出现胎儿水肿,

2. 羊水:正常,除非出现胎儿水肿。

3. 胎盘:正常,除非出现胎儿水肿。

4. 测量数据:没有。

5. 可识别孕周:经腹超声成像在妊娠 17 ~ 18 周可以识别。瓣膜性的主动脉狭窄可以在妊娠 13 ~ 16 周经阴道超声成像确诊。主动脉瓣狭窄在中晚孕期可进展或加重。

难点

1. 重度的主动脉瓣狭窄必须和主动脉闭锁鉴别,两种情况的治疗和疗效完全不同。主动脉狭窄和左心发育不全综合征采用同样的治疗方法。主动脉瓣没有前向血流通过支持存在主动脉瓣闭锁。

2. 主动脉狭窄合并左心发育不良,如果病情相当严重,采取和左心发育不良综合征同样的治疗方法。应测量左心的结构并与正常数据对比。

3. 严重的左室功能障碍时,主动脉瓣严重梗阻导致低跨瓣膜压力梯度,可能导致医生低估了左心梗阻的严重程度。需要认识到左心室功能障碍,主动脉横弓的反向血流,或心房水平的反向血流等超声征象以避免误诊。

鉴别诊断 如上讨论,鉴别诊断包括左心发育不

良综合征。

还需要检查的部位

主动脉瓣狭窄通常不合并其他的心外畸形。

妊娠管理

需要进行的检查和咨询 应进行染色体检查。应进行小儿心脏病学咨询以明确诊断，探讨产前超声发现的临床意义，并协调产后治疗计划。

胎儿宫内干预 尝试对主动脉狭窄的胎儿进行介入性心脏导管术，疗效各异，但通常很差。因此不推荐产前干预。

胎儿监测 在严重主动脉瓣狭窄病例中，应在孕28周再次检查胎儿心脏，以后每2周检查一次，以发现是否出现胎儿水肿。

妊娠进程 通常会继续妊娠到分娩，除非出现胎儿水肿。当有严重的二尖瓣反流和（或）严重左心功能不全时，更可能出现胎儿水肿。胎儿水肿时可能合并羊水过多。

终止妊娠 瓣膜性的主动脉狭窄预后与左心发育不良综合征预后相似，一些家庭可能会选择终止妊娠。如果选择终止妊娠，应分娩完整的胎儿以确认诊断。

分娩 应在有紧急小儿心脏病学和心脏外科手术支持的医疗机构分娩。

新生儿学

复苏 如果有肺静脉淤血及心输出量不足，分娩后可以很快发展为呼吸窘迫。当动脉导管关闭时，呼吸窘迫更为常见。婴儿通常有自主呼吸。重度阻塞情况下应打开动脉和静脉通路，具备用药指征时，应使用前列腺素 E_1 和正性肌力药物并进行恰当的监测。

转诊 当怀疑或需要确诊主动脉狭窄时，新生儿应转诊到具有小儿外科及心胸外科能力的医疗中心。转诊前咨询小儿心脏病学专家，明确病变是否属于导管依赖型。

检查和确诊 超声心动图可以明确主动脉瓣狭窄的诊断。

护理管理 当狭窄很严重，左心室不能提供足够的心输出量时，推荐前列腺素 E_1 治疗。当心室功能正常，病变不是导管依赖型，允许动脉导管关闭并仔细观察新生儿的病情。在出生的最初几天决定是否需要干预治疗。存在心室功能不全时几乎都推荐干预治疗。

干预

干预前评估 超声心动图可以在治疗前明确评估病情。

干预指征 当主动脉瓣狭窄严重导致心室功能障碍或当新生儿出现症状时，需要主动脉瓣的球囊血管扩张。此外，在没有心室功能障碍，跨主动脉瓣压力梯度大于 70~80mmHg 时也应进行球囊血管扩张术。

手术类型 球囊血管成形术是目前瓣膜性主动脉瓣狭窄新生儿和儿童的治疗方法。在少数病例中球囊血管成形术可能失败，需要外科手术。很少需要在新生儿期进行主动脉瓣置换术。需要外科手术，是因为主动脉瓣狭窄改善后，出现严重的主动脉瓣反流。在这些患者中，手术选项包括 Ross 手术（使用自体移植的肺动脉瓣取代病变的主动脉瓣，同种异体移植的肺动脉瓣取代自身的肺动脉瓣），或同种异体瓣膜取代主动脉瓣。这两个手术都不需要长期抗凝治疗。

干预结果/预后 新生儿期治疗严重瓣膜性狭窄的病例中，球囊成形术可有效降低 50%~60% 的跨瓣压力梯度。手术死亡率为 5%~15%。约 40% 的患者需要在随后的幼儿或儿童早期再次扩张术。术后常见轻度主动脉瓣反流。1958 年到 1969 之间接受过手术治疗的患者长期随访生活质量良好。约 50% 的患者有主动脉瓣反流。约 40% 的那个年龄段的患者需要再次手术。

参考文献

Achiron R，Malinger G，Zaidel L，Zakut H：Prenatal sonographic diagnosis of endocardial fibroelastosis secondary to aortic stenosis. Prenat Diagn 1988；8：73-77.

Allan LD，Maxwell DJ，Carminati M，Tynan MJ：Survival after fetal aortic balloon valvoplasty. Ultrasound Obstet Gynecol 1995；5：90-91.

Berning RA，Silverman NH，Villegas M，et al：Reversed shunting across the ductus arteriosus or atrial septum in utero heralds severe congenital heart disease. J Am Coll Cardiol 1996；27：481-486.

Section 3.6—Critical Valvular Aortic Stenosis 93 Bitar FF，Byrum CJ，Kveselis DA，et al：In utero management of hydrops fetalis caused by critical aortic stenosis. Am J Perinatol 1997；14：389-391.

Bove EL：Current status of staged reconstruction for hypoplastic left heart syndrome. Pediatr Cardiol 1998；19：308-315.

Egito ES，Moore P，O'Sullivan J，et al：Transvascular balloon dilation for neonatal critical aortic stenosis：Early and midterm results. J Am Coll Cardiol 1997；29：442-447.

Fyler DC：Aortic outflow abnormalities. In Fyler DC（ed）：Nadas' PediatricCardiology. Philadelphia，Hanley & Belfus，1992，pp 493-512.

Fyler DC：Trends. In Fyler DC（ed）：Nadas' Pediatric Cardiology. Philadelphia，Hanley & Belfus，1992，pp 273-284.

Gersony WM，Hayes CJ，Driscoll DJ，et al：Second natural history study of congenital heart defects. Quality of life of patients with aortic stenosis， pulmonary stenosis, or ventricular septal defect. Circulation 1993;87:152-165.

Homberger LK, Bromley H, Lichter E, Benacerraf BR: Development of severe aortic stenosis and left ventricular dysfunction with endocardial fibroelastosis in a second trimester fetus. J Ultrasound Med 1996;15:651-654.

Keane JF, Driscoll DJ, Gersony WM, et al: Second natural history study of congenital heart defects. Results of treatment of patients with aortic valvar stenosis. Circulation 1993;87:I16-I27.

Lin AE, Westgate MN, van der Velde ME, et al: Adams – Oliver syndrome associated with cardiovascular malformations. Clin Dysmorphol 1998;7:235-241.

Lopes LM, Cha SC, Kajita LJ, et al: Balloon dilatation of the aortic valve in the fetus: A case report. Fetal Diagn Ther 1996;11:296-300.

Moore P, Egito E, Mowrey H, et al: Midterm results of balloon dilation of congenital aortic stenosis: predictors of success. J Am Coll Cardiol 1996;27:1257-1263.

Nora JJ, Nora AH: Update on counseling the family with a first – degree relative with a congenital heart defect. Am J Med Genet 1988;29:137-142.

Rustico MA, Benettoni A, Bussani R, et al: Early fetal endocardial fibroelastosis and critical aortic stenosis: A case report. Ultrasound Obstet Gynecol 1995;5:202-205.

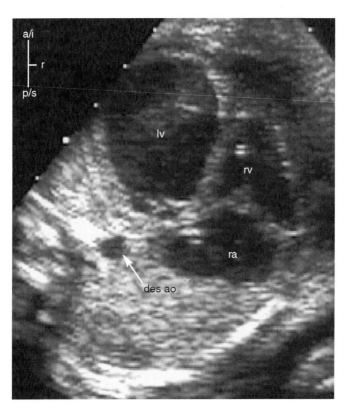

图 3.6.1 *严重的瓣膜性主动脉狭窄合并扩张的左心室。严重瓣膜性主动脉狭窄患者显著扩张的左心室(和整个心脏增大)。箭头示降主动脉(dao)。实时图像显示左室功能显著减弱。lv,左心室;ra,右心房; rv,右心室。*

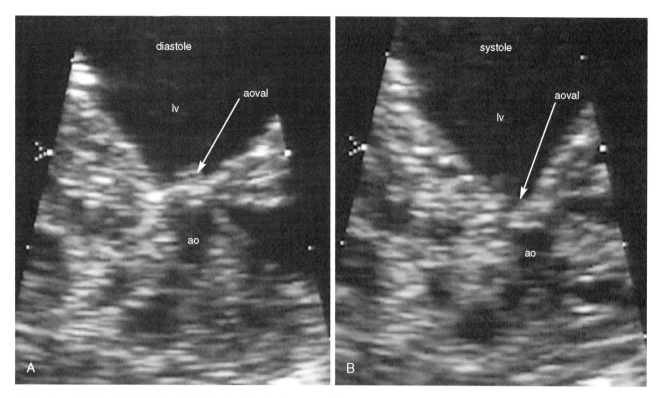

图 3.6.2 舒张期和收缩期异常的主动脉瓣图像。同一个严重主动脉狭窄患者增厚的主动脉瓣（aoval）。从舒张期到收缩期主动脉瓣的开放都受限。ao，主动脉；lv，左心室。

图 3.6.3 严重瓣膜性主动脉狭窄的主动脉多普勒。尽管主动脉严重狭窄，血流速度仅较正常稍增快。低压力梯度反映了显著减弱的左心室功能和减低的心输出量。射血时间减少反映了左室功能不良。

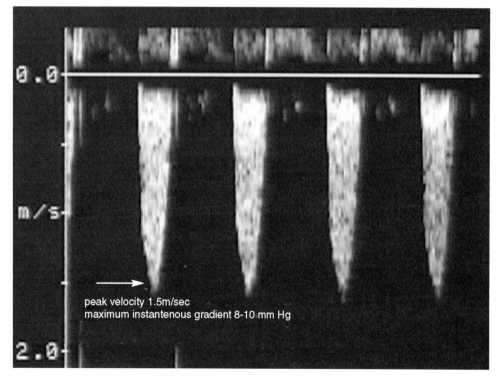

3.7 左心发育不良综合征

流行病学/遗传学

定义 左室发育不良合并二尖瓣狭窄或闭锁,瓣膜性的主动脉狭窄或闭锁。通常有升主动脉发育不良。左心室严重发育不全时左室太小以至于不能提供足够的心输出量。

流行病学 每 1000 个活产儿发生率:0.103 ~ 0.267,占先天性心脏疾病儿童中的 3% ~ 4%。系列研究显示约 8% 的左心发育不良综合征新生儿是 18 - 三体综合征。在其他报道中,左心发育不良新生儿中染色体异常发生率为 16%,染色体异常或其他至少一种心外畸形的发生率为 28%。

胚胎学 左心室源于原发左心室,二尖瓣源自心内膜垫,主动脉瓣源自总动脉干。

遗传模式 据报道,当一个孩子受累,左心发育不良综合征的复发风险为 2%,当两个孩子受累时复发风险为 6%。有一个左心发育不良先证者的兄弟姐妹中,任何一种左侧心脏发育异常的再发风险可能是 10% ~ 15%。有报道左心发育不良综合征发生在三个兄弟姐妹中。父亲或母亲之一患左心发育不良综合征,其子女先天性心脏病的再发风险因数据不足无法评估。已有报道左心发育不全综合征有 X;16 染色体易位,9 - 三体,18 - 三体,Adams-Oliver 综合征,Rubinstein - Taybi 综合征和 Turner 综合征。

致畸剂 在人类中暂无致畸剂的报道。鼠模型中,丙戊酸钠暴露导致左心发育不全综合征发生率增加。

预后 未经治疗的左心发育不良综合征是致死性的。该综合征可能合并其他异常,如染色体异常,属于手术禁忌证。姑息性手术治疗通常包括 Norwood 手术和随后的 Glenn 及 Fontan 手术。在这些手术方案疗效理想的医疗中心,Norwood 手术在所有患者中的存活率是 76%,在那些标准风险患者中的存活率是 86%。所有患者的 5 年生存率为 70%。各中心的术后生存率差异很大,一些中心的 2 年生存率接近 50%。

超声检查

超声发现

1. **胎儿**

(1)当左室长轴长度小于心脏长轴长度的 80% 时,通常存在严重的左室发育不良。在妊娠中期以前,左室发育不良的程度轻微。在基底水平单纯评估左室短轴尺寸可能低估左心室发育不全的程度。通常因为心内膜回声弹力纤维增生症,左室心内膜回声增强。

(2)二尖瓣狭窄或闭锁,二尖瓣瓣环、发育不良和小叶运动都受到限制。有时很难鉴别严重的二尖瓣狭窄与二尖瓣闭锁。彩色多普勒检测时降低彩阶可能会突出显示小量的顺向血流或反流。

(3)严重的主动脉狭窄或闭锁时,瓣环发育不良,瓣叶活动受限。而且,当瓣膜是开放的,彩色多普勒检测可显示少量的顺向血流。

(4)常见升主动脉发育不良。

(5)在主动脉横弓探及反向血流是重要的超声发现,强烈提示左心功能不足以供应体循环心输出量,可能在分娩后,病变是导管依赖型的。

(6)通过房间隔的反向血流(即从左心房流向右心房)也提示产后左心功能不足以提供体循环心输出量。

(7)应评估三尖瓣和右心室功能,因为右心将提供绝大部分的心输出量。三尖瓣反流增加了胎儿出现水肿的风险。

(8)11 ~ 14 周可能检测到胎儿增厚的颈后半透明层。

2. **羊水**:正常,除非存在胎儿水肿。

3. **胎盘**:正常,除非存在胎儿水肿。

4. **测量数据**:染色体异常胎儿或有心外畸形胎儿,测量数据可能异常。

5. **可识别孕周**:经腹超声成像在妊娠 17 ~ 18 周可检测到。尽管在妊娠 12 ~ 14 周经阴道超声成像可获得很好的切面图像,但诊断的可靠性不明确。此外,在有左心梗阻性病变家族病史的胎儿,应在妊娠 28 ~ 32 周再次进行超声检查,因为左心发育不良综合征在中孕早期可能超声表现不明显或无异常表现。

难点

1. 在中孕早期,左心可以接近正常大小,但在随后的妊娠过程中发展成严重的左心发育不良。通过仔细测量二尖瓣和主动脉瓣尺寸,检查房间隔和主动脉横弓的"反向"血流,多普勒检查显示通过二尖瓣和主动脉瓣的顺向血流,以避免漏诊此类患者。

2. 应充分评估房间隔缺损。严重的左心房流出道阻塞,如二尖瓣闭锁,不足够大能使左心房减压的房间隔缺损。在这种情况下,肺静脉扩张,心房收缩期有明显的反向血流。此外,脉冲多普勒检查显示从左房到右房的少量血流。血流量小的房间隔缺损预后极差。

鉴别诊断 轻度左心发育不良会合并主动脉缩窄。左心发育不良可出现在膈疝和脐膨出的联合征中。

心外畸形(12%)包括十二指肠闭锁、肛门闭锁、椎体异常和单脐动脉。

还需要检查的部位

1. 偶尔报道左心发育不良与脐膨出、膈疝或尿道下裂相关。29%的病例尸检发现有轻微或严重的中枢神经系统畸形,包括小头畸形、大脑皮质发育不良、前脑无裂畸形、胼胝体发育不良。

2. 检查是否存在 18 - 三体综合征。

3. 寻找水肿证据——胸腔积液,腹水,心包积液。

妊娠管理

需要进行的检查和咨询 产前应咨询小儿心脏病专家以明确诊断、讨论方案的选择、协调出生后的治疗计划。

胎儿宫内干预 目前尚无干预措施。

胎儿监测 胎儿左心梗阻性疾病应在妊娠 28 ~ 32 周再次复查。这有利于评估左心发育不良及阻塞严重程度的进展。当有重度三尖瓣反流或右室功能不全时,更容易出现胎儿水肿。

妊娠进程 除非出现水肿,胎儿通常可以妊娠到足月,并经阴道分娩。

终止妊娠 由于治疗复杂和预后不是很理想,一些家庭选择不再继续妊娠。如果选择终止妊娠,应分娩一个完整的胎儿以明确诊断。

分娩 应该在具备紧急小儿心脏病学和心脏外科手术咨询的中心分娩。这种病变属于导管依赖型,如果有血流量小的房间隔缺损,则需要实施更紧急的治疗措施。阴道分娩通常是可行和安全的。

新生儿学

复苏 这些新生儿通常有自主呼吸,不需要立即辅助通气。应建立适当的静脉和动脉通路,给予前列腺素 E$_1$ 治疗。

转诊 在大多数情况下,新生儿应转诊到具备能熟练监护左心发育不良综合征新生儿的地区医疗中心。少数情况下,左室发育不良新生儿已经在产前确诊,家庭选择人文关怀,则不需要转诊。

检查和确诊 超声心动图可以确诊左心发育不良综合征。

护理管理 前列腺素 E 治疗可以稳定左心发育不良综合征新生儿的病情,以获得足够的全身血流量。当肺血管阻力下降时,有肺血流量过多和全身血流量减少的倾向。在这种情况下,应减少过多的肺血流量,包括避免吸氧、氮气或二氧化碳治疗以减少吸入氧浓度和正压通气。

外科治疗

术前评估 超声心动图对术前诊断,决定是选择 Norwood 手术还是心脏移植术已经足够。

产前确诊左心发育不良综合征的胎儿可在产前列入心脏移植术的名单,采集胎儿血样用以配型。如果在晚孕期,已经找到心脏供体,可通过诱导分娩或剖宫产以便进行心脏移植术。

手术指征 如果没有外科手术治疗,左心发育不良综合征是致死性的,因此左心发育不良的诊断即是手术指征,除非家属选择人文关怀治疗。

手术类型 姑息性手术包括三种方法。Norwood 手术在出生后即可进行。切断肺主动脉近端,吻合到升主动脉和主动脉弓远端缝合。切断房间隔以允许从左房到右房的血流通畅。放置 Blalock-Taussig 分流器以供应肺血流量。

Glenn 手术在出生的 3 ~ 6 月间进行。上腔静脉吻合到右肺动脉,移除 Blalock-Taussig 分流器。术后允许体循环静脉血从腔静脉直接流到肺动脉分支。

Fontan 手术年龄是 1 ~ 6 岁。把下腔静脉和肝静脉血液直接引流到肺。因此回流到左心房只有肺静脉血,并直接流向主动脉。

有些医疗中心致力于开展新生儿心脏移植术。如何确保有足够数量的新生儿心脏供体是问题所在。

手术结果/预后 在 Norwood 手术及后续的 Fontan 手术疗效理想的医疗中心,5 年生存率为 70%。而疗效不是太理想的中心,2 年生存率接近 50%。

在新生儿等待心脏供体过程中退出率很高。接受心脏的新生儿,精确的生存率在移植术后 1 月是 84%,术后 1 年是 70%,术后 2 年是 69%。还有一些家庭不愿意接受外科手术治疗,要求前列腺素治疗使胎儿不再继续存活。通常导致胎儿在几天内,有时在几周内死亡。

参考文献

Allan LD, Apfel HD, Printz BF: Outcome after prenatal diagnosis of the hypoplastic left heart syndrome. Heart 1998;79:371-373.

Bacino CA, Lee B, Spikes AS, Shaffer LG: Trisomy 16q in a female newborn with a de novo X;16 translocation and hypoplastic left heart. Am J Med Genet 1999;82:128-131.

Bartsch O, Wagner A, Hinkel GK, et al: FISH studies in 45 patients with Rubinstein – Taybi syndrome: Deletions associated with polysplenia, hypoplastic left heart and death in infancy. Eur J Hum Genet 1999; 7: 748-756.

Berning RA, Silverman NH, Villegas M, et al: Reversed shunting across the ductus arteriosus or atrial septum in utero heralds severe congenital heart disease. J Am Coll Cardiol 1996;27:481-486.

Better DJ, Apfel HD, Zidere V, Allan LD: Pattern of pulmonary venous blood flow in the hypoplastic left heart syndrome in the fetus. Heart 1999;81:646-649.

Blake DM, Copel JA, Kleinman CS: Hypoplastic left heart syndrome: Prenatal diagnosis, clinical profile, and management. Am J Obstet Gynecol 1991;165:529-534.

Bove EL: Surgical treatment for hypoplastic left heart syndrome. Jpn J Thorac Cardiovasc Surg 1999;47:47-56.

Canter C, Naftel D, Caldwell R, et al: Survival and risk factors for death after cardiac transplantation in infants. A multi – institutional study. The Pediatric Heart Transplant Study. Circulation 1997;96:227-231.

Fyler DC: Trends. In Fyler DC (ed): Nadas' Pediatric Cardiology. Philadelphia, Hanley & Belfus, 1992, pp 273-284.

Grobman W, Pergament E: Isolated hypoplastic left heart syndrome in three siblings. Obstet Gynecol 1996;88:673-675.

Hajdu J, Marton T, Toth – Pal E, et al: [Prenatal diagnosis of left cardiac abnormality]. Orv Hetil 1995;136:2333-2337.

Ishino K, Stumper O, De Giovanni JJ, et al: The modified Norwood procedure for hypoplastic left heart syndrome: Early to intermediate results of 120 patients with particular reference to aortic arch repair. J Thorac Cardiovasc Surg 1999;117:920-930.

Lin AE, Westgate MN, van der Velde ME, et al: Adams – Oliver syndrome associated with cardiovascular malformations. Clin Dysmorphol 1998;7:235-241.

Munn MB, Brumfield CG, Lau Y, Colvin EV: Prenatally diagnosed hypoplasticleft heart syndrome: Outcomes after postnatal surgery. J Matern Fetal Med 1999;8:147-150.

Natowicz M, Chatten J, Clancy R, et al: Genetic disorders and major extracardiac anomalies associated with the hypoplastic left heart syndrome. Pediatrics 1988;82:698-706.

Nora JJ, Nora AH: Update on counseling the family with a first – degree relative with a congenital heart defect. Am J Med Genet 1988;29:137-142.

Norwood WI, Kirklin JK, Sanders SP: Hypoplastic left heart syndrome: Experience with palliative surgery. Am J Cardiol 1980;45:87-91.

Reis PM, Punch MR, Bove EL, van de Ven CJ: Outcome of infants with hypoplastic left heart and Turner syndromes. Obstet Gynecol 1999;93: 532-535.

Rychik J, Rome JJ, Collins MH, et al: The hypoplastic left heart syndrome with intact atrial septum: Atrial morphology, pulmonary vascular histopathology and outcome. J Am Coll Cardiol 1999;34:554-560.

Saneto RP, Applegate KE, Frankel DG: Atypical manifestations of two cases of trisomy 9 syndrome: Rethinking development delay. Am J Med Genet 1998;80:42-45.

Sonoda T, Ohdo S, Ohba K, et al: Sodium valproate – induced cardiovascular abnormalities in the Jcl:ICR mouse fetus: Peak sensitivity of gestational day and dose – dependent effect. Teratology 1993;48:127-132.

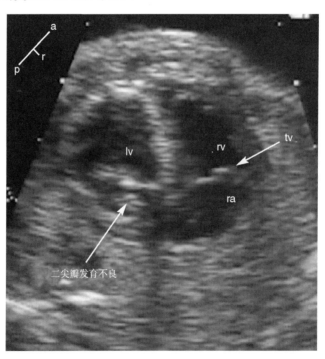

图 3.7.1　左心发育不良综合征。尽管主动脉是闭锁的(没有在这张图中显示),左心室(lv)仍然正常大小。左室组成心尖,它的短轴切面堪比右室(rv)。6 周以后,随着左室发育不良的进展,左室腔显著收缩。尽管这张图片上左室大小正常,相对所处孕周,与三尖瓣(tv)相比,二尖瓣(mv)瓣环发育不良。ra,右心房。

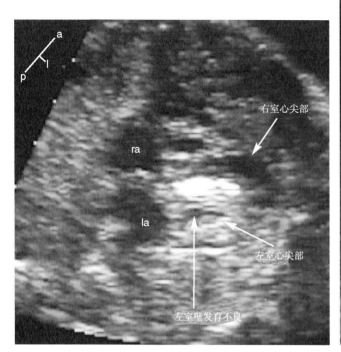

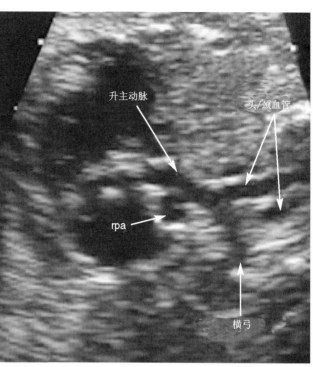

图 3.7.2　左心发育不良综合征，左室腔很小。这张图片是同一个胎儿，但是在 6 周后。现在左室腔很小（特别是在长轴切面）和显著发育不良的左室游离壁。心尖由右室组成。la，左心房；lv，左心室；ra，右心房；rv，右心室。

图 3.7.3　左心发育不良综合征，升主动脉和主动脉弓发育不良。同一个胎儿，升主动脉（aao）发育不良，甚至较正常的右肺动脉（rpa）稍细。

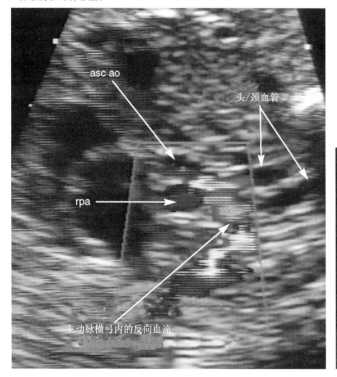

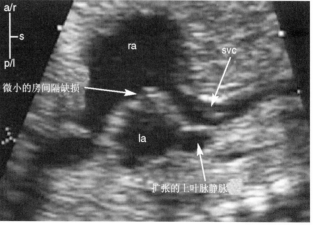

图 3.7.4　左心发育不良综合征，主动脉横弓内探及反向血流。同一张图片的彩色多普勒检查示主动脉横弓内的反向血流。这是一个不好的征兆，强烈提示产后病变属于动脉导管依赖型。asc ao，升主动脉；rpa，右肺动脉。（见彩图）

图 3.7.5　左心发育不良患者合并限制性的房间隔缺损。同一位患者，房间隔缺损（asd）很小。因为存在严重的二尖瓣狭窄，缺乏房间隔缺损，导致左房高压，扩张的上叶肺静脉可作为诊断依据。宫内胎儿左房高压可导致不良妊娠结局，并和肺淋巴管扩张相关。频谱多普勒检查示有加速血流通过房间隔缺损从左房（la）到右房（ra）。严重左心结构或功能异常疾病可见反向射流（即从左房到右房）。svc，上腔静脉。

3.8 主动脉缩窄

流行病学/遗传学

定义 主动脉缩窄是指主动脉变窄,最常见是出现在左锁骨下动脉起源处的远端。主动脉缩窄与主动脉横弓和其他左心结构如二尖瓣和主动脉瓣发育不全相关。

流行病学 每 1000 个活产儿发生率:0.2 ~ 0.6 (男女比例 2:1)。占先天性心脏疾病儿童的 3% ~ 4%。40% 的患者可见合并心脏畸形。

胚胎学 在原始的胚胎中,有六对主动脉弓。远端背主动脉形成远端主动脉弓,动脉导管来自第六动脉弓,远端主动脉横弓形成于第四主动脉弓。主动脉缩窄在出生后的最初几天因动脉导管关闭出现临床症状。导管组织包绕在降主动脉近端的后方,组织收缩引起导管本身收缩。

遗传模式 一个兄弟姐妹受累,复发风险为 2%,两个兄弟姐妹受累,再发风险是 6%。父母中一个受累,后代的先天性心脏病复发风险,当母亲受累时为 4% 当父亲受累时为 2%。主动脉缩窄发生在 16 - 三体嵌合体,DiGeorge 综合征(22q 缺失),Turner 综合征和大约 25 种其他综合征。

致畸剂 妊娠糖尿病。没有其他明确的致畸剂。有报道同胞中患主动脉缩窄,母亲有杀虫剂暴露史。

预后 孤立的主动脉缩窄,手术治疗的长期疗效良好。当缩窄与其他更复杂的心内畸形合并出现,它往往是严重影响疾病预后的并发畸形。

超声检查

超声发现

1. 胎儿

(1)通过胎儿超声心动图很难确定非连续性的主动脉弓狭窄,而在产后动脉导管开始关闭时可以看到。识别严重的主动脉横弓发育不良有助于预测主动脉缩窄。测量可参考正常数据。相对的正常胎儿主动脉横弓与升主动脉的比例平均是 0.94,左颈总动脉与主动脉横弓直径的比例平均为 0.48 (± 0.08)。在 5 例主动脉缩窄的胎儿中,左颈总动脉与主动脉横弓的比例为 0.77 ± 0.05。

(2)通常有其他的左心结构发育不良,包括二尖瓣、主动脉瓣和左心室。应测量瓣环大小并与标准数据比较。这些左侧心脏结构应与它们相应的右侧心脏结构比较。升主动脉与肺主动脉直径的比例是诊断主动脉缩窄的有用证据,但在妊娠晚期诊断的特异性较差。在妊娠 25 周之前发现升主动脉与肺动脉宽度比例失调时,多达 70% 的新生儿在出生后可能出现主动脉弓异常。妊娠 14 ~ 16 周可以看到显著差异的大的动脉导管和一个较小的主动脉。然而,如果所有孕周胎儿都考虑到(即,包括那些来自妊娠晚期),在左心发育不良的基础上,55% ~ 60% 的患者可能会被错误预测为主动脉缩窄。

(3)当严重的左心发育不良,主动脉缩窄时,可出现左向右的血流通过房间隔,这也是动脉导管依赖型病变的超声指标。

(4)室间隔缺损存在于约 50% 的患者中。当有后排列不齐型的室间隔缺损时,通常存在严重的主动脉弓阻塞,甚至主动脉弓离断。在后排列不齐型室间隔缺损时,圆锥隔在主动脉瓣下偏后方,从而导致室间隔缺损伴有主动脉瓣下狭窄。

(5)主动脉缩窄中常见左心的其他形态学畸形。主动脉瓣异常出现在 60% 主动脉缩窄新生儿中,最常见的是瓣膜前后联合。如果有显著狭窄时,彩色和脉冲多普勒检查主动脉瓣可显示加速血流。二尖瓣紧靠致密乳头肌或甚至单一左心室乳头肌(称为降落伞二尖瓣)。这可在左心室短轴切面观察到。

(6)约 18% 的主动脉缩窄患者存在左上腔静脉。

(7)妊娠 11 ~ 14 周常有颈部半透明带增厚。

2. 羊水:通常正常。

3. 胎盘:通常正常。

4. 测量数据:通常正常。

5. 可识别孕周:严重的主动脉缩窄可通过胎儿超声心动图诊断,但检查的敏感性不足够高,特别是轻度主动脉缩窄。如前面所讨论的,可以根据左心或主动脉弓发育不良的超声线索协助诊断。

难点

1. 需要认识到产前超声心动图不能预测所有的主动脉缩窄病例。胎儿超声心动图检查后的家庭应接受咨询,检查者向家庭解释超声心动图检查的局限性很重要。

2.严重的左心发育不良可在中晚孕期加重。因为有左侧心脏疾病家族史,如左心发育不良综合征,瓣膜性主动脉狭窄或缩窄,进行超声心动图检查的患者,即使第一次检查是正常的,也应在妊娠28周再次复查。

鉴别诊断　主动脉缩窄需要与主动脉弓离断鉴别。最常见的主动脉弓离断出现在左侧颈动脉与左锁骨下动脉之间。

还需要检查的部位

1.主动脉弓缩窄可与其他先天性心脏缺陷相关,最常见的是室间隔缺损或大动脉转位。

2.寻找特纳综合征的特征,如肾脏位置异常,囊状水囊瘤,孤立胸腔积液或腹水。

3.DiGeorge 综合征的其他特征,除了心脏畸形,还有唇裂、腭裂、肾脏异常。

妊娠管理

需要进行的检查和咨询　在与特纳综合征和DiGeorge 综合征相关,高度疑诊主动脉弓缩窄或离断时,应进行核型分析(用荧光原位杂交法检测染色体22q 缺失)。染色体 22q 的缺失可能存在于超过50% 的主动脉弓离断患者中。在这种情况下,离断最常见于左颈总动脉和左锁骨下动脉间。应进行全面的胎儿检查和染色体分析。家庭应和小儿心脏病学专家讨论心脏检查结果,并协调产前、产后治疗计划。

胎儿宫内干预　无。

胎儿监测　由于有潜在的左心发育不良病情加重的倾向,应在妊娠28 ~ 34 周时重复胎儿超声心动图。

妊娠进程　一般耐受性良好。

终止妊娠　由于孤立主动脉缩窄手术治疗后预后良好,大部分家庭选择继续妊娠至足月,除非与综合征或染色体异常相关。

分娩　如果病变是导管依赖型,应在可以提供前列腺素治疗的医疗中心分娩。

新生儿学

复苏　通常不需要辅助呼吸。然而,如果存在自主呼吸延迟时,给氧的最大浓度应在40% ~60% 间,仅为改善发绀以避免动脉导管关闭所需时间。新生儿应立即转诊到新生儿重症监护室,给予前列腺素

E_1 治疗。

转诊　对于主动脉缩窄合并充血性心脏衰竭,低心排血量,或有导管依赖型体循环淤血表现的新生儿,必须立即转诊到具备完善的小儿心脏病诊断和手术能力的三级医疗中心。在转诊前咨询小儿心脏病学专家,以确定转诊过程中具备适当的支持措施。应由新生儿转诊经验丰富,具备机械通气和给予注射强心剂能力的医生负责转诊过程中的治疗。

检查和确诊　当下肢脉压降低或出现上下肢收缩压差超过 10 mmHg 时,应考虑主动脉缩窄。氧饱和度在94% 或更低时提示存在导管水平的左向右分流,可发生在严重的主动脉弓梗阻时。超声心动图应明确主动脉缩窄的诊断。

护理管理　新生儿治疗的首要目标是通过维持导管通畅,有通过导管从肺循环到体循环的血流,以保证下肢,特别是肝脏、肾脏有足够的血流灌注,实现和维持肺循环和体循环血流量的平衡。应避免过度换气和给氧,因为两者均可降低肺阻力,从而会改变通过导管或相关病变的心内分流的方向和量。应积极给予缓冲液治疗酸中毒。注射多巴胺可提高心输出量和肾灌注。通过改善术前灌注不足导致的器官损害,可提高修复手术后的疗效。

外科治疗

术前评估　对于大部分的新生儿期主动脉缩窄病例,通过超声心动图检查明确诊断已经足够。在年龄较大的儿童或青少年,当超声心动图检查不能获得足够好的图像时,磁共振成像可能是有用的检查手段。

手术指征　当病变是导管依赖型,或当主动脉缩窄严重时需要在新生儿期进行手术治疗。如果在新生儿期主动脉缩窄不严重,或新生儿期未做出主动脉缩窄诊断时,通常在出生后 2 个月进行手术。

手术类型　大多数中心推荐手术修复主动脉缩窄。进行手术治疗。主动脉缩窄可手术切除,进行端－端吻合术。另一种方法是左锁骨下动脉血管瓣翻转术,这种手术近侧左锁骨下动脉用于扩大主动脉缩窄的面积。一些中心建议对原发主动脉缩窄进行球囊扩张术,但长期疗效可能不如手术治疗好。

手术结果/预后　主动脉缩窄的手术死亡率低于5% 。10% 的患者在很长一段时间后可能再次发生主动脉缩窄。复发性主动脉缩窄可通过球囊血管成形术成功治愈。

参考文献

Allan LD, Chita SK, Anderson RH, et al: Coarctation of the aorta in prenatal life: An echocardiographic, anatomical, and functional study. Br Heart J 1988;59:356-360.

Benacerraf BR, Saltzman DH, Sanders SP: Sonographic sign suggesting the prenatal diagnosis of coarctation of the aorta. J Ultrasound Med 1989;8:65-69.

Blagowidow N, Page DC, Huff D, Mennuti MT: Ullrich – Turner syndrome in an XY female fetus with deletion of the sex – determining portion of the Y chromosome. Am J Med Genet 1989;34:159-162.

Bronshtein M, Zimmer EZ: Sonographic diagnosis of fetal coarctation of the aorta at 14-16 weeks of gestation. Ultrasound Obstet Gynecol 1998;11:254-257.

Daebritz SH, Nollert GD, Zurakowski D, et al: Results of Norwood stage I operation: Comparison of hypoplastic left heart syndrome with other malformations. J Thorac Cardiovasc Surg 2000;119:358-367.

David N, Iselin M, Blaysat G, et al:［Disproportion in diameter of the cardiac chambers and great arteries in the fetus. Contribution to the prenatal diagnosis of coarctation of the aorta］. Arch Mal Coeur Vaiss 1997;90:673-678.

Fyler DC: Trends. In Fyler DC (ed): Nadas' Pediatric Cardiology. Philadelphia, Hanley & Belfus, 1992, pp 273-284.

Ghi T, Higgin IC, Zasmer N, et al: Incidences of major structural cardiac defects associated with increased nuchal translucency but normal karyotype. Ultrasound Obstet Gynecol 2001;18:610-614.

Greally JM, Neiswanger K, Cummins JH, et al: A molecular anatomical analysis of mosaic trisomy 16. Hum Genet 1996;98:86-90.

Hornberger LK, Weintraub RG, Pesonen E, et al: Echocardiographic study of the morphology and growth of the aortic arch in the human fetus. Observations related to the prenatal diagnosis of coarctation. Circulation 1992;86:741-747.

Lewin MB, Lindsay EA, Jurecic V, et al: A genetic etiology for interruptionof the aortic arch type B. Am J Cardiol 1997;80:493-497.

Momma K, Matsuoka R, Takao A: Aortic arch anomalies associated with chromosome 22q11 deletion (CATCH 22). Pediatr Cardiol 1999;20:97-102.

Nora JJ, Nora AH: Update on counseling the family with a first – degree relative with a congenital heart defect. Am J Med Genet 1988;29:137-142.

Sharland OK, Chan KY, Allan LD: Coarctation of the aorta: Difficulties in prenatal diagnosis. Br Heart J 1994;71:70-75.

Trost D, Engels H, Bauriedel G, et al:［Congenital cardiovascular malformations and chromosome microdeletions in 22q11. 2］. Dtsch Med Wochenschr 1999;124:3-7.

Wilson DI, Cross IE, Goodship JA, et al: DiGeorge syndrome with isolated aortic coarctation and isolated ventricular septal defect in three sibs with a 22q11 deletion of maternal origin. Br Heart J 1991;66:308-312.

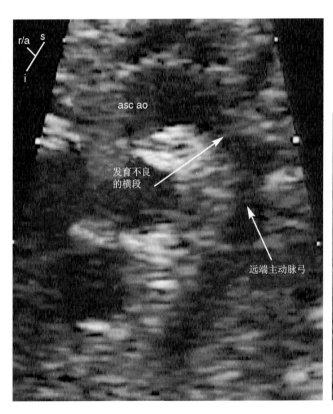

图 3.8.1 发育不良的横段和远端主动脉弓。这个妊娠 37 周的胎儿,主动脉横弓宽度约 4 mm(在平均值的 5 个标准差以下),峡部(左锁骨下动脉远端,动脉导管插入处前的部分)发育不良。宫内主动脉缩窄的图像不典型,除非缩窄非常严重或主动脉弓离断。主动脉弓发育不良是出生后主动脉缩窄加重的依据。asc ao,升主动脉。

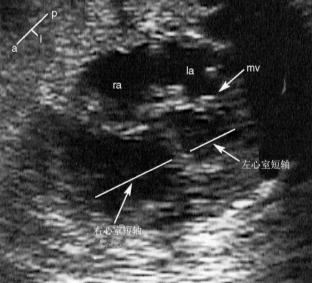

图 3.8.2 室间隔对位不良合并主动脉缩窄。同一个胎儿,与正常数据相比,短轴切面的左心室(lv)直径变小,但和右心室(rv)短轴相比,左心室发育不良更加显著。主动脉缩窄中常见二尖瓣(mv)发育不良。产后患者可出现主动脉弓缩窄,需要手术治疗。左心发育不良是产后主动脉弓梗阻的另外一个依据。la,左心房;ra,右心房。

3.9 室间隔缺损

流行病学/遗传学

定义 是指左右心室之间的室间隔不完整。室间隔缺损可以分为 4 类：圆锥隔型、肌部型、流入道型（也可称为房室道或隔瓣后部）、隔膜型或隔膜内型（也被称做肺动脉型室间隔缺陷和嵴上型室间隔缺陷）

流行病学 每 1000 个新生儿中发生率为 0.4～2.7。室间隔缺损是出生后一年内确诊的最常见先天性心脏疾病，占先天性心脏病的 20%～30%。

胚胎学 根据室间隔缺陷所处的位置不同，胚胎学基础不同。对位不齐型是圆锥隔型室间隔缺损中的一个亚类，代表共同动脉干异常，常合并肺动脉或右室流出道异常。肌部室间隔缺损被认为是由于在心室发育过程中过度消融。流入道、流出道和膜部室间隔缺陷则是因为未融合所致。

遗传模式 当一个兄弟姐妹受累时，再发风险为 3%；当两个兄弟姐妹受累时，再发风险为 10%。当父母中有一方有室间隔缺陷时，再发风险为 3%。大部分的室间隔缺陷是散发的，但是超过 100 种遗传综合征和染色体综合征中室间隔缺陷是其中一种畸形。

致畸剂 报道过的许多致畸剂，包括胎儿酒精综合征、孕妇使用抗惊厥药、孕妇糖尿病、孕妇苯丙酮尿症和胎儿感染。

预后 孤立的室间隔缺损通常预后良好，生活质量近似于正常人。肌部和膜部室间隔缺损可以自发闭合，避免了手术治疗。自发关闭可出现在产前。流入道和隔膜内型室间隔缺损通常需要手术治疗。对位不齐型缺陷需要手术，预后与室间隔缺损合并的病变如法洛四联症或主动脉弓离断有关。预后取决于合并畸形或综合征的诊断。

超声检查

超声发现

1. 胎儿

（1）圆锥隔型室间隔缺损是位于圆锥和肌部室间隔之间的缺损。分为 2 种：

1）膜性室间隔缺损的解剖位置在三尖瓣隔瓣下、右侧室间隔表面和沿着右室室间隔表面的主动脉瓣下方。在超声扫描切面与病变部位垂直时缺损的图像能显示最清晰。可以在标准的四腔心切面图上看到膜部室间隔的假回声失落。

2）当圆锥隔与肌部室间隔对位不齐时，出现对位不齐的室间隔缺陷，有 2 种类型。

- 前排列不齐：在高位矢状切面或心尖切面上显示一个或两个流出道时，圆锥隔对合不齐往往显示最清楚。大血管短轴切面也可显示排列不齐的圆锥隔。胎儿大血管关系正常而圆锥隔前排列不齐通常可导致肺动脉瓣下狭窄，最常发生在法洛四联症中。大动脉转位的胎儿出现前排列不齐室间隔缺损时可能导致主动脉瓣下狭窄，经常合并主动脉弓梗阻。在相关章节已经详细描述了法洛四联症和大动脉转位合并室间隔缺损。

- 后排列不齐型：大血管关系正常的胎儿，后排列不齐型室间隔缺损的胎儿可导致主动脉瓣下狭窄，并经常与瓣膜性主动脉狭窄和主动脉弓梗阻相关。圆锥隔后排列不齐在心尖四腔心切面或高位矢状切面最清楚显示。后排列不齐型室间隔缺损合并大动脉转位的胎儿可导致肺动脉瓣下狭窄，常与肺动脉瓣狭窄和瓣环发育不良相关。

（2）按在肌部室间隔位置如前、中、后或心尖肌部室间隔缺损，肌部室间隔缺损可进一步的细分。当缺损很小，甚至有时是中等大小的肌部室间隔缺损在产前是很难看到的。通常肌部室间隔缺损是多样的。彩色多普勒超声心动图经过适当的优化可以显示通过缺损部位的双向血流信号。

（3）流入道室间隔缺损包括房室管缺损并紧邻房室瓣，和心脏的十字交叉汇合。这些缺损可以孤立存在，但更常见于完全性房室管缺损。关于这个病变的讨论见"完全性房室管缺损"一章。

（4）隔膜型室间隔缺损是隔膜型室间隔上的缺损，位置在紧接肺动脉和主动脉瓣的下方。这类病变不包括对位不齐的隔膜型室间隔缺损。在北美这类病变少见，但在亚洲人群中很常见。

2. 羊水：通常正常的。高度房室传导阻滞可出现在部分房室管缺损、内脏异位综合征患者中，这种病例可能会出现胎儿水肿。

3. **胎盘**:正常,除非有水肿发生。

4. **测量数据**:正常。

5. **可识别孕周**:在妊娠 16～18 周经腹超声检查可以检测到室间隔缺损,在妊娠 14 周经阴道超声检查科检测到对位不良的室间隔缺损。

难点

1. 真正的室间隔缺损与室间隔假性回声失落很难区分开。在垂直于可疑室间隔缺损部位的切面上观察、并在多个切面上观察很容易就能避免误诊。当声束平行于可疑的室间隔缺损部位时,容易出现假性回声失落。

2. 当血流入射角度垂直于可疑室间隔缺损部位,超声仪的设置被优化后,彩色多普勒血流图是最可靠的。使用低余辉,获得超过 20Hz 彩色多普勒帧率很重要。

鉴别诊断 当确诊室间隔缺损,特别是圆锥隔型室间隔缺损时,需要排除其他合并的心脏疾病。

还需要检查的部位 特别是当检测到排列不齐的室间隔缺损时,必须排除其他复杂的心脏疾病、考虑是否存在染色体 22q 微缺失综合征。40%～50% 的房室管缺损的胎儿存在染色体异常,唐氏综合征占大多数。圆锥隔型的室间隔缺损发生在 70%～80% 的 13 - 三体和 18 - 三体综合征的婴幼儿中,室间隔缺损常与三尖瓣(80%),肺动脉(70%)和主动脉(68%)的瓣膜异常相关。需要查找胎儿其余部分的染色体异常超声表现。

妊娠管理

需要进行的检查和咨询 确诊室间隔缺损时应接受小儿心脏病学咨询,产前咨询同时也有助于排除更复杂先天性心脏病。在由于合并染色体异常导致的圆锥隔型和房室管型的室间隔缺损,应进行染色体核型分析和 22q 缺失荧光原位杂交检测。

胎儿宫内干预 不推荐。

胎儿监测 圆锥隔型室间隔缺损应在妊娠 28～30 周再次检查,以确保流出道不出现梗阻。

妊娠进程 通常没有特殊。

终止妊娠 孤立的室间隔缺损由于预后良好,一般不终止妊娠。

分娩 如果是孤立室间隔缺损不合并流出道梗阻,可以分娩并在新生儿出生后的第一周获得小儿心脏病咨询。然而,圆锥隔型的室间隔缺损合并流出道梗阻时,由于有导管依赖型病变存在的可能性,需要更为紧迫的心脏病咨询,婴儿应该在可以提供这些咨询的医疗结构分娩。

新生儿学

复苏 婴儿通常有自主呼吸,不需要复苏。

转诊 室间隔缺损不合并流出道梗阻的新生儿出院后,在出生的第一周内由小儿心脏病医师随访。

检查和确诊 出生后检查的紧迫性取决于合并的心脏畸形和室间隔缺损类型。如果缺损位于肌部或膜部室间隔,是孤立病变,可选择在出生后的第一周进行小儿心脏病学随访。当有圆锥动脉干异常时,出院前应进行超声心动图检查。

护理管理 小的肌部室间隔缺损通常没有症状,而中等程度到大的室间隔缺损、膜部室间隔缺损在出生后 4～6 周在肺血管阻力降低后出现更多的症状。限制钠和液体摄入、使用利尿剂治疗充血性心力衰竭。需要高热量计算公式和鼻饲管喂养以维持新生儿生长发育所需。

外科治疗

术前评估 超声心动图是恰当的无创性诊断方法。如果不能确定存在典型的室间隔缺损或是否有不可逆的肺血管疾病时,需要在术前进行心脏导管检查。

手术指征 在婴儿期,如果充血性心脏衰竭改善,尽管有最大限度的医学治疗或有肺动脉高压,孤立的室间隔也应闭合。长期肺动脉高压可导致肺血管阻塞性病变。

左心室容量负荷大可能是儿童期的手术指征,即使患者症状轻微,肺动脉压力正常。

当室间隔缺损是更复杂的先天性心脏疾病的部分时,手术指征与其他异常一般都是相关的。

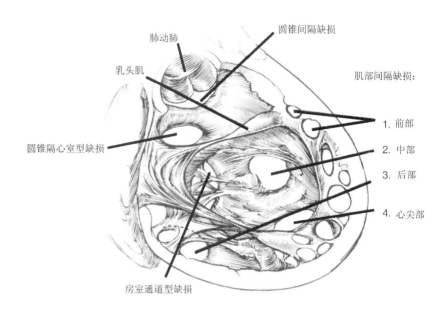

图 3.9.1　从右心室看到的室间膈缺损位置。(From ventricular septal defect. In Castaneda AC, Jonas RA, Mayer JE, Hanley F (eds): Cardiac Surgery of the Neonate and Infant. Philadelphia, WB Saunders, 1994, p 188.)

肺动肺

乳头肌

圆锥间隔缺损

肌部间隔缺损:

1. 前部

2. 中部

3. 后部

4. 心尖部

圆锥隔心室型缺损

房室通道型缺损

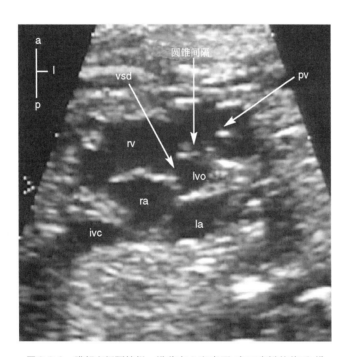

图 3.9.2　膜部室间隔缺损。沿着右心室表面,在三尖瓣的前面,沿着左心室表面,主动脉瓣环下方,可以看到膜部室间隔缺损(vsd)。圆锥隔完整,没有法洛四联症的对位不良。和法洛四联症的室间隔对位不良相比,膜部室间隔缺损更靠右后。Ivc,下腔静脉;la,左心房;lvo,左室流出道;pv,肺动脉瓣;ra,右心房;rv,右心室。

3.10 房室管缺损(心内膜垫缺损)

流行病学/遗传学

定义 房室管缺损包括从一个完整的共同房室管到一个孤立的原发型的房间隔缺损等一系列病变。一个完整的房室管缺陷包括大型心室和心房缺陷,与共同的房室瓣相关。和较小的室间隔缺损类似的管缺陷被称为不完全的、部分的或过渡型缺陷,甚至在比较轻微的病例中,可能没有心室缺损,而是只有一个原发型的房间隔缺损。在这种情况下,总有二尖瓣形成异常,如二尖瓣前叶分裂或有裂口。

流行病学 每1000个活产儿患病率为0.1~0.4。出生后患有先天性心脏病的患儿大约占5%。有60%患儿合并染色体异常。

胚胎学 房室管畸形是由心内膜垫畸形发展而造成的,心内膜垫参与了两个心房与心室隔膜的关闭及其两个房室瓣的发展。

遗传模式 当一个兄弟姐妹受累于心内膜垫缺损时,再发风险为3%;当两个兄弟姐妹受累时,再发风险为10%。当父母患有心内膜垫缺损时,如果是母亲受累,再发风险是14%,而父亲受累时再发风险仅仅是1%。当完全性房室管缺陷以独立的病变出现时,唐氏综合征存在于57%~72%的胎儿。房室管畸形也可能发生于13-三体征和18-三体征、8号染色体短臂缺失和22号染色体三倍体,但不常见。

致畸剂 妊娠糖尿病。

预后 单独存在房室管缺陷一般在心脏病方面的预后良好,但手术是必需的。当发生与染色体异常有关或作为内脏异位综合征的一个部分时,预后很差。

超声检查

超声发现

1.胎儿

(1)从四腔心切面很容易识别出共同房室瓣、房室间隔缺损。流入道室间隔缺损与十字交叉融合,原发性心房缺损累及房中隔的左下部及前部,回声失落可出现在心尖四腔切面,并且回声失落对于从一个垂直平面扫描心脏缺陷的图像很重要。

(2)瓣膜畸形与心内膜垫缺损几乎都是同时存在的,除了作为一个单独的房室传导型室间隔缺损。共同房室瓣充分展现在心室短轴成像中,单独的房间隔缺损总与二尖瓣裂有关。前叶裂是指二尖瓣前叶连接部与左心室隔膜表面的分离。

(3)彩色多普勒对房室瓣反流的检查是很重要的,因为房室瓣(或者其他瓣膜)反流时,胎儿产后受到不良影响。

(4)颈部半透明带的增厚经常发生在11~16孕周。

2.羊水:一般正常,但当高度房室传导阻滞发生在内脏异位综合征或出现严重的房室瓣反流时可以发展为水肿。

3.胎盘:正常,除非有水肿。

4.测量数据:可能对唐氏综合征的相关可能性评估有帮助。

5.可识别孕周:经腹超声成像在妊娠17~18周可检测到房室管缺损,经阴道超声成像在妊娠10~14周可检测到。

难点

1.回声失落可以误诊为房室间隔缺损,扫描房室瓣的疑似缺陷和异常识别的垂直平面成像(这几乎总是在真正的房室管畸形)很重要。

2.扩张冠状静脉窦可能会与原发型房间隔缺损混淆,因为这两个位于房室瓣水平。扩张的冠状静脉窦比位于主动脉根部后面的原始房间隔缺损更靠后(沿着房室瓣后沟)。房室瓣畸形几乎都存在原始缺陷,但不存在孤立的冠状静脉窦扩张。冠状静脉窦扩张的最常见原因是左上腔静脉。

鉴别诊断 房室管畸形发生于内脏异位综合征。应该排除流出道和静脉回流异常,圆锥动脉干畸形如右心室双出口经常发生于内脏异位综合征。

还需要检查的部位

1.查找相关的心脏缺陷如左心室发育不良或流出道梗阻。

2.查找染色体异常的特征,尤其是唐氏综合征的。

3.查找脾脏排除内脏异位综合征。

妊娠管理

需要进行的检查和咨询　儿科心脏病咨询应该明确产前诊断和治疗计划的启动,所有病例应进行染色体分析。

胎儿宫内干预　除了起搏治疗尝试用于完全性传导阻滞外,其他都没用。

胎儿监测　在 28～32 周时胎儿应该复查超声以评估房室瓣反流和水肿的发展或进展。

孕期进程　当有严重房室瓣反流和(或)完全性心脏传导阻滞时,水肿可加重或胎儿可能死亡。

终止妊娠　如果选择终止妊娠,应分娩一个完整的胎儿以明确诊断和排除非心脏异常。

分娩　无明显房室瓣反流的孤立房室管缺损不一定需要在三级医疗中心分娩,但应在分娩后最初几天内得到儿科心脏病咨询。

新生儿学

复苏　一般有孤立房室管缺陷的婴儿是不需要呼吸支持的,合并其他缺陷时,特别是那些涉及中枢神经系统或呼吸道,自主呼吸会受到影响,需要呼吸支持。

转诊　孤立的房室管缺陷婴儿在新生儿期不需要转诊。

检查和确诊　产后诊断通过超声检查确认。

护理管理　肺血管阻力持续升高时的典型表现是轻度缺氧。随着肺阻力下降,氧饱和度将逐渐增加,充血性心脏病的症状可能会出现。心力衰竭通常发生在出生后的最初 1～3 周。

外科治疗

术前评估　超声心动图通常是评估房室管缺损的金标准。

手术指征　几乎所有的房室管缺损都需要手术。完全性房室管缺损的婴儿应在 4 个月龄时选择性修复,或者更早就修复,如果充血性心力衰竭限制患儿生长。房间隔缺损应在 6～18 个月期间关闭。当有肺动脉高压,手术应该进行得更早。

手术类型　房室管缺损通常采用右心房切开途径,间隔缺损采用单片或双片修复技术来关闭。共同房室瓣分开修复。

肺动脉带在不能接受矫治手术风险时选择(即,合并其他更复杂的病变或者患者太小),可作为一种有效的姑息性手术,替代控制肺血流量的完整性修复术。

手术结果/预后　孤立的完全性房室管缺损的修复有良好的预后,术后生存率超过 97%。少数患者术后可有明显的房室管反流,有些可能需要二尖瓣置换术或再次手术。术后心脏传导阻滞的发生率低于 5%,如发生则需要心脏起搏器。

参考文献

Allan LD：Atrioventricular septal defect in the fetus. Am J Obstet Gynecol 1999；181：1250-1253.

Cesko I, Hajdu J, Marton T, et al：[Fetal atrioventricular septal defect associated with Patau and Edwards syndromes, as well as trisomy 22]. Orv Hetil 1998；139；1087-1089.

Delisle MF, Sandor GG, Tessier F, Farquharson DF：Outcome of fetuses diagnosed with atrioventricular septal defect. Obstet Gynecol 1999；94：763-767.

Devriendt K, Van Schoubroeck D, Eyskens B, et al：Prenatal diagnosis of a terminal short arm deletion of chromosome 8 in a fetus with an atrioventricular septal defect. Prenat Diagn 1998；18：65-67.

Fyler DC：Trends. In Fyler DC (ed)：Nadas' Pediatric Cardiology. Philadelphia, Hanley & Belfus, 1992, pp 273-284.

Gembruch U, Knopfle G, Chatterjee M, et al：First – trimester diagnosis of fetal congenital heart disease by transvaginal two – dimensional and Doppler echocardiography. Obstet Gynecol 1990；75；496-498.

Ghi T, Higgin IC, Zasmer N, et al：Incidence of major structural cardiac defects associated with increased nuchal translucency but normal karyotype. Ultrasound Obstet Gynecol 2001；18：610-614.

Grech V, Vella C：Atrioventricular septal defect with separate right and left atrioventricular valvar orifices in a patient with foetal hydantoin syndrome. Cardiol Young 1999；9：73-74.

Hajdu J, Marton T, Papp C, et al：[Prenatal diagnosis of atrioventricular septal defect and its prognostic significance]. Orv Hetil 1998；139；23-26.

Nora JJ, Nora AH：Update on counseling the family with a first – degree relative with a congenital heart defect. Am J Med Genet 1988；29；137-142.

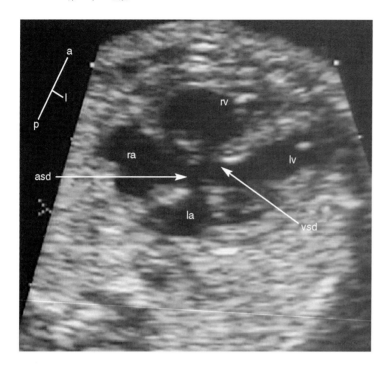

图 3.10.1 胎儿完全性共同房室管缺损的心尖四腔观。共同房室瓣的上方和下方可看见心房和心室间隔缺损，注意，房间隔缺损位于房间隔的最下端。图像扫描平面不完全平行于间隔可避免回声失落。la，左心房；lv，左心室；ra，右心房；rv，右心室。

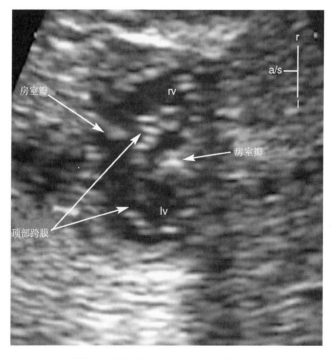

图 3.10.2 共同房室瓣的剖视图。图示心室短轴和共同房室瓣的最顶部跨膜延伸。这个视图有助于展示单一房室瓣。这个患者的瓣膜朝着左心室轻微错位，大约 60% 的瓣膜指向左心室。超过 70% 的严重性排列不齐的修复很复杂，尤其是朝右心室排列不齐。

3.11 永存动脉干

流行病学/遗传学

定义 一根单一的血管从心脏发出,并供应全身、肺部和冠状动脉的血流量。这根单血管通常出现在高位室间隔缺损的上面并骑跨室间隔之上。肺动脉分支起源以及主动脉弓是否离断差异很大。范普拉格建议将永存动脉干合并室间隔缺损分为四种类型:在Ⅰ型,肺动脉主干起源于共同动脉干根部并分叉为肺动脉分支;Ⅱ型,肺动脉分支从动脉干处分岔;Ⅲ型,供应左肺动脉的血管脉来源于主动脉弓而非动脉干;第Ⅳ型,主动脉弓离断,永存动脉干可能几乎都有室间隔缺损。

流行病学 每1000个活产儿患病率为0.03~0.21。占先天性心脏病患儿的0.4%。

胚胎学 心球分化为右心室、心圆锥和永存动脉干。永存动脉干应分隔为主动脉和肺动脉瓣以及升主动脉和肺动脉主干。永存动脉干的存留是分隔失败的结果。

遗传模式 当有一个兄弟姐妹受累时,先天性心脏病在患有非综合征性永存动脉干患者的兄弟姐妹中的复发风险是1%,如果有两个受累时是3%。患有永存动脉干的父母的后代复发风险是未知的。很少有家族病例的报告,呈常染色体显性遗传模式。22号染色体微缺失发生在12%~35%的永存动脉干患儿中。

致畸剂 除了糖尿病产妇,人类中没有报道。

预后 最初的手术死亡率大约是5%,在将来,修复右心室和肺动脉时,导管置换术是必要的。导管置换术的死亡率大约为1%~3%。与22q染色体缺失的密切关联,可能对预后有重要的影响。

超声检查

超声特征

1. 胎儿

(1)一根来自心脏的单一大血管供应肺动脉分支和升主动脉,升主动脉继续供应头部和颈部血管,分清右肺动脉和左肺动脉及它们的起源是至关重要的。

(2)通常共同动脉干骑跨于对位不良的肌部室间隔缺损上。因此共同动脉干接收来自左右心室的血液。如果动脉干根部大部分在右心室之上,修复会更为困难。

(3)共同动脉干瓣膜通常是异常的,彩色及脉冲多普勒应确定共同动脉干狭窄和(或)反流。

(4)主动脉弓离断发生在10%~15%的共同动脉干患者。升主动脉供应头部和颈部的血管,但降主动脉是由动脉导管而不是延续的主动脉弓供应。在没有主动脉弓中断的共同动脉干,动脉导管通常是不存在的。

(5)右位主动脉弓存在于20%~30%的患者。当主动脉弓位于右侧时22号染色体缺失的可能性增加。

2. *羊水*:正常。

3. *胎盘*:正常。

4. *测量数据*:正常。

5. *可识别孕周*:经腹部成像在16~18孕周。经阴道超声可在14孕周诊断出排列不齐室间隔缺损。

难点

1. 除了永存动脉干以外,单一的大血管骑跨于对位不良的室间隔缺损上也可出现在其他疾病。法洛四联症合并肺动脉闭锁是最常见的例子。在这种情况下,主动脉横跨于室间隔和肺主动脉缺如。另一个可能类似于永存动脉干的心脏病是主动脉闭锁合并室间隔缺损,其中肺动脉主干骑跨于室间隔上,升主动脉非常细。仔细识别肺动脉分支及头颈部血管的来源可将永存动脉干与这些疾病鉴别。

2. 在合并主动脉弓离断的永存动脉干,动脉导管可能类似横向主动脉弓并使超声医师误认为这个主动脉弓没有中断。如果能辨别头颈部血管的来源可避免这类错误,它们来源于横向主动脉弓,而不是动脉导管。

鉴别诊断 如前所述,永存动脉干症应鉴别于其他疾病如法洛四联症或主动脉闭锁合并室间隔缺损。

还需要检查的部位 大约12%~35%的永存动脉干病例,与迪格奥尔格综合征和腭心面综合征(22q染色体缺失)有关联。这种微缺失更常见于Ⅲ型永存动脉干和主动脉弓位于右侧时,需寻找唇腭裂、小颌畸形和肾脏问题。

妊娠管理

需要进行的检查和咨询　儿科心脏病会诊应该确认产前的诊断和协调及可能的产后治疗。用于 22 号染色体缺失综合征的染色体组型分析和荧光原位杂交分析被建议用于所有永存动脉干患者。

胎儿宫内干预　不推荐。

胎儿监测　胎儿应该在 28 周和 32 周重新检查以评估永存动脉瓣功能和肺动脉分支的发育。

终止妊娠　永存动脉干可能与其他非心血管畸形相关，并且应分娩一个完整的胎儿以完成检查。

分娩　应该在拥有完整的儿科心脏诊断和手术能力的三级医疗中心分娩。

新生儿学

复苏　通常不需要辅助呼吸。可能出现早发性发绀并与分娩后过渡期的发绀相混淆。

转诊　一旦诊断疑似发绀型先天性心脏病应立即转诊到有完整儿科心脏病诊断和手术能力的三级中心医院是很有必要的。建议在运送前咨询儿科心脏病专家以确定一开始是否需要注入前列腺素 E。应该由有相关新生儿转诊经验和机械通气能力的人员负责运送中的管理。

检查和确诊　产后超声心动图通常足够用于术前评估。

护理管理　决定早期治疗的关键问题是：①肺血流的解剖，因潜在的早发性充血性心力衰竭；②主动脉弓的解剖和全身肢体末梢血流的完整性。有前者情况的婴儿可能需要采取限制肺血流的措施，如限制液体摄入、降低氧气吸入和使用利尿剂。合并主动脉弓离断的婴儿需要使用前列腺素 E 以维持导管血液流动和降主动脉血液。

外科治疗

术前评估　产后超声心动图通常足够用于术前评估。

手术指征　所有永存动脉干婴儿都需要外科治疗。

手术类型　大多数情况下，出生后十天之内或者未在新生儿期被诊断的都必须进行修复术。如果动脉干仅仅接收来自左心室的血液，则室间隔也要修补。从动脉干移走肺动脉分支并和右心室相连，通常

使用同种移植物。捐献者的肺动脉要小心修补以便不让邻近的冠状动脉弯曲变形。主动脉弓离断时，在新生儿时期要进行完整的修复。中断的节段要直接吻合。

通过结扎肺动脉分支以减轻永存动脉干的婴儿症状是不可取的。历史上这样做的结果通常是导致肺动脉畸形和（或）肺血管疾病等长期问题。

手术结果/预后　婴儿修复手术，手术死亡率约为 5%。当永存动脉干瓣膜有更多异常时死亡率更高。在极少数情况下，永存动脉干瓣膜必须更换，这大大提升了手术死亡率。因为同种移植通常是用于建立右心室和肺动脉分支之间的连续，同种移植物需要由孩子自身生长来替换。一般来说，在成年之前完成两次更换是必要的。同种移植替代的手术死亡率为 1%～3%。

术后的结果直接与 Digeorge 综合征的存在与否有关。当存在时，这个综合征导致重要的发育异常，由于甲状旁腺功能减退引起的低钙血症，和因 T 淋巴细胞异常引起的免疫缺陷。

参考文献

Bronshtein M, Siegler E, Yoffe N, Zimmer EZ: Prenatal diagnosis of ventricular septal defect and overriding aorta at 14 weeks' gestation, using transvaginal sonography. Prenat Diagn 1990;10:697-702.

110 Chapter 3—Cardiac Entities Edwards JE, McGoon DC: Absence of anatomic origin from heart of pulmonary arterial supply. Circulation 1973;47:393-398.

Frohn-Mulder IM, Wesby SE, Bouwhuis C, et al: Chromosome 22q11 deletions in patients with selected outflow tract malformations. Genet Couns 1999;10:35-41.

Fyler DC: Trends. In Fyler DC (ed): Nadas' Pediatric Cardiology. Philadelphia, Hanley & Belfus, 1992, pp 273-284.

Goldmuntz E, Clark BJ, Mitchell LE, et al: Frequency of 22q11 deletions in patients with conotruncal defects [see comments]. J Am Coll Cardiol 1998;32:492-498.

Han XY, Wu SS, Conway DH, et al: Truncus arteriosus and other lethal internal anomalies in Goltz syndrome. Am J Med Genet 2000;90:45-48.

Hopkin RJ, Schorry E, Bofinger M, et al: New insights into the phenotypes of 6q deletions. Am J Med Genet 1997;70:377-386.

Johnson MC, Hing A, Wood MK, Watson MS: Chromosome abnormalities in congenital heart disease. Am J Med Genet 1997;70:292-298.

Miyagawa S, Kirby ML: Pathogenesis of persistent truncus arteriosus induced by nimustine hydrochloride in chick embryos. Teratology 1989;39:287-294.

Momma K, Matsuoka R, Takao A: Aortic arch anomalies associated with chromosome 22q11 deletion (CATCH 22). Pediatr Cardiol 1999;20:97-102.

Nora JJ, Nora AH: Update on counseling the family with a first-degree relative with a congenital heart defect. Am J Med Genet 1988;29:137-142.

Okishima T, Takamura K, Matsuoka Y, et al: Cardiovascular anomalies in chick embryos produced bis-diamine in dimethylsulfoxide. Teratology 1992;45:155-162.

Rohn RD, Leffell MS, Leadem P, et al: Familial third-fourth pharyngeal pouch syndrome with apparent autosomal dominant transmission. J Pediatr 1984;105;47-51.

Van Praagh R, Van Praagh S: The anatomy of common aorticopulmonary

trunk（truncus arteriosus communis）and its embryologic implications. A study of 57 necropsy cases. Am J Cardiol 1965;16:406-425.

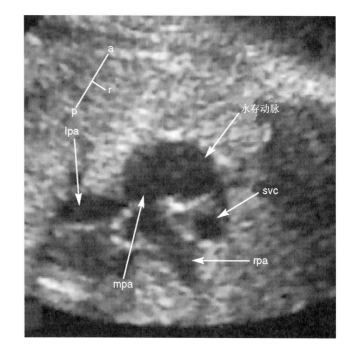

图3.11.1　单一半月形永存动脉干的短轴。单一的大血管在短轴切面上被显示,两个肺动脉分支均由此发出。可在右肺动脉之前看到右侧上腔静脉(svc);永存动脉干的非特异性表现是,另一个大血管是缺失。lpa,左肺动脉;mpa,肺动脉主干;rpa,右肺动脉。

图3.11.2　在永存动脉干中,其根部起源于对位不良的室间隔缺损。永存动脉的主干扩张并且永存动脉干的瓣叶增厚。从永存动脉主干开始,左肺动脉(lpa)上升然后主干延续为升主动脉(aao),在这个扫描平面没有看到右肺动脉,永存动脉干骑跨于对位不良的室间隔缺损(vsd)上。rv,右心室。

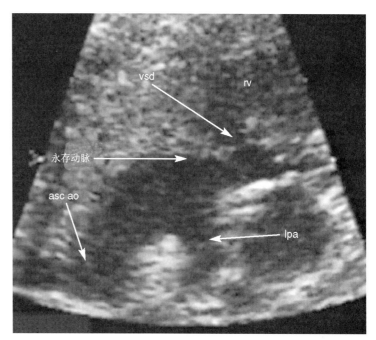

3.12 双入口心室(单心室)

流行病学/遗传学

定义 两个房室瓣与一个主导心室或者单心室相关联。双入口心室可以呈左心室或者右心室形态。"单心室"没有双入口心室准确,当可能存在另一个小心腔,尤其是左心室双入口情况时。双入口心室会同时合并其中一个房室瓣闭锁,但即使在这种情况下,闭锁的房室瓣的位置仍高于主导心室。

流行病学 每 1000 个活产儿患病率为 0.05 ~ 0.1。占先天性心脏病孩子的 0.8%。

胚胎学 左心室由原始心室组成,右心室来源于心球的一部分。

遗传模式 遗传模式和复发概率无法明确。

致畸剂 不明确。

预后 双入口心室患者需要多次手术最后行 Fontan 手术。一般在六岁以前需要做 2 次甚至是 3 次手术。Fontan 手术的长期预后取决于三尖瓣闭锁的预后。

超声检查

超声特征

1. 胎儿

(1)心尖四腔心切面,通常可以看到一个心室是主导的,接收来自两个房室瓣和心房的血流。在心室在短轴成像时也可清楚呈现两个房室瓣与同一个心室相关联。打开的房室瓣表现为"眼镜"。

(2)应该确定主导心室的形态。左心室的典型形态学特征是一个椭球形状和一个比右心室少的小梁心肌。右心室更像三角形。另外,在双入口左心室,前面的右心室流出道腔化并发出一根大血管是很典型的。在双入口右心室,有时可以看见主导右心室后面的小室。

(3)必须确定两大血管的起源。在大多数情况下,其中一根大血管会直接起源于主导心室,而其他血管起源于一个输出腔或动脉圆锥。

(4)其中一根大血管的瓣膜或瓣下水平梗阻。当有瓣膜下或者瓣膜性主动脉狭窄时,升主动脉通常是发育不全的,并且主动脉缩窄或者主动脉弓离断可

能性增加。当有瓣膜下的或者瓣膜性肺动脉狭窄,肺动脉分支可能会发育不全,应该测量两根大血管和主动脉弓并和标准数据比较。合并流出道梗阻时,末梢血管将会是典型的发育不全。

(5)部分双入口心室可能发生转位。

(6)应该对两个房室瓣进行脉冲和彩色多普勒检查,发现房室瓣反流很重要,因为严重的反流和胎儿水肿的发展相关联。当存在卵圆孔未闭时,即使图像显示其中一个房室瓣狭窄,也很少或没有显著反流被脉冲多普勒所检出。合并房室瓣狭窄,血流重新分配给正常的房室瓣。应该测量房室瓣直径并与标准数据比较。

(7)双入口心室可能发生完全性心脏传导阻滞,尤其是当有心室反转(即:L-looped 心室)。需要明确心率发生机制和速率。

2. 羊水:正常,除非有胎儿水肿。

3. 胎盘:正常。

4. 测量数据:正常。

5. 可识别孕周:双入口心室可以在 16 孕周到 18 孕周检测到。

难点/鉴别诊断

1. 合并房室瓣闭锁的双入口心室应该与典型的三尖瓣闭锁和二尖瓣闭锁区别开来,就像左心发育不全综合征。在所有这些不同的疾病,都只有一个有功能的心室,但每个的处理和预后都不同。

2. 在完全性房室共道的某些形式中,共同的瓣膜可能严重错位超过一个心室而其他心室相当发育不全。这样的心脏可能会与双入口心室合并其中一个瓣膜闭锁相混淆。这个差异是很重要的,因为房室管缺损通常与核型异常和内脏异位综合征相关联,而双入口心室则不是。

3. 对流出道梗阻的认识是至关重要的,这将明确决定了产后临床病程和预后。当任一流出道有严重梗阻时,导管的伴随病变将要求前列腺素 E 治疗。产前对出生后流出道梗阻的严重程度的预测是很困难的。

妊娠管理

需要进行的检查和咨询 儿科心脏病专家应该

确认产前诊断和产前病情进展及产后治疗计划。正如其他心脏畸形一样,染色体分析是可取的。

胎儿宫内干预　不推荐。

胎儿监测　应该在 28 和 32 孕周重新检查心脏以评估房室瓣功能和确定体循环或者肺循环流出道梗阻的程度。

妊娠进程　房室瓣反流可在宫内加重并导致胎儿水肿,流出道梗阻的程度也可以在怀孕期间加重。

终止妊娠　如果选择终止妊娠,应分娩一个完整的胎儿以明确诊断。

分娩　双入口心室的胎儿应该在直接有小儿心脏内科和可实现心脏外科手术会诊的三级医疗中心分娩。

新生儿学

复苏　自主呼吸是有希望的,复苏通常没有必要。当有严重的肺流出道梗阻,可能从出生开始一直存在发绀,这可能和分娩后的立即转变相混淆,如果怀疑有肺流出道梗阻,应该开通静脉通路并输注前列腺素 E_1。

转诊　转诊到一个拥有完整的小儿心脏病诊断和手术能力的三级中心医院是至关重要的。如果婴儿存在发绀,建议在转诊前有儿科心脏病专家的会诊以确定转诊中是否需要输注前列腺素 E_1。

检查和确诊　超声心动图通常可以明确诊断,少数病例需要心导管插入术来观察肺动脉远端分支情况。

护理管理　症状取决于全身和肺血流量的平衡。当全身血流阻塞时,会有肺反循环,伴随充血性心力衰竭的发展,全身低灌注和代谢性酸中毒。相反,合并肺血流受阻,就会有发绀。

新生儿管理主要是建立全身和肺血流的适当平衡。当其中之一流出道有梗阻,前列腺素 E_1 用于维持导管的通畅。减少肺反循环的措施包括避免辅助供氧和某些情况下使用利尿剂或者影响肌肉收缩的药物。

外科治疗

术前评估　超声心动图通常可明确术前评估。

手术指征　所有类型的双入口心室都需要手术。目标是实现全身和肺血流的适当平衡,并实现正常的肺动脉压力。如果有适当的平衡存在,新生儿不需要任何手术,婴儿可出院回家。当平衡不恰当,则需要手术。

手术类型　如果有肺循环血流受阻,肺动脉主干可能横断并和升主动脉吻合,为肺循环血流提供一个通畅的通道。如果存在动脉弓受阻应该修复,用动脉分流例如 B-T 分流术(右锁骨下动脉或无名动脉与肺动脉连接)建立肺血流量。如果这个问题合并肺血流量则要做不同的手术,如果是由肺动脉瓣狭窄引起的肺血流量减少,Blalock 分流术可能被推荐。如果有体肺侧支循环,但有足够的全身血流量,肺动脉主干可能被结扎。

新生儿期之后的手术治疗的直接目的是分离不饱和氧血和与饱和氧血。6～12 个月的时候通常做 Glenn 手术,而 Fontan 手术在 6 岁以前的一段时间。在某种情况下,做 Fontan 手术时可以合并 Glenn 手术。Glenn 手术和 Fontan 手术在三尖瓣闭锁的外科部分详细讨论。

手术结果/预后　新生儿时期的外科手术死亡率在 5%～25% 之间波动。当必须重建主动脉弓时可发生更高的死亡率。

Glenn 手术和 Fontan 手术的手术死亡率都在 5% 左右。

参考文献

Fyler DC: Trends. In: Fyler DC (ed): Nadas' Pediatric Cardiology. Philadelphia, Hanley & Belfus, 1992, pp 273-284.

Rychik J, Tian ZY, Fogel MA, et al: The single ventricle heart in the fetus: Accuracy of prenatal diagnosis and outcome. J Perinatol 1997; 17 (3): 183-188.

Williams RG: Echocardiography in the management of single ventricle: Fetal through adult life. Echocardiography 1993; 10(3): 331-342.

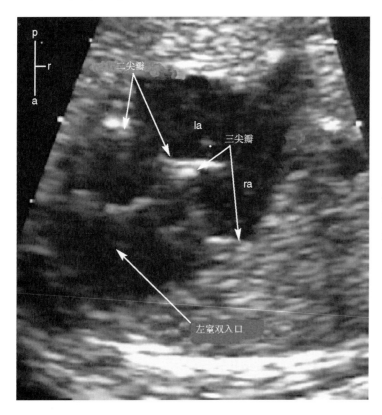

图 3.12.1 左室双入口(lv)。四腔心切面显示,两房室瓣均流入左心室形态的单心室。箭头指向二尖瓣(mv)和三尖瓣(tv)的连接处。心室椭球形并且有少量肌小梁的特征说明其为左心室。la,左心房;ra,右心房。

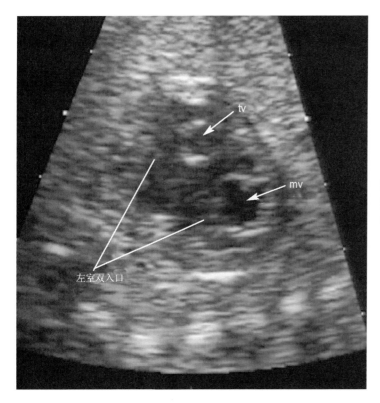

图 3.12.2 左室双入口(lv)的短轴观。左心室舒张期短轴切面,显示两个房室瓣进入这个心室。三尖瓣比较小,图示的环状发育不全和小叶开放受限疑似房室瓣狭窄。mv,二尖瓣。

3.13 右心室双出口

流行病学/遗传学

定义 主动脉和肺动脉均起源于右心室。

流行病学 每 1000 个活产儿患病率为 0.03 ~ 0.07。占儿童先天性心脏病的 0.9%。

胚胎学 右心室双出口的胚胎学是相当复杂的,因为这种疾病可能会以不同的疾病出现,从完全房室管到双入口心室。大血管的正常连接与适当的分化和心球各部分的发育相关。心球分化为右心室,心圆锥变成圆锥间隔或者漏斗隔,动脉干形成大血管。

遗传模式 兄妹复发率没有确切的报道但是可能很低。大约 5% 的右心室双出口患儿存在染色体异常,13 - 三体综合征和 18 - 三体综合征都有报道,22 号染色体缺失可发生在大约 5% 的右心室双出口患者。

致畸剂 除了妊娠糖尿病以外,没有其他报道。

预后 右心室双出口需要手术治疗,预后有很大波动,取决于心脏缺陷的复杂度和是否存在相关异常。

超声检查

超声特征

1. 胎儿

(1)主动脉和肺动脉与右心室的连接表现是必要的特征。

(2)存在于右心室双出口的室间隔缺损是排列不齐的缺损。

(3)两根血管与右心室的连接方式是可变的,并且对明确预后的咨询与讨论很重要。室间隔缺损可在主动脉下、肺下、两者之下或者不限制。

(4)共同特征是瓣膜下或者瓣膜任一流出道梗阻。合并主动脉瓣狭窄,通常有升主动脉发育不全和合并主动脉缩窄或者主动脉弓离断。合并肺动脉狭窄,可能有肺动脉分支发育不全。

(5)右心室双出口有时发生房室瓣异常,包括闭锁,骑跨(房室瓣附在对侧心室)或者覆盖(环形覆盖两个心室但不一定依附两个心室)。右心室双出口可发生完全性房室管缺损,尤其在内脏异位综合征。

(6)应该考虑内脏异位综合征和确定腹部与心房位置,还有肺和全身静脉回心血量。

2. **羊水**:正常,除非水肿发展。

3. **胎盘**:正常。

4. **测量数据**:正常。

5. **可识别孕周**:经腹超声成像在孕 16 ~ 18 周,经阴道超声成像可能在孕 12 ~ 14 周。

难点/鉴别诊断

1. 右心室双出口应该与转位加以区分,由于它们是相互排斥的。转位时,主动脉起源于右心室,而肺动脉起源于左心室。大动脉的转位和右心室双出口存在于同一个心脏这种说法是不准确的,当一根血管起源于右心室,而其他跨在间隔上,通常如果 1 根大血管及另一根大于大血管的 50% 与右心室相连,则标记这个心脏为右心室双出口。

2. 在法洛四联症中,室间隔缺损合并大部分主动脉骑跨可能会类似于右室双出口。在法洛四联症,主动脉主要起源于左心室(即:超过 50% 来源于左心室),并且,主动脉瓣很有代表性地直接与二尖瓣前小叶相连续,在右心室双出口合并主动脉下室间隔缺损,超过一根半的大血管起源于右心室,并且通常主动脉与二尖瓣间由于主动脉瓣下锥肌而中断。

3. 如前所述,右心室双出口经常与流出道梗阻相关。流出道梗阻的严重程度是导管依赖和其表现的严重度的一个重要决定因素。合并严重的肺动脉狭窄,新生儿将会发生发绀。合并严重的瓣膜下或者瓣膜性主动脉狭窄通常与缩窄相关联,并且这种损害可能需要前列腺素 E 的治疗以维持足够的全身灌注。

还需要检查的部位

1. 这和染色体异常有很大关联,尤其是先天性胸腺发育不全综合征,所以应该完成胎儿的其他详细检查特别是腭和肾脏。

2. 其他地方的异常,例如内脏转位或单脐动脉,可在大多数情况下看到,即使染色体是正常的。

妊娠管理

需要进行的检查和咨询 儿科心脏病会诊应得到确切的管理和建立适当的产前和产后管理。应该做 22 号染色体缺失的核型分析和适当的实验,因为经常与腭心面综合征相关联。

胎儿监测 胎儿超声心动图应在孕 28 周重新复查,有时在孕 32 周,以评估流出道梗阻和明确是否存在类似导管依赖的病变。

妊娠进程 除有严重房室瓣膜反流加重外,尤其是在流出道梗阻的环境中,妊娠通常会继续至足月。

终止妊娠 应分娩完整的婴儿以明确心脏病诊断并排除潜在的相关性非心脏异常。

分娩 大多数的右心室双出口,尤其是在疑有流出道梗阻的情况下,应在可即刻有小儿科心脏病会诊的三级医疗中心分娩。合并流出道梗阻,病变可能是动脉导管依赖的。

新生儿学

复苏 早期复苏通常是不需要的。当有重度的肺流出道梗阻,可能会从出生开始持续存在发绀,这可能和分娩后的立即转变相混淆。如果疑有重度流出道梗阻,应该开通静脉通路以允许给予所需的前列腺素 E。

转诊 转诊到一个拥有完整的小儿心脏病诊断和手术能力的三级中心医院是至关重要的。如果婴儿存在发绀,建议在转诊前有儿科心脏病专家的会诊以确定转诊中是否需要输注前列腺素 E_1。

检查和确诊 超声心动图提供明确的诊断,通常不需要术前导管插入术。

护理管理 管理取决于建立全身和肺血流的适当平衡。有严重肺血流量受阻的情况下,可能用到前列腺素 E_1 治疗以维持导管通畅和保证充足的肺血流量。当有严重全身血流受阻时,需要前列腺素 E_1 治疗以维持足够的全身灌注。当其中一个流出道有轻微梗阻,充血性心力衰竭可能会进展伴随肺血管阻力下降。在这些情况下,抗充血性药物要用来控制充血性心力衰竭。

外科治疗

术前评估 超声心动图提供明确的诊断,通常不需要术前导管插入术。

手术指征 所有类型的右心室双出口都需要手术治疗。所有手术的目的是从左心室建立饱含氧的通畅血流流向主动脉,从右心室封闭室间隔缺损,以及建立通畅有效的肺血流。在某种情况下,需要同种移植物来连接右心室和肺动脉分支。

手术类型 由于右心室双出口的范围,手术矫正方法相当多样化。当室间隔缺损位于主动脉瓣下,外科手术类似于法洛四联症的治疗方法。当室间隔缺损位于肺动脉瓣下的并且没有肺动脉瓣狭窄,治疗方法类似于大动脉转位合并室间隔缺损。在合并游离室间隔缺损的情况下,不可能让任一大血管与左心室相连。在这些少见的情况下,单心室矫治可能是必要的。

左心室流向主动脉的血流相对直接地从主动脉瓣的室间隔缺损流入右心室。合并肺动脉瓣下室间隔缺损的右室双出口手术治疗的死亡率低,但当存在大动脉转位时,需要行动脉倒转术。

手术结果/预后 手术死亡率根据右心室双出口类型的复杂度和相关病变的存在来变化。一般而言,手术死亡率在 3% ~ 10% 不等。有全身血流受阻,例如主动脉弓离断或者主动脉缩窄的情况下需要更加复杂的手术。

参考文献

Braga S, Schmidt A: Clinical and cytogenetic spectrum of duplication 3p. Eur J Pediatr 1982;138:195-197.

Fyler DC: Trends. In Fyler DC (ed): Nadas' Pediatric Cardiology. Philadelphia, Hanley & Belfus, 1992, pp 273-284.

Goldmuntz E, Clark BJ, Mitchell LE, et al: Frequency of 22q11 deletions in patients with conotruncal defects. J Am Coll Cardiol 1998; 32:492-498.

Johnson MC, Hing A, Wood MK, Watson MS: Chromosome abnormalities in congenital heart disease. Am J Med Genet 1997;70:292-298.

Smith RS, Comstock CH, Kirk JS, et al: Double-outlet right ventricle: An antenatal diagnostic dilemma. Ultrasound Obstet Gynecol 1999; 14: 315-319.

Wladimiroff JW, Stewart PA, Reuss A, Sachs ES: Cardiac and extracardiac anomalies as indicators for trisomies 13 and 18: A prenatal ultrasound study. Prenat Diagn 1989;9:515-520.

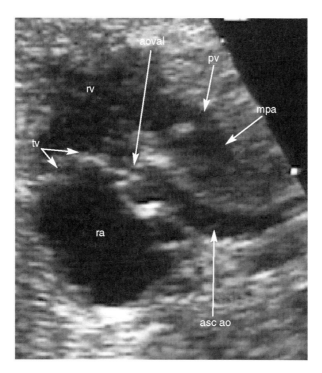

图 3. 13. 1　右心室双出口合并肺下圆锥。主动脉和肺动脉均来源于右心室（rv）。主动脉瓣（av）与三尖瓣（tv）相连,所有没有主动脉下圆锥。在这个图像中没有看到左心室,升主动脉（asc ao）与肺动脉主干（mpa）相比较相对发育不全。其提示可能存在主动脉弓发育不全或者梗阻。pv,肺动脉瓣;ra,右心房。

3.14 心律失常：心动过速和期前收缩

流行病学/遗传学

定义 正常的胎儿心率一般是 120～160 次/分钟。心动过速是指心率超过 160 次/分。

窦性心动过速的典型心率是 170～220 次/分，冲动起源于窦房结，并且在心房和心室之间一对一传导。心房收缩在心室收缩前，间隔为 60～150 ms，搏动频率恒定。窦性心动过速的发病和消失是平缓的，通常是因为自律性的改变。

室上性心动过速通常是折返性心动过速，涉及心房和心室之间的传导通路。折返性心动过速需要两个心房和心室之间的电通路（这个通路可以通过房室结，通常是通路之一）。两个通路必须有不同的传导性能。室上性心动过速的心室率恒定在 220～280 次/分，通常心房和心室之间一对一传导。室上性心动过速通常是由一个心房期前收缩发起和心动过速突然发作、突然消失。患室上性心动过速的新生儿因为有折返通路，从心室收缩到其后的心房收缩间隔通常超过 70 ms。

心房扑动是由一个单一的心房内折返路径引起的。通常，心房率在 300～600 次/分之间。房室结有不同程度的阻滞。这个传导阻滞可能达到甚至超过 4∶1（即：心房率是心室率的 4 倍），但是，心房与心室之间可能有一对一传导（这种情况下，心房率与心室率）是完全相同的。

心房颤动是由多发的小的心房内折返通路引起的。整齐规律的心房收缩是不存在的，所以在超声心动图上没有看到心房壁有区别的收缩。心室率通常在 100～200 次/分之间，并且是绝对不规则，因为房室结有易变的传导阻滞。

室性心动过速是一种罕见的胎儿心律失常，最常见的是原因是折返机制（尽管其他机制也可以产生室性心动过速）。在室性心动过速中，心室率通常在 150～250 次/分之间，经常有心室和心房之间的分离。一般较少，出现从心室到心房的逆行传导，而是会有一对一的房室关系。在这一节中不会进一步讨论室性心动过速。

期前收缩或者早搏可能起源于心房、房室结或者或者心室。在胎儿中，期前收缩中房性早搏占大多

数。

这里没讨论的是两个非常罕见的自动节律，异位房性心动过速和交界性异位心动过速。

流行病学 心律失常（包括房性早搏）代表了相关指征和（或）在胎儿超声检查中占大约 10%～20%。期前收缩占胎儿心律失常的 70%～88%。心动过速占 10%～15%，心动过缓占 8%～12%。胎儿心动过速的机制 65%～93% 是折返通路性室上性心动过速，7%～29% 为心房扑动，4% 为室性心动过速。分段遗传模式大多数情况是散发的，有一小部分患者有家族性预激综合征。在一个大型研究中，认为额外通路在患者一级亲属的患病率是 1.06%，而额外通路在普通人群中的患病率为 0.15%。

致畸剂 没有报道。

预后 生存和预后与水肿的发展是最为高度相关。水肿会出现在 25%～50% 的持续心动过速胎儿。在一组药物治疗的心动过速，这些没有水肿的 73% 恢复窦性心律，有水肿的为 30%。没有水肿的胎儿没有死亡风险，相比之下，有水肿的 45% 死亡风险。

进展的风险因素包括持续心动过速大于 12 小时和低胎龄出生的。有些研究人员报道，心动过速和心率的机制与水肿的发展的风险不相关，尽管这项研究胎儿数量可能导致研究证据不足。有其他的报道称，严重水肿与室上性心动过速期间合并严重房室瓣反流相关。

房性期前收缩通常是良性的但发展可以超过室上性心动过速。

超声检查

超声发现

1. 胎儿

（1）最重要的是确定胎儿心律失常的机制是识别心房和心室收缩以及它们之间的关系。有四种评估方法：

1）同步心房壁和心室活动（心室游离壁运动和半月瓣运动其中之一）的 M－模式超声心动图是确定时段的一个可靠方式。有时候要为同步 M－模式评估得到一个适当的角度很困难也很耗时。心耳内

部通常最容易看到心房壁的运动。

2)可以在左室流出道做脉冲多普勒以便记录二尖瓣流入(心房时段)和主动脉流出(心室时段)。在解释心律失常方面多普勒超声心动图没有 M – 模式超声心动图敏感。如果心房收缩的力量不足以打开二尖瓣(可能是快速心房节律的情况下)或者心房与心室同时发生收缩,二尖瓣流入可能不会发生,用这种方法还不能清楚地表达心房收缩的时段。

3)类似于脉冲多普勒技术,彩色多普勒 M – 模式超声心动图可以采集左心室流出道和二尖瓣流入道切面。也许彩色多普勒 M – 模式图像比脉冲多普勒或单纯 M – 模式分析合适的角度更快。同样讨论了脉冲多普勒技术的应用的局限。

4)最后,有人建议使用同步脉冲多普勒测速仪来评估胎儿腹主动脉和下腔静脉的时段。

(2)分析心动过速的发生和停止是很有帮助的。折返心动过速,类似室上性心动过速和心房扑动,有突发突止。自主节律如窦性心动过速或者异性房性心动过速有一个渐进的"热身"和"冷却"。室上性心动过速通常由一个房性发起早博。

(3)应该评估心室功能,并且做脉冲和彩色多普勒超声心动图以排除房室瓣反流。

2.**羊水**:正常,除非出现水肿。

3.**胎盘**:正常。

4.**测量数据**:正常。

5.**可识别孕周**:经腹成像在孕 16 ~ 18 周。经阴道成像,在妊娠早期就已可检查出心律失常。

难点

室上性心动过速通常是间断的,超声心动图中可能不会记下心动过速,尽管在其他时段有一段持续的心动过速。持续胎心监测可能有助于证实和确定心动过速发作的频率和持续时间。

鉴别诊断 根据议定的标准,依据心房和心室率、房室传导阻滞的存在和程度、发作和停止的模式等,心律失常是有区别的。

还要检查的部位

1.窦性心动过速伴有败血症和胎儿贫血。在患心脏肿瘤的胎儿合并有房性早博和持续性室上性心动过速。

2.查看水肿指标。

3.排除潜在的心脏结构异常。

4.尽管在大多数患心动过速的胎儿,解剖学是正常的,结构性心脏病必须排除。在前 4 个月存在室上性心动过速的 90 个预激综合征 (Wolff-Parkinson white synch)患者中,20% 合并结构性心脏病,最常见的是三尖瓣下移畸形。

节律	机制	心房率	心室率	房室传导阻滞	发作与停止	房室分离
窦性心动过速	自发的	170 ~ 220	170 ~ 220	没有	自发的	没有
室上性心动过速	心房与心室之间的折返通路	220 ~ 280	220 ~ 280	通常没有	突发地	没有
心房扑动	心房内的折返通路	300 ~ 600	变化的,取决于房室传导阻滞	变化的	突发地	没有
心房颤动	小的心房内折返通路	收缩模糊	绝对不齐 一般 100 ~ 200	变化的	突发地	没有
室性心动过速	通常是折返通路	120 ~ 160 除非有逆向传导	150 ~ 250	不相关	突发地	常见,如果有逆向传导时没有

妊娠管理

需要进行的检查和咨询 胎儿频繁心律失常请胎儿心律失常的分析和治疗熟练的围产学专家和儿科心脏病专家会诊通常是最好的治疗。

胎儿宫内干预 窦性心动过速,重视引起心动过速的原发病因,和通常没有特定的心动过速的具体治疗。胎儿持续心律失常,如室上性心动过速、心房扑动或房颤,在大多数情况下都是需要的。不需要治疗

的是孕晚期胎儿没有水肿能够耐受心动过速。如果希望避免使用药物治疗,那么需要仔细的随访和(或)早期分娩。

替代疗法包括地高辛、地高辛与另一种药剂如氟卡尼、普鲁卡因胺或索他洛尔(单独或联合治疗的一部分)。胺碘酮不常用是因为其副作用较多。

在将近 50% 的无水肿胎儿中,地高辛在恢复窦性心律方面一直很有效。然而,当存在水肿,地高辛的母婴胎盘传播是不可靠的,并且转为窦性心律可能发生在不到 10% 的患者中。在成功心脏电复律的胎

儿中,使用产妇静脉注射地高辛,从开始治疗到恢复窦性心律可能需要 5～7 天。直接胎儿肌肉注射地高辛可以缩短扭转时间,但是风险增加。

药物治疗失败时,应考虑提前分娩。当计划提前分娩时,短期使用糖皮质激素可能对促进肺的成熟有用。

胎儿监测　直到实现有效的心律控制,持续心动过速的胎儿应该每天复查。在大多数情况下,母亲应该住院直到有效控制心律。应观测产妇药物浓度曲线以确保给予充足的剂量。

终止妊娠　一般不涉及。

分娩　胎儿通常要足月产,除非胎儿有持续的心动过速和药物治疗无效或者胎儿孕晚期有水肿迹象。

新生儿学

复苏　胎儿通常有自主呼吸,不需要复苏。

转诊　新生儿应转诊至可得到小儿心脏病会诊的医疗中心。

检查和确诊　心律失常的机制通常可以用体表心电图证实。有时经食管的心电描记有助于识别心律失常的机制。通常婴儿期不做侵入性电生理学研究。

护理管理　血流动力学不稳定的婴儿可能需要心脏电复律。腺苷通常可以终止重返心动过速。产前控制心律失常的药物也经常用于出生后。

手术结果/预后　在大多数患者中,药物治疗可以控制室上性心动过速,或者是在出生 1 年后没有治疗也不复发。在需要长期抗心律失常治疗的患者中,射频消融在消除额外通路上非常成功。长期预后也很好。

参考文献

R, Rotstein Z, Lipitz S, et al: First – trimester diagnosis of fetal congenital heart disease by transvaginal ultrasonography. Obstet Gynecol 1994;84:69-72.

Azancot – Benisty A, Jacqz – Aigrain E, Guirgis NM, et al: Clinical and pharmacologic study of fetal supraventricular tachyarrhythmias. J Pediatr 1992;121:608-613.

Birnbaum SE, McGahan JP, Janos GO, Meyers M: Fetal tachycardia and intramyocardial tumors. J Am Coll Cardiol 1985;6:1358-1361.

Chan FY, Woo SK, Ghosh A, et al: Prenatal diagnosis of congenital fetal arrhythmias by simultaneous pulsed Doppler velocimetry of the fetal abdominal aorta and inferior vena cava. Obstet Gynecol 1990;76:200-205.

Deal BJ, Keane JF, Gillette PC, Garson A Jr: Wolff – Parkinson – White syndrome and supraventricular tachycardia during infancy: Management and follow – up. J Am Coll Cardiol 1985;5:130-135.

De Catte L, De Wolf D, Smitz J, et al: Fetal hypothyroidism as a complication of amiodarone treatment for persistent fetal supraventricular tachy-cardia. Prenat Diagn 1994;14:762-765.

Eronen M: Outcome of fetuses with heart disease diagnosed in utero Arch Dis Child Fetal Neonatal Ed 1997;77:F41-F46.

Frohn – Mulder IM, Stewart PA, Witsenburg M, et al: The efficacy of fle-cainide versus digoxin in the management of fetal supraventricular tachy-cardia [see comments]. Prenat Diagn 1995;15:1297-1302.

Gembruch U, Bald R, Hansmann M: [Color – coded M – mode Doppler echocardiography in the diagnosis of fetal arrhythmia]. Geburtshilfe Frauenheilkd 1990;50:286-290.

Gembruch U, Hansmann M, Bald R, Redel BA: [Supraventricular tachy-cardia of the fetus in the 3d trimester of pregnancy following persistent supraventricular extrasystole]. Geburtshilfe Frauenheilkd 1987;47:656-659.

Gembruch U, Manz M, Bald R, et al: Repeated intravascular treatment with amiodarone in a fetus with refractory supraventricular tachycardia and hydrops fetalis. Am Heart J 1989;118:1335-1338.

Gembruch U, Redel DA, Bald R, Hansmann M: Longitudinal study in 18 cases of fetal supraventricular tachycardia: Doppler echocardiographic findings and pathophysiologic implications. Am Heart J 1993;125:1290-1301.

Gutierrez RA, Iturralde TP, Colin LL, et al: [The familial incidence of accessory atrioventricular pathways (the pre – excitation syndrome)]. Arch Inst Cardiol Mex 1999;69:228-234.

Hamel P, Febbraro W, Barjot P, et al: [Fetal supraventricular tachycardia with anasarca complicating benign extrasystole: treatment with flecainide. Apropos of a case]. Arch Mal Coeur Vaiss 1997;90:407-410.

Knudson JM, Kleinman CS, Copel JA, Rosenfeld LE: Ectopic atrial tach-ycardia in utero. Obstet Gynecol 1994;84:686-689.

Kohl T, Kirchhof PF, Gogarten W, et al: Fetoscopic transesophageal elec-trocardiography and stimulation in fetal sheep: a minimally invasive ap-proach aimed at diagnosis and termination of therapy – refractory su-praventricular tachycardias in human fetuses. Circulation 1999; 100:772-776.

Lisowski LA, Verheijen PM, Benatar AA, et al: Atrial flutter in the peri-natal age group: Diagnosis, management and outcome. J Am Coll Cardi-ol 2000;35:771-777.

Lopes LM, Kahhale S, Barbato A, et al: [Prenatal diagnosis of congenital heart diseases and cardiac arrhythmias by Doppler echocardiography]. Arq Bras Cardiol 1990;54:121-125.

Lupoglazoff JM, Denjoy I, Luton D, et al: Prenatal diagnosis of a familial form of junctional ectopic tachycardia. Prenat Diagn 1999;19:767-770.

Macedo AJ, Ferreira M, Borges A, et al: [Fetal echocardiography. The results of a 3 – year study]. Acta Med Port 1993;6:(Suppl 1):I9-13.

Maragnes P, Fournier A, Lessard M, Fouron JC: [Evaluation and progno-sisof fetal arrhythmia]. Pediatrie (Bucur) 1991;46:481-488.

Meden H, Neeb U: [Transplacental cardioversion of fetal supraventricular-tachycardia using sotalol]. Z Geburtshilfe Perinatol 1990;194:182-184.

Naheed ZJ, Strasburger JF, Deal BJ, et al: Fetal tachycardia: Mecha-nismsand predictors of hydrops fetalis. J Am Coll Cardiol 1996;27:1736-1740.

Parilla BV, Strasburger JF, Socol ML: Fetal supraventricular tachycardia complicated by hydrops fetalis: A role for direct fetal intramuscular ther-apy. Am J Perinatol 1996;13:483-486.

Reed KL, Sahn DJ, Marx GR, et al: Cardiac Doppler flows during fetal arrhythmias: physiologic consequences. Obstet Gynecol 1987;70:1-6.

Strasburger JF, Huhta JC, Carpenter RJ Jr, et al: Doppler echocardio-graphyin the diagnosis and management of persistent fetal arrhythmias. J Am Coll Cardiol 1986;7:1386-1391.

van Engelen AD, Weijtens O, Brenner JI, et al: Management outcome and follow – up of fetal tachycardia. J Am Coll Cardiol 1994;24:1371-1375.

Wang LW, Wu JM, Lin CS, et al: Refractory fetal supraventricular tachy-cardia with hydrops: Report of one case. Chung Hua Min Kuo Hsiao Erh Ko I Hsueh Hui Tsa Chih 1995;36:300-303.

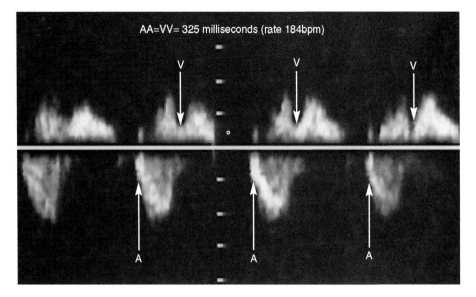

图 3.14.1 窦性心律决定了要在左心室流出道使用脉冲多普勒。识别心房收缩通过(房室瓣流入流量低于基线)和心室收缩通过主动脉流出(流量高于基线)。在这一侧窦性心动过速胎儿中,心室率是 184 次/分,心房(A)和心室(V)之间有一对一的关系。

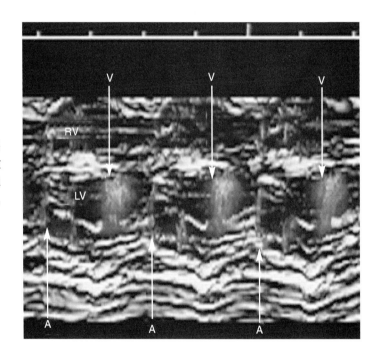

图 3.14.2 根据通过 LVOT 的 M-mode 可确定是窦律。显而易见,每个心房(A)与心室(V)收缩之间的一对一关系,并且心室率是 142 次/分。还有一种方法也能测定心室收缩时间,即通过在 M-mode 录像记录右心室游离壁的移动。在这个胎儿中,房室传导间期是延长的。(见彩图)

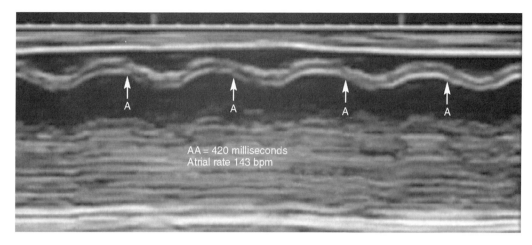

图 3. 14. 3　窦性心律在室上性心动过速开始之前的分析采用心房游离壁的 M-模式。心房收缩也见于 M-模式记录的双侧心房壁。心房率是规律的 143 次/分。

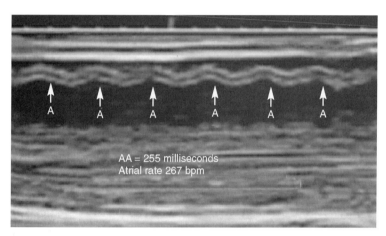

图 3. 14. 4　室上性心动过速的分析使用 M-模式记录心房游离壁。在一个单一的房性期前收缩（不是这 M-模式记录中所示）之后，心房率是规律于 267 次/分。有一对一的心室传导，在这里也不说明。这个速度对于窦性心动过速太快，比心房扑动慢。

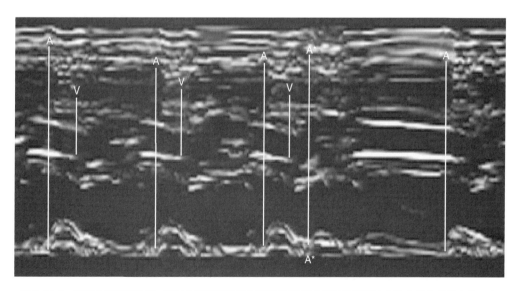

图 3. 14. 5　阻滞心房期前收缩。同时心房游离壁和主动脉的 M-模式记录显示了这个胎儿存在窦性心律。主动脉瓣 M-模式记录可用于测定心室收缩的时间，在心房（A）和心室（V）收缩期之间有一对一的关系。在第三个窦性搏动后，有一个房性期前收缩（A*），但不在心室上因为房室结阻滞。窦性心律返回在下一个（正常的）心房收缩期。虽然房性期前收缩通常是良性的，但也经常是室上性心动过速的开始。

3.15 心律失常：心动过缓（包括期前收缩阻滞）

流行病学/遗传学

定义 正常的胎儿心率通常波动 120～160 次/分。心动过缓,定义为一个心室率小于 120 次/分钟,有多方面的原因。

窦性心动过缓的心室率通常波动在 70～120 次/分,来源于窦房结的冲动,在心房与心室之间有一对一的传导。心房收缩在心室收缩之前 60～150 ms。窦性心动过缓的开始与结束都是渐进的,并且通常是由自律性变化引起的。

完全性心脏传导阻滞（也称为三度房室传导阻滞）可发生在由房室结和（或）房室束功能障碍引起的心房和心室收缩之间完全分离。心房收缩但从心房开始的电脉冲无法穿透到心室和心室作为一个逸搏心律自主跳动。

二度房室传导阻滞允许一些但不是全部心房冲动穿透房室结和房室束。二度阻滞有 2 种类型。在莫氏Ⅰ型二度房室传导阻滞（也称为文氏阻滞）中,经过房室结的时间逐渐增加超过连续心跳,直到最后,冲动完全不能穿透房室结。在胎儿超声心动图上逐渐增加的房室传导时间直到最后没有传导通过房室结是经过验证的。在莫氏Ⅱ型二度阻滞中,房室传导时间是恒定的,但间断的房室结和房室束不能传导心房冲动。莫氏Ⅱ型二度房室传导阻滞标志着房室束的疾病并且可能向三度阻滞（即完全性心脏传导阻滞）发展。莫氏Ⅰ型二度阻滞由于房室结的传导异常,通常是良性的,不发展为完全心脏传导阻滞。

窦房结的其他异常可能导致心动过缓但非常罕见。在窦房的传导阻滞,窦房结的电冲动不能越过窦房结的周长。在窦性停搏中,窦房结根本不能产生电冲动。这些心律失常不会进一步讨论。

心房期前收缩的阻滞可引起心动过缓,因为并不是所有的心房收缩都要房室结引导。阻滞时心室率将会变慢。

流行病学 胎儿心动过缓出现的频率还不清楚。在患心动过缓的胎儿中,完全性心脏传导阻滞可能占了超过 80% 的病例。完全性心脏传导阻滞出现在 30%～60% 的结构性心脏病患者中。如果存在相关的结构性心脏病,最常见的是内脏异位综合征或者校

正转位。当没有结构性心脏病时,完全性心脏传导阻滞最常发生在母亲患系统性红斑狼疮的胎儿。

在母亲患红斑狼疮的胎儿中,完全性心脏传导阻滞发生在大约 5% 的患者。完全性心脏传导阻滞通常显示在妊娠 18～38 周。在完全性心脏传导阻滞与母体红斑狼疮相关的情况下,检测到心律失常在 16～24 周的占 53%,在 25～30 周之间占 24%,在 31～37 周的占 11%,和 38～40 周占 7% 的病例。

完全性心脏传导阻滞在妊娠早期可能增加了存在结构性心脏病的可能性。在这个时期的 4 个胎儿全部有结构性心脏病,最常见的是内脏异位综合征。

胚胎学 在继发于母体红斑狼疮的完全性心脏传导阻滞,母体的免疫球蛋白 G 抗体经胎盘传播似乎是起因。这个抗体是抗－SSA/Ro 或抗－SSB/La 其中之一,在一只老鼠心脏实验模型中,心肌细胞自身抗体灌注诱导传导异常与抑制Ⅰ型钙通道相关。

遗传模式 完全性心脏传导阻滞与结构性心脏病相关不太可能在随后的妊娠期再发。母体红斑狼疮这方面可能会复发,尽管这个频率还没有报道过。

致畸剂 没有。

预后 在 36 个完全性心脏传导阻滞的胎儿和婴儿的回顾性评估中,12 人死亡。在死亡的这些胎儿中,有 2 个是选择性流产,7 个死于宫内,与心力衰竭和水肿相关,2 个出生后立即死亡,同样与心力衰竭相关,还有一个死于不相关的原因。死亡率的危险因素包括心动过缓在妊娠早期心室率小于 55 次/分,怀孕期间心室率急速减慢,和水肿的发展。在 12 个水肿进展的胎儿中,死亡率超过 80%。结构性心脏病的存在也被认为是胎儿死亡的一个危险因素。其他风险因素包括心房率小于或等于 120 次/分,虽然这个独有的危险因素与多脾的存在高度相关。虽然很不常见,自发性完全性心脏传导阻滞在宫内好转有过一例报道。

超声检查

超声发现

1. 胎儿

（1）在心动过速部分讨论的用于确定心房和心室收缩的时间和关系的相同方法可用于胎儿心动过

缓的分析。心房期可以通过心房壁的 M-mode 超声心动图来确定,特别是心耳,而心室收缩是从心室壁或者半月瓣的 M-mode 超声心动图来辨别。另外,脉冲多普勒或彩色 M-mode 超声心动图可用于左心室流出道。

（2）窦性心动过缓可存在于当心房与心室之间有一对一的传导并且心房率小于 120 次/分时。

（3）当心房收缩不能引起心室夺获时可诊断房室传导阻滞。在心房收缩是不成熟的情况下,心室收缩的缺乏反映了房室结的不应性,不能反映房室结疾病。相反,在完全性心脏传导阻滞中,心房去极化预计将引导心室不能穿透房室结和房室束,此时的心室率与心率不相关,并且没有心房收缩到达并夺获心室。

（4）应检查胎儿结构性心脏病。特别是应该排除内脏异位综合征和校正转位。检查下腔静脉的连续性是很重要的,因为中断的下腔静脉是多脾综合征的常见特征。注意心室反转是校正转位诊断的一个指征。

（5）应检查胎儿水肿的迹象,包括皮肤－褶皱厚度增加、胸膜和（或）心包积液,还有胎儿的腹水。

（6）应该评估心室功能和测量心室维度及心脏大小。增大的心脏大小反映了在某种程度上心动过缓的一个正常反应以致增加心搏量;然而,心室代偿不全、过度的心脏肥大和功能不全提醒检查者胎儿死亡的风险增加。

2. 羊水:正常,除非水肿加重。

3. 胎盘:正常,除非胎盘增厚,水肿加重。

4. 测量数据:正常。

5. 可识别孕周:心律失常是相对容易诊断的,经腹成像从 16~17 孕周及以后。经阴道成像可在胎儿 11 孕周时就诊断完全性心脏传导阻滞。腹主动脉和下腔静脉的脉冲多普勒检查可用于 13 周的胎儿以诊断胎儿心律失常。

鉴别诊断 当一些心房收缩不能导致心室去极化,鉴别诊断包括完全性心脏传导阻滞,二度房室传导阻滞(莫氏Ⅰ型和莫氏Ⅱ型),和房性期前收缩阻滞。房性早搏阻滞很容易区分,即心房收缩比正常的要早和心房收缩发生在正常时间并通过房室结可导。

在莫氏Ⅰ型二度传导阻滞中,有些心房收缩能通过房室结传导;然而,房室传导时间逐渐增加,直到最后一个心房收缩不能导致心室捕获。这种形式的二度传导阻滞也称为文氏传导阻滞,通常不体现严重的病理。

在Ⅱ型二度传导阻滞,一些心房收缩导致心室捕获。间歇地,有些冲动不能穿透房室束和（或）房室结。这是一个不良的表现,因为二度传导阻滞可以进展为完成性心脏传导阻滞,尤其是胎儿的母亲患系统性红斑狼疮。

还需要检查的部位

1. 观察水肿的特征——心包的和胸腔积液,腹水,皮肤增厚,羊水过多和胎盘增大。

2. 观察结构性心脏异常。

3. 确保心动过缓不是死亡前发生的和与中枢神经系统异常相关。

4. 检查宫内生长迟缓。

妊娠管理

需要进行的检查和咨询 在完全性心脏传导阻滞的所有病例中,应该测量母体与红斑狼疮相关的自身抗体抗 － SSA/Ro 和（或）抗 － B/La。在孕产妇有红斑狼疮的病例中,管理应与在红斑狼疮方面有经验的风湿病学专家,围产期医生和在胎儿心律失常的管理方面有经验的小儿科心脏病学专家相互配合。疑有内脏异位综合征的病例应该做核型分析检查。

胎儿宫内干预 胎龄大于 32 周的胎儿,如果水肿进展,提前分娩和产后起搏是合适的处理。在母亲患系统性红斑狼疮的这些胎儿中,应该强烈建议实施氟化类固醇以诊断二度或三度房室传导阻滞(甚至在房室传导时间超过 150 ms 的病例中)。糖皮质激素有作用的数据尚不清楚,前瞻性试验正在进行中。继发于母体红斑狼疮在怀孕期间接受糖皮质激素治疗的完全性传导阻滞胎儿,在胎儿死亡数量、最后心脏传导阻滞程度或者需要起搏器方面,与怀孕期间没有接受过类固醇治疗的对照组相比没有明显不同。类固醇治疗的影响在胸腔积液、腹水和水肿特征的分辨上更明显。假设在母亲患红斑狼疮的胎儿心脏中有一点点的心肌炎,在积液方面有所提高与减少心肌炎症可能有相关性。继发于母体红斑狼疮的完全性心脏传导阻滞的拟交感神经药试验已经有过报道,尽管这个数据是初步的,对完全水肿的胎儿产前羊膜腔内已经完成起搏,在早产儿出生后阶段式心外膜起搏已有过描述。

胎儿监测/妊娠进程 一旦检测到房室结疾病,应该每周检查胎儿疾病的进展,水肿的发展或心室功能障碍。

房性期前收缩二联律的阻滞和没有房室结疾病的证据,胎儿应该每周进行胎儿多普勒超声心动图检查和两周一次进行胎儿超声心动图以查找室上性心动过速进展的证据或者这种心律失常的结果。

窦性心动过缓将影响胎儿健康的总体评价,还应该检查母体甲状腺状态。应该探索家族史和长 QT 间期综合征,因为 Romano-Ward 综合征产前就可检测到。窦性心动过缓是长 QT 间期综合征的特征之一。

终止妊娠 完全性心脏传导阻滞与严重结构性心脏病相关的情况下可以考虑终止妊娠,尤其是有水肿的存在时。由于可能存在潜在的相关畸形,应该引产一个完整的胎儿并做一个全面的检查。完全性心脏传导阻滞继发于母体红斑狼疮的情况下一般不考虑终止妊娠。

分娩 患有完全性心脏传导阻滞或者高级二度传导阻滞的胎儿应在可立即得到小儿科心脏病会诊和有心室起搏器的医疗中心分娩。在妊娠后期水肿进展,如果胎儿足够大,出生后可行心外起搏可以考虑提前分娩。

新生儿学

复苏 通常存在自主呼吸,不需要复苏。水肿继发于完全性心脏传导阻滞的情况下,以很小剂量的异丙肾上腺素可能有助于增加心室率。应该为心室起搏做好准备。

转诊 直接转诊至三级医疗中心的小儿心脏病科是有必要的。转诊前应该要与儿科心脏病专家协商以确定是否需要增加心率的措施或者在转运期间是否需要改善外周静脉输液。

护理管理 心律不齐的机制通常可通过体表心电图确定。心室起搏的适应证通常包括新生儿心室率低于 55 次/分,认为与心室功能障碍相关的低心率,或者心室异位和(或)QT 间期增长。(水肿的管理,请参考章节 13.2)。

外科学/介入治疗

术前评估 心外膜起搏的适应证之前已有描述。

手术类型和预后 临时的经静脉心室起搏用于实现短期的足够的心室率。如果需要长期人工起搏,心外膜起搏器电极线通过外科手术放置,并且结果通常是满意的,除非新生儿是早产或者出生体重太低。当孩子比较大时,可放置双腔起搏器。

参考文献

Assad RS, Jatene MB, Moreira LF, et al: Fetal heart block: A new experimental model to assess fetal pacing. Pacing Clin Electrophysiol 1994; 17:1256-1263.

Baschat AA, Gembruch U, Knopfle G, Hansmann M: First – trimester fetal heart block: A marker for cardiac anomaly. Ultrasound Obstet Gynecol 1999;14:311-314.

Boris JR, Drose JA, Schaffer MS, Shaffer EM: Spontaneous resolution of atrioventricular dissociation in utero. Pediatr Cardiol 1998;19:487-489.

Boutjdir M, Chen L, Zhang ZH, et al: Serum and immunoglobulin G from the mother of a child with congenital heart block induce conduction abnormalities and inhibit L – type calcium channels in a rat heart model. Pediatr Res 1998;44:11-19.

Buyon JP, Waltuck J, Klienman C, Copel J: In utero identification and therapy of congenital heart block. Lupus 1995;4:116-121.

Crawford D, Chapman M, Allan L: The assessment of persistent bradycardia in prenatal life. Br J Obstet Gynaecol 1985;92:941-944.

Fukushige J, Takahashi N, Igarashi H, et al: Perinatal management of congenital complete atrioventricular block: Report of nine cases. Acta Paediatr Jpn 1998;40:337-340.

Gembruch U, Knopfle G, Chatterjee M, et al: First – trimester diagnosis of fetal congenital heart disease by transvaginal two – dimensional and Doppler echocardiography. Obstet Gynecol 1990;75:496-498.

Groves AM, Allan LD, Rosenthal E: Outcome of isolated congenital complete heart block diagnosed in utero [see comments]. Heart 1996;75:190-194.

Groves AM, Allan LD, Rosenthal E: Therapeutic trial of sympathomimetics in three cases of complete heart block in the fetus. Circulation 1995;92:3394-3396.

Machado MV, Tynan MJ, Curry PV, Allan LD: Fetal complete heart block. Br Heart J 1988;60:512-515.

Rosenthal D, Druzin M, Chin C, Dubin A: A new therapeutic approach to the fetus with congenital complete heart block: Preemptive, targeted therapy with dexamethasone. Obstet Gynecol 1998;92:689-691.

Saleeb S, Copel J, Friedman D, Buyon JP: Comparison of treatment with fluorinated glucocorticoids to the natural history of autoantibody – associated congenital heart block: retrospective review of the research registry for neonatal lupus. Arthritis Rheum 1999;42:2335-2345.

Schmidt KG, Ulmer HE, Silverman NH, et al: Perinatal outcome of fetal complete atrioventricular block: A multicenter experience. J Am Coll Cardiol 1991;17:1360-1366.

Weindling SN, Saul JP, Triedman JK, et al: Staged pacing therapy for congenital complete heart block in premature infants. Am J Cardiol 1994;74:412-413.

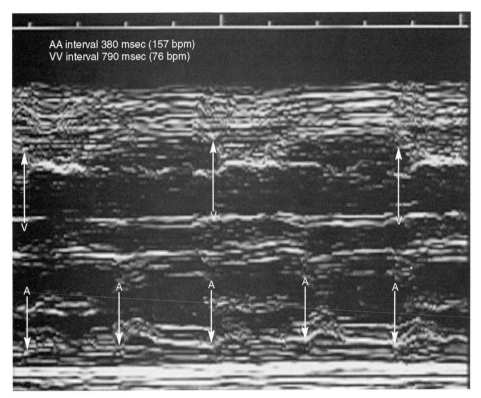

AA interval 380 msec (157 bpm)
VV interval 790 msec (76 bpm)

图 3.15.1 完全性心脏传导阻滞。这个胎儿的母亲患有红斑狼疮,心房收缩频率在 157 次/分,而心室收缩频率在 76 次/分。没有一个心房收缩能导致心室收缩。这个节律不应该与二度传导阻滞的 2∶1 房室传导相混淆,后者是每隔一个心房收缩可导致一个心室收缩。在本示例中,第一个心房收缩与心室收缩几乎同时发生,没有导致心室收缩。第二个心房收缩也不能引起心室收缩。这个胎儿没有心包积液或水肿的迹象。

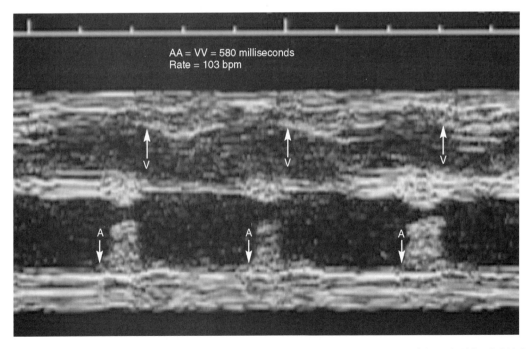

AA = VV = 580 milliseconds
Rate = 103 bpm

图 3.15.2 取决于心房和心室收缩同步的 M-mode 检测出窦性心律与窦性心动过缓。这个胎儿,患窦性心动过缓心房收缩在心室收缩前 100 ms,心房(A)与心室(V)收缩之间有一对一的关系。在这种情况下,存在窦性心动过缓,因为心率小于 120 次/分。

3.16 肥厚型心肌病

流行病学/遗传学

定义 左心室肥大和右心室有时不能对增加的压力或者容量负荷做出应答。收缩功能通常是正常的,但是舒张功能经常不正常因为心室顺应性下降。

流行病学 患病率还没有确定。将近10%的病例继发于家族遗传病。胰岛素依赖型糖尿病母亲的婴儿几乎占了剩下部分的所有。已经有报道20%~30%的正在治疗血糖的胰岛素依赖型妇女怀孕时,通过胎儿超声心动图可识别心脏肥大和中隔肥厚。在那个群体中,大约10%的胎儿向分娩前或者分娩后有症状的真正心脏病发展。发病率和严重程度都与怀孕期间血糖治疗有关。

胚胎学 未知。

遗传模式 家族先天性肥厚型心肌病是一种常染色体显性遗传模式;然而,大约50%的病例在出生后证实存在新的突变。肥厚型心肌病在心脏β肌球蛋白重链(14 q11~q12)、α-原肌球蛋白(15q22)、肌钙蛋白T(1q32),或者蛋白C基因(11p11~q13)的突变有时可能是次要的。然而,在这些胎儿中,肥厚型心肌病发生在妊娠糖尿病要比家族性肥厚型心肌病多很多。肥厚型心肌病也发生在14号染色体单体和Noonan综合征。

致畸剂 已经揭露利托君与肥厚型心肌病有关。心肌肥大一般在出生后3个月内恢复。合并妊娠糖尿病,中隔增厚的程度与胎儿胰岛素功能亢进的水平有一一对应关系。

预后 肥厚型心肌病在妊娠糖尿病的环境中一般预后良好。通常肥大可在3~6个月龄自愈。尤其是伴随相关阻塞,心搏量减少继发舒张期充盈下降时可合并明显肥大。先天性肥厚型心肌病要更加警惕预后,因为每年大约有1%的死亡风险。

超声检查

超声发现

1. 胎儿

(1)当检测到心室肥大,应该排除主动脉瓣狭窄等解剖梗阻引起的疾病。在大多数情况出生前可检测到严重主动脉瓣狭窄,然而,左心室内径增加超过左心室壁的厚度(即通常室壁厚度与内径比例减小,尽管左心室重量增加)。

(2)应该评估肥厚的分布规律。当肥厚型心肌病继发于妊娠糖尿病和家族性肥厚型心肌病,通常中隔不成比例的增厚。应该测量心室内经,左心室后壁的厚度和中隔厚度。

(3)当中隔肥厚严重时可能发生动态的左边或者右边阻塞。此外,二尖瓣的前瓣叶可能会被肥厚的中隔扭曲了,并且可能发生二尖瓣反流。

2. 羊水:正常。

3. 胎盘:正常。

4. 测量数据:巨大胎儿与妊娠糖尿病是常见的。

5. 可识别孕周:继发于妊娠糖尿病的肥厚性心肌病可以出现在妊娠中期,但更常见的是妊娠后期。先天性肥厚性主动脉下狭窄也可以出现在妊娠中期或者后期。

难点和鉴别诊断 当肥大主要涉及室间隔,可能会误诊为心肌肿瘤。横纹肌瘤是胎儿最常见的心脏肿瘤(见章节14.7)。胎儿横纹肌瘤的大多数病例,肿块是多发的。在双胎输血综合征,容积收缩会导致心室腔和壁厚增加,尽管实际心肌重量不增加。这个错误是可以避免的,通过明确心室内径变小和理解临床上可能发生容积收缩。

还需要检查的部位 需要检查产妇糖化血红蛋白A1c和是否存在心肌病家族史。肥厚型心肌病可以和Noonan综合征同时出现。所以应该排除囊状水瘤和相关的心脏疾病,如肺动脉瓣狭窄。寻找是否有经常发生在糖尿病患者的VACTERL综合征。

妊娠管理

需要进行的检查和咨询 产妇糖化血红蛋白A_{1c}。

胎儿宫内干预 没有。

胎儿监护 应在妊娠后期开始时重新检查胎儿心脏,以确定是否有流出道梗阻或者二尖瓣反流。

妊娠进程 大多数情况下,胎儿可以存活到足月,除非有严重流出道梗阻和(或)存在严重房室瓣反流。

终止妊娠 通常不需要。

分娩 如果有梗阻或者中重度肥厚,应在可以得到小儿心脏病咨询设施的医院分娩。

新生儿学

复苏 一般来说,复苏是不必要的。婴儿应该避免血容量减少,因为可能导致动态流出道梗阻。

转诊 如果不存在梗阻,通常不需要转诊,只要能够明确诊断和没有这些症状如呼吸急促,低血压,代谢性酸中毒,心律失常和低氧饱和度。

检查和确诊 超声心动图足够用于肥厚型心肌病的诊断和排除流出道梗阻与二尖瓣反流。

护理管理 应该避免增加流出道梗阻的检查例如血容量减少或者正性肌力,或者降低后负荷药物。特别的,在大多数情况下,地高辛是禁忌证。有严重流出道梗阻的情况下,有使用 β 受体阻滞剂治疗的指针,但这是少数情况。

已经有过报道体外膜氧合(ECMO)支持用在母亲是糖尿病的肥厚型心肌病婴儿有严重心力衰竭的成功案例。

手术结果/预后 在新生儿期没有手术治疗肥厚型心肌病的指征。肥厚型心肌病的某些病例中,可能要执行 β 受体阻滞剂治疗。在婴儿期之后使用钙通道阻滞剂。继发于妊娠期糖尿病的肥厚型心肌病的预后一般是好的。

参考文献

Chen CP, Chern SR, Lee CC, et al: De novo unbalanced translocation resulting in monosomy for proximal 14q and distal 4p in a fetus with intrauterine growth retardation, Wolf – Hirschhorn syndrome, hypertrophic cardiomyopathy, and partial hemihypoplasia. J Med Genet 1998;35: 1050-1053.

Coates TL, McGahan JP: Fetal cardiac rhabdomyomas presenting as diffuse myocardial thickening. J Ultrasound Med 1994;13:813-816.

Debrus S, de Meeus A, Jean MK, Bouvagnet P: [Genetics of hereditary cardiopathies]. Arch Mal Coeur Vaiss 1996;89:619-627.

Hagemann LL, Zielinsky P: [Prenatal study of hypertrophic cardiomyopathyand its association with insulin levels in fetuses of diabetic mothers]. Arq Bras Cardiol 1996;66:193-198.

Lusson JR, Gaulme J, Raynaud EJ, Cheynel J: [Asymmetrical hypertrophiccardiomyopathy in neonates of diabetic mothers]. Arch Fr Pediatr 1982;39:433-436.

Medvenskaia VV: Characteristics of hemodynamics in cardiomyopathies of newborn infants of diabetic mothers Akush Ginekol (Mosk) 1995;4:32-34.

Nuchpuckdee P, Brodsky N, Porat R, Hurt H: Ventricular septal thickness and cardiac function in neonates after in utero ritodrine exposure. J Pediatr 1986;109:687 691.

Reller MD, Kaplan S: Hypertrophic cardiomyopathy in diabetic mothers: An update. Am J Perinatol 1988;5:353-358.

Sonesson SE, Fouron JC, Lessard M: Intrauterine diagnosis and evolution of a cardiomyopathy in a fetus with Noonan's syndrome. Acta Paediatr 1992;81:368-370.

Tyrala EE: The infant of the diabetic mother. Obstet Gynecol Clin North Am 1996;23:221-241.

Weber HS, Botti JJ, Bayler BG: Sequential longitudinal evaluation of cardiac growth and ventricular diastolic findings in fetuses of well controlled diabetic mothers. Pediatric Cardiol 1994;15:184-189.

Zielinsky P: Role of prenatal echocardiography in the study of hypertrophiccardiomyopathy in the fetus. Echocardiography 1991;8:661-668.

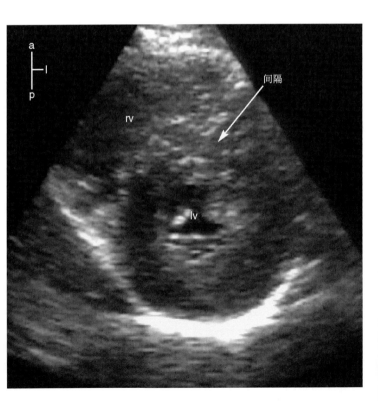

图 3.16.1 肥厚型心肌病。标记家族性肥厚性心肌病新生儿的前间壁、侧墙和后壁厚度。中间的和后壁肌间隔肥大程度较轻,婴儿的父亲也有肥厚型心肌病。注意左心室腔大小变小了。lv,左心室;rv,右心室。

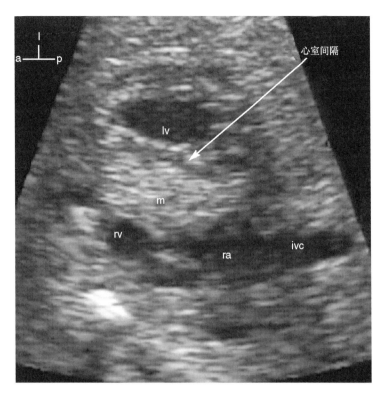

图 3. 16. 2　大型横纹肌瘤结节性硬化症。这个大肿块(m)广泛附着到右心室中隔表面和易误诊为肥厚性心肌病的中隔肥大。横纹肌瘤通常是多发的,并与正常心肌有关的持续高回声(这里很明显)。多个高回声肿块的识别非常有助于鉴别结节性硬化症与肥厚性心肌病的间隔大包块。肥厚性心肌病的间隔也可以相对高回声,并且可能与一些包块如横纹肌瘤包块或者纤维瘤的包块相混淆。ivc, 下腔静脉;lv, 左心室;ra, 右心房;rv, 右心室。

3.17 内脏异位综合征(无脾和多脾)(Ivemark 综合征)

流行病学/遗传学

定义 内脏异位是来自于希腊语的"异性恋的",或者说"排列",意思是顺序或者排列(即心脏和腹部脏器的秩序或者排列异常)。脾脏几乎总是受到影响,内脏异位综合征再被分成无脾综合征和多脾综合征。经常与复杂的先天性心脏病有关。

流行病学 每 1000 个活产儿患病率是个未知数。大约占儿童先天性心脏病的 0.8%(53% 无脾,42% 多脾,5% 有一个正常大小的脾)。

胚胎学 原始心管通常在妊娠期的大约 21 天向右形成环状(称为 D - 环)并形成正常的心室方向(右心室在右侧并在左心室之前)。当这个环颠倒了(称为 L - 环),可能发生心室转位并且最常见的是右心室左后位可发生在 30% ~ 40% 的内脏异位综合征患者。内脏异位综合征中,经常有器官反常对称,一般都有某种程度的不对称。例如,81% 的无脾综合征患者的肺两边都是三叶的,和 72% 的多脾综合征患者的是两边都是两叶的。76% 的无脾综合征患者和 67% 的多脾综合征患者的肝是对称的。

遗传模式 内脏异位综合征患者的兄妹患先天性心脏病的复发风险是未知的,受累父母的后代的复发风险也未知。内脏异位综合征可再发于家庭中。有些研究者把内脏异位综合征归为 Cumming 综合征(肢体弯曲,多囊性发育不良肾和颈部淋巴管瘤),已经描述了内脏异位综合征的孟德尔遗传 3 个规律。

致畸剂 妊娠糖尿病。

预后 内脏异位综合征包括程度不一的心脏疾病,从极其轻微的病变到特别复杂的病变组。预后取决于疾病的严重程度,但是当有完全性心脏传导阻滞时预后特别差。

超声检查

超声表现

1. 胎儿

(1)无脾综合征的特征性表现(及其在一群无脾综合征患者中的发生频率)包括以下:完整的下腔静脉(100%)、两侧上腔静脉(71%)、冠状窦隔膜缺损(97%)、肺静脉与全身血管连接完全异常(58%)、共同房室管缺损(69%),右心室双出口(82%)、双动脉干下圆锥(82%)、瓣膜下或瓣膜型肺动脉狭窄(88% ~96%)和右位心(36%)。胃在右边,肝脏在中间。

(2)多脾综合征的特征性表现(及其在一群多脾综合征患者中的发生频率)包括以下:中断的下腔静脉合并不成对的延长(80%),双侧的上腔静脉(50%)、冠状窦隔膜缺损(26%)、肺静脉与全身血管连接完全异常(2%)、共同房室管(33%),正常相关的动脉(61%),右心室双出口(37%)、瓣膜下肺动脉狭窄(43%)、瓣膜下主动脉狭窄(22%)和右位心(33%)。胃在右边和肝脏是在中间。

(3)应该在所有胎儿超声心动图中识别到胃泡的位置和心脏包块,位置异常是必需的,但不是内脏异位综合征的特异性特征。例如,没有内脏异位综合征时可发生右位心合并腹部内脏转位。

(4)应该在膈肌水平明确下腔静脉和腹主动脉。一般来说,下腔静脉位于右侧并在左侧的腹主动脉之前。在腹部内脏转位中,下腔静脉和腹主动脉是普通的镜像关系。当下腔静脉中断时(即下腔静脉的肾脏到肝脏这段缺如),下腔静脉的肝内部分与右边的或者左边的奇静脉其中之一相连接。奇静脉在腹主动脉之后,并且可以在腹主动脉的同侧或者对侧。奇静脉应该紧接着在隔膜之上即与左侧或者右侧上腔静脉连接。在多脾综合征中经常出现下腔静脉与奇静脉的中断。应该检查在肺动脉主要的分支之前以排除存在于 50% ~70% 的内脏异位综合征患者的双侧腔静脉。

(5)减少彩色多普勒的速度标尺以强化低速血流促进肺静脉回心血量的识别。

(6)当有共同房室瓣时房室管病变很明显,但是识别到更细微的缺损,通过识别原始房间隔缺损(房间隔与房室瓣汇合的最下部和前部缺损)。

(7)两个大血管的连接和排除流出道梗阻是至关重要的。

(8)胎儿心动过缓可能是转诊指征,也可能是由完全性心脏传导阻滞导致,这是多脾的常见特征。

2. 羊水:当有水肿存在时可能发生羊水过多,尤其是患者患有严重房室瓣反流和(或)者完全性心脏传导阻滞。

3. 胎盘:一般是正常的。

4. 测量数据:一般是正常的。

5. 可识别孕周:经腹成像可在孕 16 ~ 18 周检测到缺损,经阴道成像可在孕 10 ~ 14 周检测到这些缺损。

难点

1. 有些医师发现把无脾当作"双边右侧的"和多脾当做"双边左侧"来记住内脏异位综合征的相关畸形更为简单。虽然这可能是一个有用的肺,但并不完全准确。例如,对称肝脏存在于大多数无脾和多脾综合征患者。

2. 需要考虑内脏异位综合征检测到的"孤立"表现如完全性心脏传导阻滞,共同房室管缺损和离断的下腔静脉。

3. 扩张冠状窦可能类似原发型房间隔缺损,由于两者均与房室瓣毗邻。然而,冠状窦是后面结构而原发型缺损是前面的。

鉴别诊断 内脏异位综合征的许多缺损可能单独发生并且不代表内脏异位综合征。诊断内脏异位综合征必须出现偏向一侧畸形。

还需要检查的部位

1. 应该尝试着去明确内脏异位综合征的脾脏,它在无脾综合征中经常缺如,但是在多脾综合征中多发(并且小)。

2. 肾异常如多囊性肾病可见于 25% 的无脾病例。

妊娠管理

需要进行的检查和咨询 儿科心脏病会诊应该得到明确的诊断和建议。应该得到染色体分析以排除相关染色体畸形。在内脏异位综合征中,唐氏综合征的出现是极其不寻常的。

胎儿宫内干预 无。

胎儿监测 内脏异位综合征的胎儿应该在孕 28 周时重新复查,因为可能有房室瓣反流加重和流出道梗阻的进一步发展。28 周后基本每周都要对胎心率进行评估,这时完全性心脏传导阻滞的概率会增加(例如,多脾综合征)。

妊娠进程 一般是顺利的,除非有严重房室瓣反流或者完全性心脏传导阻滞。完全性心脏传导阻滞与结构性心脏疾病相关时耐受性很差。

终止妊娠 应该做个完整的尸检以证实心脏诊断,因为经常与腹部畸形相关。

分娩 一般来说,内脏异位综合征胎儿应在可立即得到小儿科心脏病会诊的三级医疗中心分娩,因为当有严重流出道梗阻时病变可能是动脉导管依赖的。

新生儿学

复苏 婴儿通常有自主呼吸,不需要复苏。

转诊 应该将婴儿转诊到有小儿科心脏病科和多个小儿外科专科的中心。

检查和确诊 超声心动图可进行精确的解剖学诊断。疑有内脏异位综合征时应该做个上消化道检查以排除肠扭转不良。当疑有无脾或者多脾综合征的情况下,腹部超声和脾功能测试可显示。红细胞标记扫描同样有助于评估脾功能。

护理管理 新生儿管理是在维持足够的心肺支持时直接快速识别器官畸形和功能障碍存在的范围。心脏各部分复杂畸形的管理将取决于已经识别的病变和足够心脏功能带来的影响。也见于每个器官系统的特征性病变的管理。

外科治疗

术前评估 一般超声心动图做术前评估就够了。

手术指征 这个适应证通常类似于个别病变的讨论,例如完全共同房室管,双出口心室,主动脉瓣狭窄,或者肺动脉瓣狭窄。

手术类型 内脏异位的病变是多样的,读者可参看单独讨论每个病变的治疗的部分。

手术结果/预后 疾病的程度和预后是十分多变的。完全性肺静脉异位引流这些婴儿的预后很差,尤其是回心血是混合血时,以及有严重体循环流出道梗阻的胎儿。有心室发育不良的情况下,单心室治疗是必要的,并且需要多种手术。

参考文献

Cesko I, Hajdu J, Toth T, et al: Ivemark syndrome with asplenia in siblings. J Pediatr 1997;130:822-824.

Chitayat D, Lao A, Wilson RD, et al: Prenatal diagnosis of asplenia/polysplenia syndrome. Am J Obstet Gynecol 1988;158:1085-1087.

Crawford D, Chapman M, Allan L: The assessment of persistent bradycardia in prenatal life. Br J Obstet Gynaecol 1985;92:941-944.

Debrus S, de Meeus A, Jean MK, Bouvagnet P: [Genetics of hereditary cardiopathies]. Arch Mal Coeur Vaiss 1996;89:619-627.

Gembruch U, Hansmann M, Redel DA, et al: [Non‐immunologicallyinduced hydrops fetalis in complete atrioventricular block of the fetus. A summary of 11 prenatally diagnosed cases]. Geburtshilfe Frauenheilkd 1988;48:494-499.

Gembruch U, Knopfle G, Chatterjee M, et al: First‐trimester diagnosis of fetal congenital heart disease by transvaginal two – dimensional and Doppler echocardiography. Obstet Gynecol 1990;75:496-498.

Kim SH, Son CS, Lee JW, et al: Visceral heterotaxy syndrome induced by retinoids in mouse embryo. J Korean Med Sci 1995;10:250-257.

Machado MV, Crawford DC, Anderson RH, Allan LD: Atrioventricular septal defect in prenatal life. Br Heart J 1988;59:352-355.

Ming JE, McDonald – McGinn DM, Markowitz RI, et al: Heterotaxia in a fetus with campomelia, cervical lymphocele, polysplenia, and multicystic dysplastic kidneys: Expanding the phenotype of Cumming syndrome. Am J Med Genet 1997;73:419-424.

Rose V, Izukawa T, Moes CA: Syndromes of asplenia and polysplenia. A review of cardiac and non – cardiac malformations in 60 cases with special reference to diagnosis and prognosis. Br Heart J 1975;37:840-852.

Rubino M, Van Praagh S, Kadoba K, et al: Systemic and pulmonary venousconnections in visceral heterotaxy with asplenia. Diagnostic and surgical considerations based on seventy – two autopsied cases. J Thorac Cardiovasc Surg 1995;110:641-650.

Sheley RC, Nyberg DA, Kapur R: Azygous continuation of the interrupted inferior vena cava: A clue to prenatal diagnosis of the cardiosplenic syndromes. J Ultrasound Med 1995;14:381-387.

Van Praagh S, Geva T, Friedberg DZ, et al: Aortic outflow obstruction in visceral heterotaxy: A study based on twenty postmortem cases. Am Heart J 1997;133:558-569.

Van Praagh S, Santini F, Sanders SP: Cardiac malpositions with special emphasis on visceral heterotaxy (asplenia and polysplenia syndromes). In Fyler DC (ed): Nadas' Pediatric Cardiology. Philadelphia, Hanley & Belfus, 1992, pp 589-608.

Yasui H, Morishima M, Nakazawa M, Aikawa E: Anomalous looping, atrioventricular cushion dysplasia, and unilateral ventricular hypoplasia in the mouse embryos with right isomerism induced by retinoic acid. Anat Rec 1998;250:210-219.

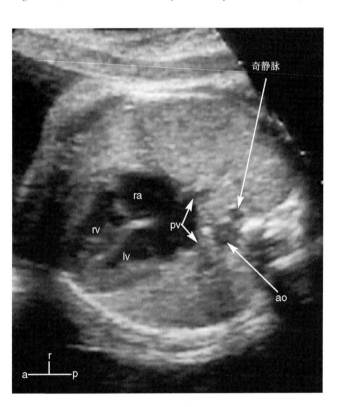

图 3.17.1　内脏异位综合征:在多脾综合征中的下腔静脉离断。胎儿在隔膜水平的横切面可见左前部的主动脉(ao)和右后部的奇静脉。下腔静脉看不见因为其中断了并连接右侧奇静脉和右上腔静脉。图片显示了右侧和左侧肺静脉与左心房相连。奇静脉在腹主动脉之后,和位于前面的下腔静脉不同。下腔静脉中断发生在80%的多脾综合征患者。lv,左心室;ra,右心房;rv,右心室。

3.18 心脏异位/ Cantrell 五联症

流行病学/遗传学

定义 心脏部分或者全部暴露在胸腔外。异位心脏可以以这些情况如肢体－体壁综合畸形和 Cantrell 五联症的一部分出现。Cantrell 五联症由胸腹的异位心脏、脐膨出似的腹壁缺损、胸骨裂、心包缺损和其他先天性疾病缺损组成。

流行病学 非常罕见,少于十万分之一(男女之比为 2:1)。

胚胎学 异位心脏的胚胎学和病因学是由很多种类组成的。有些病例是由合并肢体－体壁综合畸形的胎膜早破导致的。Cantrell 五联症被认为是由中胚层组织缺失引起腹壁关闭失败导致的。从简单的胸骨裂到真正的异位心脏,胸骨原始带功能障碍伴有的严重性不同。

遗传模式 一般都是零散发病的,曾报道过合并 21－三体综合征的罕见情况。

致畸剂 未知。

预后 预后取决于心脏异常的严重度以及相关缺损。一般来说,Cantrell 五联症和大部分肢体－体壁缺损是致命的。较小程度的异位心脏是由胸骨关闭故障引起的,可用手术矫正的。

超声检查

超声发现

1. 胎儿:有两种形式,胸部的和胸腹部的。

(1)在胸部型(经典形式)中,有:

1)胸骨的缺陷;

2)心包壁层缺陷;

3)心尖朝向头部(经常反复在宝宝的下巴拍打);

4)小胸腔。

(2)在胸腹型中,有局部缺失或胸骨以下裂,并且经常有心包壁层膜的缺损。常见脐膨出。

在结构性心脏病的缺陷中,多普勒血流应该是正常的。

2. 羊水:正常。

3. 胎盘:正常。

4. 测量数据:正常。

5. 可识别孕周:使用阴道探头可在孕 9 周检测到。

难点 在某些肢体－体壁综合畸形的病例中,胸腔解剖可能是扭曲的以至于缺陷被忽视。很难确定是否有小部分心脏露在胸部外还是大部分脐膨出。

鉴别诊断 明显。

还需要检查的部位 在心脏中,还有很多相关的心脏畸形。法洛四联症、室间隔缺损、三尖瓣闭锁、三尖瓣下移畸形、共同心房、房室管、二尖瓣闭锁、肺部静脉回心血量异常、单心室、肺动脉瓣狭窄、肺动脉闭锁、主动脉瓣狭窄、主动脉缩窄、大动脉移位、左心室憩室、双心室憩室、永存左上腔静脉等都有报道过。胸腹形式的缺陷是常见的。两种形式的共同点是脐膨出。异位心脏是肢体－体壁综合畸形的一个特征,所以,可能还有腹裂、四肢缺如、尾部退化等。

妊娠管理

需要进行的检查和咨询 染色体分析是至关重要的。由于与神经管缺陷相关,应该做羊水甲胎蛋白和乙酰胆碱酯酶的研究。必须做胎儿超声心动图以确诊心脏缺陷。小儿外科手术和儿科心脏病会诊应该给出预后的评估和围产期治疗计划。

胎儿宫内干预 没有。

胎儿监护 预后整体很差,在大多数情况下应该积极干预终止妊娠。如果结构性心脏畸形比较轻,那么手术矫正可能成功,标准的产科管理应该是合适的。

妊娠进程 没有特殊的产科并发症。

终止妊娠 尽管分娩一个完整胎儿可完成相关畸形的检查,但它不太可能改变复发风险信息。因此,终止妊娠的方法可能是破坏性的。

分娩 应该考虑没有胎心监护的非入侵性方法。分娩的地方应该是一个可以立刻评价新生儿并着手于评估是否应该尝试外科矫正的三级医疗中心。

新生儿学

复苏 考虑到是几乎完全致命的病变,应该在出生之前与家属讨论出生后提供支持的决定。当相关预后不确定时,至少提供辅助通气直到完全评估并确定预后以后的做法是合适的。

转诊　立即转诊至有完整小儿心脏病诊断和外科手术能力的三级医疗中心是至关重要的,尤其是有较小的和有生长受限的婴儿。应该在转诊途中使用温的、湿润的无菌敷料覆盖以防止暴露的内脏损伤和污染。

检查和确诊　仔细的体格检查,产后超声心动图以及腹部超声可以明确病变的性质和严重程度。如果产前没有做过染色体核型,那现在是很重要的检查。

护理管理　在出生后到完成诊断评估期间提供呼吸支持是适当的,以允许父母有时间来适应和阐明外科矫正手术的可行性。

外科治疗

术前评估　评估的初步目标是确定胸骨缺陷的程度和相关异常的严重程度,尤其是心脏,后者决定了生存预后。异位心脏还可能以肢体－体壁综合畸形的一部分出现。

已描述的3种缺陷:

1. 胸骨裂——部分或者完全胸骨裂初期很明显并且没有相关异常。

2. 异位的心脏和暴露的心脏通过胸骨裂露在胸廓外和不同程度的胸壁前。

3. Cantrell 五联症——一个联合缺陷,包括远端胸骨裂、新月形隔膜前面缺失、脐上中线处腹前壁缺失(脐突出)、与腹膜联系的心包顶端缺损和心脏异常,最常见的是室间隔缺损或者左心室憩室。

仔细的体格检查、超声心动图、胸部 X 线检查,还有,如有必要,心导管插入术可以用来定义解剖和功能的缺陷。

手术指征　经验表明,在新生儿期胸骨裂的外科修复是最容易实现的,因为胸壁有弹性,例如部分或完全的胸骨裂。脐膨出的存在要求立即外科干预以给予适当假体覆盖物预防感染和体液流失。曾有报道,在真正的异位心脏中用这样的假体覆盖物保护暴露的心脏作为拖延措施以帮助完成相关心脏病变的评估。在真正的异位心脏五联症的患者中,由于严重

不寻常的解剖畸形,分阶段的心脏修复可能是必要的。

手术类型　对于单独的胸骨裂缺陷,通常适当切除或者楔入将近胸骨的一半以防止屈曲是可取的。如果胸廓体积不太够,在其中一边做几根肋骨的滑动软骨切开术可能会提供大一点的体积。

异位的和暴露的心脏回纳到胸腔中并关闭胸骨,尽管技术上可行,但并没有改善生存,因为相关的心脏病变很严重。如果在新生儿期给心脏缺陷做改善生存的矫正术或者姑息手术可行的话,通常需要用假体材料关闭胸壁以增加胸部体积。

各种各样存在于 Cantrell 五联症的缺陷的主要和分段的修复都有过报道。如果心脏异常局限于室间隔缺损或者心室憩室的其中之一,那这种小缺陷更适合一期缝合。在主要过程的时候后者可以切除。对于大量的缺陷,例如大型脐突出,可能有必要使用一个初始硅橡胶筒仓分段关闭。

手术结果/预后　预后因主要的伴随心脏缺陷的存在和严重程度而异。对于一个单独的胸骨裂修复,生存预后是很好的,尽管有过裂复发的报道。对于真正的异位心脏和 Cantrell 五联症,据报道,外科闭合手术后的生存是很差的,也许不超过 5% ～ 10%,与潜在的心脏缺陷成为生存的主要决定因素。

参考文献

Cantrell JR, Haller JA, Ravitch HH, et al: A syndrome of congenital defects involving the abdominal wall, sternum, diaphragm, pericardium and heart. Surg Gynecol Obstet 1958;107:602.

Carmi R, Boughman JA: Pentalogy of Cantrell and associated midline anomalies: A possible ventral midline developmental midline field. Am J Med Genet 1992;42:90-95.

Jones AF, McGrath RL, Edwards SM, et al: Immediate operation for ectopia cordis. Ann Thorac Surg 1979;28:484-486.

Khoury MJ, Cordero JF, Rasmussen S: Ectopia cordis, midline defects and chromosome abnormalities: An epidemiologic perspective. Am J Med Genet 1988;30:811-817.

Ravitch MM: The chest wall. In Welch KJ, Randolph JG, Ravitch MM, et al (eds): Pediatric Surgery, 4th ed. Chicago, Mosby – Year Book, 1986.

Ravitch MM: Congenital Deformities of the Chest Wall and their Operative Correction. Philadelphia, WB Saunders, 1977.

Sabiston DC: Disorders of the sternum and the thoracic wall. In Sabiston DC, Spencer FC (eds): Gibbon's Surgery of the Chest. Philadelphia, WB Saunders, 1990, pp 422-437.

Tongsong T, Wanapirak C, Sirivatanapa P, Wongtrangan S: Prenatal sonographic diagnosis of ectopia cordia. J Clin Ultrasound 1999;27:440-445.

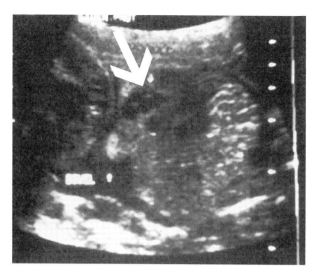

图 3. 18. 1 可看到心腔(箭头示)这里在胸廓之外,还可看见低于心脏的肠道。

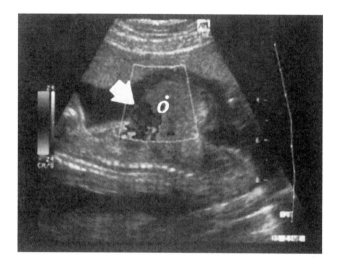

图 3. 18. 2 除了脐突出(O),心脏位于腹壁(箭头示)。彩色多普勒显示心脏内的流动。

（章锦曼　何桂林　译）

第 **4** 章   泌尿生殖系统

4.1 肾上腺血肿

流行病学/遗传学

定义 肾上腺血肿是血管的血液外渗到肾上腺包膜所致。大量的出血会导致胎儿的低血压甚至死亡。少量的出血可能无症状，以后容易转化为肾上腺的钙化。

流行病学 不清楚，但很稀少。

胚胎学 有学者提出局部出血是由于低血压，血管异常、阻塞、血栓或者宫内感染，这些都有可能是肾上腺血肿形成的原因。

遗传模式 散发。

致畸剂 宫内感染。

预后 决定于出血的多少和范围，大量出血是致死性的，少量出血是无症状的。

超声检查

超声发现

1. *胎儿*：会探及一个比肾脏还大的包块，包含部分或全部的肾上腺。包块可以是混合性或囊性的，在超声序惯检查中会出现比较快的变化。病变可以是单侧也可以是双侧的。彩色多普勒在包块内不会探及血流信号。

2. *羊水*：正常。

3. *胎盘*：正常。

4. *测量数据*：通常胎儿比较大。

5. *可识别孕周*：尽管大部分是在晚孕期发现，也有一例是在21周检查出来的。

难点 因为胎方位血肿有时很难检查出来。

鉴别诊断

1. 神经母细胞瘤在胎儿期也会出现在同一部位，但是神经母细胞瘤在序惯检查中不会有很大变化，除非伴随出血。在神经母细胞瘤内彩色多普勒超声会检测到血流信号，这一点也不同于肾上腺血肿。

2. 中孕期肾积水也容易和肾上腺血肿混淆，但是肾积水随着时间推移不会出现内部回声的改变。

3. 肝脏包块——很少发生但是会很清楚地发现是位于肝脏的。

还需要检查的部位 伴发肾静脉血栓形成，会出现肾脏的增大和肾静脉窦的凸出。肾静脉可能钙化。

妊娠管理

需要进行的检查和咨询 在缺乏是否存在其他异常超声表现评估时，没有必要去进一步诊断评估。请新生儿科会诊来制订围生期处理方案。

胎儿监测 既然神经母细胞瘤在生之前不能排除，就要每两周做一次超声检查。

孕期进程 不会出现由于胎儿肾上腺血肿所导致的其他产科并发症。

终止妊娠 胎儿肾上腺血肿不应该影响终止妊娠的时间。

分娩 少有的未破裂血肿导致的大出血要求分娩的地方必须具备处理该并发症的人员与设备。

新生儿学

新生儿复苏 如果该诊断在产程开始前已经确诊而且出血很少，就不需要由于血肿原因而增加其他复苏。如果急性肾上腺出血作为分娩外伤或者重度围生期窒息的并发症,那么在这种情况下需要快速扩容来支持血液灌注。

转诊　产前诊断该疾病就转到第三方医疗机构不是必需的,除非出血很多可能会导致肾上腺机能不全。

检查和确诊　出生后放射线检查能够发现急性血肿或者由于早期出血所导致的肾上腺钙化。

护理管理　产前诊断该疾病不需要特殊的干预。如果血肿巨大和(或)是两侧的,该婴儿就得密切监测是否会出现肾上腺机能减退,主要表现为:消瘦、低血糖、低血压或者生长受限。

参考文献

Chen CP, Chen SH, Chuang CY, et al: Clinical and perinatal sonographic features of congenital adrenal cystic neuroblastoma: A case report with review of the literature. Ultrasound Obstet Gynecol 1997;10;68-73.

Eklof O, Grotte G, Jorulf H, et al: Perinatal haemorrhagic necrosis of the adrenal gland. Pediatr Radiol 1975;24;31-36.

Fang SB, Lee HC, Sheu JC, et al: Prenatal sonographic detection of adrenal hemorrhage confirmed by postnatal surgery. J Clin Ultrasound 1999;27;206-209.

Hata K, Hata T, Kitao M: Ultrasonographic identification and measurement of the human fetal adrenal gland in utero: Clinical application. Gynecol Obstet Invest 1988;25;16-22.

Morganti VJ, Anderson NG: Simple adrenal cysts in fetus, resolving spontaneously in neonate. J Ultrasound Med 1991;10;521-524.

Romero R, Pilu G, Hobbins JC: Normal anatomy of the adrenal gland. In: Prenatal diagnosis of congenital anomalies. Norwalk, CT, Appleton and Lange, 1989, pp 295-296.

Schwarzler P, Bernard JP, Senat MV, Ville Y: Prenatal diagnosis of fetal adrenal masses: Differentiation between hemorrhage and solid tumor by color Doppler sonography. Ultrasound Obstet Gynecol 1999;13;351-355.

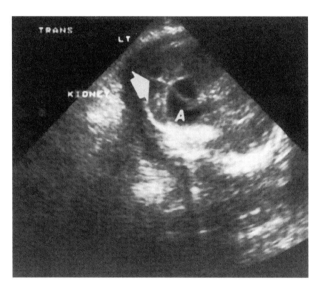

图4.1.1　肾上腺血肿横切面(A)。在该病例中,血肿为囊性的其内有分隔,有些肾上腺血肿是混合性的,而且会快速变化,几乎是每天的。肾脏(箭头示)横靠着血肿。

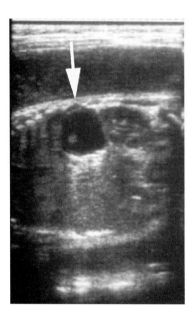

图4.1.2　囊性肾上腺血肿(箭头示)比右侧肾脏还大。

4.2 膀胱外翻

流行病学/遗传学

定义 膀胱外翻是由于膀胱闭合不全,下泌尿道直接覆盖于耻骨、直肠肌以及皮肤上。

流行病学 活产儿中为 1/30 000（男女之比为 2 : 1）。

胚胎学 有学者认为膀胱外翻是由于泄殖腔膜形成失败,阻止中胚层的迁徙所致。只有极少数合并有泌尿生殖系统外的畸形。

遗传模式 大部分为散发的,只有极少数家族病例报道中有多个同胞患病。

致畸剂 未知。

筛查 在大多数膀胱外翻病例中孕妇血清学检查甲胎蛋白值是升高的。

预后 外科矫治是很难的,即使是有经验的外科医生,也只有 60% ~ 81% 的病例最终能修补好。46XY 的男性病例目前难以管理,因为大部分孩子无论外生殖器是什么都认为自己是女性。以前文献报道说没有修补的病例大概有 8% 的恶性肿瘤发生率,可能是由于黏膜的长期暴露和慢性感染。

超声检查

超声发现

1. 胎儿

(1)膀胱缺如。矢状切显示在腹部的前方有个耸起的小丘。

(2)男性的外生殖器会比正常位置更靠前更大、脐带入腹部的插入口位置会更低。

(3)腹部髂嵴的横切面会发现髂嵴骨向两侧扩展。

2. 羊水:正常。

3. 胎盘:正常。

4. 测量数据:适合孕龄。

5. 可识别孕周:大概在 16 周。

难点

1. 矢状切是唯一能显示腹部前方包块的切面。

2. 当胎儿排泄时胎儿的膀胱有时会全部排空,没有显示膀胱是暂时正常表现。当合并有严重羊水过少,肾脏起源异常,膀胱会变得很小。

鉴别诊断

1. 骶尾部畸胎瘤——包块位于骨盆的后方,但是会代替前方的膀胱,而且比较大。

2. 脐膨出——位于脐蒂处,而且脐带于脐膨出的顶部插入。

还需要检查的部位 有时会有中段输尿管积水和肾积水。

妊娠管理

需要进行的检查和咨询 膀胱外翻伴随其他异常是很少见的。但对于想继续妊娠的患者,在决定分娩机构前有必要做胎儿超声心动图来排除心脏异常。请儿科超声医师会诊讨论家庭护理。尽管膀胱外翻不会合并染色体异常,但是确认一下胎儿的性别对于外科手术治疗及预后评估是有用的。

胎儿监测 不需要对常规产科检查做任何变更。

孕期进程 不会出现由于膀胱外翻所导致的其他产科并发症。

终止妊娠 分娩完整无损的胎儿以便于验证超声诊断。

分娩 没有证据说明剖宫产能提高预后。在第三方机构分娩也不是必需的,重要的是把婴儿转到有经验处理这种罕见身体状况的机构。

新生儿学

复苏 这种病例不存在复苏困难。

转诊 把新生儿转到能够修复膀胱外翻的有经验泌尿外科医生的第三方医疗机构,并且尽早手术治疗。

检查和确诊 膀胱和下尿道从尿道口到肚脐的前方打开,直肠肌和腹膜有个很大的开口。男性,经常会出现大阴囊、隐睾和没有管腔的短阴茎。在女性,阴蒂和阴唇被偶发的狭窄阴道广泛分开。这种病变很少出现上管腔异常,不同于尿道下裂病变。腹部超声检查已足以分辨上管腔解剖结构。

护理管理 暴露的脏器要用塑料薄膜覆盖,以免热量和水分的丢失,避免污染。适当应用抗生素来减少感染。

外科治疗

术前评估 采用超声和核医学来做上泌尿道成像检查以确保肾脏正常。

手术指征 如果膀胱向腹膜表面开放可以手术，如果膀胱基底部太小而难以闭合，手术就没有可行性了。

手术类型 膀胱和后面的尿道可以用于重建一个新膀胱。从前面做横向和腹侧截骨术是必需的，以利于建一个新的耻骨。形成一个满意的阴茎尿道上裂修复也是必要的。

手术结果／预后 预后决定于是否伴随肾脏异常，大概有 90% 以上的手术存活率。第二种外科手术方法需要 4～5 年的时间来获得排尿节制和外生殖器功能。尿道上裂手术最早可以在 6 个月至 1 岁来进行。

参考文献

Barth RA, Filly RA, Sondheimer FK: Prenatal sonographic findings in bladder exstrophy. J Ultrasound Med 1990;9:359-361.

Ben-Chaim J, Docimo SG, Jeffs RD, Gearhart JP: Bladder exstrophy from childhood into adult life. J R Soc Med 1996;89:39P-46P.

Cacciari A, Pilu GL, Mordenti M, et al: Prenatal diagnosis of bladder exstrophy: What counseling? J Urol 1999;161:259-261.

Canning DA, Gearhart JP: Exstrophy of the bladder. In Ashcraft KM, Holder TM (eds): Pediatric Surgery. Philadelphia, WB Saunders, 1993, pp 678-693.

dela Hunt MN, O'Donnell B: Current management of bladder exstrophy: A BAPS collective review from eight centers of 81 patients born between 1975 and 1985. J Pediatr Surg 1989;24:584-585.

Gearhart JP: Bladder exstrophy: Staged reconstruction. Curr Opin Urol 1999;9:499-506.

Gearhart JP, Ben-Chaim J, Jeffs RD, Sanders RC: Criteria for the prenatal diagnosis of classic bladder exstrophy. Obstet Gynecol 1995;85: 961-964.

Jaffee R, Schoenfeld A, Ovadia J: Sonographic findings in the prenatal diagnosis of bladder exstrophy. Am J Obstet Gynecol 1990;162:675-678.

Jeffs RD: Exstrophy, epispadias, and cloacal and urogenital sinus abnormalities. Pediatr Clin North Am 1987;34:1233-1257.

Mirk P, Calisti A, Fileni A: Prenatal sonographic diagnosis of bladder exstrophy. J Ultrasound Med 1986;5:291-293.

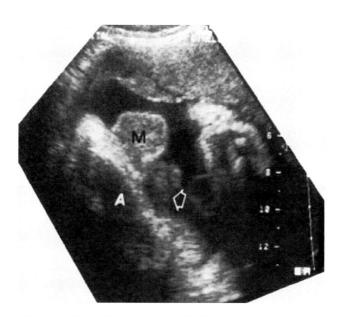

图 4.2.1 膀胱外翻正中失状切面。外翻的巨大膨出物（M）。脐带（箭头示）直接从包块上方插入。A，腹部。

4.3 泄殖腔外翻

流行病学/遗传学

定义 泄殖腔外翻主要表现为广泛的下腹壁缺损,合并有膀胱外翻、肠管外翻、无肛门以及耻骨分离。

流行病学 为1/50 000~200 000(男女之比为2:1)。

胚胎学 有学者认为外翻是在孕2个月时,由于胚胎褶尾部以及泄殖腔发育受损,阻止中胚层的迁徙所致。膀胱和下尿道从尿道口到肚脐的前方打开,直肠肌和腹膜有个很大的开口。男性,经常会出现大阴囊、隐睾和没有管腔的短宽阴茎。在女性,阴蒂和阴唇被偶发的狭窄阴道广泛分开。只有极少数合并有泌尿系统外的畸形。泄殖腔外翻是比较严重和复杂的畸形,膀胱被插入的肠黏膜广泛分开。女性经常合并有双子宫以及双阴道。泄殖腔外翻患者90%合并有脐膨出,40%合并有神经管缺陷。

遗传性 大部分为散发的,复发风险小。只有极少数报道有同胞患病。

致畸剂 未知。

筛查 大多数病例孕妇血清学检查甲胎蛋白值会升高。出生后应该做染色体核型分析来判断其性别。

预后 外科矫治是很难的,新生儿死亡率为50%~100%。度过新生儿期后存活率是很好的,排泄节制功能很少成功建立。即使是有经验的外科医生,也只有60%~81%的病例最终能修补好。染色体为46XY的女性病例目前难以管理,因为大部分孩子无论外生殖器是什么都认为自己是男性。存活者的智力是正常的。

超声检查

超声发现

1.胎儿

(1)膀胱缺如。脐以下腹壁缺损或探及腹壁包块,包块可以是囊性或实性的,膀胱两侧的脏器是存在的。

(2)脐膨出。多数胎儿的肠管飘浮于羊水中。

(3)腰骶部异常。包括脊髓脊膜突出以及继发性脑积水和脊椎异常,发生率大概为30%。

(4)肾脏异常。比如肾缺如、肾积水、肾发育不良、马蹄肾以及异位肾等,发生率为50%。

(5)足畸形和先天性髋关节脱位,发生率为30%。

(6)窄胸畸形。

2.羊水:经常会出现羊水过多,如果肾脏异常就会合并羊水过少。

3.胎盘:正常。常见单脐动脉。

4.测量数据:胎儿宫内发育迟缓多见。

5.可识别孕周:用阴道探头在13周就能检测。

难点 羊水过少会让超声检查变得很困难。

鉴别诊断

1.肢体-体壁综合征也会出现前侧腹壁裂和脊柱异常,另外还有肢体异常。

2.膀胱外翻也会出现腹壁以下包块,但是不会出现脊柱异常。

还需要检查的部位 肾脏和消化道异常,比如十二指肠和食道闭锁。

妊娠管理

需要进行的检查和咨询 早期检查很难和尿道闭锁畸形区分。应该通过羊膜腔穿刺或绒毛穿刺检查染色体,做胎儿超声心动图来排除心脏异常。应请小儿泌尿外科医师会诊。

胎儿宫内干预 具有正常女性核型的膀胱闭锁病例可做导管引流手术,预后较好。但是,有必要排除其他异常,并告知家属这些孩子以后还需要做其他手术。

胎儿监测 动态超声监测泌尿系统,在孕期扩大阴道板检查可能会伴发膀胱出口狭窄和迟发性羊水过少。

孕期进程 不会出现其他产科并发症,除非尿路梗阻导致羊水过少。还有报道会出现宫内发育迟缓,需要通过动态超声检查来发现。

终止妊娠 分娩完整无损的胎儿以便于验证超声诊断,来排除具有泄殖腔外翻畸形的其他综合征。

分娩 分娩时机通过羊水量和胎儿监护来决定。

剖宫产可以避免腹壁难产。另外,在产程发动之前进行腹壁减压,就可以进行阴道试产。

新生儿学

复苏 泄殖腔瘘和泄殖腔外翻已经在产前诊断。明显肺发育不良所导致的呼吸困难只会发生在泌尿道梗阻和羊水过少的病例。发身率不明,有报道说为散发病例,主要为存在永久性泄殖腔瘘患者。所以不需要提前做呼吸困难抢救准备除非羊水过少。因为90%泄殖腔外翻患者合并有脐膨出,所以要保护肠管和膀胱黏膜,把下部分身体放到塑料袋内,来避免污染和损失,并且限制热量和水分的丢失。

转诊 在急症情况下,让有经验的新生儿团队把新生儿转到能够诊断和具有小儿外科医生的第三方医疗机构。

检查和确诊 要确诊这种复杂而迷乱的解剖学异常需要多学科合作,要用到最大范围的影像学和内窥镜检查。泄殖腔外翻患者,大多数合并有消化道、骨骼以及神经系统异常,需要通过影像成像来检查这些系统。如果没有产前诊断要做一个染色体分析来确定性别。

护理管理 最开始的处理主要是保证足够的液体、电解质和营养支持,并且,提供泌尿道和肠道减压,进一步快速诊断。缓减或矫形手术方式会因为诊断结果而改变。对孩子家长进行社会和心理咨询将有利于他们适应长期照顾这些孩子。最后需要不同的外科医生来处理多种畸形。

外科治疗

术前评估 需要在术前评估的是泌尿系统、神经系统和肌肉骨骼系统畸形以及性别。超声可用于检查脊椎被和生殖泌尿道。核磁共振用于检查腹部畸形。

手术指征 所有这种异常的孩子都需要膀胱重建和脐膨出修补。如果存在脊髓脊膜突出,也需要将其修补。

手术类型 如果孩子状况好,一次修补就能完成。第一阶段手术包括脐膨出修补、肠管分离、胃肠道重建和膀胱分离,另外还有神经系统的矫形手术。当孩子体重达到20~25磅可以进行第二阶段手术,膀胱和(或)尿道还有生殖器的重建。

手术结果/预后 如果不存在致死性的肾脏畸形,外科手术存活率是很好的。

参考文献

Austin PF, Homsy YL, Gearhart JP, et al: The prenatal diagnosis of cloacal exstrophy. J Urol 1998;160:1179-1181.

Cacciari A, Pilu GL, Mordenti M, et al: Prenatal diagnosis of bladder exstrophy: What counseling? J Urol 1999;161:259-261.

Geifman-Holtzman O, Crane SS, Winderl L, Holmes M: Persistent urogenital sinus: Prenatal diagnosis and pregnancy complications. Am J Obstet Gynecol 1997;176:709-711.

Lee DH, Cottrell JR, Sanders RC, et al: OEIS complex (omphalocele exstrophy - imperforate anus - spinal defects) in monozygotic twins. Am J Med Genet 1999;84:29-33.

Meizner I, Levy A, Barnard Y: Cloacal exstrophy sequence: An exceptional ultrasound diagnosis. Obstet Gynecol 1995;86:446-450.

Petrikovsky BM, Walzal MP Jr, D'Addario PF: Fetal cloacal anomalies: Prenatal sonographic findings and differential diagnosis. Obstet Gynecol 1988;72:464.

Shalev E, Feldman E, Weiner E, Zuckerman H: Prenatal sonographic appearance of persistent cloaca. Acta Obstet Gynecol Scand 1986;65:517.

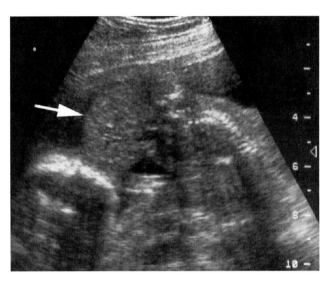

图 4.3.1　孕 18 周的泄殖腔外翻超声图。存在严重脊柱侧弯、脊柱裂和脐膨出(箭头示)。

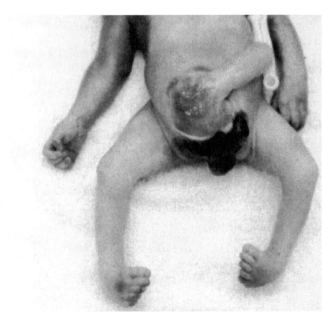

图 4.3.2　孕 24 周死产的 OEIS 综合征女胎,存在脐膨出、肛门闭锁和脊柱裂。

4.4 肾积水(肾盂输尿管连接处梗阻或反流)

流行病学/遗传学

定义 由于输尿管梗阻,导致肾盂、肾盏内积尿。

流行病学 活产儿中为 1/1000 ~ 5/1000。(肾盂输导管连接处梗阻,男女之比为 4:1;输尿管膀胱连接处梗阻,男性多于女性)。

胚胎学 产前诊断肾脏异常中有 75% 为肾积水。大部分单侧甚至双侧肾积水的病例在出生后会自行消退。肾盂输尿管连接处梗阻是肾积水主要的原因,并且 70% 是单侧的。膀胱输尿管反流是肾盂肾盏扩张的常见原因,尤其是男性病例。少数肾积水病例是由于输尿管狭窄或者下输尿管的梗阻。30% 病例存在泌尿道畸形,20% 是多发畸形综合征中的一部分。已经报道 70 例以上的遗传病,染色体病和多发畸形综合征中存在肾积水。

遗传性 散发的,除非为一些已经认知综合征中的一部分,如 urofacial 综合征(常染色体隐性遗传病)就具有特征性的双侧肾盂积水。

致畸剂 反应停、妊娠期糖尿病、可卡因和苯二氮䓬类。

预后 大部分产前诊断肾积水病例在新生儿期会自行消退,只有 3% ~ 4% 需要外科手术。大部分肾积水患者肾功能是好的,因为输尿管可以吸收扩张所产生的压力。然而,羊水过少提示预后不良。输尿管反流,尤其是尿路感染,会引起永久性肾脏损伤,最终导致肾衰竭。大部分病例通过医学或者外科处理预后很好。

超声检查

超声发现

1. **胎儿**:肾盂扩张有些肾盏扩张,按照严重性分级:1 级,只是肾盂扩张;2 级,肾盂和部分肾盏扩张;3 级,肾盂和全部肾盏扩张;4 级,肾盂和肾盏扩张;肾皮质菲薄。

(1)肾盂输尿管连接处梗阻——一侧或双侧肾盂和肾盏扩张,如果是双侧,扩张是不对称的。肾盂输尿管连接处梗阻膀胱和输尿管不扩张。肾脏发育异常少见。有时会有肾周囊肿,在梗阻肾脏后方出现

液性囊肿,可以减压使其不扩大,减压的肾脏经常发育不良。

(2)输尿管膀胱连接处梗阻—这种病例少见,肾盂和输尿管扩张连接至正常的膀胱,有时是双侧的。

(3)反流——扩张的肾盂和输尿管可以是单侧或双侧的,在检查过程中肾盂和输尿管的大小可以改变,扩张的肾盂可以追踪到输尿管,可以看到输尿管蠕动。由于大量尿液反流至输尿管,膀胱排空无效而变得很大。膀胱和输尿管持续扩大,称为巨膀胱或巨输尿管。尽管男性更容易出现长期并发症,但反流在女性子宫更多见。

(4)输尿管囊肿,见章节 4.15。

5)后尿道瓣膜,见章节 4.11。

2. **羊水**:羊水过少多见。如果肾盂输尿管连接处梗阻导致左侧肾盂扩张而压迫胃泡和小肠就会出现羊水过多。

3. **胎盘**:正常。

4. **测量数据**:严重的单侧或双侧肾盂输尿管连接处梗阻会导致腹围增大,在分娩时要引起注意。

5. **可识别孕周**:肾脏的梗阻在妊娠的任何时期都在发展,一般在 20 周可检出。18 周可检出轻度肾盂分离,反流可在 22 周检出。由于反流导致的肾盂分离在追踪检查过程中会更明显。

难点

1. 肾外肾盂模拟轻度肾盂输尿管连接处梗阻,测量值在 1.5 mm 以下。

2. 在孕 32 周以前肾盂分离 4 mm 以上认为是正常变异但需要动态观察。在孕 32 周以后肾盂分离 7 mm 以上认为是正常变异但需要动态观察以排除病理情况。也有学者建议截断值为:15 ~ 20 周为 5 mm,20 ~ 30 周为 8 mm,30 周以上为 10 mm。

3. 反流很容易和正常肾盂变异性分离和肾盂输尿管连接处梗阻混淆,肾盂变异和输尿管直径就是诊断关键。

4. 大的肾静脉容易被误认为是轻度肾盂分离,可以用彩色多普勒来区分。

5. 母体水中毒会导致胎儿肾盂扩张,在患者水肿好转后复查有助于鉴别。

还需要检查的部位

回顾 13、18、21 - 三体特征,当肾盂分离在 3 mm

以上时会增加唐氏综合征风险。但反流目前没有任何相关性。

妊娠管理

需要进行的检查和咨询 除非发现其他非整倍体超声标记,否则没有必要做染色体检查。对于严重梗阻病例或者 32 周后肾盂分离超过 7mm 以上时,有必要请小儿泌尿外科医师会诊来制订产前和出生后的管理计划。

胎儿宫内干预 因为宫腔内安置导管存在很大风险,所以单侧病变不推荐胎儿宫内干预,只在极少数严重梗阻病例出现肠管梗阻和羊水过多时,才宫内干预。双侧病变但羊水量正常时,也不推荐胎儿宫内干预,但是双侧病变羊水量减少,如果孕周已在 32 周以上,可以提前分娩。如果是 32 周以前,抽取肾盂尿液(见章节 4.11)来评估肾功能,如果肾功能正常而羊水量减少,可以安置导管干预。然而,肾盂输尿管连接处梗阻需要宫内干预的病例还是很少的。

胎儿监测 轻度肾盂分离接下来在 32 ~ 34 周重新超声评估,严重的肾盂分离应该每 3 ~ 4 周重新超声评估。

孕期进程 单侧病变不会出现其他产科并发症,尽管有极少数报道左侧病变会导致肠梗阻从而引起羊水过多。

终止妊娠 分娩完整无损的胎儿以便于病理验证超声诊断,单纯泌尿系统反流不是终止妊娠的指征。

分娩 如果存在严重的梗阻就需要在具备小儿泌尿外科专家的第三方医疗中心进行新生儿诊治。严重梗阻胎儿不能难产,需要标准的产科护理。

新生儿学

复苏 通常不需要。当肾积水继发腹胀时一开始需要有效的呼吸支持,最初至少需要插管和换气支持。

转诊 已经完全确证的双侧病变需要制订治疗计划,包括外科手术治疗。单侧病变并且肾功能正常,通常测定血清肌酸酐,只需要在门诊检查和处理。

检查和确诊 认真的体格检查和腹部超声检查能够验证该诊断。肾盂造影检查是评估肾功能和肾积水的最好方法。

护理管理 为了维持足够的换气必须呼吸支持。最初要避免液体和蛋白的过量,直到泌尿道开放并具备肾功能。后续的处理主要是针对可能出现或发现的特殊损害。

外科治疗

术前评估 如果梗阻通过产前超声检查认为是严重的就需要外科手术,通过尿产物认真地分期评估肾功能和结构,包括尿检查、血和尿的生化,还有腹部超声检查。如果婴儿症状较轻就没必要立即减轻梗阻,为了获得更好的影像结果可以过几天再做成像检查。如果产前超声不能很好地显示解剖结构或者需要立即减轻梗阻,就需要立即超声成像检查。后续操作需要确定梗阻部位,反流形态,肾功能。利尿剂增强的膀胱和肾脏扫查可以在肾小球滤过率增加后两周进行。

手术指征 外科手术的目的就是在对侧肾脏肥大之前减压和(或)者肾盂成形。通过肾盂或者输尿管造口减压通常能使差的肾功能有所提高,减压 2 ~ 3 月后,重复做肾闪烁扫描法检查,当具备 10% 的肾功能时就可做肾盂成形术。

手术分型 减压与最初的修补有赖于同侧的肾功能,早期新生儿肾盂成形术成功率很高,复发率很低。

手术结果/预后 最终的预后决定于残留的肾功能和肺发育不良的程度,单侧病变或较轻的双侧病变预后很好,即使是在很早的婴儿期(1.5%)手术重复肾盂成形术也是很少的,宫内减压的婴儿预后较差。

参考文献

Anderson PA, Rickwood AM: Features of primary vesicoureteric reflux detected by prenatal sonography. Br J Urol 1991;67:267-271.

Arger PH, Coleman BG, Mintz MC, et al: Routine fetal genitourinary tract screening. Radiology 1985;156:485-489.

Babcook CJ, Silvera M, Drake C, Levine D: Effect of maternal hydration on mild fetal pyelectasis. J Ultrasound Med 1998;17:539-544.

Betz BW, Hertzberg BS, Carroll BA, Bowie JD: Mild fetal renal pelviectasis:Differentiation from hilar vascularity using color Doppler sonography. J Ultrasound Med 1991;10:243-245.

Brock WA, Kaplan G: Abnormalities of the lower tract. In Edelmann CM Jr (ed): Pediatric Kidney Disease. Boston, Little, Brown, 1992, p 2037.

Caione P, Zaccara A, Capozza N, De Cennaro M: How prenatal ultrasound can affect the treatment of ureterocele in neonates and children. Eur Urol 1989;16:195-199.

Chapman CJ, Bailey RR, Janus ED, et al: Vesicoureteric reflux: Segregation analysis. Am J Med Genet 1985;20:577-584.

Chevalier RL: Renal physiology and function In Kelalis PP, King LR, Belman AB (eds): Clinical Pediatric Urology. Philadelphia, WB Saunders, 1992, pp 1106-1120.

Dunn V, Glasier CM: Ultrasonographic antenatal demonstration of primary megaureters. J Ultrasound Med 1985;4:101-103.

Fernbach SK, Maizels M, Conway JJ: Ultrasound grading of hydronephrosis: Introduction to the system used by the Society for Fetal Urology. Pediatr Radiol 1993;23:478-480.

Flushner SC, King LR: Ureteropelvic obstruction. In Kelais PP, King LR, Belman AB (eds): Clinical Pediatric Urology. Philadelphia, WB Saunders, 1992, pp 693-725.

Grignon A, Filiatrault D, Homsy Y, et al: Ureteropelvic junction stenosis: Antenatal ultrasonographic diagnosis, postnatal investigation, and follow-up. Radiology 1986;160:649-651.

Grignon A, Filion R, Filiatrault D, et al: Urinary tract dilatation in utero: Classification and clinical applications. Radiology 1986;160:645-647.

Guys JM, Borella F, Monfort G: Ureteropelvic junction obstructions: Prenatal diagnosis and neonatal surgery in 47 cases. J Pediatr Surg 988;23: 156-158.

Herndon CD, McKenna PH, Kolon TF, et al: A multicenter outcomes analysis of patients with neonatal reflux presenting with prenatal hydronephrosis. Urol 1999;162:1203-1208.

Hoddick WK, Filly RA, Mahony BS, Callen PW: Minimal fetal renal Pyelectasis. J Ultrasound Med 1985;4:85-89.

Kass EJ, Bloom D: Anomalies of the upper urinary tract. In Edelmann CM Jr (ed): Pediatric Kidney Disease. Boston, Little, Brown, 1992, P2023.

Kent A, Cox D, Downey P, James SL: A study of mild fetal pyelectosis: Outcome and proposed strategy of management. Prenat Diagn 2000;20: 206-209.

King LR, Hatcher PA: Natural history of fetal and neonatal hydronephrosis. Pediatr Urol 1990;35:433-438.

Kitagawa H, Pringle KC, Stone P, et al: Postnatal follow-up of hydronephrosis etected by prenatal ultrasound: The natural history. Fetal Diagn

Ther 1998;13:19-25.

Kleiner B, Callen PW, Filly RA: Sonographic analysis of the fetus with ureteropelvic junction obstruction. Am J Roentgenol 1987;148:359-363.

Koff SA, Campbell K: Non-operative management of unilateral neonatal hydronephrosis. J Urol 1992;148:525-531.

Lyon RP, Marshall SK, Scott MP: Treatment of vesicoureteral reflux: Point system based on twenty years of experience. Urology 1980;16: 8-46.

Mandell J, Blyth BR, Peters CA, et al: Structural genitourinary defects Detected in utero. Radiology 1991;178:193-196.

Mandell MD, Peters CA, Retik AB: Current concepts in the perinatal diagnosis and management of hydronephrosis. Urol Clin North Am 990;17: 247-261.

Mann CM Jr, Ellis DG: Ureteropelvic junction obstruction. In Ashcraft KW, Holder TM (eds): Pediatric Surgery. Philadelphia, WB Saunders, 1993, pp 582-587.

Misra D, Kempley ST, Hird MF: Are patients with antenatally diagnosed ydronephrosis being over-investigated and overtreated? Eur J Pediatr Surg 1999;9:303-306.

Oliveira EA, Diniz JS, Cabral AC, et al: Prognostic factors in fetal hydronephrosis: Amultivariate analysis. Pediatr Nephrol 1999;13:859 – 864. Patten RM, Mack LA, Wang KY, Cyr DR: The fetal genitourinary tract. Radiol Clin North Am 1990;28:115-130.

Persutte W, Lenke RR: Ultrasonographic standards for measuring renal collecting system dilation. Am J Obstet Gynecol 1992;167:858-860.

Wilson RD, Lynch S, Lessoway VA: Fetal pyelectosis: Comparison of Post-natal renal pathology with unilateral and bilateral pyelectosis. Prenat Diagn 1997;17:451-455.

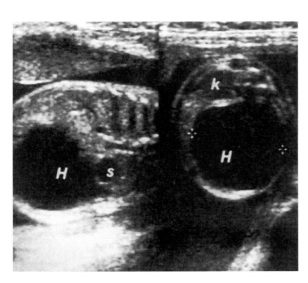

图 4. 4. 1 由于肾盂输尿管移行部导致的重度肾积水(两个 + 之间)。扩张很严重以至于所有的肾盏都消失。合并羊水过多,H,肾积水;K,对侧肾脏;S,胃泡。

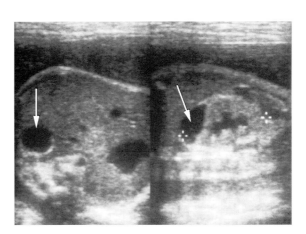

图 4. 4. 2 肾积水导致的尿性囊肿(箭头示)横切面和失状切面。邻近的肾脏回声增强提示可能存在早期的发育不良,有轻度肾盂分离。

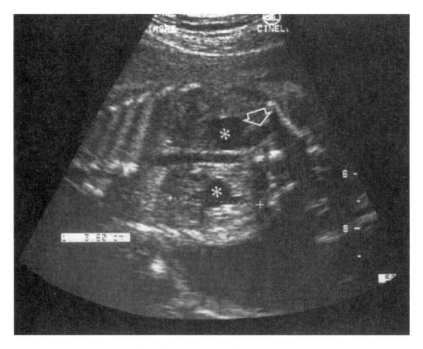

图 4.4.3　由于反流导致的肾盂扩张(＊)。肾盂旁边的肾盏也是扩张的,分级 3,两侧的输尿管都能看见(空箭头示),输尿管的大小随时间而变化。

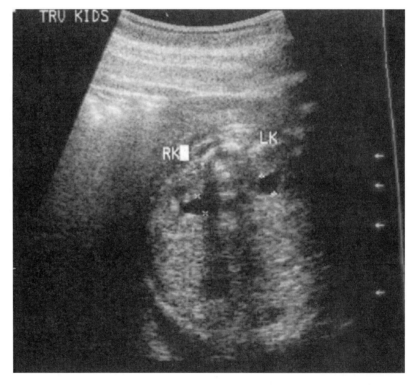

图 4.4.4　双侧轻度肾盂分离 6 mm(x's 之间)。这种轻度肾盂分离预后很好通常没有远期的后果。合并 Down 综合征的风险也很低。

4.5 阴道积水

流行病学/遗传学

定义 由于先天性处女膜闭锁、阴道闭锁或者阴道横隔导致子宫积水。通常表现为盆腔的囊性包块。

流行病学 不确定,但很少(男女之比为0:1)。

胚胎学 大部分病例是由于泌尿生殖窦分化失败,阴道鞘的下1/3融合、形成管道,分化为阴道的上部分、子宫和输卵管。

遗传性 大部分散发的,极少数是隐性遗传就像少数遗传综合征,如 McKusick-Kaufman 综合征(多指/趾、先天性心脏异常和子宫阴道积水)和肋骨-多指趾畸形之前有所报道。

致畸剂 不确切。

预后 决定于是否伴随其他异常或综合征。子宫积水可能会继发肾积水引起肾损害或者肠梗阻。通过外科治疗极有可能恢复其正常功能。

超声检查

超声发现

1. *胎儿*:发现充满液体的囊性包块,前面比邻膀胱后面比邻直肠。晚孕期出现少量的阴道积液可视为正常变异。大量的阴道积液很少见,积液的液平内会发生回声改变。严重的病例,液体会通过输卵管渗出形成"囊肿"。泄殖腔外翻的病例,膀胱和阴道通入到共同的阻滞器官——肛门。膀胱扩张、有时输尿管扩张,但肾积水经常出现。

2. *羊水*:如果尿道梗阻会出现羊水减少。

3. *胎盘*:正常。

4. *测量数据*:经常正常。

5. *可识别孕周*:晚孕期。

难点

1. 不要把阴道积液误认为腹腔内病变,如卵巢囊肿。

2. 直肠积液比较常见有时会误认为阴道积液。

鉴别诊断

1. 肾积水和输尿管扩张。

2. 卵巢囊肿。

还需要检查的部位

1. 检查泌尿系统排除肾积水。

2. 肛门闭锁常能发现直肠扩张和乙状结肠扩张。

3. 检查胃泡大小,因为有时会合并气管食管瘘。

4. 检查 McKusick-Kaufman 综合征的特征——先天性心脏异常、多指/趾,卵巢囊肿和子宫阴道积水。

妊娠管理

需要进行的检查和咨询 如果还存在其他超声异常,就有必要做胎儿染色体分析。胎儿心脏超声检查以排除 McKusick-Kaufman 综合征。请儿外科和妇产科医师会诊,因为在出生前该疾病很少确诊。

胎儿监测 不需要更改常规的产科检查,除非合并其他异常会导致羊水过多。连续的超声检查就可以监测包块的变化。

终止妊娠 分娩完整无损的胎儿并做一个完整的形态和病理学检查。

分娩 因为明显的合并异常需要外科干预,所以应在第三方医疗中心分娩。分娩方式同产科指征。

新生儿学

复苏 采取特殊的措施来辅助开始的呼吸是很少见的,除非子宫或者阴道包块巨大出现伴发的尿道梗阻,导致羊水过少和(或)难产。在上述任一种情况,气管插管和正压通气都是必需的。

转诊 转院到一个具备小儿分科和外科能力的第三方医院来彻底诊断和治疗。怀疑存在尿路梗阻,呼吸窘迫和先天性心脏疾病都需要有经验的新生儿护送团队来急诊转运。

检查和确诊 做一个完整的生殖泌尿系统影像学检查来验证病理解剖和功能。超声心动图检查来排查先天性心脏病,尤其是存在多指时。当存在其他结构畸形时需要做一个高分辨的染色体核型分析。

护理管理 维持足够的液体、电解质和营养是必需的。当存在呼吸障碍时要呼吸支持,当明确存在尿路梗阻时要进行减压。

最根本的方法是外科手术解除阴道梗阻,要根据导致梗阻的特殊结构采取正确的手术方法。

外科治疗

术前评估 阴道积液存在共同泄殖腔。共同泄殖腔主要是直肠、阴道和尿道融合成一个共同管腔。这些女新生儿常表现为很小的外生殖器和肛门闭锁。共同泄殖腔的病例阴道扩张并充满液体,这就是阴道积液,发生率大概为 40%。外科医生在术前面临的最主要问题是因为阴道积液所导致的膀胱梗阻和继发的尿路梗阻。出生后超声检查来评估梗阻的可能性和解剖。另外,大部分泄殖腔畸形的病例会伴随有尿道或阴道的隔膜。一般来说,共同泄殖腔畸形的病例会合并有泌尿系统、神经系统和骨骼系统的畸形。

手术类型 共同泄殖腔的手术重建是一个复杂而有挑战性的手术,经典的手术是分期进行。

最开始的手术是出生时做结肠造口,但更重要的是做一个全面的泌尿系统检查来排除尿道梗阻。如果存在尿道梗阻,就需要同时做结肠造口和膀胱造口术。这两种减压术通常就可以减轻阴道积液的症状。但极少数病例需要用阴道刀通过腹壁做阴道减压。

第二阶段修补一般时在 3 个月后。如果存在其他伴随畸形,间隔时间可能更长。大部分尾端的畸形都会存在泄殖腔畸形,主要有两个特点会存在一个长的(3cm 以上)或者短的(3cm 以下)的共同管道。这种修补包括直肠和泌尿生殖隔(尿道和阴道)的分离,或者直肠和阴道的分离,同时分离阴道和尿道间的组织。有些病例,阴道替换或修补需要分别取材肠管或皮肤。最后,会阴的修补需要在正常的解剖位置取材修复。

膀胱和后面的尿道可以用于重建一个新膀胱。从前面做横向和腹侧截骨术是必需的以利于建一个新的耻骨。形成一个满意的阴茎尿道上裂修复也是必要的。

手术结果/预后 就像肛门闭锁病例一样,伴随有肌肉、骨骼和神经畸形需要长的恢复期。长的共同管道会比较容易出现大小便失禁。这些女孩具备性功能大部分能妊娠到足月并阴道分娩。

参考文献

Banerjee AK, Clarke O, MacDonald LM: Sonographic detection of neonatal hydrometrocolpos. Br J Radiol 1992;65:268.

Baraiter M, Winter RM: Oxford Dysmorphology Database. Oxford, England, Oxford University Press, 1993.

Chen C-P, Liu F-F, Jan S-W, et al: Ultrasound-guided fluid aspiration and prenatal diagnosis of duplicated hydrometrocolpos with uterus didelphys and septate vagina. Prenat Diagn 1996;16:572.

Chitayat D, Hahm SYE, Marion RW, et al: Further delincation of the McKusick-Kaufman hydrometrocolpos-polydactyly syndrome. Am J Dis Child 1987;141:1133.

David A, Bitoun P, Lacombe D, et al: Hydrometrocolpos and polydactyly: Acommon neonatal presentation of Bardet-Biedl and McKusick-Kaufman syndromes. J Med Genet 1999;36:599.

Fryns J-P: Trichorhinophalangeal syndrome type 2: Another syndromic form of hydrometrocolpos. Am J Med Genet 1997;73:233.

Geipel A, Berg C, Germer U, et al: Diagnosis and therapeutic problems in a case of prenatally detected fetal hydrocolpos. Ultrasound Obstet Gynecol 2001;18:169-172.

Hahn-Pedersen J, Kvist N, Nielsen OH: Hydrometrocolpos: Current views on pathogenesis and management. J Urol 1984;132:537.

9. Mandell J, Stevens PS, Lucey DT: Diagnosis and management of hydrometrocolpos in infancy. J Urol 1978;120:262.

Mirk P, Pintus C, Speca S: Ultrasound diagnosis of hydrocolpos: Prenatal findings and postnatal follow-up. J Clin Ultrasound 1994;22:55.

Tran ATB, Arensman RM, Falterman KW: Diagnosis and management of hydrohematometrocolpos syndromes. Am J Dis Child 1987;141:632.

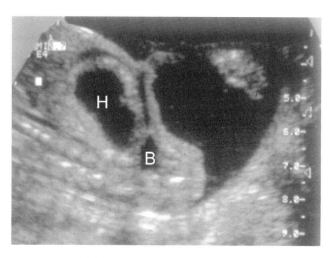

图 4.5.1 18 周胎儿盆腔内子宫阴道积水(H)的失状切面。膀胱(B)位于阴道积水的下方。

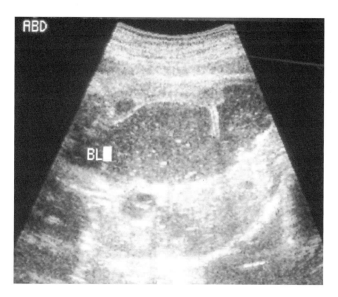

图 4.5.2 接受了尿道和肠管内容物(BL)的泄殖腔冠状切面,在一个泄殖腔畸形的胎儿。

4.6 常染色体隐性遗传的多囊肾疾病(婴儿型多囊肾)

流行病学/遗传学

定义 是一种常染色体隐性遗传病,主要表现为正常的肾组织被扩大的肾小管替代,导致肾脏体积增大和肾衰竭。

流行病学 活产儿中为1/(20 000～50 000)(男女之比为1:1)。

胚胎学 常染色体隐性遗传多囊肾疾病存在肾脏和肝脏囊肿。这种病的病理生理学和遗传难点目前还不清楚。

遗传性 常染色体隐性遗传。婴儿型多囊肾病的遗传基因定位于6号染色体短臂,在一些棘手的患病家族中遗传诊断是有效的。目前来说遗传诊断还需要进一步研究。

致畸剂 不确切。

预后 大部分婴儿型多囊肾病的胎儿,宫腔内诊断后,最终会死产。只有极少数宫内诊断的胎儿出生后能存活一年。这些人中,50%能到青春期,但所有的最后都需要肾移植。羊水过少预示致死性的预后。

超声检查

超声发现

1. *胎儿*:双侧肾脏增大,长和宽径在第90个百分位以上。肾实质回声增强,尤其是肾髓质处,大部分病例没发现囊肿,肾皮质回声会稍低。膀胱很小,有些也会存在尿液。尽管会存在囊肿和纤维化,肝脏看起来是正常的。

2. *羊水*:羊水过少很严重,但液体体积液可以正常。

3. *胎盘*:正常。

4. *测量数据*:由于肾脏体积增大腹围常会增大,但其他的测量指标是正常或偏小的。

5. *可识别孕周*:在早期羊水过少不会出现直至15～18孕周。肾脏改变一般要到中孕晚期或者晚孕期,也有报道在18周就发现。

鉴别诊断

1. Meckel-Gruber 综合征(多指趾畸形和脑膨出),这种病例经常会出现肾囊肿(参考章节11.4)。

2. 良性肾小球硬化症——肾回声增强,但肾椎体回声正常,羊水正常或轻度增加。

3. 成人型多囊肾——肾脏体积不会对称增加,肾内可见囊肿而且肾脏回声会改变。具有家族史,常染色体隐性遗传多囊肾的超声改变也存在。

4. 13－三体综合征——肾脏也会轻度增大并出现囊肿。还会有很多的其他病理发现,比如前脑无裂畸形(参考章节1.2)。

5. Beckwith-Wiedemann 综合征和 Perlman 综合征都会出现这种特征,肾脏体积增大回声改变,但还会出现巨大儿,羊水量正常。Beckwith-Wiedemann 综合征脐膨出和巨舌征也很常见(参考章节11.1)。

还需要检查的部位

1. 检查父母双方的肾脏来排除成人型多囊肾病。

2. 检查是否存在先天性心脏病比如室间隔缺损。

3. 检查手脚看是否多指/趾和颅骨是否脑膨出(Meckel-Gruber)。

4. 寻找13－三体综合征的特征。

5. 检查宫颈管来排除胎膜早破早产所导致的羊水过少。

妊娠管理

需要进行的检查和咨询 如果没有常染色体隐性遗传多囊肾的家族史,就应该做如下研究:

1. 染色体检查。

2. 胎儿心脏超声检查,来排除具有多囊肾特征的其他疾病(13－三体综合征和 Meckel-Gruber 综合征)。

3. 请小儿肾病专家会诊来制订治疗计划并且讨论该诊断和家族的关系。

胎儿监测 合并羊水过少的复发或新发病例,胎儿评估或监测是禁忌证。临产的胎心监护也不需要。

孕期进程 大部分病例在晚孕期会发展为羊水过少。

终止妊娠 严谨的病理学诊断对于该家庭再发风险的遗传咨询是很必要的。分娩完整无损的胎儿来完成外部和内部的检查。

分娩 除非产前已经明确诊断（家族中以前有过相同的孩子），否则应在能快速诊断并决定预后的第三方医疗中心分娩。

在极少数病例中巨大的腹围会导致难产，就需要剖宫产分娩。

新生儿学

复苏 因为家族既往史以及产前诊断和经过，致死性的预后已经很确定，那就可以放弃复苏。如果可能还存在有限的肾功能，只是不确定，一开始需要呼吸支持直到预后很明确。

婴儿在出生时可能会存在呼吸窘迫，主要是由于羊水过少导致肺发育不良，或者肾脏体积增大导致严重的腹部膨胀。采用正压通气时一定要小心，因为肺发育不良很容易出现气胸。

转诊 取决于明确的诊断和预后，如果一个婴儿一开始表明具备存活的潜力则需转院。

检查和确诊 90%婴儿型多囊肾病患者在出生时会存在双侧腹部包块。采用尿产物、尿液分析、尿液和血生化以及腹部超声检查来仔细、分期评估肾功能和结构是很必要的。如果婴儿症状很轻，可以推迟24~36小时再进行成像检查以获得更清晰的效果。如果产前解剖结构不是很清晰，就应该立即做超声检查。后续的处理有必要采用有或者没有利尿剂的肾扫描来决定肾功能，以及存活潜力。

护理管理 呼吸机支持来维持足够的气体交换。一开始要避免液体和蛋白质过量，直到肾功能已明确诊断。

参考文献

Bernstein J, Slovis TJ: Polycystic diseases of the kidney. In Edelmann CM Jr (ed): Pediatric Kidney Disease. Boston, Little, Brown, 1992, p 1139.

Chitty LS, Clark T, Maxwell D: Perlman syndrome: A cause of enlarged, hyperechogenic kidneys. Prenat Diagn 1998;18:1163-1168.

Fong KW, Rahmani MR, Rose TH, et al: Fetal renal cystic disease: Sonographic-pathologic correlation. Am J Roentgenol 1986;146: 67-773.

Gillerot Y, Koulischer L: Major malformations of the urinary tract: Anatomic and genetic aspects. Biol Neonate 1988;53:186-196.

Kaplan BS, Fay J, Shah V, et al: Autosomal recessive polycystic kidney disease. Pediatr Nephrol 1989;3:43-49.

MacDermot KD, Saggar-Malik AK, Economides DL, Jeffery S: Prenatal diagnosis of autosomal dominant polycystic kidney disease (PKD1) Presenting in utero and prognosis for very early onset disease. J Med Genet 1998;35:13-16.

Mahony BS, Callen PW, Filly RA, Golbus MS: Progression of infantile Polycystic kidney disease in early pregnancy. J Ultrasound Med 1984; : 277-279.

Pretorius DH, Lee ME, Manco-Johnson ML, et al: Diagnosis of autosomal dominant polycystic kidney disease in utero and in the young infant. J Ultrasound Med 1987;6:249-255.

Reuss A, Wladimiroff JW, Niermeyer MF: Sonographic, clinical and genetic aspects of prenatal diagnosis of cystic kidney disease. Ultrasound Med Biol 1991;17:687-694.

Romero R, Cullen M, Jeanty P, et al: The diagnosis of congenital renal anomalies with ultrasound. II. Infantile polycystic disease. Am J Obstet Gynecol 1984;150:259-262.

Zerres K, Mucher G, Becker J, et al: Prenatal diagnosis of autosomal recessive polycystic kidney disease (ARPKD): Molecular genetics, clinical experience, and fetal morphology. Am J Med Genet 1998; 76:137-144.

Zerres K, Volpel MC, Weiss H: Cystic kidneys: Genetics, pathologic anatomy, clinical picture and prenatal diagnosis. Hum Genet 1984;68: 04-135.

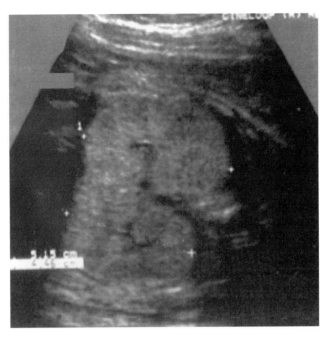

图 4.6.1 30 超声孕周的婴儿型多囊肾。胎儿腹部横切面。肾脏（＋之间）和腹部其他部分的回声一致。它们比正常 30 孕周的胎儿肾脏要长很多，没有羊水。

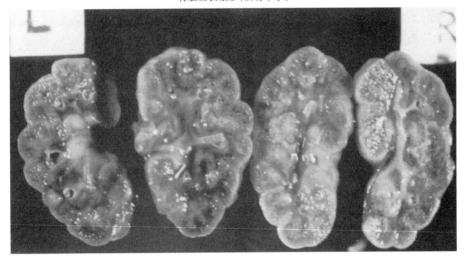

图 4.6.2 因为婴儿型多囊肾新生儿的肾脏明显增大并有很多细小的囊泡。

4.7　中胚层肾瘤

流行病学/遗传学

定义　先天性中胚层肾瘤是一种较大的实体性浸润性的孤立肾肿瘤,外观和组织类似于平滑肌瘤或低分化肾肉瘤。

流行病学　少见(男 > 女)。先天性中胚层肾肿瘤分别占儿童期肾肿瘤的 3% ~6% 和新生儿期肾肿瘤的 50%。

胚胎学　通常这类先天性肾肿瘤是一种良性错构瘤,偶有恶变报道。

遗传模式　散发。发病的风险仅与一般人群相当。

致畸剂　无。

预后　肿瘤一般是良性的,但预后取决于病理检测结果以及羊水过多相关导致的早产。

超声检查

超声发现

1. 胎儿:肾脏内可见一个中等大小的回声,周围有包膜回声影。有报道团块内有囊区,但很少见到。包块推挤肾窦回声,但并没有引起肾积水的报道。肾脏长度增加,彩色血流超声检查可见包块内血管。连续检查可发现包块生长迅速。偶有较大的中胚层肾瘤并发非免疫性水肿。

2. 羊水:中度至重度羊水过多,目前还不清楚是否是多尿或肠梗阻导致。

3. 胎盘:正常。

4. 测量数据:包块可使腹围增大。

5. 可识别孕周:26 周为报道的最早可识别孕周。

难点　大量过多的羊水可使包块很难看清。

还需要检查的部位

1. 确保包块是来源于肾脏,而不是来源于肾上腺——并在同一侧找到肾上腺。

2. 虽然几乎所有子宫内肾肿瘤是良性的,但是已有恶性中胚叶肾瘤和肾母细胞瘤的报道,因此寻找转移性病灶和肝转移的影像。

鉴别诊断

1 神经母细胞瘤——通常回声或钙化来自肾上腺。

2 肾母细胞瘤——这种包块在子宫内可确定且没有显著的特征,分化自中胚层肾。

妊娠管理

需要进行的检查和咨询　由于中胚层肾瘤和肾母细胞瘤之间的声像图特征具有相似性,需评估排除与肾母细胞瘤相关的综合征。采用羊膜穿刺术和荧光原位杂交检查法排除 11 号染色体缺失的 WAGR 综合征(肾母细胞瘤,无虹膜,生殖器异常,智力低下),并咨询儿科泌尿医师。

胎儿宫内干预　未提示。

胎儿监测　胎儿中胚层肾瘤通常有相关的羊水过多,使得怀孕期更复杂。应进行系列超声声像检查评估羊水体积和包块增长情况。

孕期进程　如上所述,羊水过多有早产并发症风险。延长怀孕也许需要使用宫缩抑制剂。

终止妊娠　不推荐,因为病变可以产后治疗。

分娩　虽然中胚层肾瘤发生近期新生儿并发症罕见,但分娩需在三级中心进行一个全面的评估和诊断确认。

新生儿学

复苏　中胚层肾瘤的婴幼儿,羊水过多和早产的发生率较高。由于在围产期有难产和包块破裂,曾有胎儿水肿的报道。或由于早产或是腹部胀气累及产生机械压力的呼吸窘迫综合征也是有可能的。复苏的方法取决于复杂的压力因素,因此尽可能采用最温和的方法建立适当通气并避免对腹部过度的压力是必要的。

转诊　在紧急情况下如果有心肺损伤的明确证据,转诊到有儿外科和影像诊断能力的三级保健中心。在随后的情况下,一个有经验的新生儿学转诊队伍是必不可少的。

对肿块需进行核磁共振成像影像诊断学检查。与来源于其他肾脏实体瘤相鉴别则需行组织病理学检查。

护理管理　彻底治疗肿瘤需手术切除。辅助抗肿瘤治疗只推荐用于肿瘤破裂导致腹腔渗出或不完全肿瘤切除情况。术前,保持水盐电解质平衡可能是至关重要的,尤其是如果出现了羊水过多和(或)水肿。有尿量过多导致血流动力学和电解质异常的报道。

参考文献

Apuzzio JJ, Unwin W, Adhate A, Nichols R: Prenatal diagnosis of fetal renal mesoblastic nephromas. Am J Obstet Gynecol 1986;154;636-637.

DiMaggio Howey D, Farrell EE, Sholl J, et al: Congenital mesoblastic nephroma: Prenatal ultrasonic findings and surgical excision in a very-low-birth-weight infant. J Clin Ultrasound 1985;13;506-508.

Ehman RL, Nicholson SF, Machin GA: Prenatal sonographic detection of congenital mesoblastic nephroma in a monozygotic twin pregnancy. J Ultrasound Med 1983;2;555-557.

Fung TY, Hedy Fung YM, Ng PC, et al: Polyhydramnios and hypercalcemia associated with congenital mesoblastic nephroma: Case report and a new appraisal. Obstet Gynecol 1995;85;815-817.

Garble SH, Crombleholme TM, Semple JP, Bhan I: Prenatal diagnosis and management of fetal tumors. Semin Perinatol 1994;18;350-365.

Giulian BB: Prenatal ultrasonographic diagnosis of fetal renal tumors. Radiology 1984;152;69-70.

Haddad B, Haziza J, Touboul C, et al: The congenital mesoblastic-nephroma: A case report of prenatal diagnosis. Fetal Diagn Ther 1996; 11;61-66.

Howell CG, Otherson HB, Kiviat NE, et al: Therapy and outcome in 51 children with mesoblastic congenital nephroma: A report of the National Wilms Tumor Study. J Pediatr Surg 1982;17;826

Isaacs H Jr: Renal tumors. In Isaacs H Jr (ed): Tumors of the Fetus and Newborn, Vol. 35, Major Problems in Pathology. Philadelphia, WB Saunders, 1997, pp 245-255.

Liu YC, Mai YL, Chang CC, et al: The presence of hydrops fetalis in a fetus with congenital mesoblastic nephroma. Prenat Diagn 1996;16: 363-365.

Schild RL, Plath H, Hofstaetter C, Hansmann M: Diagnosis of fetal mesoblastic nephroma by 3D-ultrasound. Ultrasound Obstet Gynecol 2000; 15;533-536.

Suresh I, Suresh S, Arumugam R, et al: Antenatal diagnosis of Wilmstumor. J Ultrasound Med 1997;16;69-72.

Walter JP, McGahan JP: Mesoblastic nephroma: Prenatal sonographic detection. J Clin Ultrasound 1985;13;686.

Yazaki T, Akimoto M, Tsudoi N, et al: Congenital mesoblastic nephroma. Urology 1982;20;446.

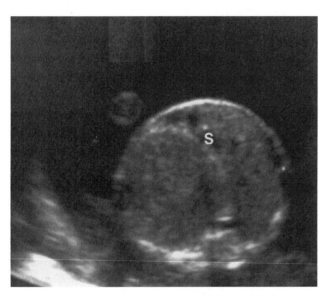

图4.7.1 横向视图显示较大左侧中胚层肾压迫胃(S)。注意重度羊水过多。

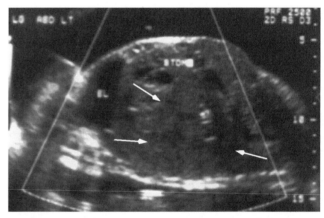

图4.7.2 矢状左侧视图示可看到中胚层肾内彩色血流。注意箭头轮廓内肿块的血流。

4.8 多囊性发育不良肾

流行病学/遗传学

定义 多囊性发育不良肾是一种先天性肾脏发育不良疾病，其特征是大量非均质的输尿管集合小管扩张。它可发生在肾脏的单侧或双侧。

流行病学 在 1000 ~ 5000 个新生儿中会有一个罹患（男 > 女）。这是新生儿中最常见的囊性肾脏异常。

胚胎学 多囊性发育不良肾是肾小管、肾小球、肾小体严重结构紊乱和肾集合管皮质囊性病变导致的肾脏异常。虽然发病机制不明，它被认为是由于在中胚肾时发育错误或早期梗阻性肾病导致。90% 病例都与尿路梗阻和（或）肾功能异常有关。80% 的病例都是单方面的，相关的非肾脏畸形包括无脑儿、脑积水、脊柱裂、腭裂、小眼球、十二指肠狭窄，气管食管瘘，与无孔肛门。

遗传模式 具有散发、单独发病的特点，但常见于家族常染色体显性遗传缺陷疾病比如双侧肾发育不良、双输尿管发育缺陷，肾囊肿或肾积水。它可以是某些疾病的一部分，如 Meckel 综合征（常染色体的隐性遗传），短肋多指综合征（常染色体隐性遗传），Zellweger 综合征（常染色体隐性遗传），Roberes 综合征（常染色体隐性遗传），Fryns 综合征（常染色体隐性遗传），Smith-Lemli-Opitz 综合征（常染色体隐性遗传），Apert 综合征（常染色体显性遗传）和 brachiooto – renal 综合征（常染色体显性遗传）。

致畸剂 妊娠期糖尿病。

预后 单侧和孤立异常可能无明显症状而不被发现。单侧多囊性肾随时间自发消退，2 岁时包块常会消失。另外，可在肾区见小囊肿钙化灶。双侧严重的缺陷是致命的。局部的双肾发育不良最终导致肾功能损害。

超声检查

超声发现

1. 胎儿

（1）囊肿——在肾的周边有多个大小不等的囊肿。最初，这些囊肿较小，随着时间的推移逐渐增大，有可能发展到肾门。最终，囊肿将开始变小，但这可能要到出生后。

（2）实质回声——位于囊肿之间有肾实质强回声。在早期的情况下，强回声肾实质是初始特征。一些正常的或部分正常肾实质可能与发育异常的回声区穿插。

（3）肾脏大小——肾脏包块可能有的较小、有的较大。当肾发育不良是由于高位梗阻（肾盂输尿管交界处）原因造成的较大的囊肿就会使得肾脏较大。远端的梗阻，如后尿道瓣膜，则患侧肾会见到较小的囊肿。

（4）双侧——也许出现双侧多囊肾。如果出现双侧病变，那么因为肾功能下降逐步恶化，膀胱会有尿液潴留。

（5）对侧肾脏代偿性肥大并会出现对侧肾肿大如果病变是单侧。对侧肾脏肾功能异常，如肾积水，输尿管囊肿，或反流很常见（33%）。

2. 羊水： 如果为双侧病变，15 ~ 18 周后将不再有羊水。如果为单侧病灶，羊水量则正常。

3. 胎盘： 正常。

4. 测量数据： 因为肾脏包块的存在，可能腹围增大，当然在较大的多囊性肾存在的情况下将会阻碍分娩。

5. 可识别孕周： 通常在 15 ~ 20 周首先检测到可。囊肿将随着妊娠的持续进行性增大。

难点 通常可能出现实质回声增强。在没有囊肿的区域，依靠增粗的纹理和增强回声鉴别正常和发育不良的肾是困难的，并取决于超声系统的功能。特别是在有后尿道瓣膜肾问题时也较难鉴别。

鉴别诊断

1. 成人型多囊肾——囊肿随机分布的，而不是位于肾脏外周，它们在早期也表现为多囊性发育不良肾。

2. Meckel – Gruber 综合征——囊肿大小一致，相对较小，并且分散在整个肾脏。

3. 婴儿型多囊肾——通常没有囊肿可见，肾脏较大。

4. 13 – 三体综合征的肾脏——肾脏扩大和回声增强。可见散在随机分布的小囊肿。

5.无剩余肾实质的重度肾积水——肾实质与多囊性肾引起肾积水有区别。

妊娠管理

需要进行的检查和咨询　孤立的单侧多囊性发育不良肾染色体异常发病率是非常低的,但建立治疗计划前应进行羊膜穿刺术排除这种可能。应进行胎儿超声心动图检查,以排外相关的心脏缺陷。应咨询小儿泌尿科医师意见,与患儿家庭成员共同讨论单侧多囊性发育不良肾新生儿学评估与治疗。双侧多囊性发育不良肾的存在是一种致死性疾病,应寻求新生儿学专家的帮助建立非干预性的围产期治疗计划。

胎儿宫内干预　当存在单侧多囊性发育不良肾时,对侧肾畸形发生率增加。如果对侧的肾脏存在肾盂输尿管连接部受阻,有可能导致早产或子宫内的位置分流,这种病例极少。

胎儿监测　对于单侧多囊性发育不良肾在产科定期管理应该是必要的,每月进行超声检查监测正常肾脏的状态。双侧多囊性发育不良肾无须干预胎儿各项指标,一旦诊断明确电子胎心监测是禁忌。

孕期进程　没有具体的产科并发症。

终止妊娠　因为多囊性发育不良肾与其他类型肾发育不良超声图像表现相似,特别是成人型多囊肾早期的影像,所以病理学证实是至关重要的。终止妊娠应由机构中具有吸宫和胎儿器官处置专业人员进行。

分娩　对于单侧病变,没有特殊的分娩注意事项的。双侧多囊性发育不良肾的病例,用非侵入性的方法进行治疗,以人员感到舒适为度。

新生儿学

复苏　双侧多囊性发育不良肾的新生儿学,从分娩辅助到伴有明显羊水过少的肺发育不良,通常都存在呼吸窘迫。因为存在引起气胸的高风险性因素,当怀疑肺发育不良时需谨慎使用正压通气。肾肿大引起的腹胀也许阻碍有效的呼吸,尤其是双侧受累时。

当伴双侧肾病变和重度羊水过少,产前诊断能肯定是死亡预后时应考虑放弃复苏。如果有一定的肾功能存在,但仍不能确定,给以初始支持治疗,直到确定预后。

转诊　如果复苏后婴儿有存活的可能,诊断完全证实是双侧的损害需要转诊。婴儿单侧孤立病变和肾功能正常时,如血清肌酐水平正常,则在门诊评估和管理。

检查和确诊　建议通过尿液分析,血、尿生化检测和腹部影像学检查仔细评估肾功能和尿液产生的组织结构。如果婴儿有轻微症状,为更好的影像学显示效果可延迟24~36小时进行检查。如果解剖结构产前仍不明确确定,应立即获取超声影像学结果。后续检查可能需要进一步确定肾功能,也就是进行(利尿刺激)肾扫描。

护理管理　为保持足够的气体交换,呼吸支持是必要。避免液体和蛋白负荷,直到肾功能已经确定。

对于在出生时上尿道(输尿管)发育正常,具有一定肾功能的双侧病变,有进行肾移植手术的可能。

参考文献

Avni EF, Thoua Y, Lalmand B, et al: Multicystic dysplastic kidney: Evolving concepts. In utero diagnosis and post-natal follow-up by ultrasound. Ann Radiol 1986;29:663-668.

Bernstein J: Renal hypoplasia and dysplasia. In Edelmann CM Jr (ed): Pediatric Kidney Disease. Boston, Little, Brown, 1992, p 1121.

D'Alton M, Romero R, Grannum P, et al: Antenatal diagnosis of renal anomalies with ultrasound. IV. Bilateral multicystic kidney disease. Am J Obstet Gynecol 1986;154:532-537.

Gillerot Y, Koulischer L: Major malformations of the urinary tract: Anatomic and genetic aspects. Biol Neonate 1988;53:186-196.

Hashimoto BE, Filly RA, Callen PW: Multicystic dysplastic kidney in utero: Changing appearance on ultrasound. Radiology 1986;159:107-109.

Hill LM, Nowak A, Hartle R, Tush B: Fetal compensatory renal hypertrophy with unilateral functioning kidney. Ultrasound Obstet Gynecol 2000;15:191-193.

Kim EK, Song TB: A study on fetal urinary tract anomaly: Antenatal ultrasonographic diagnosis and postnatal follow-up. J Obstet GynaecolRes 1996;22:569-573.

Kleiner B, Filly RA, Mack L, Callen PW: Multicystic dysplastic kidney: Observations of the contralateral disease in the fetal population. Radiology 1986;161:27-29.

Lazelbnik N, Bellinger MF, Ferguson JE, et al: Insights into the pathogenesis and natural story of fetuses with multicystic dysplastic kidneydisease. Prenat Diagn 1999;19:418-423.

Sanders RC, Nussbaum AR, Solez K: Renal dysplasia: Sonographic findings. Radiology 1988;167:623-626.

Wackman J, Phipps L: Report of multicystic kidney registry: Preliminaryfindings. J Urol 1993;150:1870-1872.

Zerres K, Volpel MC, Weiss H: Cystic kidneys. Genetics, pathologicanatomy, clinical picture and prenatal diagnosis. Hum Genet 1984;68:104-135.

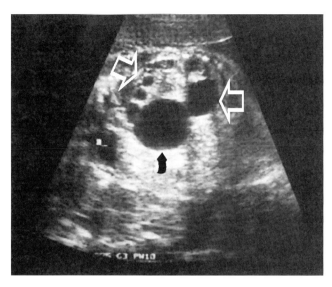

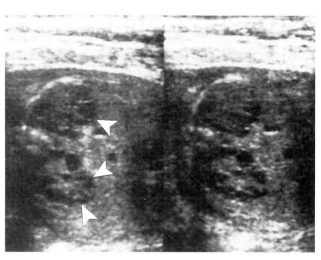

图 4.8.1 单侧多囊性发育不良肾疾病。肾脏包块部分（空箭头之间）被大小不等的囊肿占据。肾脏内的回声区域充满了微小的囊肿，这些囊肿太小以至于超声系统不能的显示单个图像，但大到足以引起回声。

图 4.8.2 双侧多囊性肾脏疾病。没有羊水。双侧肾脏（箭头）典型位置周边环绕多个小囊肿。随着病情的发展，这些囊肿会增大，并出现在于更靠近中心的位置。

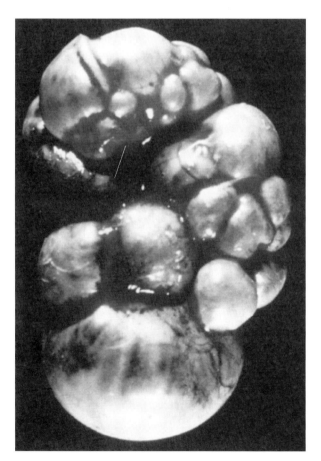

图 4.8.3 左侧大小不等的新生儿学多囊性发育不良肾。

4.9 神经母细胞瘤

流行病学/遗传学

定义 神经母细胞瘤是婴幼儿最常诊断的肿瘤和儿童最常见的颅外实体肿瘤,占儿童所有癌症的8%~10%。

流行病学 8:7(男>女)。更多见于白种人。尸体解剖1:40发病率,但临床发病率1:100 000。

胚胎学 肿瘤起源于交感神经系统的神经嵴细胞,从后颅窝到尾骨的任何地方均可生长。大约70%的肿瘤来自于腹部(50%在肾上腺),另有20%来自于后纵隔。家族性神经母细胞瘤被认为是knudson"肿瘤抑制基因"二次突变模型的支持证据。该模型假设肿瘤的发生是继承第一次突变后体细胞二次突变导致。散发病例被认为需要两个体细胞突变。尸检发现原位神经母细胞瘤常见于新生儿肾上腺。大多数肿瘤可自发消退。

遗传模式 家族性和散发性病例均有,家族性病例占神经母细胞瘤的大约20%并显示复杂的基因遗传。对于肿瘤抑制对应的1P染色体的A基因非常重要,并且可能会显示为常染色体隐性遗传,以及遵循肿瘤发生的knudson一个遗传突变和一个后天突变二次打击假说。

致畸剂 有报道与胎儿苯妥英钠和酒精暴露有关,但这极有可能是巧合。

鉴别诊断 肾上腺出血。

还需要检查的部位 95%的病例可见儿茶酚胺代谢产物升高,可能会导致母体产前症状。影响怀孕,孕晚期可能有产妇心动过速和恶心呕吐,有时与非免疫胎儿水肿有关。产后X线片,超声,和计算机断层扫描(CT)或磁共振成像(MRI)扫描可以显示一种肾上腺或后纵隔钙化包块。

预后 神经母细胞瘤早期婴幼儿的存活率超过90%,伴转移性病灶婴幼儿也有5年或更长的长期生存率。基因组的N-myc基因扩增是一个预后差的指标。

超声检查

超声发现

1. 胎儿

(1)位于肾脏上方的正常肾上腺显示为圆盘状低回声结构。它有一个低回声边界和中心强回声线。

(2)典型位置的神经母细胞瘤,可见一腹膜后包块位于独立于肝脏、肾脏上方的位置。

(3)包块在孕晚期形成。

(4)虽然典型的包块是有实体组织的囊状结构,但它也可能有一个强回声或实体组织混合性回声,甚至钙化组织。神经母细胞瘤常合并肾上腺出血,并且可能是看到的主要包块,在这种情况下,包块囊性区域的外观显现复杂,在几天之内从囊性转变为实体组织的外观。

(5)彩色血流超声检查显示神经母细胞瘤内血流,而血肿内无血流。

(6)神经母细胞瘤偶尔会合并非免疫性水肿,认为可能与儿茶酚胺产物有关。

2. 羊水:如果包块很大可压迫肠道,造成羊水过多。

3. 胎盘:正常。除非水肿加重,胎盘可增大。

4. 测量数据:通常正常。

难点 单纯的肾上腺血肿与神经母细胞瘤的辨别较困难,但不是不可能。

鉴别诊断

1. 叶外型肺隔离症——回声团块见于肾脏上方,通常在左侧。除了包块外可看出肾上腺。CT或MRI扫描可见这种包块含液体(见章节5.5)。

2. 发育异常的第二收集系统——通常包块内可见小囊肿,而且病灶往往双侧均有。

3. 肾上腺出血最初与神经母细胞瘤无法区别,后续超声图像显示肾上腺出血的外观快速变化,而神经母细胞瘤超声图像不会出现此种变化。彩色血流超声检查显示血肿周围血管轮廓,但血肿内无血管。右肾出血较左肾更为常见(见章节第4.1)。

4. 中胚层肾瘤——中胚层肾瘤在肾内扩散,但可能难以确定包块的原发灶(见章节4.7)。

5. 肝肿瘤——位于肾脏和肾上腺的肝肿瘤(见章节6.5)。

还需要检查的部位 沿中线寻找肝、肺及脑转移的证据。重复扫描以确保包块不是血肿。

妊娠管理

需要进行的检查和咨询　无须进一步的诊断评估。应与儿科肿瘤专家和儿外科医生讨论新生儿期治疗。

胎儿宫内干预　如果有胎儿存在并发症的证据，就有提前分娩的指征。

胎儿监测　胎儿水肿和（或）羊水过多可能加重，连续超声检查可能有助于早期发现。定期对胎儿进行生物物理学检测也可能有助于评估胎儿并发症。

孕期进程　也许很顺利，但有肝转移，羊水过多和水肿的情况时可能使怀孕变得复杂。

终止妊娠　如果终止妊娠，应仔细进行组织学评估以进一步证实诊断。为获取合适的器官样品，保持胎儿的完整是必要的。

分娩　由于肿瘤有显著的出血风险，应进行剖宫产。

新生儿学

复苏　文献报告的病例中，大多数死亡发生在新生儿早期。其中有两例死胎和两例伴发水肿婴儿于出生后几天内死亡；其余婴儿在第一个月后死亡。大多数实体肿瘤有转移。因此，分娩前发现有水肿或转移性疾病的证据，应该看作从出生就给予积极呼吸支持的指征。否则，分娩后给予心肺适应力干预的可能性不大。

转诊　在紧急情况下，转诊到具有儿科肿瘤和手术专科能力的三级医疗中心。

检查和确诊　CT 和（或）MRI 图像加上骨髓穿刺仔细诊断，测定儿茶酚胺代谢产物和肿瘤癌基因识别是诊断和分期的关键。

护理管理　在诊断评估完成后大多数婴儿只需要一般支持治疗。大多数婴儿的彻底治疗，需根据肿瘤的诊断分期及时外科手术治疗。

外科治疗

术前评估　MRI 被认为是最好的评估肿块程度的检测方法。在许多新生儿期肿瘤自然消退，因此可能推迟肿瘤切除。肿块的穿刺活检是有助于明确肿瘤。

手术指征　在肿瘤的 1 期和 2 期阶段，一旦排外肾上腺出血可进行肿瘤完全切除。在 3 期阶段（双侧受累），进行肿瘤的活检，获取足量肿瘤组织用于组织学、免疫学和遗传学研究。在有皮肤、肝、脑转移的 4 期阶段肿瘤，仅行切片检查。

手术结果/预后　出生时诊断为肿瘤的总生存率大约 80%，产前超声检查或产后筛选未发现的神经母细胞瘤可特征性自发消退或成熟，只需要简单治疗或不需要治疗。大多数的肿瘤除了手术治疗以外，还需要化疗。甚至有肝、脑和皮肤转移 4 期的肿瘤通常自然消退或对治疗有反应。与呼吸受损或弥散性血管内凝血相关的短期并发症的婴幼儿 4 期或 4S 疾病存活率低。

参考文献

Acharya S, Jayabose S, Kogan SJ, et al: Prenatally diagnosed neuroblastoma. Cancer 1997;80:3044.

Brodeur GM, Pritchard J, Berthold F, et al: Revisions of the international-criteria for neuroblastoma: Diagnosis, staging, and response to treatment. J Clin Oncol 1993;8:1466.

Chen CP, Chen SH, Chuang CY, et al: Clinical and perinatal sonographic features of congenital adrenal cystic neuroblastoma: A casereport with review of the literature. Ultrasound Obstet Gynecol 1997;10:68-73.

Curtis MR, Mooney DP, Vaccaro TJ, et al: Prenatal ultrasound characterization of the suprarenal mass: Distinction between neuroblastoma and subdiaphragmatic extralobar pulmonary sequestration. J Ultrasound Med 1997;16:75-83.

Forman HP, Leonidas JC, Berdon WE, et al: Congenital neuroblastoma: Evaluation and multimodality imaging. Radiology 1990;175:365.

Goldstein I, Gomez K, Copel JA: The real-time and color Doppler appearance of adrenal neuroblastoma in a third-trimester fetus. Obstet Gynecol 1994;83:854-856.

Heling KS, Chaoui R, Hartung J, et al: Prenatal diagnosis of congenital-neuroblastoma. Analysis of 4 cases and review of the literature. Fetal Diagn Ther 1999;14:47-52.

Ho PTG, Estroff JA, Kozakewich H, et al: Prenatal detection of neuroblastoma: A ten-year experience from the Dana-Farber Cancer Instituteand Children's Hospital. Pediatrics 1993;92:358.

Hosoda Y, Miyano T, Kimura K, et al: Characteristics and management of patients with fetal neuroblastoma. J Pediatr Surg 1992;27:623.

Jennings RW, LaQuaglia MP, Leong K, et al: Fetal neuroblastoma: Prenatal diagnosis and natural history. J Pediatr Surg 1993;28:1168.

Kesrouani A, Duchatel F, Seilanian M, Muray JM: Prenatal diagnosis of adrenal neuroblastoma by ultrasound: A report of two cases and review of the literature. Ultrasound Obstet Gynecol 1999;13:446-449.

Knudson AG Jr, Strong LC: Mutation and cancer: Neuroblastoma and pheochromocytoma. Am J Med Genet 1972;24:514-532.

Lin JN, Lin GJ, Hung IJ, Hsueh C: Prenatally detected tumor mass in the adrenal gland. J Pediatr Surg 1999;34:1620-1623.

Moss TJ, Kaplan L: Association of hydrops fetalis with congenital neuroblastoma. Am J Obstet Gynecol 1978;132:905-908.

Rubenstein SC, Benacerraf BR, Retik AB, Mandell J: Fetal suprarenal-masses: Sonographic appearance and differential diagnosis. Ultrasound-Obstet Gynecol 1995;5:164-167.

Saylors RL, Cohn SL, Morgan ER, Brodeur GM: Prenatal detection of neuroblastoma by fetal ultrasonography. Am J Pediatr Hematol Oncol 1994;16:356.

Schwarzler P, Bernard JP, Senat MV, Ville Y: Prenatal diagnosis of fetal adrenal masses: Differentiation between hemorrhage and solid tumor by color Doppler sonography. Ultrasound Obstet Gynecol 1999;13:351-355.

Shen MR, Lin YS, Huang SC, Chou CY: Rapid growth of a fetal abdominal mass: A case report of congenital neuroblastoma. J Clin Ultrasound

1997;25:39-42.

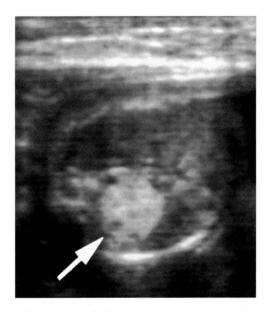

图4.9.1　横向视图显示出相邻脊柱的神经母细胞瘤。在回声团块内可见一些囊肿(箭头示)。

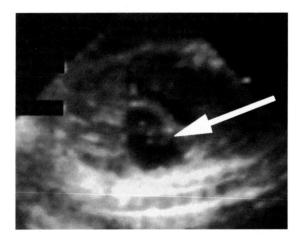

图4.9.2　囊性神经母细胞瘤,矢状面图(箭头示)。

4.10 卵巢囊肿

流行病学/遗传学

定义 卵巢囊肿是充满液体的卵巢肿瘤。

流行病学 未知。尽管卵巢囊肿在婴儿中很少检测到，胎儿超声检查中更常见一些(男女之比为0:1)。

胚胎学 几乎所有的卵巢囊肿都是良性的生殖或囊状组织来源的黄体囊肿。胎儿卵巢受孕妇荷尔蒙刺激做出的反应。

遗传模式 大多数病例是零星散发，除了非常罕见的遗传性综合征如 McKusick-Kaufman 综合征(常染色体隐性遗传)伴发先天性心脏疾病、多趾和子宫阴道积水。

致畸剂 无。

预后 普遍较好。大多数自发好转，无须产后治疗。囊肿较大(超过5 cm)可引起致命的并发症，如卵巢扭转和出血。

超声检查

超声发现

1.*胎儿*

囊肿存在于胎儿腹部肠系膜，与肾脏或肠无关。包块只发生在女性。囊肿通常无回声，但是如果发生扭转，则有内部回声或月牙形的包块声像。在罕见的情况，非常大的囊肿可引起肠梗阻。由于子宫内阔韧带具有伸缩性，可见于腹腔内的任何地方。

2.*羊水*：一般正常。除了发生肠道梗阻，导致羊水过多。

3.*胎盘*：正常。

4.*测量数据*：正常。

5.*可识别孕周*：妊娠约23周以前不会形成卵巢囊肿，因为卵巢囊肿与产妇激素影响正在成熟的胎儿卵巢有关。

难点

1.肾外骨盆肾盂与输尿管连接部梗阻可在肠系膜内显示。

2.因为所有胎儿韧带薄弱，所以卵巢囊肿可位于上腹部。

鉴别诊断

1.双囊肿通常与肠道扩张相关，也可能发生在男性。

2.肠系膜囊肿可能与卵巢囊肿外观相似，但较不常见，并且可能发生在男性。

3.肝囊肿声像均在右侧，而且与肝脏相关。

4.胆总管囊肿与肝脏相关，和一部分在肝脏右叶内。扩张的胆管延伸至胆总管囊肿屡见不鲜。

还需要检查的部位 明确胎儿是女性。

妊娠管理

需要进行的检查和咨询 因为诊断往往是排外性的诊断，做出推定诊断前需行染色体检查和胎儿超声心动图检查较为恰当。对于新生并发症需要外科手术干预的情况应咨询小儿外科意见。

胎儿宫内干预 无须干预。由于囊肿自发消退概率较高、理论上较多考虑刺激性溢出(皮样囊肿内容物)，以及恶性细胞进入腹膜腔这些因素，禁忌进行干预。

胎儿监测 进行日常的产科必要护理。并发羊水过多的情况下，应对早产的风险进行监测。每月超声检查随访一次，检查卵巢囊肿大小，羊水过多，以及肠道扩张是很有帮助的。

孕期进程 羊水过多可能继发于肠梗阻。

终止妊娠 如果已基本排除畸形，不需终止妊娠。

分娩 极少数大囊肿，可能导致难产，需剖宫产。

新生儿学

复苏 很少有呼吸系统疾病问题。巨大的囊肿可能会造成严重的腹胀，以至于抑制有效呼吸。

转诊 对于腹部肿块的女婴新生儿需转诊至三级医院的小儿外科处理。

检查和确诊 需腹超声检查以明确产前诊断。对于巨大包块也许有必要进一步行胃肠道和泌尿道的对比检查。

护理管理 如果严重腹胀则需机械通气，给予呼吸支持。

外科治疗

术前评估 重复进行产后超声检查,明确囊肿是否仍然存在及其特征。

手术指征

1. 囊肿直径大于 6 cm。

2. 出血或扭转的证据。

3. 数月的观察无消退或有消化道或泌尿生殖道梗阻。

手术类型 如果包块均匀回声增强,也就是说,没有"分层"或囊肿内容物固定,并且相对较小,不超过 6 cm 的足月婴儿的话,可以观察到囊肿自发消退。允许适当的、每月 1 次重复超声检查进行监测。如果囊肿增大或有胃肠道或泌尿道梗阻迹象出现,那么手术切除。

在手术切除时小心剥离,常会保留所有卵巢或部分卵巢。必须小心保护两侧卵巢和输卵管的血管。多房或分层卵巢囊肿发生宫内卵巢扭转和(或)卵巢坏死较常见,也是进行腹部探查的指征。早期切除坏死组织防止后续败血症。输卵管坏死也需要切除。对侧卵巢固定术尚有争议。

手术结果/预后 预后良好。保留卵巢对将来的生育不会产生影响,即使患侧卵巢被切除,不孕也不会成为显著的问题。

参考文献

Adelman S, Benson CD, Hertzler JH: Surgical lesions of the ovary in infancy and childhood. Surg Gynecol Obstet 1975;141:219-226.

Ikeda K, Suita S, Nakano H: Management of ovarian cyst detected antenatally. J Pediatr Surg 1988;23:432-435.

Jafri SZ, Bree RL, Silver TM, Ouimette M: Fetal ovarian cysts: Sonographic detection and association with hypothyroidism. Radiology 1984; 150:809-812.

Meizner I, Levy A, Katz M, et al: Fetal ovarian cysts: Prenatal ultrasonographic detection and postnatal evaluation and treatment. Am J Obstet Gynecol 1991;164:874-878.

Mizuno M, Kato T, Hebiguchi T, Yoshino H: Surgical indications for neonatal ovarian cysts. Tohoku J Exp Med 1998;186:27-32.

Nicolaides KH, Campbell S: Ultrasound diagnosis of congenital abnormalities. In Harrison MR, Golbus MS, Filly RA (eds): The Unborn Patient: Antenatal Diagnosis and Treatment. Philadelphia, WB Saunders, 1991, pp 595-648.

Nussbaum AR, Sanders RC, Benator RM, et al: Spontaneous resolution of neonatal ovarian cysts. Am J Roentgenol 1987;148:175-176.

Nussbaum AR, Sanders RC, Hartman DS, et al: Neonatal ovarian cysts: Sonographic-pathologic correlation. Radiology 1988;168:817-821.

Patten RM: The fetal genitourinary tract. Radiol Clin North Am 1990;28: 115-130.

Rizzo N, Gabrielli S, Perolo A, et al: Prenatal diagnosis and management of fetal ovarian cysts. Prenat Diagn 1989;9:97-103.

Woo JS, Li DF, Wan MC, et al: Intrauterine cystocentesis: A simpleprocedure to relieve anatomic and physiologic dysfunction in the fetus. J Clin Ultrasound 1986;14:474-477.

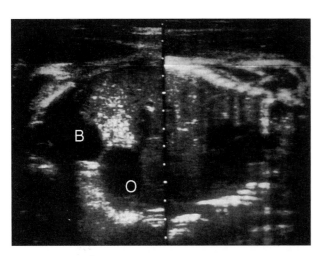

图 4.10.1 女性胎儿腹部囊性肿块的冠状视图。邻近膀胱(B)的一个囊肿(O)。此无回声囊肿出生后保守治疗自发消失。

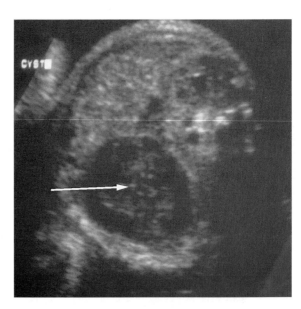

图 4.10.2 胎儿肾脏前方的囊肿横向视图。这种囊肿含强回声物质。胎儿女性,而长期随访未囊肿能表现出任何消退,手术证实为一个扭转卵巢囊肿。

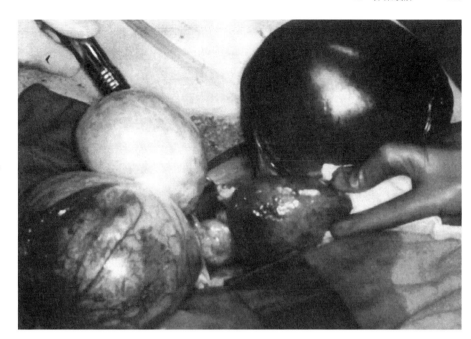

图 4.10.3 新生女婴巨大的双侧卵巢囊肿。右侧囊肿蒂扭转和出血性坏死。

4.11 后尿道瓣膜症(PUV)

流行病学/遗传学

定义 在男婴后尿道的膜样瓣膜结构,可导致尿道梗阻。

流行病学 尚未确定,但较少见。女性是否发病不清楚。

胚胎学 妊娠6~8周时,尿道瓣膜的结构在尿道前列腺部正常发育。瓣膜肥大导致近端尿道扩张、厚壁扩张的膀胱、回流和肾盂积水。据报道染色体异常包括21、13和18-三倍体的病例高达20%。

遗传模式 零散发病。家族发病报告罕见。

致畸剂 无。

预后 预后取决于肾功能。产前诊断病例总体死亡率为50%,但羊水过少的病例死亡率为95%。40%的新生儿存活者可进展为慢性肾衰竭。

超声检查

超声发现

1. **胎儿**:只影响男性。有扩张、"钥匙孔"后尿道扩张厚壁的膀胱。有3种声像形式:

(1)膀胱占据了整个腹部并向上推动膈肌。肾盂可能只是轻微扩张。肾发育不良的症状是实质回声增强和小囊肿。

(2)腹水可能存在。在这种情况时,因为膀胱可能已经破裂,膀胱并不表现明显扩大。通常有中度的尿道肾盂输尿管扩张,有时可有发育不良。在此情况下通常没有羊水。

(3)中重度伴扩张肾盂输尿管系统的膀胱扩张和输尿管迂曲是最常见的形式。明显发育不良的改变(伴周边囊肿的强回声增强肾实质)预示预后极差。

2. **羊水**:随着病情的发展,羊水减少。羊水缺乏几乎总是与肺发育不全相关。

3. **胎盘**:正常。

4. **测量数据**:由于肾脏扩大和腹水,可见大的腹部。

5. **可识别孕周**:使用阴道超声可在11周探测到后尿道瓣膜症。报告较早的后尿道瓣膜症与染色体异常及其预后相关。本病一般在18~22周探测到。

难点

1. 双侧肾盂输尿管连接部梗阻或"全"膀胱充盈。胎儿膀胱也许不是空的,直到婴儿出生后。这是一个正常的变异。

2. 如果没有囊肿存在,发育不良的诊断要非常谨慎。容易对实质回声过度诊断。

3. 扩张的肾盂和输尿管以及"锁孔"切口的厚壁膀胱也许与梗阻并不相关。可能尿道瓣膜破裂,留下二次阻塞性后果。这种情况可能源于Eagle-Barrett(梨状腹)综合征。

鉴别诊断

1. 巨大膀胱输尿管综合征——也常见于男性,由于严重的反流引起,虽然膀胱增大,但薄壁没有"锁孔"型尿道。肾盂大小不等,并且输尿管多蠕动。

2. 巨膀胱-小结肠综合征——与后尿道瓣膜症外观相似,但可能会出现羊水过多,这类非常罕见的病变更常见于女性。

还需要检查的部位

1. 寻找21、18和13-三体综合征征象。

2. 寻找肾发育不良的征象——实质回声增强及肾周边小囊肿,由于发育不良预后极差。

妊娠管理

需要进行的检查和咨询 发现染色体异常的病例可达20%。因此,胎儿染色体核型分析至关重要。应行胎儿超声心动图检查排除相关心脏缺陷。需小儿泌尿外科会诊,制订产前治疗计划。

胎儿宫内干预 在这个领域已有丰富的经验。一般情况下,如果羊水量保持正常无须干预。在妊娠32周或更长周数,宫腔引流羊水减量可提前分娩。妊娠小于32周的情况下,应根据进入膀胱的尿液评估胎儿肾功能。对"新鲜"尿液中钠、氯、渗透压浓度,以及 β_2-微球蛋白进行分析。胎儿膀胱的初始排尿应按照3~7天重复抽吸。Crombleholme等概括的标准可用于确定那些受益于进行干预,预后良好的胎儿,通过置管引流或开放的胎儿手术干预。预后差的胎儿产生等渗尿液,随后盐消耗。

参数	发现
超声扫描	无皮质囊肿
	正常的回声
羊水分析	
钠	<100 mmol/L
氯	<90 mmol/L
渗透压	<200 mmol/L
钙	<8mg/dL
总蛋白	<20mg/dL
β_2-微球蛋白	<6 mg/L

宫内后尿道瓣膜症"奶的"预后因素

出生时在子宫内减压术未死于肺发育不良的胎儿预后良好,但需长期监测肾功能。相当大比例的患儿随后可发展为肾衰竭,并且大多数孩子出生后发育较差。同时实施导管插入和宫内膀胱造口术有绒毛膜羊膜炎和早产的风险。可能需要重复实施导管插入进行分流。

胎儿监测　需每2~3周进行超声监测评估羊水容量。

孕期进程　许多后尿道瓣膜症的病例非常严重,在首次超声检查就证实胎儿不能存活。如同时伴有进行性肾发育不良、羊水持续减少的情况则是致命的。还有一些伴羊水减少的正常肾脏会影响排尿或早产。病情轻微并且有一定量羊水的某些患者则可存活。

孕期取决于胎儿的状况。对于预后较差的胎儿如果家庭仍选择继续妊娠,重要的是需与家庭成员共同讨论,即使对胎儿进行评估,仍有产生继发严重羊水过少的异常结果的可能。如果家庭要求持续评估胎儿,必须告知他们存在较高的手术分娩可能性,而且胎儿是不可能存活的。

终止妊娠　超声诊断证实确认应终止妊娠,需对完整胎儿进行组织病理检查。

分娩　羊水过少情况下需在三级医疗中心分娩,立即对新生儿进行评估,并治疗潜在的呼吸道并发症。

新生儿学

复苏　呼吸窘迫通常存在于继发性羊水过少、显著肺发育不良的婴幼儿。因为存在气胸的高风险,所以当怀疑肺发育不全时,谨慎使用正压通气。继发于膀胱肿大以及肾肿大的腹胀可以阻碍有效的呼吸。

转诊　如果诊断和预测完全证实婴儿显示存活的潜力,有转诊的指征。

检查和确诊　新生儿症状取决于尿道梗阻的严重程度和时间。较早和严重梗阻可导致并发肺发育不良的羊水过少和死亡。严重的早期梗阻解除后可出现"梨状腹。"中期和后期梗阻可存活至出生。新生儿期和婴儿早期表现包括尿量减少(25%),膀胱扩张(67%),尿路感染(50%),腹胀(30%),肾衰竭(33%),可扪及肾脏(50%),和衰竭直至萎缩(50%)。

通过尿液产物,尿液分析,血尿生化研究以及腹部超音波检查仔细评估肾功能和结构。排尿性尿道膀胱造影,膀胱镜检查和采用(或不采用)利尿的刺激肾扫描也许有助确诊和评估肾功能。

护理管理　必要时呼吸支持,以保持足够的气体交换。最初避免液体和蛋白负荷过重,直至尿道通畅,肾功能状态已确定。

外科治疗

术前评估　由分娩后超声和 DMSA(dimercapto-sulfasuccinic acid)扫描评估肾脏发育不良变化。排尿性尿道膀胱造影确定,扩张性的膀胱输尿管和肾盂不是由反流引起的。

手术指征　手术治疗是基于患者足以恢复和解除双侧上尿路和膀胱长期梗阻的压力。如果有尿道,早期临时导管引流是可行的。手术修复的目的是膀胱和上尿道的减压,防止进一步的肾实质损伤。

手术类型　膀胱造口术、临时环路皮肤输尿管造口术或肾盂造口术是最佳的引流方式。这些手术方式取决于肺发育不良的程度及潜在的肺功能。通过尿道移植或开放膀胱造口修复术切除后尿道瓣膜病变,中度后路尿道瓣膜症可以成功治愈。

手术结果/预后　采用放射摄影对比造影检查很难评估肾脏功能,最好由肾核素扫描技术评估。潜在的肾功能也许会表现为肾功能不全,但解除压迫后最初较差的肾功能可以显著提高。交界性肾功能的部分患者,随着骨骼生长和对透析的需要和(或)肾移植,肾功能不全表现明显。与后尿道瓣膜症相关的尿道膀胱功能障碍,对肾移植的成功会产生不利影响。后尿道瓣膜症与梨状腹综合征交界早期肾功能有关。幸存的患者尿失禁发生率约14%~38%。从长远来看,往往由于阴茎和射精障碍的发病率较高,出现性功能受损的情况。

参考文献

Brock WA, Kaplan GW: Abnormalities of the lower tract. In Edelmann

CM Jr (ed): Pediatric Kidney Disease. Boston, Little, Brown and Co, 1992, p 2037.

Crombleholme TM, Harrison MR, Golbus MS, et al: Fetal intervention in obstructive uropathy: Prognostic indicators and efficacy of intervention. Am J Obstet Gynecol 1990;162:1239-1244.

Favre R, Kohler M, Gasser B, et al: Early fetal megacystis between 11 and 15 weeks of gestation. Ultrasound Obstet Gynecol 1999;14:402-406.

Fitzsimmons RB, Keshane C, Gawin I: Prune belly syndrome with ultrasound demonstration of reduction of megacystis in utero. Br J Radiol 1985;58:374-376.

Freedman AL, Johnson MP, Smith CA, et al: Long-term outcome in children after antenatal intervention for obstructive uropathies. Lancet 1999;354:374-377.

Glazer GM, Filly RA, Callen PW: The varied sonographic appearance of the urinary tract in the fetus and newborn with urethral obstruction. Radiology 1982;144:563-568.

Henneberry MO, Stephens FD: Renal hypoplasia and dysplasia in infants with posterior urethral valves. J Urol 1980;123:912-915.

Hulbert WC, Duckett JW: Current views on posterior urethral valves. Pediatr Ann 1988;17:31-36.

Kaplan CW, Scherg IIC: Intravesical obstruction in clinical pediatric urology. In Kelalis PP, King LR, Belman BA (eds): Clinical Pediatric Urology. Philadelphia, WB Saunders, 1992, pp 835-849.

Mahony BS: Fetal urethral obstruction: US evaluation. Radiology 1985;157:221-224.

Meizner I: Prenatal ultrasonic diagnosis of the extreme form of prunebelly syndrome. J Clin Ultrasound 1985;13:581-583.

Paduano L, Giglio L, Bembi B, et al: Clinical outcome of fetal uropathy: I. Predictive value of prenatal echography positive for obstructive uropathy. J Urol 1991;146:1094-1096.

Paduano L, Giglio L, Bembi B, et al: Clinical outcome of fetal uropathy: II. Sensitivity of echography for prenatal detection of obstructive pathology. J Urol 1991;146:1097-1098.

Reinburg Y, Gongalez R, Fryd D, et al: The outcome of renal transplantation in children with posterior urethral valves. J Urol 1988;140:1491-1493.

Walsh DS, Johnson MP: Fetal intervention for obstructive urology. Semin Perinat 1999;23:484-495.

Washaw BL, Hymes LC, Trulack TS, et al: Prognostic features in infants with obstructive uropathy due to posterior urethral valves. J Urol 1985;133:240-242.

White SM, Chamberlain P, Hitchcock R, et al: Megacystis-microcolonintestinal hypoperistalsis syndrome: The difficulties with antenatal diagnosis. Case report and review of the literature. Prenat Diagn 2000;20:697-700.

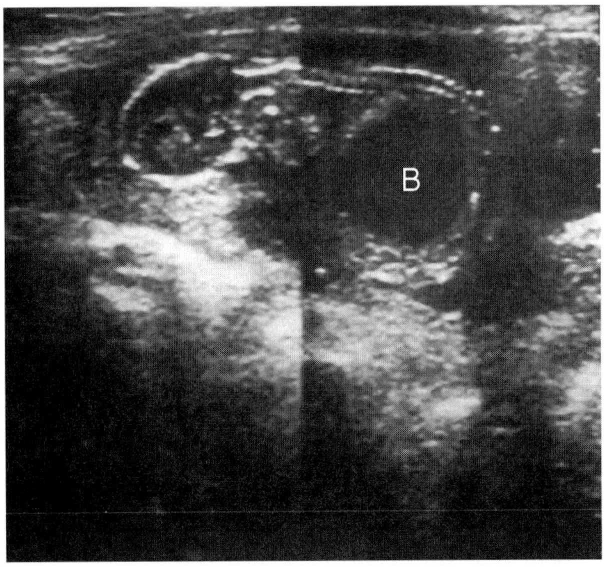

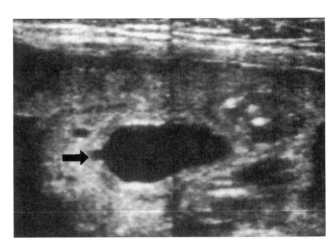

图 4.11.1 巨大膀胱（B）的胎儿矢状面图。膀胱是很大压缩胸腔。没有羊水。这种类型的后尿道瓣膜症是致命的。

图 4.11.2 低位胎儿腹部矢状面图。有一个厚壁扩张型膀胱。由于后尿道瓣膜（箭头示）受阻,可看出近端扩张的尿道。肾脏和输尿管也扩张。

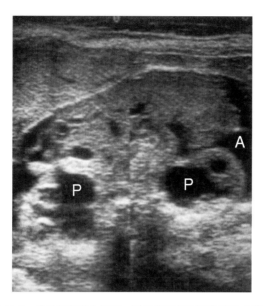

图 4.11.3 胎儿腹部横向视图。两侧肾盂(P)显著扩张,似肾盏。肾实质回声增强。胎儿腹内有腹水(A)。胎体和胎盘之间没有羊水。尸检发现为后尿道瓣膜症。

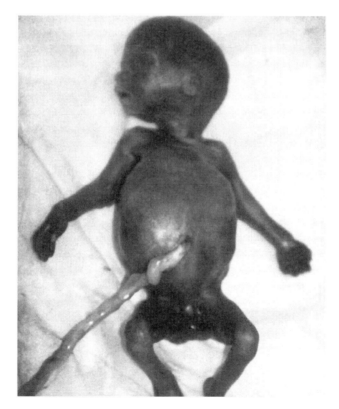

图 4.11.4 一个 22 周后尿道瓣膜症的男性胎儿。由于大量肾积水腹部隆起。

4.12 肾缺如

流行病学/遗传学

定义 双侧或单侧无肾脏。

流行病学 出生时发现单侧肾缺如为 1∶1000（男女之比为 1∶1），发现双侧肾缺如为 12∶100 000（男女之比为 2.5∶1）。

胚胎学 这种畸形的病理生理仍不清楚。某些双侧肾发育不全可能代表严重的常染色体显性基因的表达，这种基因影响作用包括单侧肾缺如、双输尿管、肾囊肿和肾积水。肾缺如与泌尿生殖（50%）、胃肠和心脏异常相关，也是 50 多发畸形综合征的一部分。两个出生缺陷联合征—VACTERL 联合征和 MURCS 联合征，有很高的肾畸形（包括肾缺如）发病率。

遗传模式 一般为散发。某些病例也许代表高度变异的常染色体显性基因。父母和兄弟姐妹应行肾脏超声，发现单侧肾缺如或肾畸形衰竭可能提示常染色体显性遗传。

致畸剂 华法林、可卡因以及母亲患有糖尿病。

预后 40% 双侧肾缺如的婴儿是死产，其余的很快死于呼吸衰竭或肾功能不全。单边肾发育不全可无症状和具有正常寿命。女孩单侧肾缺如应行盆腔超声检查寻找苗勒管畸形声像。

超声检查

超声发现

1.胎儿

（1）双侧肾缺如：双侧肾脏均缺如以及肾上腺呈现盘状的形状并横向和向下移动。膀胱明显缺失或被看作一个强回声区域。

（2）单侧肾缺如：单侧肾缺如。50% 的单侧肾缺如患者被发现有肾畸形如反流、膀胱输尿管连接部梗阻或输尿管肾盂连接部梗阻。对侧肾形成代偿性肥大。

2.羊水：双侧肾缺如，15～18 周后无羊水。

3.胎盘：正常。

4.测量数据：由于双侧肾缺如没有肾脏，胎儿躯干围变小。胎儿四肢和头部测量结果正常。有可能胎儿宫内发育迟缓。

5.可识别孕周：孕 15～18 周。

难点

1.没有羊水使得超声检查困难。

2.肾上腺和肾脏发育不全之间经常混淆，因为在子宫内肾上腺腺体大约是肾脏 1/3 的大小，并有强回声中心。

3.单侧肾缺如，要确保盆腔内不存在肾。

还需要检查的部位

1.并肢畸形——两腿融合，两个股骨、胫骨、腓骨互相融合在一起，这种疾病与肾缺如相关（见章节 4.16）。

2.单侧肾缺如可能发现心脏异常。

3.苗勒管异常如子宫阴道积水与单侧肾发育不全有关（见章节 4.5）。

4.肾缺如具有家族性，所以推荐对父母的肾脏进行检查。

妊娠管理

需要进行的检查和咨询 如孤立的单侧肾缺如，不太可能是染色体异常的特征。应行胎儿超声心动图检查除外相关的先天性心脏疾病。对双侧肾缺如有必要进行染色体分析，由于该病与 18 - 三倍体有关，如可能最好终止妊娠。单侧或双侧肾缺如病例发育不全，应评估父母的肾脏，发现家族是否有常染色体显性遗传性疾病。

胎儿宫内干预 羊膜腔灌注术可有助于诊断确立。将葡萄糖林格溶液（150～250 mL）注入羊水腔中，可改善胎儿显示度和显示肾功能状况。胎儿将开始喝水，胃会填充，显示膀胱使得超声检查成为可能。同时注入靛蓝胭脂红可发现胎膜早破。阴道棉球染成蓝色。如果溶液被注入羊膜腔外，可造成胎膜早破的假阳性诊断。

胎儿监测 对于单侧肾缺如给予日常产科护理。对胎儿双侧肾缺如的妊娠孕妇，无须进一步的胎儿评估或者监护，应提供家庭必要的心理支持医疗服务。

孕期进程 单侧病变没有产科并发症。

终止妊娠 双侧肾缺如可能是多发性畸形综合征的一个组成部分。因此，应对完整的胎儿进行全面评估。

分娩 胎儿单侧发病无须采取特殊的预防措施。对于双侧肾缺如,无须对胎儿进行电子监护,采用阴道分娩的方式较为适当。

新生儿学

复苏 继发相关的严重肺发育不良,多数肾缺如的新生儿出生时表现为严重的呼吸窘迫。由于气胸的风险高,谨慎使用正压通气。分娩之前,应与父母讨论提前放弃复苏的努力,因为该病是一律致死的疾病。

转诊 几乎不考虑转诊,即使对患儿进行通气支持,生存时间也通常仅以小时计算。偶尔混合性的肾缺如/发育不良的婴儿,辅助通气也许可以改善呼吸功能不全。在这种情况下,转诊也是为了明确诊断和预后。

检查和确诊 出生后肾脏声像图将证实肾脏缺如。

护理管理 即使有严重的呼吸衰竭,也给予持续通气支持治疗,直至诊断明确,证实是畸形,并对父母进行心理疏导,才是适当的处理方式。在目前,对于

完全性的肾缺如没有任何姑息治疗或治愈的手段。长期肾透析也未成功。

参考文献

Bernstein J: Renal hypoplasias and dysplasia. In Edelmann CM Jr (ed): Pediatric Kidney Disease. Boston, Little, Brown, 1992, p 1121.

Cascio S, Paran S, Puri P: Associated urological anomalies in children with unilateral renal agenesis. J Urol 1999;162:1081-1083.

Dubbins PA, Kurtz AB, Wapner RJ, Goldberg BB: Renal agenesis: Spectrumof in utero findings. J Clin Ultrasound 1981;9:189-193.

Gillerot Y, Koulischer L: Major malformations of the urinary tract: Anatomic and genetic aspects. Biol Neonate 1988;53:186-196.

Hoffman CK, Filly RA, Callen PW: The lying down adrenal sign: Asonographic indicator of renal agenesis or ectopia in fetuses and neonates. J Ultrasound Med 1992;11:533-536.

Potter EL: Bilateral absence of ureters and kidneys: A report of 50 cases. Obstet Gynecol 1965;25:3-12.

Robson WL, Leung AK, Rogers RC: Unilateral renal agenesis. Adv Pediatr 1995;42:575-592.

Romero R, Cullen M, Grannum P, et al: Antenatal diagnosis of renalanomalies with ultrasound. Ⅲ. Bilateral renal agenesis. Am J Obstet Gynecol 1985;151:38-43.

Roodhooft AM, Birnholz JC, Holmes LB: Familial nature of congenital absence and severe dysgenesis of both kidneys. N Engl J Med 1984;310:1341-1345.

Sepulveda W, Corral E, Sanchez J, et al: Sirenomelia sequence versusrenal agenesis: Prenatal differentiation with power doppler ultrasound. Ultrasound Obstet Gynecol 1998;11:445-449.

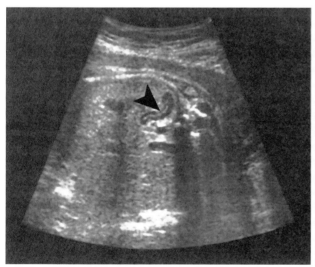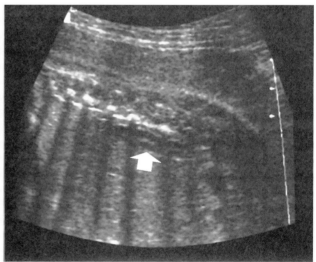

图 4.12.1 超声检查肾缺如,横向和纵向视图。没有羊水。肾上腺(箭头示)显示圆盘状并横向移动。由于在这个阶段的肾上腺有一强回声中心,它可以被误认为是小肾。

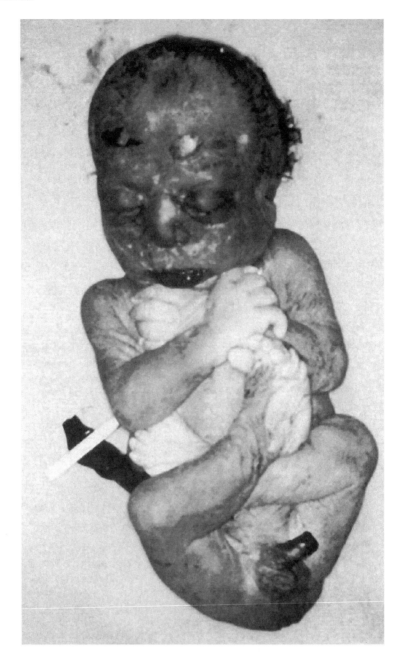

图 4. 12. 2　一个因双侧肾缺如,严重羊水过少畸形的 34 周胎儿。

4.13 畸胎瘤

定义 畸胎瘤是指来源于全能细胞和包括胚胎外胚层、内胚层和中胚层组织衍生物的肿瘤。一般有胃肠道、呼吸和神经系统的组织成分存在。

流行病学 40 000个中有1个出生(男女之比为1:3)。

胚胎学 畸胎瘤最常发生在中轴旁、性腺或从大脑到骶部的中线位置。婴幼儿和儿童的主要部位包括骶尾骨(60%)、性腺(20%)和胸腹部(15%)。骶尾畸胎瘤是出生后最常见的肿瘤存在形式。47%的肿瘤是外部的,34%在外部,是具有显著骶前成分,19%大部分或完全位于骶前。

遗传模式 通常散发。有罕见的家庭常染色体显性遗传骶前畸胎瘤和骶骨发育不全的报道。

致畸剂 无。

预后 在较早的孕周即可诊断,可出现水肿,提前分娩预后很差。妊娠30周前诊断的病例约10%的生存率。30周后确诊病例有75%的存活率报道。

超声检查

超声发现

1. 胎儿

(1)有一个起源于脊柱远端和臀部的包块,其可以是囊性或实体,或两者的混合体。钙化较为常见。几乎总是有一个大的外部组织,也许是骨盆内的组织。包块可能会长成一个巨大的形状,也可能比胎儿躯干还大。MRI检查可能有助于确定包块程度和存在包块,由于胎儿位置或孕产妇的大小原因,用超声检查存在一定困难。

(2)如果有骨盆内的组织,常引起继发的肾积水和输尿管扩张。骨盆内组织会使膀胱位置上移。也许会发生继发性肠道扩张。

(3)血管实性包块可引起相当大的房室分流,并有可能继发水肿表现为腹水和皮肤增厚,出现这种情况可能死亡。通过下腔静脉直径增加或下降主动脉血流速度增加,可较早探测到高输出衰竭。

2. 羊水:严重羊水过多几乎总是存在,也许是一直存在的问题。严重的羊水过多儿乎总是导致早产。

3. 胎盘:通常正常,但是如果有高输出衰竭情况会发生胎盘充血性肿大。

4. 测量数据:可能引起胎儿宫内发育迟缓。

5. 可识别孕周:包块通常在18周可见,但也可更晚于18周发现。

难点

1. 包块首先形成于胎儿两腿之间,所以当它很小时可能漏检。

2. 畸胎瘤可与子宫肌瘤类似,较易混淆。

鉴别诊断

1. 前、后骨髓——脑膜膨出使脊柱增宽,而畸胎瘤破坏脊柱。

2. 寄生胎——一种复杂的包块,在包块中有一个液体包裹的复杂回声可能在胎儿中存在另一个胎儿。在这个同卵孪生的变异结构中,异常的孪生胚胎被包入另外一个胚胎之中。可以看出胎儿心脏跳动。

还需要检查的部位 由于存在阻塞,可能会发生继发膀胱和肾脏扩张,并可能导致肾发育不良。畸胎瘤内动静脉分流可能导致心脏衰竭和胎儿水肿。

妊娠管理

需要进行的检查和咨询 没有特异性的并发畸形,但在其他有生命危险的畸形排除后,仍有需要干预的可能。应行染色体分析和胎儿超声心动图检查。应当指出的是,羊水甲胎蛋白水平可升高和乙酰胆碱酯酶可能存在于骶尾部畸胎瘤病例。羊水分析,将无助于区分脊髓脊膜膨出和骶尾部畸胎瘤。

胎儿宫内干预 早于32周妊娠前确诊的病例,其中有羊水过多,胎盘增大,和(或)胎儿水肿加重,预后并不乐观。胎儿的这种小病灶(小于20%病例)应由中心专家行子宫内切除,迄今为止已经有一定数量病例成功手术。使用射频消融术,通过超声引导阻断包块血流供应,治疗疾病的研究正在进行之中。在孕产妇宫内先兆子痫、治疗无效的孕产妇都不适宜进行胎儿手术。32周伴水肿的胎儿应分娩,接受宫外治疗。

胎儿监测 每隔1~2周进行持续超声监测以评估:①包块的大小,包块可能会迅速增长;②肾脏和膀胱梗阻的证据;③胃肠道梗阻的证据;④羊水量为羊水过多的证据;⑤胎儿水肿的早期迹象。患者本人先兆子痫的早期迹象进行监测。

羊水过多可能会增加早产的危险,定期评估是必要的。

孕期进程 大的实体组织包块,增加胎儿水肿、妊高征,和羊水过多的风险。

终止妊娠 精确诊断对咨询复发风险至关重要。因此,终止妊娠的方法应基于对一个完整的胎儿完整的病理检查。

分娩 由于孕产妇和新生儿存在并发症的风险较高,必须在三级中心进行分娩。因为出血的高风险,中度尺寸(>4.5 cm)和大的病灶应及时剖宫产,以避免难产。如果有水肿存在的早期评据,胎儿肺成熟或即将成熟就应剖宫产。包块囊性成分宫内减压便于阴道分娩似乎没有益处。

新生儿学

复苏 通常不需辅助呼吸,除非婴儿早产和(或)胎儿水肿存在。

必须额外注意包块,如包块表皮血管破裂可能会导致危及生命的出血。如果有"蒂",应避免包块扭转。如果表面较薄和有膜,用温暖,潮湿的无菌敷料覆盖包块以减少热量和水分的损失。

转诊 有转诊到三级保健中心的指征。必须格外小心注意避免伤及包块、昏迷失水和表面污染。开始转诊前应建立可靠的静脉通路和充分的血压记录。

检查和确诊 出生后,血清甲胎蛋白水平升高与恶变高度相关。诊断性评估应进行包括影像检查(CT 或 MRI 扫描),以明确诊断及术前病灶内部损伤的程度。床边超声检查可能有助描述肿瘤的严重程度、与其相关的盆腔结构,以及与泌尿生殖结构之间的关系。

护理管理 保持温度平衡。

给予扩容、维持红细胞压积以及液体和电解质以保持机体的灌注。如果包块侵入远端消化道或发生更复杂的过程等进展期的患者需肠外营养。

外科治疗

术前评估 急性期治疗包括评价肿瘤占据腹腔骶前的程度。诊断性研究应包括针对恶性组织可能性的 α - 甲胎蛋白血清水平检测,以及超声检查来确定骶前及腹腔扩散程度。在试行会阴切除术之前,决定是否采用腹部的方法控制肿瘤主要供血血管、骶正中动脉。由于肿瘤致房室分流的原因,较大骶尾部畸胎瘤的术前急性并发症是心脏衰竭,由于双侧输尿管梗阻功能可导致肾衰竭,腹腔、腹膜后继发性出血,或肿瘤表面有出血坏死。如果没有高输出状态,那么就不需迫切地切除肿瘤,应集中精力治疗呼吸窘迫和纠正贫血。然而,因坏死的肿瘤延迟切除可诱发败血症。如果存在高心输出量的高动力状态,应注意使用正性肌力药物对新生儿心脏进行支持,并紧急切除骶尾部的畸胎瘤。手术的目的是逆转高输出状态,通常可以通过手术切除肿瘤的外生部分来达到这一目的。通过血管循环阻断主动脉,可减少对重度早产儿切除骶尾部畸胎瘤时出血。如果肿瘤大量残留盆腔,根据病理性损害结果指导切除的紧迫程度。存在卵黄囊分化须早期手术切除。然而在不存在卵黄囊分化,婴幼儿生长数月后方可便于切除尾骨和骨盆内部分肿瘤。

手术指征 必须手术切除,但可推迟到完成诊断性评估,除非存在严重出血。

手术类型 大多数肿瘤可经会阴切除,但失血量大,准备足够的血液备用是必要的。小心分离和保护在肿瘤之上变薄的臀肌,尾骨切除,并重建提肌吊带对维持功能是十分重要的,扩张侵入硬脊膜腔罕见,但也有发生。

手术结果/预后 成功切除后生存极佳。术中死亡率 5% ~10%,取决于肿瘤和患者的大小。约 10% 骶尾畸胎瘤新生婴儿出现恶性肿瘤,大多数患者可完全切除。如果行全尾骨切除术,良性畸胎瘤二次手术是罕见的。骶尾部畸胎瘤通常发生恶性生殖细胞肿瘤,对新的化疗方式有反应。由于较大的骶尾部畸胎瘤压迫导致神经功能缺损,会引起患者大便和小便失禁这一主要的长期致残疾病。这种发病率更是高达 25%。

参考文献

Adzick NS, Crombleholme TM, Morgan MA, Quinn TM: A rapidly growing fetal teratoma. Lancet 1997;349:538.

Albanese CT, Harrison MR: Surgical treatment for fetal disease: The state of the art. Ann N Y Acad Sci 1998;847:74-85.

Altman RP, Randolph JG, Lilly JR: Sacrococcygeal teratoma: American Academy of Pediatrics Surgical Section Survey—1973. J Pediatr Surg 1974;9:389-398.

Billmire DF, Grosfeld JL: Teratomas in childhood: Analysis of 142 cases. J Pediatr Surg 1986;21:548-551.

Chervenak FA, Isaacson G, Touloukian R, et al: Diagnosis and management of fetal teratomas. Obstet Gynecol 1985;66:666-671.

Chisholm CA, Heider AL, Kuller JA, et al: Prenatal diagnosis and perinatal management of fetal sacrococcygeal teratoma. Am J Perinatol1999;16:

89-92.

Gross SJ, Benzie RJ, Sermer M, et al: Sacrococcygeal teratoma: Prenatal diagnosis and management. Am J Obstet Gynecol 1987;156:393-396.

Herrmann ME, Thompson K, Wojcik EM, et al: Congenital sacrococcygeal teratomas: Effect of gestational age on size, morphologic pattern, ploidy, p53, and ret expression. Pediatr Dev Pathol 2000;3:240-248.

Holterman AX, Filiatrault D, Lallier M, Youssef S: The natural history of sacrococcygeal teratomas diagnosed through routine obstetric sonogram: A single institution experience. J Pediatr Surg 1998;33: 899-903.

Holzgreve W, Mahony BS, Glick PL, et al: Sonographic demonstrationof fetal sacrococcygeal teratoma. Prenat Diagn 1985;5:245-257.

Irving IM: Sacrococcygeal teratoma. In Lister J, Irving IM (eds): NeonatalSurgery, 3rd ed. London, Butterworths, 1990, pp 142-151.

Kay S, Khalife S, Laberge JM, et al: Prenatal percutaneous needledrainage of cystic sacrococcygeal teratomas. J Pediatr Surg 1999;34: 1148-1151.

Langer JC, Harrison MR, Schmidt KG, et al: Fetal hydrops and deathfrom sacrococcygeal teratoma: Rationale for fetal surgery. Am J ObstetGynecol 1989;160:1145-1150.

Lockwood C, Ghidini A, Romero R, Hobbins JC: Fetal bowel perforationsimulating sacrococcygeal teratoma. J Ultrasound Med 1988;7:227-229.

Milan DF, Cartwright PC, Snow BW, et al: Urologic manifestations ofsacrococcygeal teratoma. J Urol 1993;149:574-576.

Mintz MC, Mennuti M, Fishman M: Prenatal aspiration of sacrococcygealteratoma. Am J Roentgenol 1983;141:367-368.

Nastanski F, Downey EC: Fetus in fetu: A rare cause of a neonatal mass. Ultrasound Obstet Gynecol 2001;18:72-75.

Sheth S, Nussbaum AR, Sanders RC, et al: Prenatal diagnosis of sacrococcygealteratoma: Sonographic-pathologic correlation. Radiology1988; 169:131-136.

Teal LN, Angtuaco TL, Jimenez JF, Quirk JG Jr: Fetal teratomas: Antenataldiagnosis and clinical management. J Clin Ultrasound 1988; 16: 329-336.

Westerburg B, Feldstein VA, Sandberg PL, et al: Sonographic prognosticfactors in fetuses with sacrococcygeal teratoma. J Pediatr Surg2000;35: 322-325.

Woolley MM: Teratomas. In Ashcraft K, Holder T (eds): PediatricSurgery. Philadelphia, WB Saunders, 1993, pp 847-862.

Yates VD, Wilroy RS, Whitington GL, Simmons JC: Anterior sacraldefects: An autosomal dominantly inherited condition. J Pediatr1983;102: 239-242.

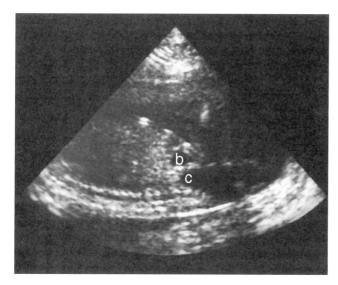

图 4. 13. 1　小的囊性畸胎瘤(c)使膀胱上移(b)。虽然宝宝是早产儿,但包块被成功摘除。孩子遗留下大便失禁。

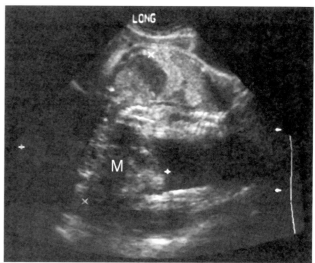

图 4. 13. 2　有肾盂和腹外组织(位于 x's)的大的骶尾部畸胎瘤。整个包块(M)为实体性的。胎儿是死胎并且提前娩出。

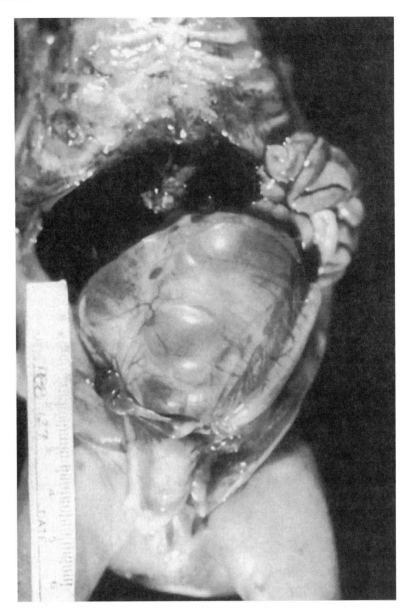

图 4. 13. 3　新生儿较大的骶尾部畸胎瘤。这张照片显示了巨大的腹腔内肿瘤的一部分中。

4.14 并腿畸胎

流行病学/遗传学

定义 常与肾缺如、羊水过少,以及肛门生殖器异常有关的下肢部分或完全融合和(或)严重畸形。

流行病学 100 000 人中有 1 ~ 4 个发病(男女之比为 3∶1)。

胚胎学 其发病机制可能是异源性的,某些情况下可能代表尾部退化征象的严重后果,而最近的理论认为源于血管发病机制,卵黄动脉窃血使得血流从尾部分流所导致。

遗传模式 所有病例均为散发。同卵孪生发病率增加 100 ~ 150 倍。

致畸剂 沙利度胺。

预后 基本上所有病例均死亡。个别肾功能良好的婴幼儿轻症病例幸存至新生儿期。

超声检查

超声发现

1. 胎儿

(1)下肢有融合和严重畸形(美人鱼综合征)。两腿位置毗邻并且可以彼此融合,存在双脚(双足并腿畸形),比正常肢体厚,或者有单腿的可以是完全的或不完全的(单足并腿畸形,或无足并腿畸形)。单足并腿畸形,多达 10 个脚趾都源于一只脚。并腿畸形,两只脚都源于同一个下肢。

(2)脊柱缩短,异常和无椎骨的畸形。也许存在脊髓脊膜膨出。

(3)盆骨可能部分缺失。

(4)或有双侧肾缺如,或有双侧伴小囊肿肾发育不良。无膀胱存在。生殖器要么没有,要么模糊不清。

(5)可能存在食管闭锁,腹壁缺损,心脏异常。

(6)通常存在较大的卵黄动脉双支血管取代两个脐动脉。

(7)肛门闭锁。

2. 羊水:有严重羊水过少。如果在 18 周之前做出诊断,会有一定的羊水存在。

3. 胎盘:正常。

4. 测量数据:正常。

5. 可识别孕周:大约在 19 周。

难点 因为羊水缺乏导致诊断困难。异常下肢往往被忽视。长时间观察两个融合的下肢不会分离。随访过程中的疑难病例 MRI 检查可能有价值。

还需要检查的部位 寻找与本综合征相关的 VACTERL 综合征的特征。

鉴别诊断

1. 肾缺如——由于四肢很难看出,羊水过少,下部脊柱畸形和动脉改变可能是并腿畸胎存在的线索。

2. 尾部退化——有正常的羊水,两下肢均存在,同时脐动脉存在(某些医师认为并腿畸胎被是最严重的尾部退化形式)。

妊娠管理

需要进行的检查和咨询 母亲应该进行糖耐量试验以排除糖尿病,尽管糖尿病被认为是一种罕见的并腿畸胎的真正原因。由于本疾病中心脏缺陷较常见,因此应常规行胎儿超声心动图检查。

胎儿宫内干预 本病为致死性疾病,无须干预。

胎儿监测 按标准模式对产妇进行监护。由于没有紧急干预的指征,无须进行胎儿评估。

孕期进程 所有病例均可见羊水过少。

终止妊娠 羊水过少可能给做出精确的诊断带来困难。在许多情况下,分娩一个完整的胎儿可能是必要的,可为以后的妊娠提供正确的咨询信息。

分娩 鉴于这种致命疾病的性质,禁忌电子胎心监护和剖宫产。

新生儿学

复苏 鉴于是公认的死亡预后,没有复苏的指征。

转诊 鉴于预后并不考虑转诊。

检查和确诊 进行尸检,进一步证实畸形存在。

护理管理 分娩后胎儿存活的情况少见,需给予温暖、卫生和舒适的护理措施。对父母悲观情绪给予支持,和对未来怀孕进行遗传咨询是必要的。

参考文献

Brookshire-Quinn C, Jeanty P: Prenatal sonographic detection ofsymelic bipodia sirenomelia. J Diagn Med Sonogr 1990;2:103-105.

Chenoweth CK, Kellogg SJ, Abu-Yousef MM: Antenatal sonographicdiagnosis of sirenomelia. J Clin Ultrasound 1991;19:167-171.

Fitzmorris-Glass R, Mattrey RF, Cantrell CJ: Magnetic resonance imagingas an adjunct to ultrasound in oligohydramnios: Detection ofsirenomelia. J Ultrasound Med 1989;8:159-162.

Honda N, Shimokawa H, Yamaguchi Y, et al: Antenatal diagnosis ofsirenomelia (sympus apus). J Clin Ultrasound 1988;16:675-677.

Raabe RD, Harnsberger HR, Lee TG, Mukuno DH: Ultrasonographicantenatal diagnosis of "mermaid syndrome": Fusion of fetal lower extremities. J Ultrasound Med 1983;2:463-464.

Sepulveda W, Corral E, Sanchez J, et al: Sirenomelia sequence versusrenal agenesis: Prenatal differentiation with power Doppler ultrasound. Ultrasound Obstet Gynecol 1998;11:445-449.

Sepulveda W, Romero R, Pryde PG, et al: Prenatal diagnosis ofsirenomelus with color Doppler ultrasonography. Am J Obstet Gynecol1994;170:1377-1379.

Sirtori M, Ghidini A, Romero R, et al: Prenatal diagnosis of sirenomelia. J Ultrasound Med 1989;8:83-88.

Stocker JT, Heifetz SA: Sirenomelia: A morphological study of 33 casesand review of the literature. Perspect Pediat Pathol 1987;10:7.

Twickler D, Budorick N, Pretorius D, et al: Caudal regression versussirenomelia: Sonographic clues. J Ultrasound Med 1993;12:323.

Valenzano M, Paoletti R, Rossi A, et al: Sirenomelia: Pathological features, antenatal ultrasonographic clues, and a review of current embryogenictheories. Hum Reprod Update 1999;5:82-86.

Van Zalen-Sprock MM, Van Vugt JMG, Van Der Harten J, et al: Early-second-trimester diagnosis of sirenomelia. Prenat Diagn1995;15:171-177.

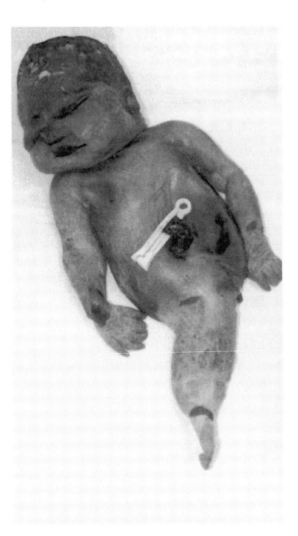

图 4. 14. 1 一个并腿畸胎及羊水过少的 32 周死胎。

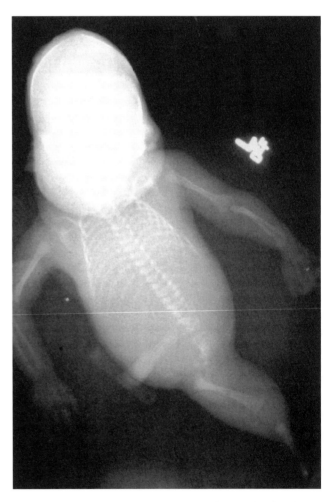

图 4. 14. 2 有并腿畸胎、显示骨盆及下肢异常的 32 周死胎 X 线片。

参考文献

Brookshire-Quinn C, Jeanty P: Prenatal sonographic detection ofsymelic bipodia sirenomelia. J Diagn Med Sonogr 1990;2:103-105.

Chenoweth CK, Kellogg SJ, Abu-Yousef MM: Antenatal sonographicdiagnosis of sirenomelia. J Clin Ultrasound 1991;19:167-171.

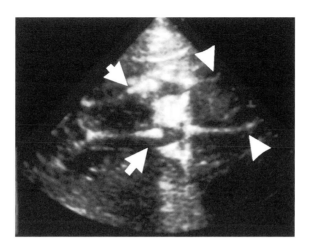

图 4.14.3 并腿畸胎。箭头显示了股骨指向胫骨。腿紧密连接、位置并没有改变。注意缺乏的羊水。（Courtesy of Sheila Sheth，MD，Johns Hopkins Hospital. ）。

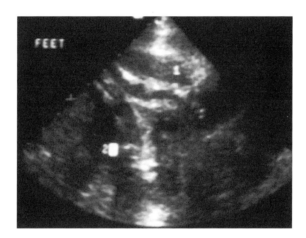

图 4.14.4 并腿畸胎的异常定位的脚(1 和 2)。（Courtesy of Sheila Sheth，MD，Johns Hopkins Hospital. ）

4.15 输尿管疝

流行病学/遗传学

定义 输尿管疝指输尿管囊内部分囊状扩张。

流行病学 出生率为1∶5000(男女之比为1∶5)。

胚胎学 输尿管疝与肾集合系统的上极输尿管密切相关。通过副输尿管排尿的部分肾脏通常较小而发育不良,可能也作为是梗阻的一个结果。约10%～20%的病例会发生在双侧。

遗传模式 散发,虽然有罕见家族显性遗传的报道。

致畸剂 无。

筛查 无。

预后 如果发现是一个肾功能良好的孤立缺陷,给予手术矫正预后极佳。

超声检查

超声发现

1.胎儿

(1)肾——如果与双集合系统相关(75%的情况下),通常会有一个扩张上极集合系统。下极肾脏可能会由于回流间歇性地扩张。单纯的输尿管疝,有单侧肾积水。

(2)输尿管——输尿管扩张常见。输尿管可能会迂回曲折,有时是其最显著的特点。输尿管可以终止于异位位置的膀胱,而不是膀胱内的输尿管疝。

(3)膀胱——在膀胱基底部可见月牙形线。因为常为双侧性输尿管疝,有时可见两个半圆膀胱。如果输尿管干扰排尿(一个"风向袋输尿管")膀胱可以是很大的,并且对侧肾会继发性梗阻。

2.羊水:正常,除非肾功能受损,导致羊水过少。

3.胎盘:正常。

4.测量数据:正常。

5.可识别孕周:大约在15周。

难点 脐动脉沿膀胱通过,可被误诊为输尿管疝。彩色血流多普勒超声检查可鉴别。

鉴别诊断

1.后尿道瓣膜症——在膀胱的底部可看到典型的"钥匙孔"扩张型尿道。膀胱壁会变厚。肾脏也许会显示不典型增生的证据。

2.反流——输尿管大小不等。看不到输尿管疝。

还需要检查的部位 如果在膀胱内发现输尿管疝,那么寻找二级集合系统。确保梗阻段没有发育不良的证据。

妊娠管理

需要进行的检查和咨询 因为存在肾积水,常易做出诊断。诊断评估应包括染色体核型分析及胎儿超声心动图检查。同时需小儿泌尿科医师给出会诊意见。

胎儿宫内干预 在极少数情况下输尿管疝与羊水过少的后尿道瓣膜症图像相似,膀胱减压可以明确。单针穿刺既可诊断也可治疗。

胎儿监测 常规产科保健。每月连续超声检查有助于检测到梗阻导致羊水过少的少数病例。

孕期进程 无可预期的产科并发症。

终止妊娠 输尿管疝不是终止妊娠的指征。

分娩 存在明显梗阻的病例,应立即在三级医疗中心对新生儿进行评估,明确诊断和分娩。

新生儿学

复苏 通常无须考虑这个问题。但可能会由于肾脏增大引起继发性腹胀,从而阻碍有效呼吸,也许在初始时可能需要气管插管和通气治疗。

转诊 如果存在肾肿大,尤其是双侧病变,明确诊断和建立包括手术干预的保健方案的病例有转诊的指征。孤立单侧病变和血清肌酐水平检测肾功能正常的病例,可转入门诊评估和管理。

检查和确诊 通常婴儿和儿童输尿管疝的病例泌尿系感染很常见。较大的输尿管疝可引起膀胱颈梗阻,并且也是造成女性膀胱阻塞的最常见的原因。较大输尿管疝也可以破坏对侧输尿管解剖结构而引起反流。

通过尿产物测定、尿液分析、血尿生化学研究,以及腹部超声检查,仔细分期评估肾脏功能和结构是适当的处理方式。如果婴儿是轻微症状并且不需要紧急解除阻塞,影像学检查可推迟24～36小时以便获得更好的视觉声像。如果产前解剖结构未明确,需要立即解除阻塞,也应立即获得超声影像结果。随后检查程序将取决于疑诊的具体病变,那就是,排尿性尿道膀胱摄影,膀胱镜检查,有和无利尿刺激的肾扫描,和(或)腹部CT。

护理管理　必要时给予呼吸支持以保持足够的气体交换。最初避免液体和蛋白负荷,直至尿道通畅,肾功能好转。

外科治疗

术前评估　应用超声检查评估输尿管扩张的上极和输尿管疝是必不可少的。此外,显示输尿管上极的功能扫描有助于评估是否可以保存上极。

手术指征　一个小的输尿管疝可能不会引起上尿路扩张,但到目前为止所有宫内发现的输尿管疝,都已造成显著尿潴留并需要排尿。

手术类型　伴输尿管部分切除术的上部肾切除术中,超过60%的病例有效。最近,输尿管疝经尿道切开术引起了人们的兴趣,随后仍需通过时间观察术后肾功能是否有改善。

手术结果/预后　手术预后较好。上极肾部分切

除术后可发生下极肾损害。较小的肾脏增加了手术的技术难度。

可能的手术并发症

1. 如果从膀胱颈区域切除输尿管疝,会有继发于括约肌损伤的尿失禁。

2. 经尿道切除输尿管疝会引起二次回流造成尿路感染,可能需要去除残存的肾单位。

参考文献

Austin PF, Cain MP, Casale AJ, et al: Prenatal bladder outlet obstruction-secondary to ureterocele. Urology 1998;52:1132-1135.

Brock WA, Kaplan GW: Abnormalities of the lower tract. In EdelmannCM Jr (ed): Pediatric Kidney Disease. Boston, Little, Brown, 1992, p 2037.

Caione P, Zaccara A, Capozza N, De Gennaro M: How prenatal ultra-soundcan affect the treatment of ureterocele in neonates and children. Eur Urol 1989;16:195-199.

Garmel SH, Crombleholme TM, Cendron M, et al: The vanishing feta-lureterocele: A cause for concern? Prenat Diagn 1996;16:354-356.

Lefebvre O, Baumer H, Aubert J: Familial form of ureterocele with dou-bleureter: 2 sisters and their father. Prog Urol 1999;9:747-749.

Patten RM: The fetal genitourinary tract. Radiol Clin North Am 1990;28:115-130.

Vergani P, Ceruti P, Locatelli A, et al: Accuracy of prenatal ultrasono-graphicdiagnosis of duplex renal system. J Ultrasound Med 1999;18:463-467.

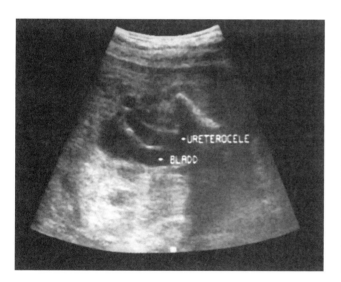

图4.15.1　俯卧胎儿的骨盆区域的矢状面图。在膀胱上可以是看出一个输尿管囊肿(BLADD)。

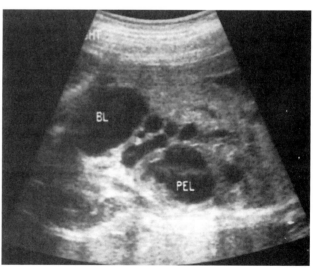

图4.15.2　同一病例的扩张肾盂(PEL)和膀胱(BL)矢状超声视图,膀胱和肾盂之间的囊性区代表的曲折扩张输尿管部分。

（银益飞　班立丽　译）

第 5 章 　 胸　腔

5.1 肺囊性腺瘤样畸形

流行病学/遗传学

定义 肺囊性腺瘤样畸形是良性错构瘤或以末端细支气管过度增生为特征的发育不良肺肿瘤。

流行病学 尚不明确,但是十分罕见(男女比例1:1)。

胚胎学 囊性腺瘤样畸形出现在妊娠前6周,他们通常是单发的,分为大囊型(Ⅰ型)、混合型(Ⅱ型),或微囊型(Ⅲ型)。26%的先天性肺囊性腺瘤样畸形合并漏斗胸,水肿、肾发育不全。

遗传模式 散发。

致畸剂 无。

预后 产前诊断的肺囊性腺瘤样畸形的大部分胎儿预后良好。很多肺囊性腺瘤样畸形在宫内消退。病灶在宫内未消退的可以在先进的新生儿重症监护病房很成功地通过手术切除,康复。妊娠早期胎儿水肿可能与致死性预后相关。

超声检查

超声发现

1. 胎儿

(1)肺内存在的肿块,根据临床表现分成3型。所有类型彩色多普勒超声均显示来自肺动脉的正常血流供应。

Ⅰ型(大囊型)囊肿的大小及形状不等(2～10 cm),超声显示为无回声肿块,单发囊肿多见。

Ⅱ型(混合型)超声显示为小到中等大小有相邻回声区域的囊肿。

Ⅲ型(微囊型)胎儿肺部回声异常区域。这一类型多合并胎儿水肿。

(2)这3种类型均有可能导致胎儿心脏及膈肌移位。多发的大囊肿可能导致胎儿腹水及水肿,如果不进行宫内手术,或宫内吸出囊肿液,则胎儿水肿的死亡率较高。羊水过多同样是不良预后的一种表现,一些学者认为它是放置引流管的指征。

2. 羊水:羊水过多很常见(占65%)。

3. 胎盘:如果出现胎儿水肿,则常合并胎盘肥大。

4. 测量数据:预期胎儿生长指标正常,如果胎儿水肿,脐动脉的彩色多普勒检查可能异常。

5. 可识别孕周:最早可在孕12～18周检出。如果无胎儿水肿,Ⅲ型囊性腺瘤样包块常消退甚至可能消失。一些学者认为这一类型与黏液堵塞支气管树有关,而这些黏液可自发消失。

难点

1.心脏后方增强回声可能会被误诊为微囊型肺囊腺瘤。

2.胸腺有时会被误诊为心脏周围的低回声团块,这是一个正常变异。

鉴别诊断

1.膈疝——与肺囊腺瘤看起来很相似,但是探查不到横隔,并且常看到胃泡位于胸腔或是移到右侧。

2.支气管性和神经源性囊肿——与单发囊肿型的囊性腺瘤样畸形类似。神经源性囊肿常位于中央和后部,并合并椎体异常。

还需要检查的部位 肺囊腺瘤与染色体异常无关。可以看到肾脏异常(如:肾发育不良)和消化道畸形(如:膈疝和肠管闭锁)。

妊娠管理

需要进行的检查和咨询　如果超声能够准确诊断,不建议入侵性检查。胎儿超声心动图检查评估胎儿心脏状况。尽早咨询小儿外科医生确保制订胎儿治疗计划。

胎儿宫内干预　为了进行胎儿评估,应该正确区分病变是以大囊型为主还是微囊型为主。如果病变为单发的较大囊肿,内部不含实性组织,胸腔羊水引流可以有效消除胎儿水肿。引流也可有效治疗没有水肿但有显著纵隔移位的病例。而多囊性病变通常不适于放置引流管。

合并胎儿水肿的微囊型病变,在专业中心进行开放性胎儿外科手术,能够使不经治疗均会死亡的胎儿中约 60% 存活下来。在胎盘肥大及孕妇子痫前期出现前必须进行干预,防止不可逆的 Mirro 综合征发生。反之,许多胎儿在尚未出现并发症前,外科手术治疗是不必要的,20% 以上的微囊性腺瘤样病变可以自发消退。

胎儿监测　妊娠并发症发生率显著增加,应该在三级医疗中心进行监护。至少每隔两周就进行一次超声检查以及时发现胎儿水肿或羊水过多的早期征象,对于水肿胎儿的孕妇应详细评估其发生子痫前期的风险。

妊娠进程　羊水过多可能导致早产。胎儿水肿及子痫的发生可使产科治疗变得复杂。出现胎儿水肿使预后显著恶化。然而,很多病变在妊娠期可消退甚至消失。

终止妊娠　非破坏性妊娠终止手术有利于对胎儿进行解剖及实验室诊断。

分娩　没有胎儿水肿应足月分娩。妊娠 32 周以后,发现任何有胎儿并发症的证据,都应及时应用类固醇,促进胎儿肺发育成熟,尽早分娩。因为任何有囊性腺瘤样病变的胎儿都需要及时复苏,应在有体外膜肺氧合功能的三级医疗中心分娩。

新生儿学

复苏　早产和胎儿水肿是影响新生儿自主呼吸建立的两个主要因素。在 3 种组织学分型中,Ⅲ型,即微囊型,最容易同时合并上述两种症状。如果在产前诊断已经明确,在出现一个或两个合并症状,或者出现早发性呼吸窘迫,需要在分娩后及时插管和辅助通气。因为病变的肺组织过度膨胀,要注意避免气管内插管位置不当,从而影响正常肺组织的气体交换。

转诊　应及时把患病新生儿转诊到具有小儿外科能力的三级医疗中心,因为出生后死亡率很高,目前唯一有效的治疗手段是及时的外科切除病灶。转诊过程中应保持通气支持,避免插管位置不当。新生儿体位应靠患侧有助于避免过度膨胀。

检查和确诊　新生儿期最常出现的症状是呼吸窘迫。大龄婴儿会反复出现呼吸系统症状,一些病例是偶然检查发现。

在诊断或者受累肺组织范围不太确定时,胸部 CT 扫描是有用的检查手段。超声心动图可用于评估心内血流灌注情况及心肌收缩功能。

护理管理　手术前应坚持正压通气支持。如果肺部病灶区域很小,对早产儿可以延期手术,等待表面活性剂替代疗法减轻呼吸窘迫综合征。正如前面所讨论的,注意插管位置和新生儿体位可减少受累肺组织的过度膨胀。

如果合并水肿,应控制液体摄入量、服用利尿药物、应用正性肌力药物,使液体从组织间隙中移出以维持正常的体液灌注,应避免快速注射白蛋白或血浆,因为大量的液体进入血管内可能会损害心功能。

外科治疗

术前评估　应在婴儿室进行新生儿评估以证实产前诊断结果,排除其他合并异常。先天性肺囊性腺瘤样畸形(CCAM)婴儿气道阻塞的风险很高,从而使呼吸状态急剧恶化。对于单侧的先天性囊性腺瘤样畸形,手术切除病灶前,选择性健侧支气管插管是很有效的暂时性治疗方法。气胸是 CCAM 病例中应该关注的另一问题,尤其是在 Ⅰ 型及 Ⅱ 型中,如果发生气胸,则应实施管状胸廓造口术。

手术指征　CCAM 通常局限于一个肺叶,有报道过极少数病例同时累及一侧或双侧肺的多个肺叶,完全切除 CCAM,通常需要进行选择性肺叶切除术。在整个肺广泛累及的情况下,有必要进行多肺叶或全肺切除术。如出现呼吸窘迫需立即进行气道支持时,需要紧急手术。部分患者,尤其是早期宫内即确诊的患者,肺部症状非常严重,标准的气道支持对他们没有效果。

产前确诊 CCAM 的新生儿需要产后随访随后病变消退情况。较小的病变可通过胸部 X 线照射发现,而残余的 CCAM 则可通过 CT 及核磁共振成像扫描发现。部分学者建议,只要这些 CCAM 是长期无症状的,则可以进行密切观察和监测而不需要进行手术治疗。然而有反对者认为 CCAM 将会导致肺部的黏液肉瘤、胚胎性横纹肌肉瘤及支气管肺泡癌的发生。尽管在生命的前 20 年里,原发性肺部肿瘤发生率很低,但据报道有 4% 与肺先天性囊性病变有关,包括 CCAM。

手术类型 标准的治疗方法是进行胸廓后外侧切开术以切除病变累及肺叶。

手术结果/预后 患有 CCAM 的婴儿进行手术切除后,其长期效果是理想的。如果 CCAM 有残留或肿块未被切除干净,那么患儿具有患并发症的危险。如前所述,这些并发症包括空气栓塞导致肺泡过度肿大、感染及恶性肿瘤。在肺叶切除后,婴儿通常有很强的代偿及增生能力,在几年时间内进行不断的肺泡化过程。这些孩子表现出不因疾病受过多限制,患呼吸道感染的风险也较低。患有 CCAM 及水肿的孩子在进行了开放性外科手术后 1 ~ 7 年,状况都很好。

参考文献

Achiron R, Strauss S, Seidman DS, et al: Fetal lung hyperechogenicity: Prenatal ultrasonographic diagnosis, natural history and neonatal outcome. Ultrasound Obstet Gynecol 1995;6:40-42.

Adzick NS, Harrison MR, et al: Fetal cystic adenomatoid malformation: Prenatal diagnosis and natural history. J Pediatr Surg 1985;20:483-488.

Adzick NS, Harrison MR, Crombleholme TM, et al: Fetal lung lesions: Management and outcome. Am J Obstet Gynecol 1998;179:884-889.

Bagolan P, Nahom A, Giorlandino C, et al: Cystic adenomatoid malformation of the lung: Clinical evolution and management. Eur J Pediatr 1999;158:879-882.

Budorick NE, Pretorius DH, Leopold GR, Stamm ER: Spontaneous improvement of intrathoracic masses diagnosed in utero. J Ultrasound Med 1992;11:653-662.

Bunduki V, Ruano R, Silva MS, et al: Prognostic factors associated with congenital cystic adenomatoid malformation of the lung. Prenat Diagn 2000;20:459-464.

Clark SL, Vitale DJ, Minton SD, et al: Successful fetal therapy for cystic adenomatoid malformation associated with second-trimester hydrops. Am J Obstet Gynecol 1987;157:294-295.

Commergues M, Louis-Sylvestre CL, Mandelbrot L, et al: Congenital adenomatoid malformation of the lung: When is active fetal therapy indicated? Am J Obstet Gynecol 1997;177:953-958.

Graham D, Winn K, Derr W, et al: Prenatal diagnosis of cystic adenomatoid malformation Of the lung. J Ultrasound Med1982;1:9-12.

Haddon MJ, Bowen A: Bronchopulmonary and neurenteric forms of foregut anomalies: Imaging for diagnosis and management. Radiol Clin North Am 1991;29:241-254.

Johnson JA, Rumack CM, Johnson ML, et al: Cystic adenomatoid malformation: Antenatal diagnosis. Am J Roentgenol 1984;142:483-484.

Kitano Y, Flake AW, Crombleholme TM, et al: Open fetal surgery for life-threatening fetal malformations. Semin Perinat 1999;23:448-461.

Monni G, Paladinin D, Ibba RM, et al: Prenatal ultrasound diagnosis of congenital cystic adenomatoid malformation of the lung: A report of 26 cases and review of the literature. Ultrasound Obstet Gynecol 2000;16:159-162.

Neilson IR, Russo P, Laberge JM, et al: Congenital adenomatoid malformation of the lung: Current management and prognosis. J Pediatr Surg 1991;26:975-980.

Othersen B Jr: Pulmonary and bronchial malformations. In Ashcraft K, Holder T (eds): Pediatric Surgery. Philadelphia, WB Saunders, 1993.

Quinton AE, Sanoleniec JS: Congenital lobar emphysema—the disappearing chest mass: Antenatal ultrasound appearance. Ultrasound Obstet Gynecol 2001;17:169-171.

Roelofsen J, Oostendorp R, Volovics A, Hoogland H: Prenatal diagnosis and fetal outcome of Cystic adenomatoid malformation of the lung: Case report and historical survey. Ultrasound Obstet Gynecol 1994;4: 78-82.

Saltzman DH, Adzick NS, Benacerraf BR: Fetal cystic adenomatoid malformation of the lung: Apparent improvement in utero. Obstet Gynecol 1988;71:1000-1002.

Stocker JT, Madewell JE, Drake RM: Congenital cystic adenomatoid malformation of the lung: Classification and morphological spectrum. Hum Pathol 1977;8:155-171.

Uludag R, Medazh G, Erdogen E, et al: A case of prenatally diagnosed fetal neuroenteric cyst. Ultrasound Obstet Gynecol 2001;18:277-279.

Van Leeuwen K, Teitelbaum DH, Hirsch RB, et al: Prenatal diagnosis of congenital cystic adenomatoid malformation and its postnatal presentation, surgical indications, and natural history. J Pediatr Surg 1999;34:794-798.

Waszak P, Claris O, Lapillonne A, et al: Cystic adenomatoid malformation of the lung: Neonatal management of 21 cases. Pediatr Surg Int 1999;15:326-331.

Wesley JR, Heidelberger KP, DiPietro MA, et al: Diagnosis and management of congenital cystic disease of the lung in children. J Pediatr Surg 1986;21:202-207. Wilson J, Maenner V: Congenital cystic adenomatoid malformation. Neonatal Netw 1993;12:15-20

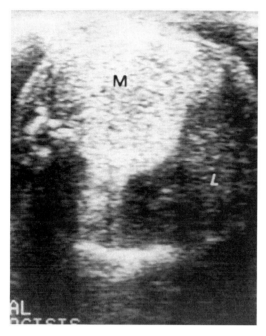

图 5.1.1 Ⅲ型肺囊性腺瘤样畸形（CAM）。肺部强回声反射区（M）表示无数密集小暗区。囊液不可能被排出。这一类型预后差。L，正常肺组织。

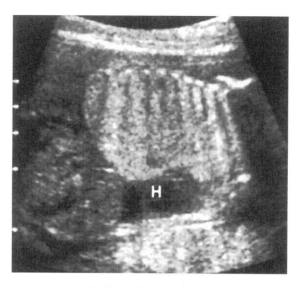

图 5.1.2 Ⅲ型肺囊性腺瘤样畸形的另一实例。T 左肺完全被无数小暗区充填 心脏（H）受压。

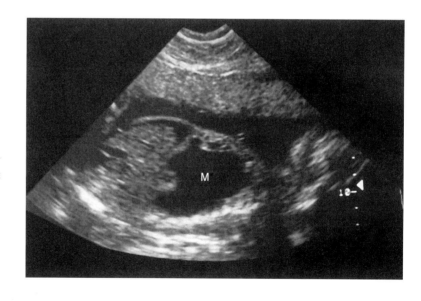

图 5.1.3 Ⅰ型肺囊性腺瘤样畸形。至少两个囊肿存在于肺组织（M）内。囊液有可能被排出。注意肝周存在少量腹水（箭头示）。

5.2 膈疝

定义 是因横隔膜发育缺陷,导致腹腔内脏器疝入胸腔内所致。最常发生在后侧方(Bochdalek 疝孔)或胸骨后区(Morgagni 疝孔)的缺陷。

流行病学 后侧方膈疝的发生率在活产儿中为15~20/100 000(男女比例2:1);胸骨后区膈疝的发生率在活产儿小于1/100 000。

胚胎学 膈疝发生于胚胎发育的第6~10周,原始前肠从卵黄囊退化而来,横隔膜形成。胸腔内原始前肠的发育过程是一个复杂的形成机制,并且在时间上不均衡,结果会导致横隔膜闭合失败。通常合并先天心脏畸形(20%)、中枢神经系统畸形(30%)、肾脏异常、脊柱缺陷、肺发育不全和颜面部畸形也有过报道。染色体异常包括18-三体综合征和21-三体综合征,以及30多种多发畸形综合征,包括 Fryns 和 Cornelia de Lange 综合征,也曾报道过有膈疝。

遗传模式 通常是散发的。有孤立膈疝同胞的同代再发风险低于2%。孤立膈疝在极少家族表现为显性、X连锁、隐性遗传模式。双侧膈疝的病例更可能有家族聚集性。

致畸剂 尚不清楚。

预后 肺发育不良程度以及合并其他畸形是决定胎儿存活率的两个主要因素。肺部发育不全与疝内容物的体积和组成有关,其严重程度主要与疝出胎儿肝脏有关。最有效的预后评估方法是测量肺头比(对侧肺体积/头围)。肺头比大于1.4的预后良好,肺头比小于0.6且没有采取宫内治疗的胎儿不能存活。

新生儿存活率与病变出现时间以及气体交换障碍的严重程度有关,这两点决定了肺发育不良的程度。利物浦研究团队报道,病变范围小,出生后的前6小时无临床症状且血气值接近正常的患者组中死亡率低于5%,早期临床症状明显,但能通过通气支持达到正常血气值的患者组死亡率接近30%,最严重的一组患者从出生就有临床症状,因为严重的肺发育不良和肺动脉高压,尽管全力抢救也未能达到正常血气比值,死亡率达到100%。也有报道称长期后遗症包括有认知障碍(IQ15分)。

近年来,ECMO系统的使用也证实了能提高重症新生儿的早期生存率,但长期生存率仍受限于残余肺部的疾病。

超声发现

1. *胎儿*:大概1/3的膈疝胎儿在孕11~14周会出现颈部半透明层增厚。

(1)左侧膈疝——心脏向右偏移。通常胃泡位于胸腔心脏旁,所以腹腔探查不到胃泡和胆囊。如果胃泡位置靠后,可能有肝脏疝入胸腔。胃泡可能扩张或者成角。在胸腔内小肠可能会看起来与肺组织类似,但有轻微的回声不均,可以看到蠕动。看不到左侧横隔膜。如果肝脏疝入胸腔,使预后不良程度加重,彩色多普勒血流追踪显示肝门静脉后段超过膈肌水平,则可确定肝脏疝入胸腔。肝门静脉的脐静脉分支移到左侧。在心脏侧边和疝入的胃泡之间应该能看到一个软组织密度团块。

(2)右侧膈疝——肝脏进入胸腔,心脏向左偏移。有时候也可以看到在正常的隔膜上方有一条肝肺分界线。胃泡位置不正常,胃泡移至右侧且与肝脏对齐。位于腹部的肝脏位置也有改变。门静脉会随肝脏一起疝入胸腔。可能探查到腹腔液进入右侧胸腔。

(3)肺头比可用于预测肺部发育不良。

(4)如果孕妇肥胖或者胎儿体位不佳,则超声难以诊断膈疝,这是可采用CT扫描来辅助对比。MRI也可以用于检测疝入肝脏和测量肺体积。

2. *羊水*:没有肠梗阻,羊水量一般正常。羊水过多表明可能有肺发育不良,预后很差。

3. *胎盘*:正常。

4. *测量数据*:由于大部分内脏疝入胸腔,所以腹围偏小。总的来说,生长发育缓慢可能合并有染色体异常。

5. *可识别孕周*:左侧膈疝在孕12周就能用阴道探头检测出。右侧膈疝不容易观察到,在孕17~18周可以被检出。

难点

1. 肺部病变容易被漏诊,特别是胃泡位于腹腔的情况下。

2.由于肺部病变轻微,经常在初期被误诊为右位心。

3.在患有膈疝的情况下,心脏检查困难。

鉴别诊断

1.肺囊性腺瘤样畸形——隔膜是完整的而且看不见蠕动。

2.肺肿瘤,如畸胎瘤,极其罕见,通常伴有钙化。

3.右心位——膈疝患者尽管心脏是在位于右侧胸腔,但心尖仍然指向左侧。

4.先天性食管裂孔疝——表现为常有一个扩张的管状结构位于胸腔中线处,胃泡较小,甚至无胃泡。

还需要检查的部位 膈疝和染色体异常有关(如18-三体综合征,21-三体综合征和12-P四倍体综合征),因此需要检查手、足、心脏和颜面部。尽管染色体正常,大约30%~50%膈疝患者伴有其他异常。另外还应该检查心血管系统,泌尿生殖系统,骨骼肌肉系统和消化系统。膈疝是 Fryns 综合征的组成部分(见章节11.3)。

妊娠管理

需要进行的检查和咨询 羊膜腔穿刺术检测胎儿染色体。胎儿血染色体检查可能漏诊 Pallister-Killian 综合征的染色体异常(12p 等臂染色体),一个罕见但致死性的膈疝。必须对合并心脏异常风险很高的病例和出生后需紧急手术的患者进行超声心动图检查。

胎儿宫内干预 胎儿外科手术对照研究显示宫内修复胎儿膈疝不能改善生存率,因此不再讨论。最近,几家医学中心对严重胎儿(被认为是致死性的)采用气管结扎术成功避免了新生儿出生后死亡。分娩时需要紧急外科手术,胎盘支持供养(围产期子宫外治疗【EXIT】)建立功能气道。

胎儿监测 外科矫正手术后导致早产,如果羊水过多,可能妊娠结局不良,应保胎治疗。因此,系统地每3~4周进行B超检查,并定期的临床评估。

妊娠进程 羊水过多是最常见的并发症并可能导致早产。羊水过多与肺发育不良相关,因此预后不良。

妊娠终止问题 膈疝是一些遗传综合征的组成部分。为了提供一份关于复发风险的恰当咨询,必须对整个胎儿进行内部和外部的病理检查。

分娩 通常需要紧急复苏;因此分娩应该在三级医学中心进行。没有需要提前分娩或者剖宫产的胎儿指征。

新生儿学

复苏 一支有经验的团队,配备完整的先进呼吸设备和完善的药物支持,最大限度提高新生儿存活能力,特别是病情严重的新生儿。在手术开始时推荐立即进行无损插管、辅助通气、胃部减压、药物麻醉。发育不全的肺部极易导致气体漏出和正压通气气胸。目标是促进肺部血管舒张,同时快速促进胎儿循环模式向成人循环模式转变。及时纠正酸中毒。

转诊 因为这些新生儿的情况十分不稳定,必须在有经验的新生儿转诊团队的陪护下,强制转诊到有小儿外科的三级医学中心。

检查和确诊 如果未做产前检查,就应对基本确诊的患者的诊断报告进行预先诊断性评估,伴有严重的异常将影响长期预后,如染色体异常、先天性心脏病、CNS 病变等。

护理管理 对新生儿最初的护理主要集中在采用通气辅助设备以保持充足的气体交换,并且通过胎儿旁路限制压力处理,避免肺部血管收缩,使胎儿循环途径右向左分流变为左向右分流。

ECMO 疗法已经被证实可以用以提高无存活可能性患者的早期存活率。然而总体来看存活率并不高,因为伴有严重的呼吸衰竭导致了死亡。严重的 CNS 损伤导致颅内出血,曾观察到 ECMO 治疗后导致局部缺血。

最近研究表明高频通气辅助疗法和表面活性疗法能提高生存率。

外科治疗

术前评估 先天性膈疝(CHD)胎儿出生后的急性病理生理学机制由于肺发育不良伴有机械性占位性病灶;肺部血管畸形;肺活量降低。由于肺通气量不足加上相关的肺动脉高压会导致低氧血症,所以手术需等到新生儿呼吸状态稳定才能进行。

手术指征和手术类型 手术的目的是复位疝入胸腔的内脏,闭合横隔膜缺损,同时排除因肠不蠕动造成的十二指肠梗阻的可能性。

手术也包括腹腔胸腔修复。左后侧横隔膜缺损占用75%~80%,因此大多数外科医生倾向于采用开腹手术来完成达到以上目的。部分采用特别的开胸手术的外科医生只是针对不常见的左后侧横隔膜缺损(CDH)。这种缺损伴有肝脏疝入胸腔的发生率很高,同时肝脏次级腔静脉走行异常弯曲,如果不闭合下腔静脉回流,将肝脏复位入腹腔会比较困难。针对这些问题开腹术是合理的,同时开腹术能有一个开阔的手术视野而且对血管的操作也更方便。罕见的前胸骨后的 CDH 也可以使用开腹术。后外侧 CHD 余下的横隔膜肌肉组织常不足够,将不能通过手术闭合,这情况可以使用定制的塑料假体材料进行修复同时固定在周围的肌肉组织上。同侧胸腔不能只用一个胸腔引流管,因为这有可能加重新生儿的纵隔膜移位和血流动力学不稳定。

当患者在进行旁路治疗和停止旁路治疗后,体外模式氧合可用于术前治疗或合并的 CHD 修复术该法也可用于 CDH 修复。同时也可用于新生儿 CHD 修复术后,这些新生儿大多会发生术后"蜜月期"表现,即当血氧不足情况暂时好转随即发生不可逆的呼吸衰竭。ECMO 不适用于体形较小的早产儿,因为需要抗凝治疗;有复杂的不可纠正的心脏缺陷患者也不适用该法,因为产生 ECMO 急性和慢性综合征的可能性很大,但新的技术可以改善这些问题,如静脉回流术或者肝 – 导管回流术。

手术结果/预后   ECMO 的使用使 50% 的存活率得到了提高,总体存活率约为 65% ~ 75%。

在孕 24 周前诊断的病例预后不良。发病率和先天性缺陷有关,也会由医源性导致。存活下来的患者会伴有慢性呼吸功能不全,有可能是供氧和通气被延长造成的气压伤所导致。这些儿童患病理性胃食管反流的概率较高,而且反复的标准化治疗将会提高他们产生呼吸系统和营养失衡等并发症的可能性。

长期问题还包括:发育停滞;延误使用抗生素和利尿剂而导致的听感神经丧失;20% ~ 30% 的患者中可伴有癫痫和发育迟缓、少数患者可发生脊椎侧弯、鸡胸和漏斗胸。

参考文献

Adzick NS, Harrison MR, Glick Pl, et al: Diaphragmatic hernia in the fetus: Prenatal diagnosis and outcome in 94 cases. J Pediatr Surg 1985; 20:357-361.

Albanese CT, Lopoo J, Goldstein RB, et al: Fetal liver position and perinatal outcome for congenital diaphragmatic hernia. Prenat Diagn1998; 18:1138-1142.

Bahlmann F, Merz E, Hallermann C, et al: Congenital diaphragmatic hernia: Ultrasonic measurement of fetal lungs to predict pulmonary hypoplasia. Ultrasound Obstet Gynecol 1999;14:162-168.

Benacerraf BR, Greene MF: Fetal diaphragmatic hernia: Ultrasound diagnosis prior to 22 weeks'gestation. Radiology 1986;158:809-810.

Bernbaum J, Schwartz I, Gerdes M, et al: Survivors of extracorporeal membrane oxygenation at 1 year of age: The relationship of primary diagnosis with health and neurodevelopmental sequelae. Pediatrics 1994;96: 907-913.

Bohn DJ, James I, Filler RM, et al: The relationship between PaCO2 and ventilation parameters in predicting survival in congenital diaphragmatic hernia. J Pediatr Surg 1984;19:666-671.

Bohn D, Tamura M, Perrin D, et al: Ventilatory predictors of pulmonary hypoplasia in congenital diaphragmatic hernia, confirmed by morphologic assessment. J Pediatr 1987;111:423-431.

Bouman NH, Koot HM, Tibboel D, et al: Children with congenital diaphragmatic hernia are at risk for lower levels of cognitive functioning and increased emotional and behavioral problems. Eur J Pediatr Surg 2000; 10:3-7.

Breaux CW Jr, Rouse TM, Cain WS, et al: Congenital diaphragmatic hernia in an era of delayed repair after medical and/or extracorporeal membrane oxygenation stabilization: A prognostic and management classification. J Pediatr Surg 1992;27:1192-1196.

Crane JP: Familial congenital diaphragmatic hernia: Prenatal diagnostic approach and analysis of twelve families. Clin Genet 1979;16:244-252.

Cunniff C, Jones KL, Jones MC: Patterns of malformation in children with congenital diaphragmatic defects. J Pediatr 1990; 116: 258-261. DeLorimer AA: Diaphragmatic hernia. In Aschcraft KW, Holder TM (eds): Pediatric Surgery. Philadelphia, WB Saunders, 1993, pp 204-217.

Flake AW, Cromblehome TM, Johnon MP, et al: Treatment of severe congenital diaphragmatic hernia by fetal tracheal occlusion: Clinical experience with fifteen cases. Am J Obstet Gynecol 2000;183:1059-1066.

Geary MP, Chitty LS, Morrison JJ, et al: Perinatal outcome and prognostic factors in prenatally diagnosed congenital diaphragmatic hernia. Ultrasound Obstet Gynecol 1998;12:107-111.

Harrison MR, Adzick NS, Bullard KM, et al: Correction of congenital diaphragmatic hernia in utero VII: A prospective trial. J Pediatr Surg 1997; 32:1637-1642.

Harrison MR, Mychaliska GB, Albanese CR, et al: Correction of congenital diaphragmatic hernia in utero IX: Fetuses with poor prognosis (liver herniation and low lung-to-head ratio) can be saved by fetoscopic temporary tracheal occlusion. J Pediatr Surg 1998;33:1017-1022.

Haugen SE, Linker D, Eik-Nes S, et al: Congenital diaphragmatic hernia: Determination of the Optimal time for operation by echocardiographic monitoring of the pulmonary arterial pressure. J Pediatr Surg 1991;26:560-562.

Hubbard AM, Adzick NS, Crombleholme TM, et al: Congenital chest lesions: Diagnosis and characterization with prenatal MR imaging. Radiology 1999;212:43-48.

Huddy CL, Boyd PA, Wilkinson AR, Chamberlain P: Congenital diaphragmatic hernia: Prenatal diagnosis, outcome and continuing morbidity in survivors. Br J Obstet Gynaecol 1999;106:1192-1196.

Irving IM, Booker PD: Congenital diaphragmatic hernia and eventration of the diaphragm. In Lister J, Irving IM(eds): Neonatal Surgery. London, Butterworths,1990, p199.

Kitano Y, Flake AW, Crombleholme TM, et al: Open fetal surgery for life-threatening fetal malformations. Semin Perinat 1999;23:448-461.

Lam YH, Tang MHY, Yuen ST: Ultrasound diagnosis of fetal diaphragmatic hernia and complex congenital heart disease at 12 weeks'gestation: A case report. Prenat Diagn 1998;18:1159-1162.

Langham MR, Krummel TM, Bartlett RH, et al: Mortality with extracorporeal membrane oxygenation following repair of congenital diaphragmatic hernia in 93 Infants. J Pediatr Surg 1987;22:1150.

Leung JW, Coakley FV, Hricak H, et al: Prenatal imaging of congenital diaphragmatic hernia. AJR2000;174:1607-1612.

Lipshutz GS, Albanese CT, Feldstein VA, et al: Prospective analysis of lung-to-head ratio predicts survival for patients with prenatally diagnosed congenital diaphragmatic hernia. J Pediatr Surg 1997;32:1634-1636.

Migliazza L, Otten C, Xia H, et al: Cardiovascular malformations in congenital diaphragmatic hernia: Human and experimental studies. J Pediatr Surg 1999;34:1352-1358.

Migliazza L, Xia H, Diez-Pardo JA, Tovar JA: Skeletal malformations associated with congenital diaphragmatic hernia: Experimental and human studies. J Pediatr Surg 1999;34:1624-1629.

Mychaliska GB，Bealer JF，Graf JL，et al：Operating on placental support：The ex utero intrapartum treatment procedure. J Pediatr Surg 1997；32：227-230.

Nakayama DK，Harrison MR，Chinn DH，et al：Prenatal diagnosis and natural history of the fetus with a congenital diaphragmatic hernia：Initial clinical experience. J Pediatr Surg 1985；20：118-124.

Ogunyemi D：Serial sonographic findings in a fetus with congenital hiatus hernia. Ultrasound Obstet Gynecol 2001；17：350-353.

Paek BW，Coakley FU，Lu Y：Congenital diaphragmatic hernia：Prenatal evaluation with MR lung volumetry—preliminary experience. Radiology 2001；220：63-67.

Puri P，Gorman F：Lethal nonpulmonary anomalies associated with congenital diaphragmatic hernia：Implications for early intrauterine surgery. J Pediatr Surg 1984；19：29-32.

Reyes C，Chang LK，Waffarn F，et al：Delayed repair of congenital diaphragmatic hernia With early high-frequency oscillatory ventilation during preoperative stabilization. J Pediatr Surg 1998；33：1010-1016.

Sebire NJ，Snijders RJ，Davenport M，et al：Fetal nuchal translucency thickness at 10-14 weeks'gestation and congenital diaphragmatic hernia. Obstet Gynecol 1997；90：943-946.

Steinhorn RH，Kriesmer PJ，Green TP，et al：Congenital diaphragmatic hernia in Minnesota：Impact of antenatal diagnosis on survival. Arch Pediatr Adolesc Med 1994；148：626-631.

Suita S，Taguchi T，Yamanouchi T，et al：Fetal stabilization for antenatally diagnosed diaphragmatic hernia. J Pediatr Surg 1999；34：1652-1657. UK

Collaborative ECMO（Extracorporeal Membrane Oxygenation）Trial Group：UK collaborative randomized trial of neonatal extracorporeal membrane oxygenation. Lancet 1996；348：75-82. UK

Collaborative ECMO（Extracorporeal Membrane Oxygenation）Trial Group：UK collaborative randomized trial of neonatal extracorporeal membrane oxygenation：Follow-up to one year of age. Pediatrics 1998；101：E1.

Urban BA，Duhl AJ，Ural SH，et al：Helical CT amniography of congenital diaphragmatic hernia. Am J Roentgenol 1999；172：809-812.

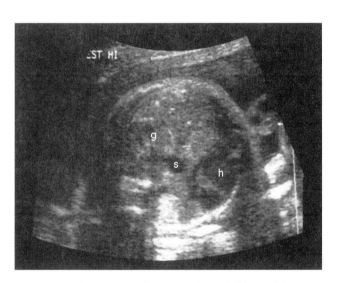

图 5.2.1 左侧膈疝。胸腔横切面。心脏（h）移到右侧，胃泡（s）位于胸腔。可以看到在正常肺组织回声和肠管充填区域（g）有轻微变化。

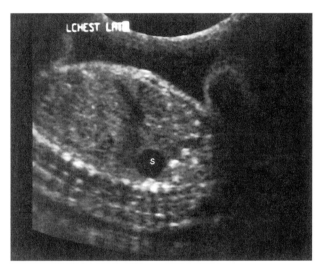

图 5.2.2 矢状切面：胸腔内可以看到一充满液体的囊性结构就是胃泡（s）。在胃泡上方可看到由小肠组成的不规则组织。

5.3 食管闭锁,气管闭锁,食管气管瘘

流行病学/遗传学

定义 食管闭锁是食管先天性连续不完整,形成盲端食管囊。常合并气管食管瘘。

流行病学 发病率约为1:5000(男女比例1:1),90%的患者合并有末端食管气管瘘。

胚胎学 在妊娠四周左右如果前肠未分化为前面的气管和后面的食管,那么将导致各种类型的食管闭锁和气管食管瘘。60%的患者合并有相关异常,最常见的是心脏异常(25%),泌尿生殖系统异常(15%),骨骼系统异常(14%),其他肠道闭锁(13%)。发生 VACTERL 综合征(椎体缺陷、肛门闭锁、食管闭锁并气管食管瘘、桡骨和肾发育不良)的概率约为10%。有报道超过40%的遗传病、染色体异常和散发的综合征有食管闭锁和(或)气管食管瘘的病例2%~3%的病例为21-三体综合征。

遗传模式 散发。

致畸剂 维 A 酸,酒精。

预后 生存和预后取决于该病病因及合并畸形。总的存活率为85%~90%,超过95%的孤立气管食管瘘患者功能修复后存活。

超声检查

超声发现

1. **胎儿**

(1)胃泡未显示说明可能存在食管闭锁和气管食管瘘,因为在咽部和胃泡之间没有通道连接。如果有一个狭窄的通道穿过肺组织连接食管和胃泡,那么将会探查到一个小胃泡。有些气管食管瘘超声无法诊断是因为通过有一个的瘘管穿过肺组织存在于食管和胃泡之间。

(2)在颈部可以观察到一个充满液体的近端食管段(表现为一个囊袋),这个囊袋在孕26周以前超声无法观察到。

(3)有报道称超声可以观察到一个充满液体的远端食管段,以及胎儿吞咽动作后出现液体反流现象。

2. **羊水**:羊水指数表示严重的羊水过多,晚孕期羊水指数通常超过40cm(60%),可能直到晚孕期才能发现羊水过多。

3. **胎盘**:正常。

4. **测量数据**:正常,除非胎儿存在染色体异常或 VACTERL 综合征。

5. **可识别孕周**:在孕24周后超声可以发现,因为在这孕周前,胎儿的吞咽动作在羊水动力学中只起到较小的作用。

难点

1.胃泡未显影可能只是暂时的正常表现。

2.技术性问题比如母亲肥胖可能会导致胃泡无法显影。

3.脑部畸形可能会引起吞咽困难和导致胃泡不显影。

4.如果胃泡位于胸腔或位置异常,例如膈疝,则胃泡不显影。

5.许多气管食管瘘的病例,有一个穿过肺组织连接于胃泡的通道存在。那么,胃泡可见,羊水体积是正常的。

鉴别诊断 下面的异常表现也有可能导致胃泡不显影:

1.面裂(见章节7.1)。

2.中枢神经系统畸形导致无吞咽。许多这些异常如胎儿运动功能失调,或者是致死性翼状胬肉综合征,是致死性畸形。

3.膈疝。

4.内脏反位。

还需要检查的部位 至少50%的气管食管瘘患者合并有其他畸形。应检查如下畸形:肛门直肠闭锁、十二指肠闭锁、肠扭转不良、心血管系统异常、肾脏梗阻性疾病、脊椎问题如脊柱侧凸、肾盂积水等。气管食管瘘与 VACTERL 联合征以及染色体异常(21-三体和18-三体)有关。

妊娠管理

需要进行的检查和咨询 应进行染色体分析、胎儿超声心动图。咨询小儿外科医生是很有必要的。因为存在早产风险,所以应该进行新生儿科的咨询。

胎儿宫内干预 不推荐直接的胎儿宫内干预。

不需要系列的羊膜腔穿刺术,除了在用甾体类激素治疗,促进胎肺成熟病例中使用,短期疗效较好。当羊水过多时,需要羊水减量以降低早产风险,并且有足够的时间来达到疗效。

胎儿监测 因为早产风险高,必须要由围产专家直接监护。常常需要使用抑制分娩药物。有必要进行多次临床及超声检查以监测羊水过多程度及发现早产早期迹象。应进行超声宫颈检查,发现宫颈内口处的漏斗。

终止妊娠 对于少数早期诊断的病例,诱导引产应提供整个的胎儿,进行彻底的尸检。

分娩 应尽可能达到足月。然而,严重的羊水过多往往导致早产发生。分娩地点最好在具备处理早产新生儿能力的三级医疗中心。

新生儿学

复苏 如果婴儿早产或合并有主要器官系统异常,那么有可能出现自主呼吸困难。当对产前诊断有疑问并且有自主呼吸建立延迟情况,立即进行气管内插管、氧气袋和面罩通气可以有效防止胃泡过多膨胀(技术指导,见如下的护理管理)。可能会有过多的口腔分泌物,这是需要放置一个食管导管进行分泌物引流。

转诊 有必要将婴儿转诊至具有小儿外科的三级医学中心。婴儿在转诊过程应该保持半坐的姿势,从而将发生胃内容物经瘘管反流到气管内的风险降到最低。同时应该放置一个食管导管将聚集的分泌物引流出来,避免从近端囊袋吸入。

检查和确诊 新生儿表现为因唾液分泌过多和食物堵塞窒息,产后放射学检查可以发现明确缺损。仔细将一个防射线的导管缓慢插入婴儿食管直到遇到阻力为止,通过导管和胸腔将空气注入,从而获得腹部射线照片。如果没有进行产前检查过染色体,则应进行染色体分析,超声心动图,以及对任何合并异常进行详细的体格检查。

护理管理 早期保健的重点在于避免吸入任何口腔或胃分泌物,就可以降低肺炎发生的可能性。持续引流食管内分泌物,采取半坐位姿势避免因为哭或正压通气导致的胃泡过度膨胀,另外避免压迫腹部也是一种有效的防止吸入的方法。

若需要气管插管,应该尝试将导管远端的尖端插入到瘘口处,可以在内窥镜控制下放置,或在正压通气时仔细听诊胃部,导管前行直到不再听到有气体进入到胃腔。

外科治疗

术前评估 有几种类型的气管畸形,最常见(85%)远端气管食管瘘连接近端食管袋。

术前评估的主要目的在于证实产后是否有吸入性肺炎及预防气道进一步感染。包括评估婴儿的临床表现肺部的影像表现,影像学异常往往表示病变发展到了后期,所以相对于临床表现及新城代谢测定而言,影像学表现更不可靠。对所有可能发生 VACTERL 综合征的婴儿进行术前评估是必要的,同时需特别注意心脏病变。

手术指征 决定是否进行紧急胃造瘘术和内部引流术取决于是否存在反流。是否立即开胸区分气管食管瘘分型并进行主要修复取决于术前评估情况。早前的方法是根据是否存在肺部通气而选择手术方法。而之后的方法是如果没有明显的肺部通气障碍或其他相关病变存在,就不做主要修复术。

手术类型 对于气管食管瘘患者,右侧胸膜后胸廓切开术是一种很好的促进并控制术后引流的方法(5%~20%)。把气管和食管分开,并小心翼翼地将气管开口关闭以防止气道狭窄。在进行外科手术时必须注意双气管食管瘘存在的情况。必须在左侧胸膜后胸腔内放置引流管以防止任何潜在的气管渗出物渗出。单独的腹部胃造瘘术,引流管的放置位置根据外科手术医生的各自经验而定。

手术结果/预后 如上所述,手术并发症包括呼吸道感染及食管吻合口的液体渗漏、反复发作的食管气管瘘以及与 VACTERL 综合征相关的潜在并发症。晚期并发症有食管狭窄、胃食管反流、气道反应性病变如支气管肺炎甚至是哮喘。胃食管反流治疗比较困难。

患有单纯的食管闭锁或食管气管瘘的足月儿在三级儿童护理中心的死亡率接近 0%。合并心心脏异常的早产儿存活率约为 50%~70%。总的存活率接近 90%。

当在存活的婴儿的食物中加入大量的液体时,他们通常是"慢食者",他们会对存在于食管内的外来物质变得越来越敏感,如肉粒和特别的热狗碎片。这些都与食道异常有关,因为存在食道畸形。

长期生存是好的,进一步的生存率的最小年龄为 2~4 岁;然而,反应性呼吸道疾病在气管食管瘘成人患者中才表现出来。

参考文献

Bovicelli L, Rizzo N, Orsini LF, Pilu G: Prenatal diagnosis and management of fetal gastrointestinal abnormalities. Semin Perinatol 1983；7：109-117.

Chittmittrapap S, Spitz L, Kiely EM, Brereton RJ：Oesophageal atresia and associated anomalies. Arch Dis Child 1989；64：364-368.

Choudhury SR, Ashcraft KW, Sharp RJ, et al：Survival of patients with e-sophageal atresia：Influence of birth weight, cardiac anomaly, and late respiratory complications. J Pediatr Surg 1999；34：70-73.

Dillon PW, Cilley RE：Newborn surgical emergencies, gastrointestinal a-nomalies, abdominal wall defects. Pediatr Clin North Am 1993；40：1289-1314.

Dudgeon DL, Morrison CW, Woolley MM：Congenital proximal tracheo-esophageal fistula. J Pediatr Surg 1972；7：614-619.

Ein SH, Shandling B, Wesson D, Filler RM：Esophageal atresia with dis-tal tracheoesophageal fistula：Associated anomalies and prognosis in the 1980's. J Pediatr Surg 1989；24：1055-1059.

Evans JA, Reggin J, Greenberg C：Tracheal agenesis and associated mal-formations：A comparison with tracheoesophageal fistula and the VACTERL association. Am J Med Genet 1985；21：21-38.

Eyheremendy E, Pfister M：Antenatal real-time diagnosis of esophageal atresia. J Clin Ultrasound 1983；11：395-397.

Greenwood RD, Rosenthal A：Cardiovascular malformations associated with tracheoesophageal fistula and esophageal atresia. Pediatrics 1976；57：87-91.

Holder TM, Ashcraft KW：Developments in the care of patients with esoph-ageal atresia and tracheoesophageal fistula. Surg Clin North Am1981；61：1051-1061.

Jassani MN, Gauderer MW, Faranoff AA, et al：A perinatal approach to the diagnosis and management of gastrointestinal malformations. Obstet Gynecol 1982；59：33-39.

Jolley SG, Johnson DG, Roberts CC, et al：Patterns of gastroesophageal reflux in children following repair of esophageal atresia and distal tra-cheoesophageal fistula. J Pediatr Surg 1980；15：857-862.

Kalache KD, Wauer R, Mau H, et al：Prognostic significance of the pouch sign in fetuses with prenatally diagnosed esophageal atresia. Am J Obstet Gynecol 2000；182：978-981.

Louhimo I, Lindahl H：Esophageal atresia：Primary results of 500 consecu-tively treated patients. J Pediatr Surg 1983；18：217-229.

Millener PB, Anderson NG, Chisholm RJ：Prognostic significance of non-visualization of the fetal stomach by sonography. Am J Roentgenol 1993；160：827-830.

Nyberg DA：Intra-abdominal abnormalities. In Diagnostic Ultrasound of Fetal Anomalies：Text and Atlas. St. Louis, Mosby-Year Book, 1990, pp 358-350. Pretorius DH, Drose JA, Dennis MA, et al：Tracheo-esophageal fistula in utero：Twenty-two cases. J Ultrasound Med 1987；6：509-513.

Pretorius DH, Meier PR, Johnson ML：Diagnosis of esophageal atresia in utero. J Ultrasound Med 1983；2：475-476.

Quan L, Smith DW：The VATER association. Vertebral defects, anal atre-sia, T-E fistula with esophageal atresia, radial and renal dysplasia：A spectrum of associated defects. J Pediatr 1973；82：104-107.

Randolph JG, Newman KD, Anderson KD：Current results in repair of e-sophageal atresia with tracheoesophageal fistula using physiologic status as a guide to therapy. Ann Surg 1989；209：524-530.

Sparey C, Robson SL：Oesophageal atresia. Prenat Diagn 2000；20：251-253.

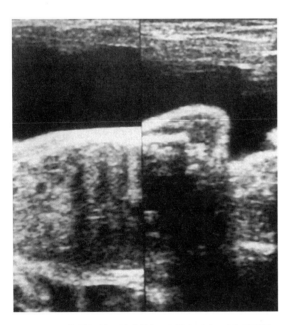

图 5.3.1　气管闭锁。胎儿纵切面,羊水过多,不能看到胃泡。

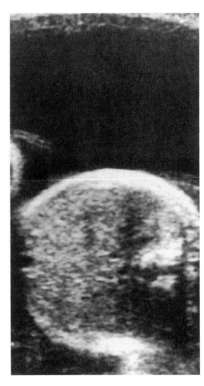

图 5.3.2　腹部横切面,尽管长时间观察,不能看到胃泡。

5.4 胸腔积液(胎儿胸腔积液)

流行病学/遗传学

定义 胸腔积液是指胸膜腔内异常液体积聚。积液可以是乳糜性和清亮性(胸膜积液),大多数原发性胸腔积液是乳糜性的,并且以右侧胸腔多见。

流行病学 发生率约1/10 000(男女比例2:1)。

胚胎学 胸腔积液的诱因尚不清楚,有可能是因为淋巴液分泌过多、或是淋巴管形成障碍或其完全受损而引起的。胸腔积液分为原发性胸腔积液,这一型通常是原发性乳糜胸。继发性胸腔积液通常是清亮的并且与胎儿水肿有关。超过50%的病例与染色体异常及其他综合征有关。

遗传模式 许多遗传综合征,包括Caffey皮质增生(常染色体显性遗传)和Opitz-Frias尿道下裂综合征(常染色体显性遗传),也有报告合并胸膜腔积液、积水或乳糜胸。

致畸剂 无。

预后 胸腔积液在新生儿期总体死亡率为25%,从单纯性胸腔积液患儿的15%到合并水肿患儿的95%。产前确诊病例的死亡率约50%。死亡率与水肿,肺发育不良和早产有关。

超声检查

超声发现

1.*胎儿*:液体出现在一侧或双侧肺组织周围。如果积液是双侧的或使横膈膜外翻,可能导致继发性积液。在有胸腔积液的一侧评估肺的大小。宫内肺部发育不良或肺缺如与胸腔积液的发展有关,受累肺体积将会非常小,甚至看不见。

2.*羊水*:如果合并羊水过多,则预后不良。

3.*胎盘*:一般情况下正常。伴有胎儿水肿时胎盘增厚。

4.*测量数据*:通常正常。

5.*可识别孕周*:胸腔积液可早在孕8.5周时被发现。早孕期一过性的胸膜积液与染色体异常有关。

难点 心包积液和胸膜积液可能会混淆。大量心包积液,肺会被压缩靠后。

鉴别诊断 严重的原发性胸腔积液合并继发性水肿会和原发性水肿混淆。如果胸腔积液是原发病因,横膈膜外翻。有必要进行抽取胸腔积液检测以区分病因。

还需要检查的部位 观察是否有唐氏综合征征象(颈背部半透明层增厚、股骨和肱骨缩短,心脏异常,十二指肠闭锁)和特纳综合征征象(水囊瘤)的特征。确定没有水肿的证据,如皮肤增厚、心包积液、胎盘增厚或腹水等。

妊娠管理

需要进行的检查和咨询

1.染色体分析和病毒培养。

2.孕妇血清学检测TORCH(弓形虫病、其他感染、风疹感染、巨细胞病毒感染和单纯疱疹病毒感染)和细小病毒。

3.先天性心脏疾病的发生率高,需要胎儿超声心动图评估胎儿心脏。

4.咨询新生儿专家及小儿外科医生是有帮助的。

胎儿宫内干预 目前没有明显的证据支持外科介入性治疗。保守的治疗计划似乎是最好的方法。初步评估后,2~3周内进行超声扫描追踪评估。如果积液范围扩大,就需要做诊断性和治疗性的胸腔穿刺术。如果肺部扩张但积液再次出现,应该考虑放置一个胸膜羊水分流器。多次胸腔穿刺术并不合理。如果积液程度提示出生时可能会有呼吸困难,那在分娩前进行胸腔穿刺术或许是有帮助的。

胎儿水肿可能继发于胸腔积液扩张或纵隔压缩。放置胸膜羊水分流器可以改善水肿,改善预后。在尝试任何干预之前,医生应尽一切努力来确定积液的根本原因。

胎儿监测 持续胸腔积液患儿需要在三级医疗中心治疗,应该每1~2周进行超声检查,以检测胎儿水肿的过程和发展。

妊娠进程 如果在孕32周前确诊有明显的胸腔积液,那么预后不良,有报道存活率是40%~45%。然而,放置分流器治疗单纯胸腔积液,预后明显改善。出现水肿和(或)羊水过多与早产,肺发育不良有关,总体存活率只有30%或更少。

终止妊娠 如果无法在分娩以前做出一个准确

的诊断,应允许进行非破坏性的终止妊娠方案以对完整胎儿进行评估。

分娩 紧急复苏可能是必要的,因此分娩应该在一个三级围产中心进行。除了在妊娠 32 周后出现水肿的胎儿,没有提前分娩的指征。

新生儿学

复苏 准备工作应该包括气管插管,辅助通气和分娩后的紧急胸腔穿刺术。在决定出生时是否需要立即插管和辅助通气时,有 3 个因素很重要:①胎龄;②双侧胸腔积液;③分娩前胸腔穿刺术或胸膜羊水分流术。足月婴儿在产后 24 小时内进行过积液引流,可能不需要辅助自主呼吸建立。所有其他情况下,紧急插管通常是必要的。

转诊 在三级围产中心进行分娩会更好。如果需要辅助呼吸,出现双侧胸腔积液,或者积液经引流后再次出现,那么分娩后转诊是有必要的。在转诊过程中需要有一个熟练的新生儿转诊团队进行监护。

检查和确诊 胸部 X 线照片会显示胸腔积液的程度。

护理管理 促进正常的心肺功能适应性是主要目标。如果婴儿早产,呼吸窘迫综合征可能会更加复杂化,在这种情况下,需要进行表面活性剂替代疗法。持续胸腔引流可能需要好几天。

参考文献

Adams H, Jones A, Hayward C: The sonographic features and implications of fetal pleural effusions. Clin Radiol 1988;39:398-401.

Bovicelli L, Rizzo N, Orsini LF, Calderoni P: Ultrasonic real-time diagnosis of fetal hydrothorax and lung hypoplasia. J Clin Ultrasound 1981;9:253-254.

Estroff JA, Parad RB, Frigoletto FD Jr, Benacerraf BR: The natural history of isolated fetal hydrothorax. Ultrasound Obstet Gynecol 1992;2:162-165.

Laberge J-M, Golbus MS, Filly RA, et al: The fetus with pleural effusions. In Harrison MR, et al (eds): The unborn patient, prenatal diagnosis and treatment. Philadelphia, W. B. Saunders, 1991, pp 314-319.

Longaker MT, Laberge JM, Dansereau J, et al: Primary fetal hydrothorax: Natural history and management. J Pediatr Surg 1989;24:573-576.

Mandelbrot L, Dommergues M, Aubry MC, et al: Reversal of fetal distress by emergency in utero decompression of hydrothorax. Am J Obstet Gynecol 1992;167:1278-1283.

Nisbet DL, Griffin DR, Chitty LS: Prenatal features of Noonan syndrome. Prenat Diagn 1999;19:642-647.

Porembski M, Laughrin TJ, Brown G, Monthei F: Ultrasonic antenatal diagnosis of pleural effusion (chylothorax). J Med Ultrasound 1981;5:51-52.

Rodeck CH, Fisk NM, Fraser DI, Nicolini U: Long-term in utero drainage of fetal hydrothorax. N Engl J Med 1988;319:1135-1138.

Shimizu T, Hashimoto K, Shimizu M, et al: Bilateral pleural efusion in the first trimester: A predictor of chromosomal abnormality and embryonic death? Am J Obstet Gynecol 1997;177:470-471.

Weber A, Phillipson EH: Fetal pleural effusion: A review and metaanalysis for prognostic indicators. Obstet Gynecol 1992;79:281-286.

Wilkins-Haug LE, Doubilet P: Successful thoracoamniotic shunting and review of the literature in unilateral pleural effusion with hydrops. J Ultrasound Med 1997;16:153-160.

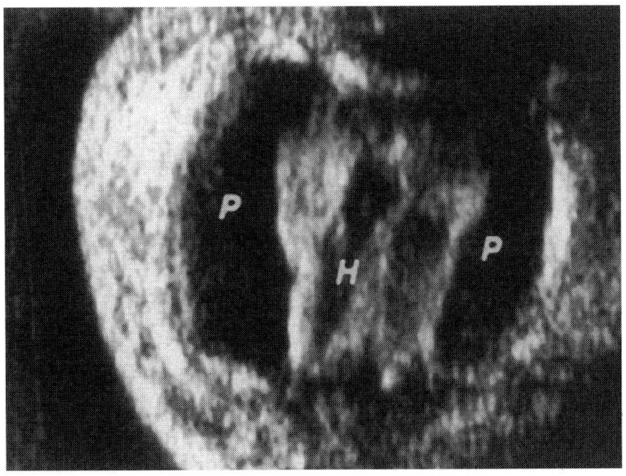

图 5.4.1 双侧胸腔积液(P)。在这个横切面上可以看到心脏(H)位于双侧胸腔积液之间。胎死腹中。

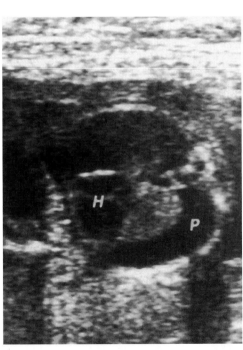

图 5.4.2 单侧胸腔积液(P)。在这个横切面上可以看到心脏(H)轻微偏移到右侧胸腔。进行胸腔积液引流术后,这例新生儿恢复很好。

5.5 隔离肺

流行病学/遗传学

定义 隔离肺是叶内及叶外的良性肺组织包块，缺乏气管支气管的气体交换，有自身的血流供应，且血供常源自胸主动脉或腹主动脉。

流行病学 新生儿中发生率约为1/1000，叶内隔离肺男女比例1:1，叶外隔离肺男女比例1:4。

胚胎学 大多数学者认为隔离肺是由于异位的肺芽，发育的时间决定了隔离肺的类型，早期异位的肺芽形成了叶内型隔离肺，而晚期异位的肺芽形成叶外型隔离肺(25%)，这一型有自己的胸膜覆盖。10%的叶外型隔离肺存在于隔膜下，90%叶外型发生于左肺。10%的叶内型与50%的叶外型与膈疝、气管食管瘘、前原肠畸形、先天性心脏异常、非整倍体染色体异常有关。胎儿及新生儿可能合并有严重的血管分流、充血性心衰及水肿。大龄儿童可能表现为反复发作的肺部症状。成年人中有一半为产后诊断病例。

遗传模式 不确定。

致畸剂 尚不明确。

预后 在没有水肿及严重纵隔偏移的病例中有80%~90%的存活率。许多产前诊断病例显示好转，甚至在孕期就恢复正常，但这在目前无法预测。对于出生时仍有残余肿瘤的病例，现代外科手术切除效果很好。

超声检查

超声发现

1. *胎儿*

(1)叶内型——受累部分肺呈现回声均匀包块。发生在左肺和右肺基底部概率均等，75%隔离肺为叶内型。而胸腔内的叶外型隔离肺多发生于左侧基底部(80%)。

(2)大多数病例，病变部分表现为强回声包块，一部分隔离肺表现为由囊性腺瘤样畸形，所以有可能会探查到囊性回声。

(3)通常合并有纵隔偏移。

(4)怀孕期可能肿块逐渐消失，但在分娩后可能再次发现肿块。

(5)胸腔积液可能合并有任何类型的胸内隔离肺，也有可能合并有非免疫性水肿。非免疫性水肿可能是因为静脉回流障碍或者囊性包块中过量蛋白流失所致。

(6)彩色多普勒超声可以表明肿块内动脉分支直接从隔膜下降主动脉发出。

(7)叶内型隔离肺，静脉通常是通过肺静脉引流，而叶外型隔离肺，通常是隔膜下全身静脉引流。

(8)胸腔外型——极少见的类型(约占10%)通常位于隔膜下，通常在左肾上腺区探查到一个团块，可看到一条主动脉分支血管。CT扫描可看到肿块内部血供丰富，这不同于其他同一区域的肿块。

2. *羊水*：一般情况下羊水量正常。合并有非免疫性水肿时，可能羊水过多。

3. *胎盘*：一般情况下胎盘正常。合并有水肿时，胎盘增厚。

4. *测量数据*：一般情况下测量值正常，合并水肿时，腹部测量值增加。

5. *可识别孕周*：孕22周以后可以诊断。

难点 如果不能看到分支血管，Ⅲ型肺囊性腺瘤样畸形(微囊型)和肺内隔离肺不能区分。

鉴别诊断

1. Ⅲ型肺囊性腺瘤样畸形——除非探查到滋养分支血管，否则肺囊腺瘤与隔离肺不能区分。

2. 纵隔畸胎瘤——通常类型比隔离肺更多，并且边界不规则，通常有钙化斑。

3. 膈疝——典型的膈疝囊性区域表现比隔离肺复杂。通常可探查到异位的胃泡和肝脏。

4. 支气管梗阻——双肺体积增大，回声增强。可能不太容易与隔离肺区别，除非探查到滋养分支血管。

5. 叶外型隔离肺有多种不同的鉴别诊断。

神经母细胞瘤——这种实质性肿瘤来源于肾上腺，同时可以探查到叶外型隔离肺(见章节6.9)。

发育异常的次级集合系统——肾上腺比这一囊性包块更容易探查到。

畸胎瘤——具有囊性和实质性混合成分。

肾上腺出血——来源于肾上腺，并且有回声的短期内变化(见章节 4.1)。

肾脏肿瘤——弱回声并且存在于肾脏内(详见章节 4.7)。

还需要检查的部位

1.寻找水肿的其他征象—腹水、皮肤增厚、胸腔积液、胎盘增厚、羊水过多。

2.隔离肺相关畸形,如膈疝、心脏异常、重复胃、神经源性囊肿以及支气管囊肿。

妊娠管理

需要进行的检查和咨询   因为彩色多普勒超声检查可以提供非常精确的诊断,不必要进行胎儿介入性检查。通过超声心动图进行心脏状态评估。尽早咨询小儿外科专家,以制订胎儿治疗计划。

胎儿宫内干预   Lopoo 等报道,治疗得当的患者,预后非常好,致残率和死亡率很低。只有 2∶14 的胎儿需要干预。干预方法是只在有水肿的胎儿(不是单侧胸腔积液)中放置胸膜羊水引流管。系列的胸腔穿刺术似乎对治疗没有作用。

胎儿监测   伴有胸腔积液的胎儿应每周进行一次超声检查。如果伴有胎儿水肿,应进行分流术。那些不伴有积液的胎儿,应每 2~4 周进行一次超声检查。在孕期相当一部分病例病灶会消退。

妊娠进程   对于不伴有胎儿水肿的病例,预计不会出现特定的妊娠并发症。

终止妊娠   如果选择终止妊娠,需要非破坏性的终止妊娠方法以便做出准确的诊断。

分娩   如果没有胎儿水肿,应该在三级医学中心足月分娩。如果在孕 32 周后出现胎儿水肿,应立即使用甾族类药物以促进胎儿肺组织成熟后分娩。在分娩前是否进行胸腔穿刺术尚有争议,应由新生儿科医生和围产专家共同决定。

新生儿学

复苏   分娩后紧急处理取决于产前的表现和妊娠进程。证实了有 3 种不同的产前因素:①包块逐渐增大,胸腔内脏器受压,合并胸腔积液和(或)胎儿水肿;②在分娩前肿块缩小;③不伴有并发症,持续存在的肿块。首先,胎儿水肿是需要复苏的主要因素,死亡率最高。不管是逐渐缩小的肿块还是静止的肿块,如果发生呼吸窘迫,都应进行气管插管和通气支持。只有在第一组病例中,早产和表面活性物质缺乏有可能是一个复杂的因素。

转诊   需要转诊到有小儿科医生和相关外科学专家的三级医学中心。一支有经验的新生儿转诊团队能够保障在转诊过程中维持患儿的心脏和呼吸功能。

检查和确诊   相对于其他胸腔内包块,可以通过超声多普勒彩色血流或核 MRI 显示存在的异常血管来和隔离肺进行鉴别诊断。总之,超声检查能在胸部看到一个实质性包块。叶外型异常组织占 75%,叶内型异常组织占 25%,腹腔内包块大约占 1/3。

护理管理   首先,保证有充足的肺部气体交换和心输出量是主要的护理目标。手术时机取决于临床过程和其他异常表现,呼吸窘迫的程度以及其他相关因素。

外科治疗

术前评估   紧急处理包括评估呼吸衰竭的程度,主要的合并异常,尤其是心脏异常。

手术指征   腹内支气管肺隔离症(BPS)新生儿通常不伴有呼吸窘迫,能够择期切除。新生婴儿胸腔内 BPS 的治疗取决于肺发育不良的严重程度。治疗方法依病变严重程度有所不同,轻型(不需要气管通气),重型[需要通气和血管支持:碱化作用、高频正压通气和(或)ECMO]。大量胸腔积液需要立即进行胸廓造瘘术进行治疗。对于患有因 BPS 导致肺发育不良的婴儿,应该推迟胸廓切开术直到婴儿情况稳定。术后婴儿的情况通常会出现恶化,因为胸壁顺应性发生改变和肺血管阻力会加重肺发育不良。

产前确诊的 BPS 中有极其罕见病例会出现消退,应该产后进行影像学检查。如果胸部 X 线片中证实有病变,应进行外科切除手术。如果胸部 X 线片不能证实有畸形,应该进行 CT 或 MRI 检查。即使这些病变是无症状的,也应该进行产后切除术,因为存在有感染、出血和恶性转化的风险。

手术类型   标准的手术方式是后外侧切口切除累及肺叶组织。腹腔内的隔离肿块也应进行手术切除。除了有异常血液供应的隔离肺,支气管隔离肺的手术方法是简单的。这些滋养血管不像肌性动脉,它们往往是比较大的、薄壁的并且弹性的。病例中 20% 的滋养血管起源于膈膜下;15% 的病例不止一条滋养血管供应。起源于膈下的滋养血管多合并右侧病变。这些血管最终回流入纵隔或膈膜,持续供血。有报道称术中死亡原因是应为未发现有异常的滋养血管。值得注意的是,系列报道 60% 右侧叶内型隔离肺通常合并有异常的静脉回流的弯刀综合征。因为整个同侧肺的唯一或主要的静脉引流的异常血管被结扎的术后死亡使得术前静脉回流、动脉供应评价的重要性被强调。进行血管造影技术发现闭塞的供应血管是一种可选择的方法。

手术结果/预后 大多数胸腔内隔离肺及腹腔内隔离肺的患儿预后良好。那些有相关异常发生率很高和胎儿水肿的病例存活率较低,长期预后不良。慢性呼吸衰竭是主要的并发症。胎儿水肿是不良预兆,没有宫内治疗,预期存活率低。

参考文献

Adzick NS, Harrison MR, Crombleholme TM, et al: Fetal lung lesions: Management and outcome. Am J Obstet Gynecol 1998;179:884-889.

Anandakumar C, Biswas A, Chua TM, et al: Direct intrauterine fetal Section 5.5i Pulmonary Sequestration 195 therapy in a case of bronchopulmonary sequestration associated with non-immune hydrops fetalis. Ultrasound Obstet Gynecol 1999;13:263-265.

Barret J, Chitayat D, Sermer M, et al: The prognostic factors in the prenatal diagnosis of the echogenic fetal lung. Prenatal Diagn 1995;15:849-853.

Becmeur F, Horta-Geraud P, Donato L, Sauvage P: Pulmonary sequestrations: Prenatal ultrasound diagnosis, treatment, and outcome. J Pediatr Surg 1998;33:492-496.

Benya EC, Bulas DI, Selby DM, Rosenbaum KN: Cystic sonographic appearance of extralobar pulmonary sequestration. Pediatr Radiol 1993;23:605-607.

Bromley B, Parad R, Estroff JA, Benacerraf BR: Fetal lung masses: Prenatal course and outcome. J Ultrasound Med 1995;14:927-936.

Curtis MR, Mooney DP, Vaccaro TJ, et al: Prenatal ultrasound characterization of the suprarenal mass: Distinction between neuroblastoma and subdiaphragmatic extralobar Pulmonary sequestration. J Ultrasound Med 1997;16:75-83.

Da Silva OP, Ramanan R, Romano W, et al: Nonimmune hydrops fetalis, pulmonary sequestration, and favorable neonatal outcome. Obstet Gynecol 1996;88:681-683.

Davies RP, Ford WDA, Lequesne GW, Orell SR: Ultrasonic detection of subdiaphragmatic Pulmonary sequestration in utero and postnatal diagnosis by fine-needle aspiration biopsy. J Ultrasound Med 1989;8:47-49.

Dolkart LA, Reimers FT, Helmuth WV, et al: Antenatal diagnosis of pulmonary sequestration: A review. Obstet Gynecol Surv 1992;47:515.

Favre R, Bettahar K, Christmann D, Becmeur F: Antenatal diagnosis and treatment of fetal hydrops secondary to pulmonary extralobar sequestration. Ultrasound Obstet Gynecol 1994;4:335-338.

Gross E, Chen MK, Lobe TE, et al: Infradiaphragmatic extralobar pulmonary sequestration Masquerading as an intra-abdominal, suprarenal mass. Pediatr Surg Int 1997;12:529-531.

Lopoo JB, Goldstein RB, Lipshultz GS, et al: Fetal pulmonary sequestration: A favorable Congenital lung lesion. Obstet Gynecol 1999;94:567-571.

Louie HW, Martin SM, Mulder DG: Pulmonary sequestration: 17 year experience at UCLA. Am Surgeon 1993;59:801-805.

Mariona F, McAlpin G, Zador I, et al: Sonographic detection of fetal extrathoracic pulmonary sequestration. J Ultrasound Med 1986;5: 283-285.

Morin L, Crombleholme TM, D'Alton ME, et al: Prenatal diagnosis and management of fetal thoracic lesions. Semin Perinatol 1994;18: 228-253.

Plattner V, Haustein B, Llanas B, et al: Extra-lobar pulmonary sequestration with prenatal diagnosis: A report of 5 cases and review of the literature. Eur J Pediatr Surg 1995;5:235-237.

Sakala EP, Perrott WS, Grube G: Sonographic characteristics of antenatally diagnosed extralobar pulmonary sequestration and congenital cystic adenomatoid malformation. Obstet Gynecol Surv 1994;49:647.

Sauerbrei E: Lung sequestration: Duplex Doppler diagnosis at 19 weeks gestation. J Ultrasound Med 1991;10:101-105.

Stocker JT, Kagan-Hallet K: Extralobar pulmonary sequestration: Analysis of 15 cases. Am J Clin Pathol 1979;72:917.

Thomas CS, Leopold GR, Hilton S, et al: Fetal hydrops associated with extralobar pulmonary sequestration. J Ultrasound Med 1986;5:668-671.

Weiner C, Varner M, Pringle K, et al: Antenatal diagnosis and palliative treatment of nonimmune hydrops fetalis secondary to pulmonary extralobar sequestration. Obstet Gynecol 1986;68:275-280.

White J, Chan YF, Neuberger S, Wilson T: Prenatal sonographic detection of intra-abdominal extralobar pulmonary sequestration: Report of three cases and literature review. Prenat Diagn 1994;14:653-658.

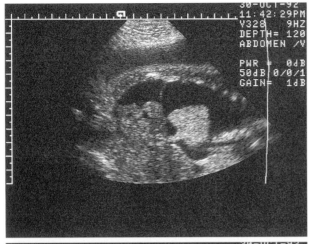

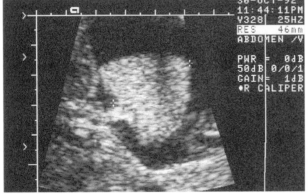

图 5.5.1   合并有大量胸腔积液的叶外型隔离肺。注意起源于隔膜。(Courtsey of Gary Thieme, University of Colorado.)

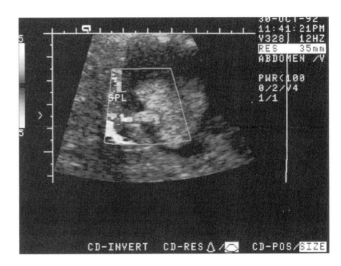

图 5.5.2   同一病例的彩色血流图像显示隔离肺的滋养血管来源于隔膜下的脾动脉。(Courtsey of Gary Thieme, University of Colorado.)

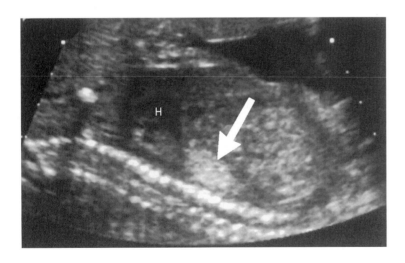

图 5.5.3   叶外型隔膜下隔离肺。强回声团块(箭头示)位于左肾上方。H,心脏。

5.6 气管/喉闭锁或 CHAOS（先天性高气道阻塞综合征）

流行病学/遗传学

定义 气管先天性完全或部分缺失。

流行病学 发病率 1/100 000（男女比例 1.5：1）。

胚胎学 气管或喉部闭锁被认为是原始前肠出现异常发育肺芽所致。大部分该病，没有并发症的患儿都是在足月或接近足月出生。部分病例合并有羊水过少、胎儿宫内生长受限、先天性心脏缺陷等异常。和气管发育不全一起出现的畸形形成的病症与 VACTERL 联合征吻合。大部分病例可伴有食道异常连接。

遗传模式 散发。没有同胞再发的文献报道。

致畸剂 尚不清楚。

预后 所有病例中未修复的气管/喉完全发育不全是致死性的。外科手术介入治疗缺乏经验，到目前为止只有报道过一例长期存活的案例。

超声检查

超声发现

1. 胎儿

（1）双肺体积增大、回声增强，横隔膜反向。

（2）心脏被增大的肺组织挤压。

（3）可见扩张的支气管内充满液体，可追溯到阻塞的气管或喉部。如果梗阻位于喉部，冠状面彩色多普勒显示探查不到随着呼吸运动通过喉部的液体流。

（4）由于下腔静脉被压缩，导致水肿、腹水和表面皮肤增厚。

2. 羊水：羊水通常较少。

3. 胎盘：胎儿水肿时，胎盘将增大。

4. 测量数据：由于肺部体积增大，导致腹围增大。

5. 可识别孕周：大约孕 17 周。

难点 尚无报道。

鉴别诊断 双侧肺囊性腺瘤样畸形或隔离肺有类似的表现，但是支气管充满积液且扩张的情况不会出现。

还需要检查的部位

1. 通过彩色多普勒超声对喉部的探查，认真仔细地判断阻塞水平，这将是是否进行手术治疗的关键。

2. 寻找 Fraser 综合征的特点——气管或喉部闭锁，肾发育不全，眼小，以及多指或并指。

3. DiGeorge 综合征也会有气管闭锁的情况，因此需探查心脏和颜面部。

妊娠管理

需要进行的检查和咨询 大多数病例是孤立的和散发的。超声发现异常的病例应该做染色体检测。需要做胎儿超声心动图检查，用于对心脏结构和功能进行评估。产前需咨询小儿外科医生和新生儿学专家，为分娩制订治疗计划。

胎儿宫内干预 目前还没有可行的干预方法。

胎儿监测 从有限的病例报道可见，胎儿宫内死亡率很高。目前也没有针对治疗建议进行的研究，但是每周定期对胎儿情况进行评估是有益的，因为一旦胎儿足够大，可采用子宫外气管切开术的时候，紧急分娩就被认为是适当的。

终止妊娠 为了关于再次分娩的咨询，娩出一个完整的胎儿是必需的，可以决定气道梗阻是孤立发生的还是其他综合征的一部分。

分娩 必须在具备熟练掌握 EXIT（子宫外产时治疗）手术的多学科团队的医学中心分娩。在这一手术过程中，为了保持子宫体积，只有胎头和胎肩能通过子宫切口娩出。可注射生理盐水防止脐带受压，如果有必要，为了保持子宫的松弛可采用高浓度吸入式麻醉剂和宫缩抑制剂。如果无法直接通过喉镜或支气管镜建立胎儿气道，就需采用气管造口术。只有在气道建立成功后，才能娩出胎儿，切断脐带。

当肺部血管阻力持续增高，轻微的血氧饱和度下降是典型表现。当肺部血管阻力减小，血氧饱和度将逐渐升高，同时充血性心脏病的症状可能出现。在出生后的 1～3 周内，心衰逐渐出现。

新生儿学

复苏 根据一些姑息外科治疗后的报道，出生后很少的新生儿能建立自主通气,只有极少部分能存活一段有限的时间。除非有很复杂的畸形存在,比较理想的临时通气系统可以用食道插管来建立。其他主要器官畸形合并最常见心血管畸形的发生率很高(85%),增加了成功修复的困难。考虑到预后不良的因素,应在产前与患者的父母讨论治疗方法。如果选择尽全力保证存活,那么分娩就应该安排在一个如果需要,能够提供快速外科手术建立气道和具备所有小儿科相关子学科诊断和重症监护能力的医疗机构。

转诊　在大部分病例中,窒息的新生儿不能通过转诊存活下来。然而,如果分娩时及时诊断,建立暂时稳定的气道,推荐由经验丰富的小儿科医生团队陪同紧急转诊到有完整的儿科和小儿外科子学科能力的三级中心。

检测和确诊　柔韧的内窥镜可以检测气道盲端,同时还可以检测到交通或在食管与末梢气道或气道之间的交通。

需要对比性研究明确解剖结构,制订外科手术干预计划。虽然 MRI 已经被用于描述异常的末梢呼吸道解剖结构,但是在检查中对没有稳定气道的新生儿缺乏进入途径是不足之处。报道病例中,多系统异常的情况占85%,其中末梢呼吸道、肺部和心血管畸形最为常见。

护理管理　首要任务是建立稳定有效的气道,这只能由专业的外科介入手术来实现。接下来的重点是完善的评估,因为多脏器系统畸形出现在大部分的新生儿中。在完整的生命支持下,准确的诊断和治疗方案由并发的畸形决定。

外科治疗

术前评估　应该进行所有主要器官系统的详细超声检查。应排除 Fraser 综合征。在没有水肿的情况下,分娩应该在掌握 EXIT 手术的三级医学中心进行(见分娩部分)。

手术指征　CHAOS 综合征是一种致命性畸形,除非在立即进行紧急手术后,通过 EXIT 手术分娩。

手术类型　在深度全身麻醉下,能够使子宫放松,保持子宫胎盘循环。这样使用子宫环套装置进行出血量少的子宫切开术,通过切口娩出婴儿的头部和胸部以固定气道。一旦胎儿娩出,子宫将收缩并切断子宫胎盘的气体交换。在 EXIT 手术过程中,首先要进行一个喉镜检查以评估咽喉情况。在大多数情况下,梗阻可能远达声带水平,试图进行气管内插管会很困难,需要进行支气管镜检查。阻塞可能是由于一

个简单的喉部囊肿或喉蹼所致,所以可能要通过支气管镜切断形成通道进入气管。如果这些操作不成功,那必须进行一个气管造口术。一旦获得气道,就可以切断婴儿的脐带,然后就可以把婴儿转交给新生儿专家。患有 CHAOS 综合征的所有患儿对可能存在食道和气管之间的交通必须考虑并诊断。因为慢性气管阻塞,气管支气管瘘和膈肌功能不良比较常见。

手术结果/预后　喉蹼和喉部囊肿比较很容易治疗,但在患有 CHAOS 综合征的新生婴儿重建闭锁气管的经验是有限的。已有长期存活的病例报道。

参考文献

Albanese CT, Harrison MR: Surgical treatment for fetal disease: The state of the art. Ann N Y Acad Sci 1998;847:74-85.

Crombleholme TM, Albanese CT: The fetus with airway obstruction. In Harrison MR, Evans MI, Holzgreve W, Adzick NS (eds): The Unborn Patient, 3rd ed. Philadelphia, WB Saunders, 2000. Crombleholme TM, Sylvester K, Flake AW, et al: Salvage of a fetus with congenital high airway obstruction syndrome (CHAOS). Fetal Diagn Ther 2000;15:280-282.

DeCou JM, Jones DC, Jacobs HD, Touloukian RJ: Successful ex utero intrapartum treatment (EXIT) procedure for congenital high airway obstruction syndrome (CHAOS) owing to laryngeal atresia. J Pediatr Surg 1998;33:1563-1565.

Evans JA, Greenberg CR, Erdile L: Tracheal agenesis revisited: Analysis of associated anomalies. Am J Med Genet 1999;82:415.

Evans JA, Reggin J, Greenberg C: Tracheal agenesis and associated malformations: A comparison with tracheoesophageal fistula and the VACTERL association. Am J Med Genet 1985;21:21.

Floyd J, Campbell DC, Dominy DE: Agenesis of the trachea. Am Rev Respir Dis 1962;86:557.

Hedrick MH, Martinez-Ferro, Filly RA, et al: Congenital high airway obstruction syndrome (CHAOS): A potential for perinatal intervention. J Pediatr Surg 1994;29:271-274.

Hiyama E, Yokoyama T, Ichikawa T, Matsuura Y: Surgical management of tracheal agenesis. J Thorac Cardiovasc Surg 1994;108:830.

Kalache KD, Chaoui R, Tennstedt C, Bollmann R: Prenatal diagnosis of laryngeal atresia in two cases of congenital high airway obstruction syndrome (CHAOS). Prenat Diagn 1997;17:577-581.

Kassanos D, Christodoulou CN, Agapitos E, et al: Prenatal ultrasonographic detection of The tracheal atresia sequence. Ultrasound Obstet Gynecol 1997;10:133-136.

Liechty KW, Crombleholme TM: Management of fetal airway obstruction. Semin Perinatol 1999;23:496-506.

Manschot HJ, Van Den Anker JN, Tibboel J: Tracheal agenesis. Anaesthesia 1994;49:788.

Morrison PI, Macphail S, Williams D, et al: Laryngeal atresia or stenosis presenting as second-trimester fetal ascites: Diagnosis and pathology in three independent cases. Prenat Diagn 1998;18:963-967.

Richards DS, Yancey MK, Duff P, Stieg FH: The perinatal management of severe laryngeal stenosis. Obstet Gynecol 1992;80:537-540.

Scott JN, Trevenen CL, Wiseman DA, Elliott PD: Tracheal atresia: Ultrasonographic and pathologic correlation. J Ultrasound Med 1999;18:375-377.

Skarsgard ED, Chitkara U, Krane EJ, et al: The OOPS procedure (operation on placental support): In utero airway management of the fetus with prenatally diagnosed tracheal obstruction. J Pediatr Surg 1996;31:826-828.

Watson WJ, Thorp JM Jr, Miller RC, et al: Prenatal diagnosis of laryngeal atresia. Am J Obstet Gynecol 1990;163:1456-1457.

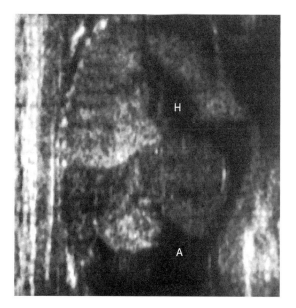

图 5.6.1　CHAOS 综合征胎儿冠状面示强回声肺组织,低回声隔膜以及被压缩的心脏(H)。胎儿腹水(A)。

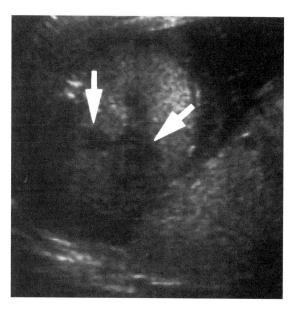

图 5.6.2　CHAOS 综合征胎儿胸腔横切面示粗大的肺支气管囊性扩张(箭头示),注意胸腔周围皮肤增厚。

（陈姝　译　章锦曼　校）

第 **6** 章 _____ 消化系统

6.1 肛门闭锁(肛门闭锁,肛门直肠畸形)

流行病学/遗传学

定义 肛门闭锁是先天性缺乏肛门开口。

流行病学 发生率 1/5000 活产儿(男女之比为 3∶2)。

胚胎学 肛门闭锁是在胎儿发育第九周时,泄殖腔分化期间发生的泌尿生殖窦及直肠部发育阻滞。据报告 80 多个基因,染色体和微缺失综合征合并肛门闭锁。50% 的病例有相关的异常,其中包括脊柱/骨骼异常(30%),泌尿生殖道异常(38%),气管食管瘘(10%)和心脏畸形(5%)。这些相关异常诊断应考虑 VACTERL 综合征(脊椎畸形,肛门闭锁,气管食管瘘、食管闭锁,桡骨和肾发育不良)。

遗传模式 偶发,在一级亲属中有 3% ~4% 的复发风险。偶有常染色体隐性遗传。

致畸剂 酒精、沙利度胺,妊娠期糖尿病。

预后 取决于伴发畸形。如不合并其他畸形,80% ~90% 的病例功能性修复会成功。

超声检查

超声发现

1. *胎儿*:很少能产前诊断,在骨盆腹部或周边可见扩张的结肠,扩张的结肠内可见钙化胎粪的强回声灶与声影。

2. *羊水*:通常情况下,孤立的肛门直肠闭锁羊水量是正常的,如果双侧肾发育不良,或有相关的气管食管瘘羊水增加的可能性会降低。

3. *胎盘*:正常。

4. *测量数据*:单纯肛门闭锁,测量数据正常。

5. *可识别孕周*:据报道最早的产前诊断时间是在孕 29 周。

难点 辨别扩张的是大肠还是小肠可能很困难,如果通过降结肠找到直肠,定位有助于辨别。明显的结肠袋可以看出是大肠还是小肠。

鉴别诊断

1. 先天性巨结肠症。

2. 胎粪栓塞(或便秘)综合征。

3. 小肠闭锁,常合并羊水过多。

还需要检查的部位 产前诊断的病例中 90% 有相关异常出现。其中包括泌尿生殖系统(肾缺如或发育不全,马蹄肾,双子宫),心血管,中枢神经系统,消化道(尤其是气管食管瘘)和骨骼异常。肛门闭锁与 VACTERL 综合征、尾部退化综合征、18 - 三体和 21 - 三体有关。

妊娠管理

需要进行的检查和咨询

1. 应进行胎儿超声心动图检查诊断相关的心血管畸形。

2. 如果合并其他异常,建议羊水穿刺术胎儿染色体检查。

3. 计算机断层扫描(CT)与羊膜腔内碘对比剂注射扫描可以协助诊断。

4. 可适当考虑与小儿外科医生会诊。

胎儿监测 标准的产科护理。

孕期进程 没有具体的产科并发症是可预料。

终止妊娠 是否终止妊娠取决于其后期的临床

表现。

分娩 因可能与其他异常的高度关联,在分娩处理时具备多分科儿科及外科的三级医院是最佳选择,儿科畸形学家应该评估新生儿学是否为可能的遗传性综合征患儿。

新生儿学

复苏 产房管理对肛门闭锁患儿无特殊处理。如果伴发其他异常情况存在,那么可能要对他们的相关问题进行处理引导。

转诊 建议转诊到有小儿外科医生的三级中心。除了口胃－胃肠减压(经鼻胃肠减压),在转诊过程中没有特殊预防措施。

检查和确诊 新生儿立刻进行体格检查,出生后放射线检查确诊。

护理管理 一旦诊断肛门闭锁应禁食。进行静脉输液、鼻胃管减压。

外科治疗

术前评估 出生后应立即行经鼻胃管减压、开通静脉通道、体格检查及婴儿剂量的 X 线检查。在女性,90% 的病例体检时可做出诊断。在男性,如果没有发现会阴瘘,则都需要检查尿、胎粪和超声检查。两性畸形,肛门直肠畸形类型的分类是相同的。位于皮肤 1 cm 以内的肛门直肠畸形/肛门闭锁为低位畸形/闭锁,其余的(统称)为高位畸形/闭锁。高位畸形/闭锁根据肛门与泌尿生殖系统(例如,直肠尿道瘘或前列腺尿道瘘,膀胱颈瘘或阴道瘘)连接的位置分类。

手术指征 所有类型的手术难点是需要重建肛门。

术式/手术类型 低位、会阴或皮肤层次异常的闭锁应在新生儿期修复。高位畸形需要结肠造瘘减压并在 1～3 个月内完成修复。出生后体重增加过慢及其他相关畸形/异常可能会影响重建时机的选择。但在结肠造瘘情况下,可以先解决其他需要优先处理的事项/问题,最终的重建可以延期。

手术效果及预后 骶椎异常的程度与肛门直肠畸形的新生儿功能学预后相关。五个骶椎中缺乏一个并不常见,两个或两个以上骶椎缺如是肠道功能预后不良的标志。

除非有危及生命的心脏或多个相关联的异常(泌尿生殖系统,骨骼,神经系统,胃肠道),大都患儿存活。多数接受改造的低肛门直肠畸形的患儿会有一定程度的术后便秘。治疗可用粪便软化剂和泻药。高肛门直肠畸形并发或存在着肛门失禁的术后问题。在一般情况下,位置越高,越有可能存在失禁。进行针对结肠运动的状态的肠道管理计划,对疾病的诊治会有帮助。

参考文献

Botto LD, Khoury MJ, Mastroiacov P, et al: The spectrum of congenital anomalies of the VATER association: An international study. Am J Med Genet 1997;71:8-15.

Grant T, Newman M, Gould R, et al: Intraluminal colonic calcifications associated with anorectal atresia: Prenatal sonographic detection. J Ultrasound Med 1990;9:411-413.

Harris RD, Nyberg DA, Mack LA, Weinberger E: Anorectal atresia: Prenatal sonographic diagnosis. Am J Roentgenol 1987;149:395-400.

Hertzberg BS, Bowie JD: Fetal gastrointestinal abnormalities. Radiol Clin North Am 1990;28:101-114.

Nyberg DA: Intra–abdominal abnormalities. In Diagnostic Ultrasound of Fetal Anomalies: Text and Atlas. St. Louis, Mosby–Year Book, 1990, pp 363-368.

Paidas CN: Fecal incontinence in children with anorectal malformations. Semin Pediatr Surg 1997;6:228-234.

Paidas CN, Pena A: Rectum and anus. In Oldham KT, Foglia RP, Colombani PM (eds): The Surgery of Infants and Children: Scientific Principles and Practice. Philadelphia, Lippincott–Raven, 1997, pp 1323-1362.

Pena A: Anorectal malformations. Semin Pediatr 1995;4:35.

Samuel N, Dicker D, Landman J, et al: Early diagnosis and intrauterine therapy of meconium plug syndrome in the fetus: Risks and benefits. J Ultrasound Med 1986;5:425-428.

Sepulveda W, Romero R, Qureshi F, et al: Prenatal diagnosis of enterolithiasis: A sign of fetal large bowel obstruction. J Ultrasound Med 1994;13:581-585.

Shalev E, Weiner E, Zuckerman H: Prenatal ultrasound diagnosis of intestinal calcifications with imperforate anus. Acta Obstet Gynecol Scand 1983;62:95-96.

Stoll C, Alembik Y, Roth MP, Dott B: Risk factors in congenital anal atresia. Ann Genet 1997;40:197-204.

Tongsong T, Wanapirak C, Piyamongkol W, Sudasan J: Prenatal sonographicdiagnosis of VATER association. J Clin Ultrasound 1999;27:378-384.

Vermesh M, Mayden KL, Confino E, et al: Prenatal sonographic diagnosis of Hirschsprung's disease. J Ultrasound Med 1986;5:37-39.

Vintzeilos AM, Campbell WA, Nochimson DJ, Weinbaum PJ: Antenatal evaluation and management of ultrasonically detected fetal anomalies. Obstet Gynecol 1987;69:640-660.

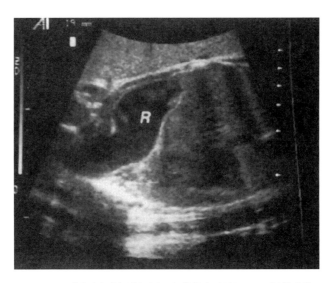

图 6.1.1 胎儿腹部的冠状视图。肠管扩张可见(R)。可见扩张的直肠和乙状结肠。分娩后发现肛门闭锁。

6.2 十二指肠闭锁

流行病学/遗传学

定义 十二指肠闭锁是指十二指肠的管腔完全闭塞,是先天性小肠闭锁最常见的类型。

流行病学 在活产儿中的发生率是 1:10 000,且 1/3 是 21 – 三体。

胚胎学 胚胎发育到第 5 周,十二指肠的内腔由增生的上皮填充。内腔通常在第 11 周恢复通畅,再通失败导致十二指肠闭锁。相关异常发生在 30% ~ 50% 的患者,其中包括骨骼畸形(脊椎,肋骨,骶骨发育不全,桡骨异常,马蹄内翻足),胃肠道异常(环状胰腺,食道闭锁,气管食管瘘,肠旋转不良,梅克尔憩室,肛门闭锁),心脏畸形和肾脏畸形。已报告超过 15 个基因,染色体和某些少见的综合征与十二指肠闭锁相关。

遗传模式 一般散发,罕见的家族性报告。

致畸剂 妊娠期糖尿病。

预后 死亡率与相关的异常或早产相关,可高达 15%。所有孤立的十二指肠闭锁病例基本上都能成功的手术修复。

超声检查

超声发现

1. *胎儿*:"双泡征"可见扩大的流体填充胃和幽门部被分离的十二指肠近端。可见胃充盈,远侧至十二指肠的肠管没有充盈液体。

2. *羊水*:羊水过多多见,部分直到 24 周后出现。

3. *胎盘*:正常。

4. *测量数据*:因为胃扩张腹围可能增加。

5. *可识别孕周*:可能早在 18 ~ 20 周检测到,但直到 24 周前外表可能是正常的。

难点

1. 正常胃有明显的突出切迹角可能会误认为"双泡征"的迹象。

2. 羊水量是正常的,重复检查不一定出现持续胃扩张。胆囊充满胆汁,其他右上腹 1/4 象限囊性肿块,如胆总管囊肿或肝囊肿都可能会被误诊为扩张的十二指肠。适当改变扫查角度可显示胃和十二指肠

是相连的两个囊状结构。

还需要检查的部位

1. 寻找唐氏综合征的超声征象(有 30% 的关联)。

2. 骨骼脊柱椎体畸形问题常见,桡侧列问题/缺损,马蹄内翻足可见。

3. 其他消化道畸形,如肠旋转不良,其他消化道闭锁以及梅克尔憩室。

4. 没有唐氏综合征的患儿也可发生心血管畸形与十二指肠闭锁。

5. 泌尿生殖系统畸形,如肾积水和多囊性发育不良肾。

6. 羊水过多应检查宫颈,看宫颈管是否长期闭合。

鉴别诊断

1. 环状胰腺——胰腺的超声声像图表现难以区别。

2. 十二指肠狭窄——阻塞部位通常是在一个更远端的水平。

3. Ladd 带——典型的梗阻部位在十二指肠的第三部分。

4. 近端空肠闭锁——整个十二指肠和近端空肠扩张。

5. 中段肠扭转——可见较多扩张小肠。

6. 近端小肠重复——可见正常大小的胃泡。

妊娠管理

需要进行的检查和咨询 需要与小儿外科医生咨询商量新生儿管理。进行羊膜穿刺术,经皮脐血取样,绒毛取样胎儿染色体检查。因为与心脏异常的相关性高(20%),即使没有 21 – 三体,详细的胎儿超声心动图检查也是必要的。

胎儿宫内干预 无必要干预。反复羊膜腔穿刺对延长妊娠无益。

胎儿监测 发病的诊断通常是由因为羊水过多。大多数情况下会发生早产,早产的护理将是围产期的护理目标。定期检查防治早产,并为早期保胎治疗做准备。

孕期进程 主要产科并发症是严重羊水过多与

早产。

终止妊娠　染色体核型正常的胎儿不会建议终止妊娠,因为手术修复后预后良好。即使在患有唐氏综合征的胎儿,是否终止妊娠取决于十二指肠闭锁后期的临床表现。

分娩　应在能够管理早产儿和可进行适当手术的医院分娩。

新生儿学

复苏　消化道高位阻塞,反刍胆汁分泌物染色导致羊水呈绿色,会误认为出现了子宫内胎粪污染。和胎粪吸入一样,胆汁性物质误吸对肺同样有害,应尽量防止其发生。发生胎儿宫内窘迫的原因不止结构异常,如果有其他胎儿宫内窘迫的征象,考虑发生了误吸而在呼吸开始前行喉镜检查及支气管吸引是较安全的做法。

如果该流体是薄的和无颗粒物又缺乏胎儿窘迫的其他标记,呼吸道仪表可能没有指示。

如果因为呼吸抑制需要使用正压通气,应避免使用球囊面罩通气以减少胃肠胀气的可能性。

如果有或怀疑高位梗阻(羊水过多或其他超声所见),新生儿转出产房前应排空胃,以减少反流和误吸的风险。

转诊　转移到三级中心小儿外科中心。口胃 - 胃肠减压和维持静脉输液在新生儿转诊过程中是必不可少的。

检查和确诊　最好的诊断方法是通过的腹部 X 线片或超声声像检查。疑为上消化道梗阻,空气是一种优质、安全的造影剂。经典征象是 X 线片显示空气填充的胃和十二指肠近端的"双泡征"。

同时,其他相关异常也能得到诊断、评估。

护理管理　需要心肺复苏术者,首要任务是根据需要提供心肺支持与氧气、液体和通气支持。

以最迅速和可靠的途径建立静脉通道,给予体液和电解质支持。如果怀疑液体积聚在第三间隙或脱水,应该增加输注速率,直到有尿液生产。

鼻胃管减压应保持尽量减少误吸和呼吸并发症的风险,在足够的肠内摄入建立之前通常有一个显著的间隔期,需要在术后期间建立肠外营养。

手术治疗

术前评估　急诊处理包括影像学上消化道造影或灌肠 X 线检查,以排除肠旋转不良和潜在肠扭转。

如果可以排除这些病变,那么手术可以推迟足够长的时间来排除包含 VACTERL 等显著畸形。

手术指征　如可在术前排除相关的肠旋转不良,那么有半数的病例需选择手术治疗十二指肠闭锁的手术是择期手术。也就是说,根据患者可能出现的相关的异常情况进行评估后且患者的情况稳定,该手术可以安全地推迟。

手术进程　立即建立鼻胃管减压以及静脉输液管理。手术难点通常发生在十二指肠第二至第三部分,常与奥迪括约肌密切关联。所选择的操作是十二指肠与十二指肠或十二指肠空肠吻合术。扩张的十二指肠近端可有蠕动不佳与整个吻合口排空缓慢,可能使肠内营养延迟。可通过中心静脉全肠外营养,或者经空肠吻合术的胃空肠管喂养可用于早期肠内营养。

合并 VACTERL 消化道畸形如食管闭锁伴气管食管瘘或肛门闭锁,必须考虑手术修复。

手术结果/预后　可能致命的问题出现在有 20% 心脏畸形的患者身上,死亡率、术后慢性并发症发生率高。单纯十二指肠闭锁预后良好,存活率大于 95%。

参考文献

Barss VA, Benecerraf BR, Frigoletto FD Jr: Antenatal sonographic diagnosis of fetal gastrointestinal malformations. Pediatrics 1985;76: 445-449.

204 Chapter 6—Gastrointestinal System Cragun JD, Martin ML, Moore CA, Khoury MJ: Descriptive epidemiology of small intestinal atresia, Atlanta, Georgia. Teratology 1993; 48:441-450.

Dalla Vecchia LK, Grosfeld JL, West KW, et al: Intestinal atresia and stenosis: A 25 - year experience with 277 cases. Arch Surg 1998;133: 490-496.

Fonkalsrud EW, DeLorimier AA, Hays DM: Congenital atresia and stenosis of the duodenum: A review compiled from the members of the Surgical Section of the American Academy of Pediatrics. Pediatrics 1969;43: 79-83.

Haller JA Jr, Tepas JJ, Pickard LR, Shermeta DW: Intestinal atresia: Current concepts of pathogenesis, pathophysiology, and operative management. Am Surg 1983;49:385-391.

Irving IM: Duodenal atresia and stenosis: Annular pancreas. In Lister J, Irving IM (eds): Neonatal Surgery, 3rd ed. London, Butterworths, 1990.

Kimura K, Tsugawa C, Ogawa K, et al: Diamond - shaped anastomosis for congenital duodenal obstruction. Arch Surg 1977;112:1262-1263.

Mooney D, Lewis JE, Connors RH, Weber TR: Newborn duodenal atresia: An improving outlook. Am J Surg 1987;153:347-349.

Nelson LH, Clark CE, Fishburne JI, et al: Value of serial sonography in the in utero detection of duodenal atresia. Obstet Gynecol 1982;59: 657-660.

Nixon HH, Tawes R: Etiology and treatment of small intestinal atresia: Analysis of a series of 127 jejunoileal atresias and comparison with 62 duodenal atresias. Surgery 1971;69:41-51.

Nyberg DA: Intra - abdominal abnormalities. In Diagnostic Ultrasound of Fetal Anomalies: Text and Atlas. St. Louis, Mosby - Year Book, 1990, pp 352-355.

Rescorla FJ, Grosfeld JL: Intestinal atresia and stenosis: Analysis of survival in 120 cases. Surgery 1985;98;668-676.

Romero R, Jeanty P, Gianluigi P, et al: The prenatal diagnosis of duodenalatresia: Does it make any difference? Obstet Gynecol 1988;71: 739.

Touloukian RJ: Intestinal atresia and stenosis. In Ashcraft KW, Holder TM (eds): Pediatric Surgery, 2nd ed. Philadelphia, WB Saunders, 1993, pp 305-319.

Wayne ER, Burrington JD: Management of 97 children with duodenal obstruction. Arch Surg 1973;107:857.

Wesley J, Mahour GH: Congenital intrinsic duodenal obstruction: A 25 year review. Surgery 1977;82:716-720.

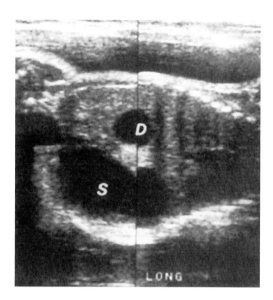

图 6.2.1 胎儿腹部冠状视图。可以看出两个囊状结构是胃(S)的主体和十二指肠球部(D)。羊水过多。

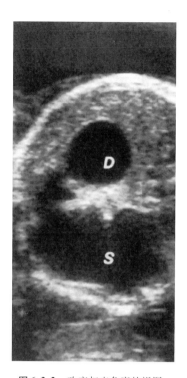

图 6.2.2 改变扫查角度的视图，显示连接两个囊状结构胃(S)和十二指肠(D)之间的幽门可见。

6.3 小肠闭锁或狭窄

流行病学/遗传学

定义 非十二指肠闭锁的,大或小肠段的肠管腔先天性闭塞。

流行病学 小肠闭锁发生率是$(2 \sim 3)/10\,000$活产儿(其中,空肠50%;回肠43%;多发7%),结肠闭锁发生率在$1/20\,000$活产儿。

胚胎学 单纯肠梗阻被认为是由于低血压、血管意外、肠扭转、肠套叠或血管畸形导致缺血性损伤。44%的病例调查结果有相关异常发现,包括小于胎龄儿(30%),胎粪性腹膜炎(12%),胎粪性肠梗阻(10%),囊性纤维化(15%),脐膨出(7.5%),腹裂(12.5%),肠旋转不良,肛门闭锁,心血管畸形(7%),染色体异常(7%)。与超过15个基因,染色体和微缺失综合征相关。

遗传模式 罕见的常染色体隐性遗传综合征,有报道包括多发性肠梗阻和空肠闭锁。约25%的空肠和回肠闭锁病例有囊性纤维化(常染色体隐性遗传)。

致畸剂 沙利度胺和可卡因。

预后 孤立的结肠闭锁85%以上预后是极好,大多数的死亡病例是由于短肠综合征。1/3的病例可产前诊断,近端闭锁提示预后不良。预后取决于相关的异常和(或)综合征。

超声检查

超声发现

1.**胎儿**:可见腹部近端狭窄或闭锁段内多个扩张充满液体的肠袢。由于大肠和小肠都或多或少以相同状态的大小存在子宫腔内,超声波可能难以确定梗阻的确切部位,小肠扩张更为常见。其中有平行固定肠袢的影像与肠扭转有关。MRI有益于确定梗阻的部位。

2.**羊水**:通常存在羊水过多且近侧闭锁症状更加严重。大肠梗阻往往与羊水过多无关。

3.**胎盘**:正常。

4.**测量数据**:腹围测量可能因为肠道扩张增大。

5.**可识别孕周**:通常在24周后检测。

难点

1.囊性腹部肿块,如肠套叠,肠系膜和卵巢囊肿,可能会与扩张的肠袢混淆。

2.肾积水和输尿管积水或巨大的多囊性肾脏也可能与充满液体、扩张的肠道混淆。然而,肾脏畸形很少与羊水过多有关。

3.在宫腔内,小肠和大肠的大小大致相等。肠显著扩张更加导致小肠闭锁,尤其是有羊水过多时。肠管的分布状态对于确定大肠还是小肠梗阻的价值是有限的。

鉴别诊断

1.肠扭转或大或小的肠扩张的循环圈中,彩色血流超声显示有开放的肠系膜血管的强回声区。明显扩张肠管的短段可以形成一个椭圆形相邻的囊性包块。可能存在腹水。

2.胎粪性肠梗阻。

3.先天性高氯性腹泻。

还需要检查的部位

1.胎粪性腹膜炎(腹水,腹腔内钙化或囊肿)发生在6%~12%的肠穿孔病例。

腹水或胎粪囊肿均可见(见章节6.6)。

2.常见相关肠异常,包括肠旋转不良,肠扭转,肠重复,腹裂和其他肠道梗阻(肛门直肠,食道,结肠)。

3.不到5%肠外异常位于在小肠梗阻远端朝向十二指肠。

妊娠管理

需要进行的检查和咨询 需要进行胎儿染色体检查。如果超声结果提示胎粪性肠梗阻,应排除囊性纤维化。进行胎儿超声心动图检查排除心脏畸形。与小儿外科医生会诊制订管理计划。

胎儿监测 早产儿的高风险使得强制性的产前检查成为下一个围产期学家、医生的研究方向。超声检查应每3~4周进行检查检测羊水过多和监护肠扩张的程度。羊水过多的危害极少超过空肠扩张的危害。必须仔细评估早产的迹象。

孕期进程 近端空肠的病变和更高位置的病例早产的风险高。

终止妊娠 基于这些畸形后期的临床表现及其

手术矫正的可能性,很少考虑终止妊娠。

分娩 一般情况下,应该是在简易的设施和适当的支援服务下进行分娩处置。从理论上讲,大量的肠扩张的情况下提前分娩可能有利,但目前没有数据支持该理论。

新生儿学

复苏 高位梗阻,羊水可能是绿色的反刍胆汁分泌物污染,会误认为出现了宫腔内胎粪污染。如胎粪吸入、胆汁性物质进入肺部也同样有害,应尽一切努力,防止其发生吸入。通常是因为结构异常等,发生胎儿宫内窘迫。如果有其他不良迹象,安全的做法是准备吸痰,因此,在新生儿呼吸前备好喉镜和气管呼吸器。如果吸出液体稀薄无颗粒物又缺乏胎儿窘迫的其他标记,呼吸道仪表可能没有指示。

如果因为呼吸抑制需要使用正压通气,应避免使用球囊面罩通气以减少胃肠胀气的可能性。

如果有已知或怀疑高位梗阻(羊水过多或其他超声所见),在婴儿出产房之前,应该排空胃,以减少反流和误吸的危险。

已知或怀疑远端梗阻,通常不需特殊复苏。

转诊 建议转移到三级儿童外科中心。胃肠减压和维持静脉输液在新生儿转诊过程中是必不可少的。

检查和确诊 诊断最好的方式是腹部 X 线片和超声检查。怀疑上尿路梗阻者空气是优质、安全的造影剂。典型的声像是多个肠袢和液气平面紧随未显影/无回声的远端肠管。

应进行相关的其他异常诊断评估。

护理管理 如果需要进行心肺复苏术,首要任务是根据需要采取吸氧、静脉输液并通气支持。应以最迅速和可靠的途径来建立静脉通道、体液和电解质的支持。"第三间隙"或怀疑脱水,应该增加输注速率,直到有尿液产生。

应保持口胃减压以尽量减少误吸和呼吸并发症发生的风险。

通常由于足够的肠内摄入期间之前有一个显著的间隔,肠外营养通常需要在术后建立。

手术治疗

手术指征 所有新生儿小肠梗阻均需要手术治疗。

手术类型 婴幼儿立即进行胃肠减压和保持静脉通道开始抗生素抗菌治疗,然后剖腹探查术。

手术修补通常是扩张近端小肠的一部分的切除和改良性的端－端或端－侧吻合术的。如果闭锁肠管涉及肠管的很大一部分,可能会导致潜在的短肠综合征。

在这种情况下,要利用扩张肠管近端变细的肠管一期吻合,这就避免了长度的损失增加,有利于早期肠道功能恢复,并削弱近端肠管细菌过度生长。使用近端肠造口保留术仅用于严重胎粪性腹膜炎或穿孔与细菌污染和继发性腹膜炎的情况。

手术结果/预后 长期预后主要与肠管长度和剩余的小肠和(或)诸如囊性纤维化等相关畸形的功能能力相关。简单的短段肠道闭锁预后良好。大面积肠闭锁可能会导致短肠综合征。保持静脉营养婴儿可以存活,但经过渐进性加重的肝功能异常与门静脉高压症最终导致死亡。

参考文献

Benachi A, Soniogo P, Jouannic J: Determination of the antenatal intestinal occulusion by magnetic resonance imaging. Ultrasound Obstet Gynecol 2001;18:163-165.

Cragun JD, Martin ML, Moore CA, Khoury MJ: Descriptive epidemiology of small intestinal atresia, Atlanta, Georgia. Teratology 1993;48:441-450.

Dalla Vecchia LK, Grosfeld JL, West KW, et al: Intestinal atresia and Section 6.3—Small Bowel Atresia or Stenosis 207 stenosis: A 25 – year experience with 277 cases. Arch Surg 1998;133:490-496.

DeLorimier AA, Fonkalsrud EW, Hays DM: Congenital atresia and stenosis of the jejunum and ileum. Surgery 1969;65:819-827.

Haller JA Jr, Tepas JJ, Pickard LR, Shermeta DW: Intestinal atresia: Current concepts of pathogenesis, pathophysiology, and operative management. Am Surg 1983;49:385-391.

Howard ER, Othersen HB: Proximal jejunoplasty in the treatment of jejunal atresia. J Pediatr Surg 1973;8:685-690.

Kimble RM, Harding J, Kolbe A: Additional congenital anomalies in babies with gut atresia or stenosis: When to investigate, and which investigation. Pediatr Surg Int 1997;12:565-570.

Kjoller M, Holm – Nielsen G, Meiland H, et al: Prenatal obstruction of the ileum diagnosed by ultrasound. Prenat Diagn 1984;5:427.

Lister J: Intestinal atresis and stenosis, excluding the duodenum. In ListerJ, Irving IM (eds): Neonatal Surgery. London, Butterworths, 1990.

Louw J: Resection and end to end anastomosis in the management of atresia and stenosis of the small bowel. Surgery 1967;62:940-950.

Nixon HH, Tawes R: Etiology and treatment of small intestinal atresia: Analysis of a series of 127 jejunoileal atresias and comparison with 62 duodenal atresias. Surgery 1971;69:41-51.

Nyberg DA: Intra – abdominal abnormalities. In Diagnostic Ultrasound of Fetal Anomalies: Text and Atlas. St. Louis, Mosby – Year Book, 1990, pp 355-358.

Rescorla FJ, Grosfeld JL: Intestinal atresia and stenosis: Analysis of survival in 120 cases. Surgery 1985;98:668-676.

Rickham PP, Karplus M: Familial and hereditary intestinal atresia. Helv Paediatr Acta 1971;26:561-564.

Samuel N, Dicker D, Feldberg D, Goldman JA: Ultrasound diagnosis and management of fetal intestinal obstruction and volvulus in utero. J Perinat Med 1984;12:333-337.

Schild RL, Hansmann M: Small bowel atresia: Antenatal intestinal vascularaccident or parvovirus B19 infection? Ultrasound Obstet Gynecol 1998;11:227.

Tam PK, Nicholls G: Implications of antenatal diagnosis of smallintestinalatresia in the 1990s. Pediatr Surg Int 1999;15:486-487.

Touloukian RJ: Intestinal atresia and stenosis. In Ashcraft KW, Holder TM (eds): Pediatric Surgery, 2nd ed. Philadelphia, WB Saunders, 1993, pp 305-319.

Verpairjkil B, Charoenvidhya S, Tanawattanachavaoen S, et al: Fetal intestinal volvulus: Clinicosonographic findings. Ultrasound Obstet Gynecol 2001;18:186-187.

Yoo SJ, Park KW, Cho SY, et al: Definitive diagnosis of intestinal volvulus in utero. Ultrasound Obstet Gynecol 1999;13:200-203.

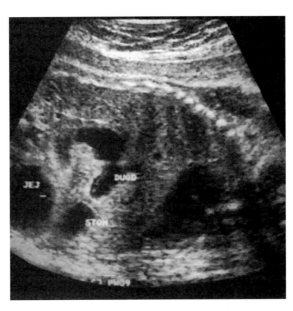

图 6.3.1 空肠闭锁。可见大于 2.5 cm 的扩张小肠。相对较少的扩张肠袢,羊水过多。考虑诊断高位小肠梗阻。

6.4 腹裂畸形

流行病学/遗传学

定义 腹裂畸形是宫腔内胎儿腹腔内脏经脐旁腹壁缺损脱出。

流行病学 发生率是1:4000活产儿(男女之比为1:1)。

胚胎学 原因复杂,在某些情况下发育过程中的偶然事件和错误导致腹壁右脐肠系膜动脉发育异常梗死和坏死导致脐带根部缺损。在腹裂病例中,有脐带完好、内侧缺损,也有合并肠道增厚、水肿、化脓。过去认为,这些异常是由于羊水的刺激作用导致的,但目前认为原因更可能是脐旁的血管通过扭曲来弥补腹壁小缺损的结果。大约5%～10%的病例有肠道梗阻等胃肠道异常。几乎都存在肠旋转不良。肠外异常发生的小于5%。

遗传模式 罕见家族性复发,一些孤立的腹裂呈常染色体显性遗传。

筛查 孕妇血清甲胎蛋白测定能发现超过95%的腹裂胎儿。腹裂胎儿孕妇血清甲胎蛋白水平是7.0 MOM。10%～15%受影响的婴儿有长期的发育障碍。

致畸剂 未知。

预后 在现代外科治疗和新生儿学重症监护室诊疗条件下活婴的存活率大于90%。

超声检查

超声发现

1. *胎儿*:小和(或)大肠通过前腹壁疝出。肠管几乎总是位于右侧而不是左下腹。流出的肠管位于脐静脉的左侧。如果前腹壁缺损小,肠管在腹内或腹外均有扩张。小肠内径扩张大于1.8 cm与长期发病率、死亡率有关。肠旋转不良常见,所以胃可发生颠倒或错位。胃和(或)膀胱可被包裹在腹裂内容物中。由于膀胱膨出可发生继发肾积水。

2. *羊水*:羊水量通常正常或轻度减少。如果肠道梗阻可出现羊水过多,提示预后较差。

3. *胎盘*:正常。

4. *测量数据*:胎儿宫内发育迟缓常见。因为腹裂一些肠管脱出,腹围测量不可靠。

5. *可识别孕周*:13周。小于13周,有可能是生理性肠疝。

难点

1. 缠绕腹部的脐带可能被误认为外在的腹部肠管。

2. 大量病例因羊水过少和晚孕期易发生胎儿胎体俯曲,容易误诊。

鉴别诊断

1. 肢体–体壁综合征——腹裂是该综合征的一个组成部分,但除此之外,肝脏疝出腹外,有脊柱和肢体的问题。

2. 脐膨出破裂——极其罕见,实体肝脏以及肠管,通常是腹部外面。

3. 胎儿腹部扭曲的脐带——彩色多普勒超声检查会显示血流。

还需要检查的部位

1. 在腹部或腹裂部找到大于18 mm的肠扩张。这一发现与经口进食延迟时间具有低度关联性。

2. 检查胃的位置旋转不良。

3. 寻找其他异常。破裂脐膨出膨出物只含有肠管,超声无法区分是否与染色体异常有关。

妊娠管理

需要进行的检查和咨询 虽然染色体异常的风险低,但仍应与患者讨论羊膜穿刺术胎儿染色体产前诊断。所有腹裂畸形胎儿应进行胎儿超声心动图检查。应与家属就新生儿状况到小儿外科新生儿转诊、管理问题进行了深入探讨。

胎儿监测 由于可能需要早期干预,需安排在三级医院监护。应每3～4周超声检查检测胎儿肠管增厚和/或扩张的程度,评估胎儿生长状况。胎儿的评估如果有证据表明胎儿生产发育迟缓,应进行非应激试验。有些作者建议在30孕周和以后开始生物物理测试每周一次持续到分娩。

孕期进程 胎儿腹裂合并胎儿宫内生长受限的发病率增加可能使产科处理复杂化。近1/3的病例发生早产。

终止妊娠 对终止妊娠的方法没有特别需要关

注的问题。超声检查肠管正常的胎儿,足月分娩为宜。分娩方式是有争议的。研究表明,剖宫产比阴道分娩没有明显的好处,但最近 Sakala 等的一项研究发现选择性剖宫产较阴道分娩有助于改善围产儿结局。肠道扩张和(或)增厚的胎儿,胎儿肺成熟,可以提前分娩改善预后。可能的分娩地点应有儿童外科医生和三级新生儿重症单元。

新生儿学

复苏　除非并发早产相关的呼吸窘迫,呼吸开始通常不需要协助。如果需要辅助通气,为避免胃肠胀气,应禁用球囊面罩。

主要应关注的是受挤压肠道的保护。必须小心避免肠袢扭转,否则将加重灌注损伤。如果有显著的肠管扩张,肠系膜血管因穿过腹壁缺损而扭曲,导致灌注减少/不足。迅速进行胃肠减压是很重要的。肠管应覆盖温暖的盐水浸泡过的纱布并避免扭转,应装在无菌塑料袋中并与躯干固定("肠袋")。这不仅降低了热和水分损失也降低了表面污染的可能性。

转诊　转移到有小儿外科医生的三级中心。在运输过程中提供肠道护理。建立可靠的静脉通路和平衡电解质溶液。胃肠减压必不可少。

检查和确诊　一旦婴儿已经从最初的手术恢复同时暴露的肠管被覆盖,如有相关的异常应排除其他诊断。

护理管理　在手术修复时间之前保护肠管和如前面所述的静脉输液支持治疗。

某些情况下,术后早期可能有必要提供通气支持,因为腹内压减少有可能会使被挤出肠管回入腹腔。

在术后恢复期需要肠外营养,因为足够的肠内摄入建立之前总有一个显著的间隔期。

手术治疗

术前评估　即时新生儿转诊的目标是保持新生儿的体温,避免暴露肠管表面多余的水分流失,防止进一步的表面污染,使暴露的肠袢保持循环。

鼻胃管减压是必要的,开始以正常基础维持率1.5 倍计算静脉输液量。同时广谱抗生素治疗。

手术指征　所有腹裂新生儿出生后不久均需要手术治疗。

手术类型　手术修复包括评估露出的内脏和缩小扩大腹壁开口。轻轻拉伸腹壁并试着将腹部内容

物回纳到腹腔。如果通过胃内压或膀胱内压测量腹内压力小于 20 mmHg,可实现一期筋膜闭合。如果腹腔内压力过大,必要时临时利用覆盖硅橡胶/涤纶腹腔内袋或应用横向皮瓣筋膜延迟关闭。前一种方法,在随后的 5~7 天肠管已逐渐减少进入到腹腔内部则需要次级筋膜闭合。后者,次级筋膜闭合需要几个月的时间。这两种技术都可能导致感染和慢性切口疝。

并发症　婴儿可能发生裸露肠袢的宫内肠缺血需要切除和初级吻合肠管或因肠坏死需临时肠造口。一期或二期修复过程取决于化学性腹膜炎的程度与排便,是目前肠管手术的"铺垫"。大多数患儿肠内营养欠佳与延迟的肠道功能有关。因此,中心静脉通路和早期完全胃肠外营养是必需的。长期胃肠外营养和肝功能衰竭存在潜在并发症,"短肠"综合征可能是一个突出的功能问题。

手术结果/预后　最终的生存率接近 90%。由于上述技术(手术)原因所导致的小肠腔/吻合口无法闭合将导致预后不良。术后感染和延迟的总肠内营养是主要的急性和慢性并发症。主要问题是伴有肺发育不全和慢性呼吸功能不全需要长期通气支持。

参考文献

Axt R, Quijano F, Boos R, et al: Omphalocele and gastroschisis: Prenatal diagnosis and peripartal management. A case analysis of the years 1989-1997 at the Department of Obstetrics and Gynecology, University of Homburg/Saar. Eur J Obstet Gynecol Reprod Biol 1999;87:47-54.

Boyd PA, Bhattacharjee A, Gould S, et al: Outcome of prenatally diagnosedanterior abdominal wall defects. Arch Dis Child Fetal Neonatal Ed 1998;78:F209-213.

Chescheir NC, Azizkhan RG, Seeds JW, et al: Counseling and care for the pregnancy complicated by gastroschisis. Am J Perinatol 1991;8: 323-329.

Colombani PM, Cunningham MD: Perinatal aspects of omphalocele and gastroschisis. Am J Dis Child 1977;131:1386-1388.

Dunn JC, Fonkalsrud EW, Atkinson JB: The influence of gestational age and mode of delivery on infants with gastroschisis. J Pediatr Surg 1999; 34:1393-1395.

Forrester MB, Merz RD: Epidemiology of abdominal wall defects, Hawaii, 1986-1997. Teratology 1999;60:117-123.

Fries MH, Filly RA, Callen PW, et al: Growth retardation in prenatally diagnosed cases of gastroschisis. J Ultrasound Med 1993;12:583-588.

Guzman ER: Early prenatal diagnosis of gastroschisis with transvaginal ultrasonography. Am J Obstet Gynecol 1990;162:1253-1254.

Hoyme HE, Jones MC, Jones KL: Gastroschisis: Abdominal wall disruption secondary to early gestational interruption of the omphalomesenteric artery. Semin Perinatol 1983;7:294-298.

Ikhena SE, DeChazal RC, Konje JC: Gastroschisis associated with bladder evisceration complicated by hydronephrosis presenting antenatally. Ultrasound Obstet Gynecol 1999;13:370-372.

Irving IM: Umbilical abnormalities. In Lister J, Irving IM (eds): Neonatal Surgery. London, Butterworths, 1990.

Kushnir O, Izquierdo L, Vigil D, Curet LB: Early transvaginal sonographic diagnosis of gastroschisis. J Clin Ultrasound 1990;18:194-197.

Langer JC, Khanna J, Caco C, et al: Prenatal diagnosis of gastroschisis: Development of objective sonographic criteria for predicting outcome.

Obstet Gynecol 1993；81；53-56.

Luck SR，Sherman JO，Raffensperger JG，Goldstein IR：Gastroschisis in 106 consecutive newborn infants. Surgery 1985；98；677-683.

Nakayama DK，Harrison MR，Gross BH，et al：Management of the fetus with an abdominal wall defect. J Pediatr Surg 1984；19；408-413.

Paidas MJ，Crombleholme TM，Robertson FM：Prenatal diagnosis and management of the fetus with an abdominal wall defect. Semin Perinatol 1994；18；196-214.

Palomski GE，Hill LE，Knight GJ：Second－trimester maternal serum alpha－fetoprotein levels in pregnancies associated with gastroschisis and omphalocele. Obstet Gynecol 1988；71；906.

Perrella RR，Ragavendra N，Tessler FN，et al：Fetal abdominal wall mass-detected on prenatal sonography：Gastroschisis vs omphalocele. AmJ Roentgenol 1991；157；1065-1068.

Philippart AI，Canty TG，Filler RM：Acute fluid volume requirementsin infants with anterior abdominal wall defects. J Pediatr Surg 1972；7；553-558.

Rankin J，Dillon E，Wright C：Congenital anterior abdominal wall defect-sin the north of England，1986-1996：Occurrence and outcome. Prenat Diagn 1999；19；662-668.

Reiss RE，Landon MB，Jayanth VR，et al：Functional urinary tract obstruction developing in fetuses with isolated gastroschisis. Ultrasound Obstet Gynecol 2000；15；194-198.

Rubin SZ，Martin DJ，Ein SH：A critical look at delayed intestinal motility-in gastroschisis. Can J Surg 1978；21；414-416.

Sakala EP，Erhard LN，White JJ：Elective caesarean section improvesout-comes of neonates with gastroschisis. Am J Obstet Gynecol1993；169；1050-1053.

Swartz KR，Harrison MW，Campbell JR，Campbell TJ：Ventral herniain the treatment of omphalocele and gastroschisis. Ann Surg 1985；201；347-350.

Yang P，Beaty TH，Khoury MJ，et al：Genetic－epidemiologic study of omphalocele and gastroschisis：Evidence for heterogeneity. Am J Med Genet 1992；44；668-675.

Yaster M，Scherer TL，Stone MM，et al：Prediction of successful primary closure of congenital abdominal wall defects using intraoperative measurements. J Pediatr Surg 1989；24；1217-1220.

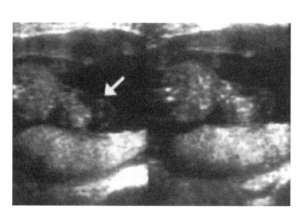

图 6.4.1　腹裂。肠管从脐带的右侧脱出（箭头示）。

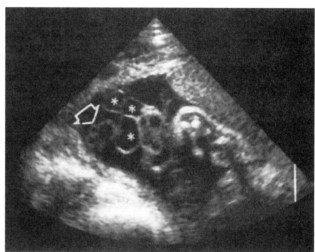

图 6.4.2　腹裂。胎儿腹部充满液体的肠袢（＊）。请注意不同形态（空箭头示）的两个小脐动脉循环。腹裂肠袢可能被误认为脐带。

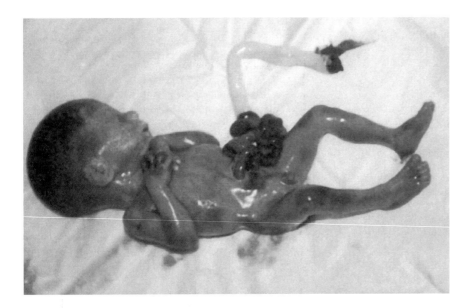

图 6.4.3 22 周单纯腹裂的胎儿。注意腹部小肠从腹部脐带右侧挤压出。

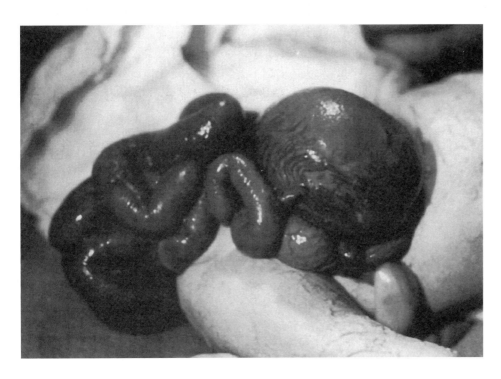

图 6.4.4 腹裂新生儿胃和小肠通过右侧脐旁腹壁挤出。

6.5 肝肿瘤

流行病学/遗传学

定义 儿童最常见的肿瘤中肝肿瘤位居第十位。肝脏恶性肿瘤必须与良性肝肿瘤和非肿瘤性肝病区分开来。50%的原发性肝肿瘤几乎都是良性的。年龄较大的儿童,肝脏肿瘤往往代表转移性疾病(神经母细胞瘤,肾母细胞瘤),而不是原发恶性肿瘤。

流行病学 发生率是1.6/1 000 000活产儿。肝母细胞瘤,男女之比为1.3∶1;血管瘤,男女之比为1.3∶1。

胚胎学 未知。肝母细胞瘤合并偏身肥胖时,常与Beckwith-Wiedemann综合征,膈疝和脐疝,Meckel憩室,肾脏畸形有关。肝母细胞瘤表现为腹部肿块,按年龄,1岁时检出率60%,3岁时检出率90%。最常见为幼儿海绵状血管瘤,可产生巨大包块。弥漫性先天性多发性血管瘤是一种罕见疾病,如果有大的肝-房室分流可与心脏衰竭和水肿存在。也可能发生孤立的肝房室分流与水肿。

遗传模式 散发。

致畸剂 未知。

其他检查 出生后,肝母细胞瘤与升高的血清的α-胎蛋白的水平(66%)和肿瘤内钙化(30%)相关。CT和MRI可提示诊断。多普勒血流检查有助于区分良性血管瘤与肝母细胞瘤。

预后 婴幼儿肝血管瘤合并心脏衰竭或水肿预后不佳。

最初可切除肿瘤的肝母细胞瘤患儿3年生存率超过90%,最初不能切除肿瘤而进行化疗的患儿65%,肿瘤转移者只有10%~20%。

超声检查

超声发现

1. 胎儿

(1)血管瘤和血管内皮细胞瘤:

1)典型征象是肝内强回声肿块,常含无回声区。血供丰富,有明显的囊性区可被证明是血管区域。

2)动静脉次级分流通过包块导致水肿可能导致皮肤增厚,腹水,胸水;胎盘瘤。(这两种情况都是类似的良性的包块声像图)血管瘤是最常见的胎儿肝内肿瘤。

(2)间叶性错构瘤:

1)典型的回声团块呈蜂窝状大小不等的囊肿。

2)肿瘤无血供分布增加。

3)其他良性的,非血供丰富的包块包括肝腺瘤和先天性紫斑性肝炎。

(3)肝母细胞瘤:多发血管囊性和实性区域。非免疫性水肿继发于肝母细胞瘤。宫内发现肿瘤非常罕见。

(4)肝脏转移。通常来自神经母细胞瘤。这些都是缺血性回声增强包块。

2. **羊水**:由于消化道压迫,羊水过多常见。

3. **胎盘**:除非有水肿,一般正常。

4. **测量数据**:腹围可能增大。

5. **可识别孕周**:血管瘤能在16周检测。

还需要检查的部位

1. 寻找非免疫性水肿的证据。

2. 体内血管瘤可能存在于别处,特别是皮肤。

妊娠管理

需要进行的检查和咨询 必需的,因为许多肝肿瘤与胎儿水肿的发展有关,胎儿超声心动图可检测出心功能失代偿的早期证据。

胎儿宫内干预 没有有效的方法。

胎儿监测 定期的超声检查,检测包块的大小、水肿的早期迹象,评估羊水体积。如果有胎儿受危害的迹象,有必要进行生物物理外形检测。

孕期进程 羊水过多和胎儿水肿是肝肿瘤的常见并发症。

终止妊娠 病理诊断证实是必不可少的;得到适当的组织样本就可以了,没必要一个完整的胎儿。

分娩 血液进入肿瘤的风险未知,但剖宫产可能是更好的选择。在三级医疗中心分娩以便对新生儿进行及时评估和治疗至关重要。

新生儿学

复苏 肿瘤的类型、大小,肿瘤的全身表现可能影响复苏管理。血管瘤和(或)大的、固体、浸润的肿瘤，可能并发充血性心脏衰竭和水肿。只要存在任一症状，在产后应立即进行针对呼吸和循环过渡处理。此外，巨大的腹部肿块可能导致难产也可能导致外伤，造成内脏和窒息伤害。因此，需要补液容积扩张，其次输注红细胞，前者在于纠正酸中毒后者作为介入复苏的一部分。如果没有任何并发症，胎儿分娩时，通常不需要特殊的复苏措施。

转诊 需转诊到具有儿科和外科各专科的三级医院。如果有心肺受到危害的证据，运输应该由有经验的新生儿人员进行。

检查和确诊 血管瘤(最常见的胎儿类型与表述)最好是 MRI 和多普勒血流诊断的组合。实体瘤可以通过 CT 或 MRI 确认；组织病理学检查是必要的，以确定细胞类型。

护理管理 首先是建立和维持内环境稳定，其次是迅速诊断。如前面所指出的，最常见的新生儿肝脏肿瘤是血管瘤，充血性心脏衰竭是最常见的临床表现。管理包括摄取量、利尿剂和正性肌力药物的限制。彻底治疗方法是手术。第二个新生儿期最常见的表现是腹胀，可能导致呼吸和进食困难。必需通气支持和喂养和(或)肠外营养。实体肿瘤的彻底治疗取决于组织学类型。

手术治疗

术前评估 肝肿瘤的婴儿出生，首先应明确诊断。肝血管瘤患儿，50% 以上会有相关的皮肤血管瘤。检查婴儿的血小板计数，纤维蛋白原和纤维蛋白裂解产物，排除弥散性血管内凝血和血小板俘获。随访超声心动图以排除心衰。最初的床旁超声检查有助于确立诊断，但 CT 或 MRI 扫描通常诊断更明确。

肝血管瘤和动静脉畸形之间的区别非常重要。肝动静脉畸形栓塞治疗需要手术切除，对糖皮质激素或干扰素 – α 治疗无反应。

如果术前或固定给予皮质类固醇或干扰素，肝血管瘤相关的心脏衰竭死亡率就会大大降低。目前，干扰素仅限于皮质类固醇激素治疗疗效不佳、有皮质类固醇应用并发症或有长期皮质类固醇禁忌证(消化道出血，呕吐，感染)、严重或危及生命的血管瘤患儿。初始疗程口服糖皮质激素每 2 周 2 ~ 3 mg/(kg·d)。如果治疗后血管瘤收缩或停滞增长，就证明血管瘤对治疗有反应。持续治疗 4 周到 8 ~ 10 个月用量缓慢减小。干扰素可能存在并发症，包括毒性发热，肝功能试验结果升高，中性粒细胞暂时减少和

贫血。

怀疑新生儿肝肿瘤是肝母细胞瘤的，应检测血清甲胎蛋白水平。正常足月儿的值可能是 20 000 mg/mL 和 120 000 mg/mL 之间，肝母细胞瘤通常出现甲胎蛋白水平显著升高。

彩色多普勒成像对评估门静脉、肝静脉和下腔静脉的很有帮助。肝脏的计算机断层扫描有助于确定肿瘤的范围和评估肿瘤的可切除性。MRI 不仅提供了肝肿瘤的解剖分段，而且提供肝脏的血管解剖的详细信息，不必进行血管造影。

手术指征 良性和恶性肿瘤应予切除，因为良性肿瘤可能恶变。

手术类型 磁共振成像和多普勒超声检查肝脏解剖学定位。最常进行的是右肝切除术。左和扩展肝左肺叶切除也可以进行。切除后肝脏体积可迅速恢复到正常大小。在间充质错构瘤病例，应进行冰冻切片以明确诊断和排除恶性肿瘤，然后完整切除肿块，彻底治疗。

手术切除是治疗肝母细胞瘤的主要方式。活检诊断和化疗后认为是不可切除的手术分期的肿瘤，化疗后肿瘤消退的几个周期再进行探查切除。

手术结果/预后 肝血管瘤如果没有并发症，如充血性心脏衰竭、血小板俘获或在分娩时破裂，预后都是良好的。大多数肝血管瘤没有症状，早期并发症难以发现，难以识别、诊断。即使面临复杂的并发症，通过皮质类固醇和干扰素治疗肝血管瘤，胎儿/婴儿生存率显著提高/改善。血管瘤的自然病程是随着婴儿期而进展的，此后有稳步下降的趋势。

治疗后肝母细胞瘤患者的预后稳步提升。手术和化疗相结合，100% Ⅰ 期，75% 的 Ⅱ 期和 67% Ⅲ 期的疾病达到无病生存率。不幸的是，Ⅳ 期患者没有无病生存率。

完整切除间充质错构瘤的长期预后良好。这与该肿瘤完全切除后不恶变、不复发有关。

参考文献

Abuhamad AZ, Lewis D, Inati MN, et al: The use of color flow Doppler in the diagnosis of fetal hepatic hemangioma. J Ultrasound Med 1993;4: 223-226.

Bracero LA, Gambon TB, Evans B, Beneck D: Ultrasonographic findings in a case of congenital peliosis hepatis. J Ultrasound Med 1995;14: 483-486.

Chuileannain FN, Rowlands S, Sampson A: Ultrasonographic appearance of fetal hepatic hemangioma. J Ultrasound Med 1999;18:379-381.

Davis CF, Carachi R, Young DG: Neonatal tumors: Glasgow 1955-86. Arch Dis Child 1988;63:1075.

DeMaioribus CA, Lally KP, Sim K, et al: Mesenchymal hamartoma of the liver: A 35 – year review. Arch Surg 1990;125;598.

Ehren H, Mahour G, Isaacs H Jr: Benign liver tumors in infancy and childhood: Report of 48 cases. Am J Surg 1983;145:325.

Folkman J: Towards a new understanding of vascular proliferative disease in children. Pediatrics 1984;74:850-855.

Folkman J, Mulliken JB, Ezekowitz AB: Angiogenesis and hemangiomas. In Oldham KT, Colombani PM, Foglia RP (eds): Surgery of Infants and Children: Scientific Principles and Practice. Philadelphia, Lippincott – Raven, 1997, pp 569-580.

Foucar E, Williamson RA, Yiu – Chiu V, et al: Mesenchymal hamartoma of the liver identified by fetal sonography. Am J Roentgenol 1983;140:970-972.

Gonen R, Fong K, Ciasson DA: Prenatal sonographic diagnosis of hepatic hemangioendothelioma with secondary nonimmune hydrops fetalis. Obstet Gynecol 1989;73:485-487.

Hirata GI, Matsunaga ML, Medearis AL, et al: Ultrasonographic diagnosis of a fetal abdominal mass: A case of mesenchymal hamartoma and a review of the literature. Prenat Diagn 1990;10:507.

Hubinont C, Bernard P, Khalil N, et al: Fetal liver hemangioma and chorioangioma: Two unusual cases of severe fetal anemia detected by ultrasonography and its perinatal management. Ultrasound Obstet Gynecol 1994;4:330-331.

Jones KL: Aicardi syndrome in Smith's recognizable patterns of human malformation. Philadelphia, WB Saunders, 1997, pp 534-535.

Kazzi NJ, Chang CH, Roberts EC, Shankaran S: Fetal hepatoblastoma presenting as nonimmune hydrops. Am J Perinatol 1989;6:278-280.

Keeling JW: Liver tumors in infancy and childhood. J Pathol 1971;103:69-76.

Li FP, Thurber WA, Seddon J, et al: Hepatoblastoma in families with polyposis coli. JAMA 1987;257:2475-2479.

Luks FL, Yazbeck S, Brandt ML, et al: Benign liver tumors in children: A 25 – year experience. J Pediatr Surg 1991;26:1326.

Marks F, Thomas P, Lustig I, et al: In utero sonographic description of a fetal liver adenoma. J Ultrasound Med 1990;9:119-122.

Nakamoto SK, Dreilinger A, Dattel B, et al: The sonographic appearance of hepatic hemangioma in utero. J Ultrasound Med 1983;2: 239-241.

Petrikovsky BM, Cohen HL, Scimeca PH, Bellucci E: Prenatal diagnosis of focal nodular hyperplasia of the liver. Prenatal Diagnosis 1994; 14:406.

Platt LD, Devore GR, Benner P, et al: Antenatal diagnosis of a fetal liver mass. J Ultrasound Med 1983;2:521-522.

Raney B: Hepatoblastoma in children: A review. J Pediatr Hematol Oncol 1997;19:418-422.

Sepulveda WH, Donetch G, Giuliano A: Prenatal sonographic diagnosis of fetal hepatic hemangioma. Eur J Obstet Gynecol Reprod Biol 1993;48:73-76.

Sheu BC, Shyu MK, Lin YF, et al: Prenatal diagnosis and corticosteroid treatment of diffuse neonatal hemangiomatosis: Case report. J Ultrasound Med 1994;13:495-499.

Shih J – C, Tsao PN, Huang SF, et al: Antenatal diagnosis of congenital hepatoblastoma in utero. Ultrasound Obstet Gynecol 2000;16:94-97.

Stanley P, Geer GD, Miller JH, et al: Infantile hepatic hemangiomas: Clinical features, radiologic investigations, and treatment of 20 patients. Cancer 1989;64:936.

Stocker JT, Ishak KG: Mesenchymal hamartoma of the liver: Report of 30 cases and review of the literature. Pediatr Pathol 1983;1:245-251.

Stringer MD, Hennayake S, Howard ER, et al: Improved outcome for children with hepatoblastoma. Br J Surg 1994;82:386.

Tagge EP, Tagge DU: Hepatoblastoma and hepatocellular carcinoma. In Oldham KT, Colombani PM, Foglia RP (eds): Surgery of Infants and Children: Scientific Principles and Practice. Philadelphia, Lippincott – Raven, 1997, pp 633-643.

Tovbin J, Segal M, Tavori I, et al: Hepatic mesenchymal hamartoma: A pediatric tumor that may be diagnosed prenatally. Ultrasound Obstet Gynecol 1997;10:63-65.

Weinberg AG, Finegold MJ: Primary hepatic tumors of childhood. Hum Pathol 1983;14:512.

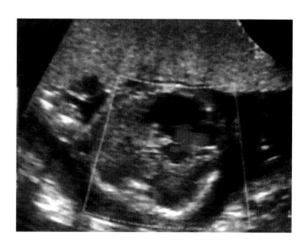

图 6.5.1 肝脏中的血管内皮瘤彩色血流图像。囊性成分基本上是一枝大的血管。(见彩图)

6.6 胎粪囊肿/胎粪性腹膜炎

流行病学/遗传学

定义 宫腔内胎儿肠穿孔胎粪反复溢出导致腹腔炎症,形成胎粪囊肿。

流行病学 未知,但较少见。

胚胎学 胎粪性腹膜炎是由任何原因引起的胎儿肠穿孔所致的一种化学性腹膜炎。持续泄漏的胎粪形成囊肿。65%的病例是由于胎粪性肠梗阻或小肠闭锁,其中半数的病例与囊性纤维化有关。其他常见的相关疾病包括肠扭转和肠套叠。

遗传模式 囊性纤维化是一种常染色体隐性单基因疾病。

致畸剂 无。

预后 大多数胎粪囊肿怀孕期间自发地消失。产前诊断的病例中25%新生儿出现肠道扭转或胎粪性腹膜炎或其他并发症需要手术治疗。

超声检查

超声发现

1. 胎儿

(1)强回声灶,有或无回声阴影,在腹腔或阴囊可见。钙化往往呈线性的。最常见的部位膈肌下方右下腹。

(2)假性胎粪囊肿——形状不规则强囊肿,囊壁常钙化呈强回声。囊肿常导致肠穿孔。隔期复查声像图囊肿大小逐步减小,钙化增加。通常在出生前消退。

(3)约50%胎粪性腹膜炎的病例发生广泛性腹水。胎粪通过新近发生的肠穿孔泄漏,从而产生腹水回声。

(4)目前认为仅约25%的产前诊断胎粪性腹膜炎病例合并小肠扩张和机械性肠梗阻者导致穿孔。囊性纤维化产前诊断声像图表现强回声灶混杂着轻度扩张的小肠。很少钙化,如果有钙化的话,可见囊性纤维化。

2. 羊水:大多数病例羊水过多(60%)。

3. 胎盘:正常。

4. 测量数据:如果腹水严重,或者肠扩张明显,腹围增大。

5. 可识别孕周:通常在24周后。

难点

1. 强回声胎粪可能难以与钙化区分。

2. 一些胎粪囊肿有光滑的壁和无回声区。

3. 腹腔内单发、小的强回声灶与阴影是正常的且与囊性纤维化或产后肠穿孔无关。

鉴别诊断 胎儿腹部钙化:

1. 胎粪腔内钙化(见于小肠和直肠肛门闭锁)。

2. 实质钙化(肝,脾,肾上腺,卵巢),可能与弓形虫或巨细胞病毒感染相关。

3. 胆石症。不少见,在宫腔内胎儿没有病理学后果。

4. 小肠回声。局部小肠回声同相邻骨回声,可能是由于①囊性纤维化,②21－三体,③巨细胞病毒感染,④肠道内流血,或⑤一种正常变异。

胎儿胎粪囊肿

1. 卵巢囊肿(女性)壁光滑其内通常无回声。

2. 复制囊肿——一般呈管状,壁厚,可蠕动。通常沿着胃分布。

3. 肠系膜囊肿——罕见,可见隔膜。

4. 扩张的胆囊和肝囊肿——部分在肝脏内部或附近。

5. 腹部淋巴管瘤——多囊性,多分隔囊性病变通常在左边。

还需要检查的部位

1. 胰腺、胆囊、肺继发囊性纤维化改变不会出现在宫腔内。

2. 寻找巨细胞病毒感染的变化(见章节9.1)和唐氏综合征(见章节1.4)。

妊娠管理

需要进行的检查和咨询 因为超声结果往往不能确定确切原因,应进行羊膜穿刺术胎儿染色体检查,病毒培养,囊性纤维化的 DNA 检测。咨询儿科医生规划胎儿和新生儿管理方案。

胎儿宫内干预 如果有明显的肠道扩张,可以适当的提前分娩。然而,目前没有指南明确判断何时应该进行干预。对于有大量腹水的胎儿,仅在防止可能难产情况下在分娩前进行腹穿。

胎儿监测 仔细超声检测胎儿肠道扩张程度和腹水量,以评估补液量。多数囊肿在几周内消失。

孕期进程 产科预后并发症将取决于囊肿的原因。严重胎儿腹水,可能会导致难产。肠梗阻可能导致羊水过多和早产。大多数胎粪囊肿消退,不会造成产后问题。

终止妊娠 若诊断尚不明确,建议胎儿做一个完整的尸检。

分娩 因为早产和新生儿应即刻进行手术干预,孕期应在三级医疗中心进行诊治管理。

新生儿学

复苏 出生时严重的腹胀可能阻碍呼吸,因此需要气管插管。若产前超声检查腹水存在,则可行穿刺放液,以减轻腹胀。

转诊 应转诊到有小儿外科医生的三级中心。在转诊过程中胃肠减压,避免误吸。建立可靠的静脉通道补充液体和电解质溶液。

检查和确诊 诊断的主要问题是可见开放的穿孔陆续胎粪溢出,阻塞性病变和(或)共存。无造影剂腹部超声波通常足以回答这两个问题。如果胎粪性肠梗阻被确定为梗阻原因继而导致穿孔,离子电渗疗法(汗液检测法)能提示囊性纤维化的诊断,并且认为对于1周后的足月儿诊断是可靠的。

护理管理 主要问题是避免误吸和胃肠减压,维护水和电解质平衡,并确定诊断。通常情况下,出生后低血压迅速发展,保持灌注需要大量血浆扩容。

手术治疗

术前评估 肠道减压并立即补液和静滴抗生素。完成肠梗阻的评价。行剖腹探查术,确定是肠阻塞或腹膜感染。

手术指征 如前所述,胎粪囊肿可能不会产生肠梗阻。然而,胎粪囊肿能导致肠腔瘘管连接,导致再次感染。

手术类型 囊肿需要抗生素治疗,引流,并最终切除并闭合瘘管。肠梗阻胎粪性腹膜炎提出了极具外科意义的手术挑战。通常情况下,需要临时肠内造瘘。有广泛的腹膜炎症反应的,炎症消退后延迟关闭。

手术结果/预后 根据病因,剩余的小肠和(或)结肠可能非常短,造成慢性短肠综合征。可能导致长期肠外营养继发肝衰竭。非短肠儿术后长期生存预后好,最终预后取决于囊性纤维化等相关的因素。

参考文献

Andrassy RJ, Nigiotis JG: Meconium disease of infancy: Meconium ileus, meconium plug syndrome, and meconium peritonitis in pediatric surgery. In Ashcraft K, Holder T (eds): Pediatric Surgery. Philadelphia, WB Saunders, 1993.

Boix-Ochoa J: Meconium peritonitis. J Pediatr Surg 1968;3:715.

Careskey JM, Grosfeld JL, Weber TR, Malangoni MA: Giant cystic meconium peritonitis (GCMP): Improved management based on clinical and laboratory observations. J Pediatr Surg 1982;17:482-489.

Deshpande P, Twining P, O'Neill D: Prenatal diagnosis of fetal abdominallymphangioma by ultrasonography. Ultrasound Obstet Gynecol 2001;17:445-448.

Dirkes K, Crombleholme TM, Craigo SD, et al: The natural history of meconium peritonitis diagnosed in utero. J Pediatr Surg 1995;30:979-982.

Forouhar F: Meconium peritonitis: Pathology, evolution, and diagnosis. Am J Clin Pathol 1982;78:208-213.

Foster MA, Nyberg DA, Mahony BS, et al: Meconium peritonitis: Prenatal sonographic findings and their clinical significance. Radiology 1987;165:661-665.

Hertzberg BS, Bowie JD: Fetal gastrointestinal abnormalities. Radiol Clin North Am 1990;28:101-114.

Section 6.6—Meconium Cyst/Meconium Peritonitis 217 McGahan JP, Hanson F: Meconium peritonitis with accompanying pseudocyst: Prenatal sonographic diagnosis. Radiology 1983;148:125-126.

Nicolaides KH, Campbell S: Ultrasound diagnosis of congenital abnormalities. In Harrison MR, Golbus MS, Filly RA (eds): The Unborn Patient: Antenatal Diagnosis and Treatment. Philadelphia, WB Saunders, 1991, pp 593-648.

Nyberg DA: Intra-abdominal abnormalities. In Diagnostic Ultrasound of Fetal Anomalies: Text and Atlas. St. Louis, Mosby-Year Book, 1990, pp 378-382.

Yankes JR, Bowie JD, Effman EL: Antenatal diagnosis of meconium peritonitis with inguinal hernias by ultrasonography. J Ultrasound Med 1988;7:211-223.

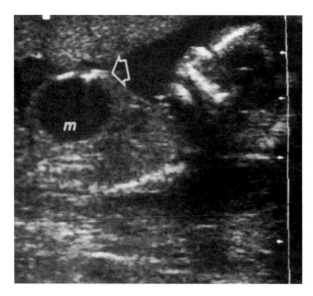

图6.6.1　矢状纵向视图。可见胎儿腹部(m)的囊性包块。注意无回声区囊壁,它代表钙化(空箭头示)的地方。该胎粪囊肿具有相对光滑的囊壁。不规则的囊壁常见。

6.7 胎粪性肠梗阻

流行病学/遗传学

定义 胎粪性肠梗阻是由于浓缩的胎粪引起的先天性肠道梗阻。

流行病学 1:50 000 活产儿(男女之比为1:1)。

胚胎学 目前,导致胎粪浓缩的原因未知,但常见相关的病症包括小肠闭锁,囊性纤维化,肠扭转和肠套叠。

遗传方式 囊性纤维化是一种常染色体隐性单基因遗传病,其他原因不明,通常是散发。

致畸剂 无。

预后 在证明是继发于囊性纤维化(CF)的情况下,CF诊断是长期疾病,40%的患儿有新生儿期并发症,需要手术治疗。CF患者和胎粪性肠梗阻比CF患者无胎粪性肠梗阻更可能合并慢性营养不良。在非CF相关的情况下,原因是复杂的和预后是不确定的,尽管大多数情况下症状可消退而且患者具有正常的肠功能。

超声检查

超声表现

1. *胎儿*:因为远端回肠肠管的发展影响胎粪。胎粪回声可在扩张肠管或在正常口径的肠道看到。腹部可看到胎粪包块,回声增强,但无声影。如果胎粪梗死阻碍结肠,可见结肠扩张。

2. *羊水*:肠道扩张,可出现羊水过多。

3. *胎盘*:正常。

4. *测量数据*:如果肠管显著扩张,腹围可能会增加。

5. *可识别孕周*:可在24周前确诊。

难点 正常胎儿20周之前可见肠回声增强,但通常短暂出现且无梗阻现象。无小肠扩张。使用高频换能器时,常见肠管回声加强

鉴别诊断

1. 染色体异常,尤其是21-三体,相关的强回声肠管常会被误认为胎粪性肠梗阻。

2. 强回声肠管可见于先天性感染,如巨细胞病毒。

3. 强回声肠管可能与胎儿在羊膜腔内吞咽血液和胎儿宫内发育迟缓相关。在胎粪性肠梗阻与肠穿孔的情况下,超声图像呈现同胎粪性腹膜炎,而有些疾病如巨细胞病毒感染,预后较差,必须排除诊断。

还需要检查的部位 寻找唐氏综合征或巨细胞病毒感染特征。

妊娠管理

咨询应考虑进行囊性纤维化的分子生物学检测。最好的办法是羊膜穿刺术,这也可以提供关于染色体状态信息。羊水的蛋白质测定如碱性磷酸酶测量,是没有帮助的,因为低浓度都会导致肠梗阻。如果有腹膜炎的问题,应进行羊水巨细胞病毒培养。如囊性纤维化的诊断确立,应咨询儿科医生。将家庭转介至专门研究囊性纤维化的儿科管理专家。发现只有一个检测基因突变的胎儿囊性纤维化,胎儿有囊性纤维化的可能性变小,但对于囊性纤维化的剩余风险为3%~72%,这取决于父母的种族背景。

胎儿宫内干预 从理论上讲,提前分娩有助于改善肠穿孔预后。但目前没有任何指南指示何时干预将是适当的。

胎儿监测 定期超声检查监测羊水量和早产的证据,定期临床评估是必不可少的。其他没有什么特殊胎儿的评估。产前检查应三级医疗中心进行。

孕期进程 羊水过多继发于肠梗阻,可能会导致早产。

终止妊娠 如果已确诊,建议终止妊娠。如果没有确定诊断,引产胎儿应进行完整的尸检和适当的分子研究。

分娩 产前保健和分娩应在三级医疗中心进行。肠扩张的程度很少造成腹部难产。

新生儿学

不需要特殊措施复苏。

转诊 新生儿转诊到有小儿外科医生的三级围产中心。转诊过程中胃肠减压必不可少。

检查和确诊 足月儿1周可进行离子电渗疗法(汗液检测法)。

护理管理 主要的问题是避免误吸、胃减压、维护水和电解质平衡并确认诊断。通过使用水溶性、高渗透压造影剂灌肠大多数梗阻能得到诊断。

手术治疗

术前评估 初始管理包括复苏、鼻胃管减压、静脉液体以及水溶性造影剂灌肠 X 线检查。从回肠末端移出胎粪是具有治疗作用的。高渗肠道造影剂能急剧导致婴儿脱水。液体补充量必须较正常补液量高 1.5 ~ 2.0 倍静脉输液量进行。

手术指征 如果高渗透压造影剂灌肠失败两次、存在腹膜刺激征或腹腔内游离气体,则需要外科手术处理。

手术类型 手术包括通过肠切开术清除堵塞肠道的胎粪及改善肠道血液灌注。成功排除胎粪,接着闭合主要肠管。肠坏死,胎粪腹膜炎或广泛的近端肠管胎粪堵塞可能需要使用肠造瘘,在以后的时间再进行吻合。

手术结果/预后 术后短期预后良好(80%),长期预后与胎粪性肠梗阻的原因相关。

参考文献

Benacerraf BR, Chaudhury AK: Echogenic fetal bowel in the third trimester associated with meconium ileus secondary to cystic fibrosis. J Reprod Med 1989;34:299-300.

Bosco AF, Norton ME, Lieberman E: Predicting the risk of cystic fibrosis with echogenic fetal bowel and one cystic fibrosis mutation. Obstet Gynecol 1999;94:1020-1023.

Caniano DA, Beaver BL: Meconium ileus: A fifteen – year experience with forty – two neonates. Surgery 1987;102:699-703.

Caspi B, Elchalal U, Lancet M, Chemke J: Prenatal diagnosis of cystic fibrosis: Ultrasonographic appearance of meconium ileus in the fetus. Prenat Diagn 1988;8:379-382.

Chang PY, Huang FY, Yeh ML, et al: Meconium ileus – like condition in Chinese neonates. J Pediatr Surg 1992;27:1217-1219.

Denholm TA, Crow HC, Edwards WH, et al: Prenatal sonographic appearance of meconium ileus in twins. Am J Roentgenol 1984;143:371-372.

Estroff JA, Parad RB, Benacerraf BR: Prevalence of cystic fibrosis in fetuses with dilated bowel. Radiology 1992;183:677-680.

Goldstein RB, Filly RA, Callen PW: Sonographic diagnosis of meconium ileus in utero. J Ultrasound Med 1987;6:663-666.

Hertzberg BS, Bowie JD: Fetal gastrointestinal abnormalities. Radiol Clin North Am 1990;28:101-114.

Kalayoglu M, Sieber WK, Rodnan JB, Kiesewetter WB: Meconium ileus: A critical review of treatment and eventual prognosis. J Pediatr Surg 1971;6:290-300.

Lai HC, Kosorok MR, Laxova A, et al: Nutritional status of patients with cystic fibrosis with meconium ileus: A comparison with patients without meconium ileus and diagnosed early through neonatal screening. Pediatrics 2000;105:53-61.

Muller F, Aubry MC, Gasser B, et al: Prenatal diagnosis of cystic fibrosis. II. Meconium ileus in affected fetuses. Prenat Diagn 1985;5:109-117.

Murshed R, Spitz L, Kiely E, Drake D: Meconium ileus: A ten – year review of thirty – six patients. Eur J Pediatr Surg 1997;7:275-277.

Nicolaides KH, Campbell S: Ultrasound diagnosis of congenital abnormalities. In Harrison MR, Golbus MS, Filly RA (eds): The Unborn Patient: Antenatal Diagnosis and Treatment. Philadelphia, WB Saunders, 1991, pp 593-648.

Noblett H: Treatment of uncomplicated meconium ileus by gastrografin enema: A preliminary report. J Pediatr Surg 1969;4:190-197.

Penna L, Bower S: Hyperechogenic bowel in the second trimester fetus: A review. Prenat Diagn 2000;20:909-913.

Shigemoto H, Endo S, Isomoto T, et al: Neonatal meconium obstruction in the ileum without mucoviscidosis. J Pediatr Surg 1978;13:475-479.

Vincoff NS, Callen PW, Smith – Bindman R, Goldstein RB: Effect of ultrasoundtransducer frequency on the appearance of the fetal bowel. J Ultrasound Med 2000;18:799-803.

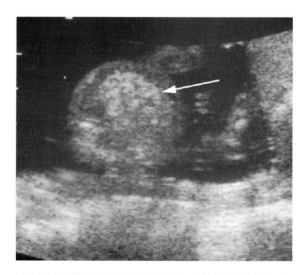

图 6.7.1 胎儿的腹部的横向视图显示有囊性纤维化和胎粪性肠梗阻。可见一团肠管强回声(箭头示)。

6.8 脐膨出

流行病学/遗传学

定义 脐膨出是先天性前腹壁发育不全,致使脐环处形成羊膜包裹含椎间盘及腹腔脏器膨出的透明囊。

流行病学 发生率是 1:4000 活产儿(男女之比 1:5)。

胚胎学 脐膨出认为是胎儿腹壁的横向迁移和体壁封闭失败造成的内脏包含肝脏膨出。目前认为含有肠道的脐膨出是胚胎持久性残留体蒂造成的。几乎 2/3 脐膨出存在伴发畸形,包括先天性心脏缺损、膀胱外翻、肛门闭锁、神经管畸形、唇裂或腭裂、和膈疝。此外,约 25% 与染色体异常相关,尤其 13 - 三体和 18 - 三体。Beckwith-Wiedemann 综合征,其中包括脐膨出与巨大儿、巨舌症、脏器肿大、新生儿低血糖以及一些罕见的骨骼发育不良。

遗传模式 已报告单独脐膨出罕见常染色体显性遗传和 X - 连锁隐性遗传。某些 Beckwith-Wiedemann 综合征呈常染色体显性遗传。

致畸剂 未知。

血清筛查 孕妇血清甲胎蛋白的测定可检测出约 70% 脐膨出。

预后 预后通常取决于相关的畸形和(或)畸形的大小,死亡率可高达 20% ~ 30%。同时合并实心和空心脏器病变巨大损害,限制腹壁潜在关闭能力。

超声检查

超声表现

1. 胎儿

(1)可见肝和(或)肠膨出于脐带插入点。80% 脐膨出包含肝脏,偶尔脐膨出内容物可能包含小肠、胃和膀胱。

(2)由羊膜,腹膜和脐带胶质的薄膜包围的包块。腹水可存在于该膨出或在腹腔内。

(3)20% 的脐膨出仅包含肠道和液体。大多数与染色体异常相关。

(4)脐膨出破裂是一种罕见的并发症,与腹裂有相似的声像图表现,肝脏可能存在脐带入口位于包块

中心。

2. 羊水:常见羊水过多。

3. 胎盘:正常。

4. 测量数据:因为脐膨出腹围不能被精确地测量。约 20% 受影响的胎儿有宫内生长受限。

5. 可识别孕周::如果肝脏存在于包块中,11 周可诊断。

难点

1. 在孕 10 周或 11 周,如果肝脏位于腹部外面,那么存在真正的脐膨出。在"伪脐膨出"或生理性肠疝,仅仅只有肠管会出现在疝中。

2. 某些间歇性脐膨出,可能会像疝气一样,反复往返腹部。

3. 可能出现的混淆。通常情况下,包块周围包裹膜的是脐膨出而不是腹裂。据报道,脐膨出可发生破裂。腹裂腹部包块内看不到肝脏,除非存在如肢体 - 体壁综合征等其他异常。

4. 腹部探头在腹壁弛缓胎儿压力过大时可引起的腹壁前凸似膨出,但它没有脐膨出的"腰"且与胎儿的位置有关。

鉴别诊断

1. 腹裂——脐膨出包块周围存在膜。腹裂的脐带入口位于左侧。

2. 脐疝——与小的脐膨出难以区分,但表面是皮肤覆盖,而不是膜。

3. 膀胱外翻——无膀胱可见。膀胱包块位于脐带入口下方(见章节 4.2)。

4. 泄殖腔外翻——可见扩张的阴道和泌尿系统,并且包块在脐带下方(见章节 4.3)。

5. 体蒂异常——通常有四肢的问题且胎盘附着于胎儿(见章节 8.11)。

6. 尿囊囊肿——不出现于胎儿。内容物是膀胱囊肿,膀胱囊肿附着脐带。脐尿管囊肿也可能存在,使尿囊和脐尿管囊肿相邻。

7. Cantrell 五联症——除了大的脐膨出还有心脏易位。

还需要检查的部位 胎儿脐膨出至少有 50% 有其他缺陷。

1. 大约 1/3 的脐膨出患儿与 13 - 三体和 18 - 三

体相关,同时包括心脏畸形和面部和肢体的问题。

2.Beckwith-Wiedemann 综合征,包括巨大的红斑、肾、肝、脾大、巨舌症以及羊水过多。肿瘤可见。

3.体蒂异常和肢体-体壁异常。脊柱扭曲,肢体缺失和心脏易位可见。

4.脐膨出是 Cantrell 五联症的一个组成部分(心脏易位和膈肌和胸骨缺损被视为脐膨出)。

5.没有其他综合征,而有心脏畸形,如室间隔缺损等和其他消化道问题,如肠旋转不良、闭锁和狭窄发生以及中枢神经系统问题,如脑膨出和脊柱裂。

6.寻找脐带囊肿——如果除了脐膨出还有一个或多个脐带囊肿,患染色体的异常的可能性增加。

妊娠管理

需要进行的检查和咨询　染色体检查是初步评估的重要组成部分。先天性心脏畸形高发,在所有的情况下都需要进行胎儿超声心动图检查。咨询儿科医生,让家庭了解有关新生儿的管理问题,如Ⅰ期与Ⅱ期关闭,并协调管理计划。

胎儿监测　不需要特殊处理。定期超声检查,每4周监测胎儿宫内发育情况。除非有胎儿正常生长参数改变的证据,无须进行胎儿的评价如无负荷试验。胎儿脐膨出最常见的两种并发症是早产和胎儿宫内生长受限。

孕期进程　没有具体的产科并发症可以预料。继发于胎儿宫内窘迫紧急剖宫产率很高。

终止妊娠　多发畸形,应考虑终止妊娠。复杂/多发畸形确切的病因尚不明确的,应考虑使用无损害性的方法引产,如前列腺素,随后细致/认真解剖。

分娩　剖宫产似乎没什么优势,除非大的病灶可能会导致难产。分娩应在孕足月进行,应在有适当围产期新生儿学外科中心设施医院。

新生儿学

复苏　通常不需要复苏,除非并发早产,相关的呼吸窘迫或与其相关的异常影响心肺功能。

如果必须辅助通气,禁忌面罩球囊通气,以避免胃肠胀气。

主要的问题是要避免外伤及脐膨出囊污染。一旦呼吸和循环建立,包块应覆盖包裹生理盐水浸湿纱布回暖,以避免蒸发热和水分散失。用无菌塑料拉绳袋("肠袋")。固定包围躯干和腿。

最初的胃减压很重要,其次是间歇性胃抽吸。

转诊　新生儿转诊到有小儿外科医生的三级中心。如上所述,应当在运输过程中保持保护包囊,胃减压。建立可靠的静脉通道和平衡电解质溶液。

检查和确诊　因为相关的异常发生率很高,应在手术治疗之前尽快获得适当的诊断检测,包括染色体分析,超声心动图和肾脏超声检查。

护理管理　脐膨出囊护理,胃减压,静脉输液。在某些情况下,在术后早期可能需要提供呼吸支持,减少腹内压使挤压内脏回入腹腔。

在术后恢复期需要肠外营养,因为足够肠内摄入建立之前总有一个在显著的间隔期。

手术治疗

术前评估　术前和分娩后的目标包括一个全面的评估,评估有关的异常现象特别的心脏系统,包括超声心动图。术前给予广谱抗生素。

手术指征　复苏和评估相关的畸形后,为防止覆盖在缺损上的有通透性膜的进一步污染,手术修复需要限期手术。

一些外科医生更更倾向于选择完整脐膨出非手术治疗,频繁的应用除湿消毒液,并进行Ⅱ期的皮肤伸长覆盖而延迟关闭疝。这个过程与毒性的急性并发症有关,消毒液及延迟关闭与并发症显著相关这与腹膜粘连及疝试图修复的吸收有关。由于以上原因,大多数外科医生更喜欢急性期/紧急复位和完全性手术修复。"巨型"脐膨出病例,经常在有严重肺功能不全相关联的情况下发生,局部治疗是首选的方法。

手术类型　手术类型包括切除可能的相关梗阻的肠管和羊膜囊,评估相关肠旋转不良与十二指肠的梗阻并松解。完成主筋膜和腹壁闭合,如果腹内压增加,无论使用鼻胃管或膀胱内导尿管的方法测量胃压,脏器返回腹腔后腹内压不超过20 mmHg。当腹内压力过高用临时硅橡胶/涤纶腹腔外袋一期闭合。大于5~7天通常可以实现逐渐减少内脏,随后手术切除囊袋和二级腹壁闭合。

巨型脐膨出通常都与原发性呼吸窘迫有关,由于肺发育不良,使基层腹壁修复的可能性较小。即使使用初始硅胶囊的,最终可能需要调动外侧皮肤皮瓣作为修复材料,以覆盖暴露的内脏。替代的方法是先前所描述的急性非手术疗法。余下的腹壁缺损的筋膜无论非手术或手术不完全关闭后,二次闭合可以经进一步的身体成长和发展发育来实现。余下的腹膜缺损随着身体生长发育可以二次闭合。

手术结果/预后　如果没有相关的异常,如肠闭锁,提示术后肠功能迅速恢复。总体存活率依赖于相关并发症,最常见的是心脏畸形的严重程度,存活率30%～70%之间。

参考文献

Axt R, Quijano F, Boos R, et al: Omphalocele and gastroschisis: Prenatal diagnosis and peripartal management. A case analysis of the years 1989-1997 at the Department of Obstetrics and Gynecology, University of Homburg/Saar. Eur J Obstet Gynecol Reprod Biol 1999;87:47-54.

Bowerman RA: Sonography of fetal midgut herniation: Normal size criteria and correlation with crown – rump length. J Ultrasound Med 1993;5:251-254.

Boyd PA, Bhattacharjee A, Gould S, et al: Outcome of prenatally diagnosed anterior abdominal wall defects. Arch Dis Child Fetal Neonatal Ed 1998;78:F209-213.

Colombani PM, Cunningham MD: Perinatal aspects of omphalocele and gastroschisis. Am J Dis Child 1977;131:1386-1388.

Fink IJ, Filly RA: Omphalocele associated with umbilical cord allantoic cyst: Sonographic evaluation in utero. Radiology 1983;149:473-476.

Forrester MB, Merz RD: Epidemiology of abdominal wall defects, Hawaii, 1986-1997. Teratology 1999;60:117-123.

Getachew MM, Goldstein RB, Edge V, et al: Correlation between omphalocele contents and abnormalities: Sonographic study in 37 cases. Am J Roentgenol 1992;158:133-136.

Irving IM: Umbilical abnormalities. In Lister J, Irving IM (eds): Neonatal Surgery. London, Butterworths, 1990, pp 376-402.

Kilby MD, Lander A, Usher – Somers M: Exomphalos (omphalocele). Prenat Diagn 1998;18:1283-1288.

Lodeiro JG, Byers JW III, Chuipek S, Feinstein SJ: Prenatal diagnosis and perinatal management of the Beckwith – Wiedeman syndrome: A case and review. Am J Perinatol 1989;6:446-449.

Luck SR, Sherman JO, Raffensperger JG, Goldstein IR: Gastroschisis in 106 consecutive newborn infants. Surgery 1985;98:677-683.

Nakayama DK, Harrison MR, Gross BH, et al: Management of the fetus with an abdominal wall defect. J Pediatr Surg 1984;19:408-413.

Nicolaides KH, Snijders RJM, Cheng HH, Gosden C: Fetal gastrointestinal and abdominal wall defects: Associated malformations and chromosomal abnormalities. Fetal Diagn Ther 1992;7:102-115.

Nyberg DA, Fitzsimmons J, Mack LA, et al: Chromosomal abnormalities in fetuses with omphalocele. J Ultrasound Med 1989;8:299-308.

Paidas MJ, Crombleholme TM, Robertson FM: Prenatal diagnosis and management of the fetus with an abdominal wall defect. Semin Perinatol 1994;18:196-214.

Palomski GE, Hill LE, Knight GJ: Second – trimester maternal serum alpha – fetoprotein levels in pregnancies associated with gastroschisis and omphalocele. Obstet Gynecol 1988;71:906.

Philippart AI, Canty TG, Filler RM: Acute fluid volume requirements in infants with anterior abdominal wall defects. J Pediatr Surg 1972;7:553-558.

Rankin J, Dillon E, Wright C: Congenital anterior abdominal wall defects in the north of England, 1986-1996: Occurrence and outcome. Prenat Diagn 1999;19:662-668.

Salzman L, Kuligowska E, Semine A: Pseudoomphalocele: Pitfall in fetal sonography. AJR 1986;146:1283-1285.

Schmidt W, Yarkoni S, Crelin ES, Hobbins JC: Sonographic visualization of physiologic anterior abdominal wall hernia in the first trimester. Obstet Gynecol 1987;69:911-915.

Swartz KR, Harrison MW, Campbell JR, Campbell TJ: Ventral hernia in the treatment of omphalocele and gastroschisis. Ann Surg 1985;201:347-350.

Van de Gijn EJ, Van Vugt JMG, Sollie JE, Van Geijn HP: Ultrasonographic diagnosis and perinatal management of fetal abdominal wall defects. Fetal Diagn Ther 1991;6:2-10.

Wakhlu A, Wakhlu AK: The management of exomphalos. J Pediatr Surg 2000;35:73-76.

Yang P, Beaty TH, Khoury MJ, et al: Genetic – epidemiologic study of omphalocele and gastroschisis: Evidence for heterogeneity. Am J Med Genet 1992;44:668-675.

Yaster M, Scherer TL, Stone MM, et al: Prediction of successful primary closure of congenital abdominal wall defects using intraoperative measurements. J Pediatr Surg 1989;24:1217-1220.

Yazbeck S, Ndoye M, Khan AD: Omphalocele: A 25 year experience. J Pediatr Surg 1986;21:761-763.

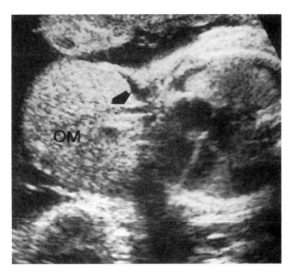

图 6.8.1 肝膨出脐膨出(OM)。注意在其中肝脏膨出,腹部包块(箭头示)中心进入腹部的脐带。肝脏的边缘可见液性暗区。

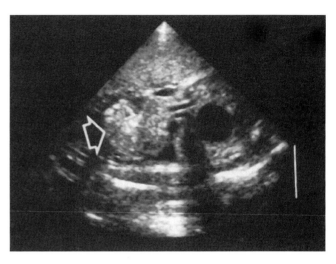

图 6.8.2 脐膨出充满肠管。脐膨出的脐带插入位点(空箭头示),脐膨出的全部内容是肠管。这种形式的脐膨出更可能发生染色体核型异常。

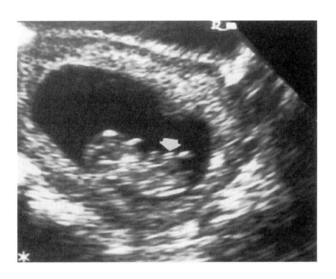

图 6.8.3 假性脐膨出。11 周胎儿上腹部(箭头示)前方的隆起,系生理性肠疝。一个月后复查显示正常腹前壁的外观。

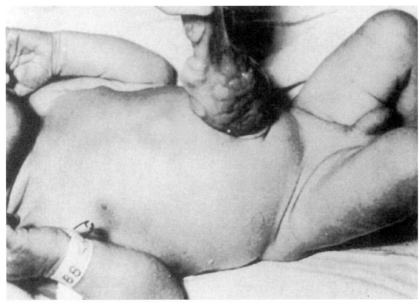

图 6.8.4 新生儿单纯小肠的脐膨出。

(黎冬梅 译)

颈部和面部 第 7 章

7.1 唇腭裂

流行病学/遗传学

定义 颜面部裂包括上唇裂和(或)上腭裂,通常发生在唇正中线左侧或右侧。唇裂和(或)腭裂可单独发生也可作为多发畸形综合征的一部分出现。正中颜面裂的发生与潜在脑畸形尤其是全前脑相关。

流行病学 新生儿唇腭裂的发病率为 1/1000(男 > 女),单纯腭裂的发病率为 5/1000(男女之比为 1:2),发生率有明显种族差异。有研究显示孕产妇提前补充叶酸能降低非综合征性唇腭裂的发生率。在所有颜面裂中正中颜面裂的发生率不到 1%。

胚胎学 在胚胎学上初发腭(位于切牙孔之前)和继发腭(位于切牙孔之后)是需要相互区别的。胚胎 7 周时上唇与初发腭通常已经融合。孕 12 周左右上腭板融合形成软腭。唇腭裂的发生是由于 7 周时胚胎内外侧鼻突与上颌突在中线处未融合而导致的。近 300 多种多发畸形综合征伴发唇腭裂。正中颜面裂常见于内侧鼻突未在中线融合的潜在脑畸形病例。在 13 - 三体病例中可见潜在脑畸形导致的正中颜面裂。大约 60% 的正中颜面裂是单独发生的,其中部分的病例会伴发颈椎、腰椎畸形(33%),部分病例与心脏畸形相关(24%),染色体异常大概占 10%。

遗传模式 单独的唇腭裂发生与多种遗传因素相关,超过 20% 为 X 连锁显性或隐性遗传。准确诊断对确定遗传模式至关重要。

致畸剂 酒精,母源性苯丙酮尿症,高热,乙内酰脲,三甲双酮,氨蝶呤,甲氨蝶呤。

预后 非综合征性的唇腭裂通过手术恢复其唇腭部的功能和外观后预后良好。综合征性唇腭裂的预后取决于相关综合征的预后。潜在脑畸形相关的正中唇腭裂预后通常较差。

超声检查

超声发现

1. *胎儿*

(1)单侧唇裂和(或)腭裂——唇裂口延伸至鼻,使得鼻侧面在上颌骨及腭间隙呈钩状。

(2)双侧唇裂伴或不伴腭裂——双侧唇裂使得前颌突突出于鼻前下方,出现鼻前下方异常团块声像,上唇完整的声像消失。如果能采集到上腭的冠状切声像则可以看到上颌骨牙槽中间有一骨性的缺口。

(3)正中唇腭裂——有上颌骨缺失,上唇缺失并鼻畸形。鼻畸形可为长鼻畸形或单鼻孔畸形。这种类型的唇腭裂常常伴发颜面部其他畸形,如眼距过短或独眼畸形,也常伴发有全前脑无裂畸形的 13 - 三体。

2. *羊水*:羊水量一般情况下正常,但也会因胎儿吞咽羊水减少而出现羊水过多。

3. *胎盘*:正常。

4. *测量数据*:单独发生唇腭裂的胎儿生长指标应该是正常的。

5. *可识别孕周*:唇裂在孕 13 周左右可以检出;由于上颌骨完全融合需到 18 周,所以腭裂的诊断需到孕 18 周以后。

难点

1.唇腭裂常常因畸胎瘤、喙鼻等面部包块而漏诊。

2.唇腭裂的超声检查常常因胎儿体位不佳而难

以进行。

3.单独的腭裂常常因上颌骨较薄而漏诊。

4.18周以前由于上颌骨未完全融合可在中央探及一无回声区。

鉴别诊断

1.**上颌畸胎瘤（面部畸胎瘤）**：上颌畸胎瘤为不均质性团块且位于口腔内。常需与双侧唇腭裂鉴别。

2.**正常变异**：上颌骨融合延迟。

还需要检查的部位

1.任何一种唇腭裂都有可能伴发胎儿其他异常，尤其是先心病和颅内畸形。带状羊膜可见于单侧唇裂。

2.正中唇腭裂可见于中脑融合疾病如前脑无裂畸形、视隔发育不良、13 – 三体和其他面部疾病如眼距过窄和喙鼻。

妊娠管理

需要进行的检查和咨询　包括单纯的唇裂或腭裂在内，所有唇腭裂病例均需进行染色体检查，并进行超声心动图检查。唇腭裂的遗传方式包括常染色体显性遗传，所以父母双方应当到遗传专科进行遗传病的检查。对伴发有其他畸形的情况还应当加做相关的检查。

胎儿监测　由于唇腭裂伴发其他异常情况的风险很高，而超声检查可能对这些异常漏诊，因此唇腭裂儿的产前检查应该在专业的围产专家指导下进行。不需要特别的预防和评估，但如有羊水过多和其他异常的风险存在，应当每月进行一次超声检查。

孕期进程　一般情况孕期唇腭裂儿不会有特殊的产科并发症，偶尔会有羊水过多。

终止妊娠　终止妊娠时应尽量不要损伤胎儿以便后期能进行病理检查。

分娩　对于唇腭裂的胎儿应当选择有相应护理和检查条件的医院进行分娩。此外，还应有儿科畸形学专家对其进行相关遗传综合征的评估。

新生儿学

复苏　单独的面裂一般不会出现胎儿窘迫，但是由于腭裂常常导致胎儿窘迫因而需要进行复苏。是否进行复苏取决于其特定异常综合征的愈后和或异常的复杂情况。

转诊　单独的面裂除非是出生医院不能建立有效的喂养才需进行医疗安排送至有条件的三级医院进行护理。对于有多种异常的唇腭裂儿应进一步进行多方面诊断评估。

检查和诊断　唇腭裂通常在出生或新生儿体格检查时就能发现。同时应当详细检查确认是否有其他相关的畸形。

护理管理　唇腭裂儿的护理首要是成功建立经口喂养以及父母助养。现有多种装置帮助患儿进行喂养。对于严重腭裂的患儿可通过放置专门的修复假体来帮助其经口喂养。必要的长期康复治疗需要转到能进行手术修复的三级医院进行训练。

手术治疗

术前评估　术前评估通过视觉检测来确定唇腭裂的类型：是完全性裂还是非完全性裂、单侧裂还是双侧裂、是否为正中裂。单侧完全性唇腭裂会导致口轮匝肌异常附着在鼻翼和鼻小柱形成翼，前颌从健侧突出，同时鼻面部结构也会发生异常，鼻翼基底部向外侧旋转。颅面裂会导致眼眶错位、微小眼炎、无眼畸形。

进行手术之前对腭裂口进行填塞有益于喂养和护理。矫形外科的手法治疗有助于后期的手术矫形。

手术指征　所有唇腭裂患儿都需要进行手术修复。外唇及其软组织可在出生10周以后首先修复（唇腭裂修复10原则：年龄10周、血红蛋白达10以上、体重达10磅）。如有眼眶突出，角膜暴露的广泛面裂则应尽早手术修复。深部结构比如上腭或者牙槽突的裂口应在6月到1岁前进行修复以便其语言功能的训练。面裂和牙槽骨的畸形应在6~10岁时进行修复。

手术类型　对唇裂畸形的封闭修复使用最广泛的技术类型是单侧和双侧畸形的旋转推进法。正中唇裂唇腭裂畸形的内侧部分，包括皮肤、黏膜及口轮匝肌，从鼻小柱旋转延伸至更下更深的位置。外侧唇徒前术进一步将唇裂两侧外侧部在鼻翼基部的翼与对侧口轮匝肌更好地调整对齐。双侧唇裂畸形，采用口轮匝肌复位法将有助于重塑突出的前颌，使其接近面中部结构。更广泛的面部裂口处理行分层 Z 形成形术，让肌肉和脸部的皮肤组织关闭。

通过接近中线结构的硬腭的黏膜骨膜瓣来关闭腭裂。附着于硬腭的组织 90° 旋转通过鼻缺损修复术中衬里组织的修复方法关闭软腭和重组腭提肌。在这个过程中，重点是小心延长腭中线腭部组织目的是提高日后的语音发展。

5 岁后可以进行植骨，但最好在 8 ~ 10 岁进行，以进一步支持或校正的面部骨骼的基础或轮廓。这也可以防止牙周病和更好地支持牙齿萌出。

手术结果/预后 以往病例显示唇腭裂手术修复后一般能恢复其正常面容和语言功能,愈后良好;对于需要进行上腭延长或瘘管闭合的唇腭裂手术其并发症发生的概率约为 8% ~ 20%。唇腭裂畸形程度越重,那么达到预期疗效需要进行的手术次数会越多,手术时间也可能会延长到颅面停止生长的青少年时期。

参考文献

Babcook CJ, McGahan JP: Axial ultrasonographic imaging of the fetal maxilla for accurate characterization of facial clefts. J Ultrasound Med 1997; 16:619-625.

Bardach J, Morris HL: Multidisciplinary management of cleft lip and palate. Philadelphia, WB Saunders, 1990.

Bardach J, Salyer K: Surgical techniques in cleft lip and palate. Chicago, Mosby – Year Book, 1987.

Benacerraf BR, Frigoletto FD Jr, Bieber FR: The fetal face: Ultrasound examination. Radiology 1984;153:495-497.

Benacerraf BR, Mulliken JB: Fetal cleft lip and palate: Sonographic diagnosis and postnatal outcome. Plast Reconstr Surg 1993;92:1045-1051.

Berge SJ, Plath H, Vondel PT: Fetal cleft lip and palate: Sonographic diagnosis, chromosomal abnormalities, associated anomalies and postnatal outcome in 70 fetuses. Ultrasound Obstet Gynecol 2001;18:422-431.

Bronshtein M, Mashiah N, Blumenfeld I, et al: Pseudoprognathism: An auxiliary ultrasonographic sign for transvaginal ultrasonographic diagnosis of cleft lip and palate in the early second trimester. Am J Obstet Gynecol 1991;165:1314-1316.

Chervenak FA, Tortora M, Mayden K, et al: Antenatal diagnosis of median cleft face syndrome: Sonographic demonstration of cleft lip and hypertelorism. Am J Obstet Gynecol 1984;149:94-97.

Cockell A, Lees M: Prenatal diagnosis and management of orofacial clefts. Prenat Diagn 2000;20:149-151.

Dufresne C, Jelks G: Classification of craniofacial anomalies. In Smith B (ed): Ophthalmic Plastic and Reconstructive Surgery. Philadelphia, Mosby – Year Book, 1987, p 1185.

Dufresne C, So I: Facial clefting malformations. In Dufresne C, Carson B, Zinreich SJ (eds): Complex Craniofacial Problems. New York, Churchill Livingstone, 1992, p 195.

Hartridge T, Illing HM, Sandy JR: The role of folic acid in oral clefting. Br J Orthod 1999;26:115-120.

Jones MC: Etiology of facial clefts: Prospective evaluation of 428 patients. Cleft Palate 1988;25:16-20.

Kaufman FL: Managing the cleft lip and palate patient. Pediatr Clin North Am 1991;38:1127-1147.

Nyberg DA, Hegge FN, Kramer D, et al: Premaxillary protrusion: A sonographic clue to bilateral cleft lip and palate. J Ultrasound Med 1993;12:331-335.

Pilu G, Reece A, Romero R, et al: Prenatal diagnosis of craniofacial malformations with ultrasonography. Am J Obstet Gynecol 1986;155:45-50.

Saltzman DH, Benacerraf BR, Frigoletto FD Jr: Diagnosis and management of fetal facial clefts. Am J Obstet Gynecol 1986;155:377-379.

Shields ED: Cleft palate: A genetic and epidemiologic investigation. Clin Genet 1981;20:13-24.

Tolarova MM, Cervenka J: Classification and birth prevalence of orofacial clefts. Am J Med Genet 1998;75:126-137.

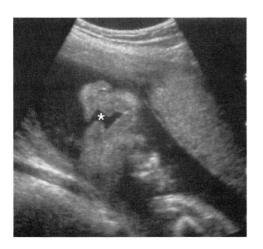

图 7.1.1 单侧唇裂,(∗)示唇裂延伸至鼻根部。

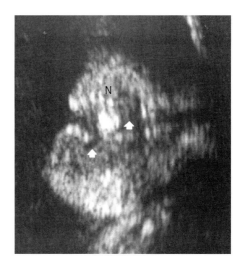

图 7.1.2 双侧唇腭裂(↓)。N,鼻子。

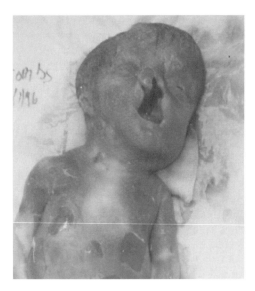

图 7.1.3 广泛性正中唇腭裂尸体解剖。

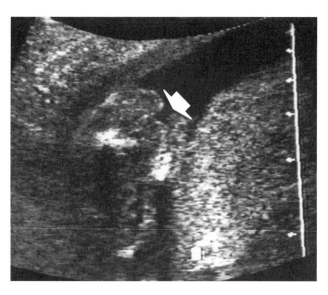

图 7.1.4 中央性唇腭裂(箭头示)这一类型的唇腭裂与面部复杂畸形相关,如独眼畸形、鼻缺如以及颅内畸形,如全前脑无裂畸形。

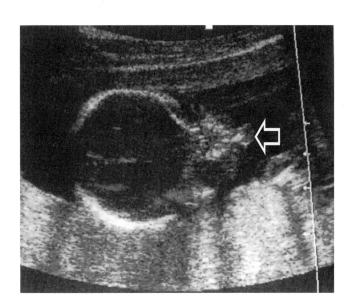

图 7.1.5 双侧唇腭裂面部冠状切面声像呈显的唇中央明显的团块状突起的典型声像。

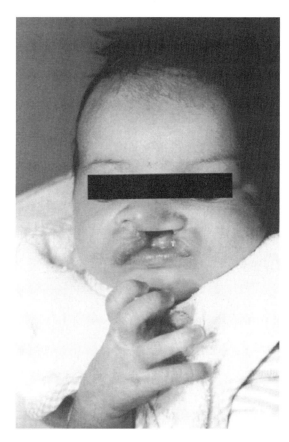

图 7.1.6 一个 2 周的单侧唇腭裂患儿,腭裂畸形具有典型表现:喇叭形的鼻翼软骨和变形的肌肉插入口轮匝肌鼻小柱侧翼基底部。注意明显聚拢的口轮匝肌中间和横向裂,牙槽突裂和腭裂的外缘向外旋转凸起,更加重了裂隙的宽度。

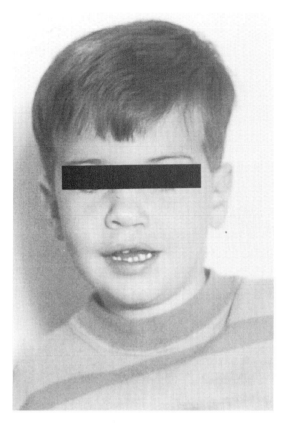

图 7.1.7 同一个患儿 2 岁半，进行了唇腭裂，鼻结构的修复术后面部容貌和上腭功能都得到修复。

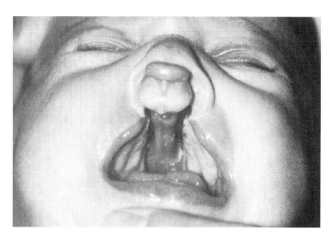

图 7.1.8 一名 3 周的女性患儿，典型的双侧唇腭裂，上颌部分从腭裂口处伸出，形成颌骨前突畸形，双侧的上腭较正常的笔直，且很容易看到梨骨，下唇有两个先天性的唇瘘，这是诊断范德伍综合征 Vander Wouds 综合征的关键，患儿 10 周进行了双侧唇裂修复术后该唇瘘消失。

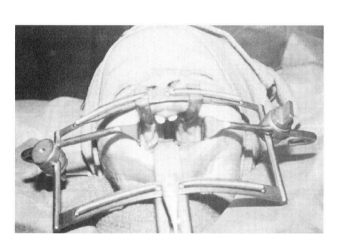

图 7.1.9 6 个月时如图所示手术修复腭裂，在唇裂修复后，更有利于牙槽突和腭板的支架应用。

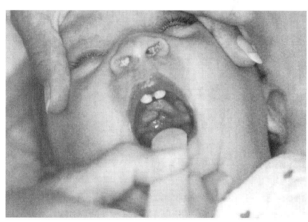

图 7.1.10 最终在 8 个月时唇裂、鼻和腭裂已经修复好。

7.2 水囊状淋巴管瘤

流行病学和遗传学

定义　水囊状淋巴管瘤是指单发或多发的颈部软组织先天性淋巴系统囊肿。

流行病学　自然流产胎儿中发病率为1/875(男女比为1∶1)。

胚胎学　颈部水囊状淋巴管瘤是由于孕40天左右颈部淋巴管与颈内静脉之间的交通支缺如或发育迟缓导致的一种临床结果,是由于交通支的异常导致被阻塞的淋巴液沿着阻力最小的方向进入颈部前侧方的区域,颈后部皮肤增厚和颈蹼以及耳朵的高度异常及前旋转是颈部淋巴管和颈静脉之间交通异常的最好证据。完全性的淋巴管阻塞常见于免疫缺陷性胎儿水肿,是致死性的水肿。

遗传模式　与水囊状淋巴管瘤相关的多种畸形综合征包括特纳综合征、多发性翼状胬肉综合征(常染色体隐性遗传,X连锁遗传)、努南综合征(常染色体显性遗传)和罗伯特综合征(常染色体隐性遗传)。

致畸剂　酒精。

预后　绝大部分水囊状淋巴管瘤和水肿的胎儿在出生前即死亡。淋巴管再通的存活者则表现出颈蹼或者颈部皮肤增厚。

超声检查

超声发现

1. *胎儿*

(1)颈部水囊状淋巴管瘤通常发生在颈后外侧区,为双向性,由于体积较大,双侧的囊瘤相互比邻;从超声上看显示为颈后部的囊性肿块中间有1~3个分隔光带。

(2)皮肤增厚——绝大部分上半身和头部的皮肤迅速发生增厚,增厚的皮肤中可见分隔光带,皮肤增厚越严重,则皮内积液越容易看到。

(3)水肿——在许多严重的水囊状淋巴管瘤病例中可见胸腔积液、心包积液和腹水。胎儿呈现佛像状。

2. *羊水*:羊水量通常减少。

3. *胎盘*:正常或因水肿增厚。

4. *测量数据*:如无水肿则正常。

5. *可识别孕周*:最早可在孕10周时被检出,首选阴道探头扫查。

难点

1. 孕早期发现的体积较小水囊状淋巴管瘤通常到后期会自然消失。因此孕早期有水囊状淋巴管瘤的患者孕晚期有可能转为正常,但部分胎儿可能为特纳Turner综合征。

2. 单一水囊状淋巴管瘤,也称囊状水瘤,通常位于颈侧部或躯干上部,在近妊娠足月胎儿或新生儿可见。这种包块一般和染色体核型异常无关。一般其内部复杂有多个分隔,需手术修复。

3. 如果水囊状淋巴管瘤不完整,则应考虑羊膜系带综合征,但羊膜系带综合征不会出现皮肤增厚。

鉴别诊断

1. *颈项透明层*:是颈正后部非双向区域的皮肤,其内有液体,虽然有个体差异但是诊断明确(见章节1.4)。

2. *脑膨出或脑膜膨出*:包块位置靠后且为单发,其内容物和隔膜可见,与颅骨缺损相关(见章节2.10)。

3. *羊膜干扰*:13周以前羊膜堆积在胎儿颈后部可被误认为水囊状淋巴管瘤。

其他相关疾病　水囊状淋巴管瘤与多种综合征相关

1. *特纳综合征*:详见章节1.5;特纳综合征的其他体征:先心病和肾畸形(见染色体章节)。

2. *努南综合征*:与特纳综合征相似的一种综合征,但此类患者染色体正常,并有先心病和肺动脉狭窄;男性患者可有小阴茎和隐睾,还可出现脊柱半椎体。

3. *裴娜综合征*:与18-三体类似的综合征,但染色体正常(见章节11.5)。

4. *唐氏综合征*(见章节**1.4**)。

5. *罗伯特综合征*。

6. *多发性翼状胬肉综合征*:胬肉,即妨碍肢体伸直的坚硬的皮肤。患者四肢屈曲活动受限(见章节

8.12）。

妊娠管理

需要进行的检查和咨询 60%的水囊状淋巴管瘤患者染色体异常，其中大部分为特纳综合征，小部分为唐氏综合征和18－三体综合征。因此水囊状淋巴管瘤胎儿应进行染色体核型和超声心动图检查。其遗传咨询取决于水囊状淋巴管瘤的病因。

胎儿宫内干预 可行宫内引流术；通常情况下水囊瘤会自然吸收。如果水肿加重则提示病情严重，对引流术反应不好。

胎儿监测 对于有可能发展为胎儿水肿的患儿需每3~4周进行一次系统超声检查。并进行羊水量评估和子痫前期的筛查。

孕期进程 羊水过多和子痫前期都与胎儿水肿相关。合并水肿是水囊状淋巴管瘤的致死因素。未合并水肿的水囊状淋巴管瘤愈后较好。

终止妊娠 诊断明确后建议终止妊娠并尽可能减少对水囊状淋巴管瘤的损伤以便后续进行病理学和畸形学检查。

分娩 除非是有巨大的囊性淋巴瘤，一般不选择剖宫产手术进行分娩。分娩医院应当选择有能力处理可能并发症的医院。

新生儿学

复苏 颈部淋巴水囊瘤患儿出生时容易发生气道阻塞，由于淋巴水囊瘤通常不在颈正中，膨大的水囊瘤便会从两侧压迫舌部和咽部，出现气道阻塞。如产前超声已经诊断为巨大的淋巴水囊瘤，分娩时应当选择去能提供重建正常呼吸的医院。

转诊 转科时间依气道阻塞情况而定，如果气道功能正常，转到进行手术科室的时间可以等到其心肺适应能力健全后。

检查和确诊 颈部水囊瘤如果不是太小通常在出生检查时便能发现，同时出生检查还能发现蹼状颈和颈部皮肤增厚，出生时便能发现则说明颈部淋巴水囊瘤是在出生前形成的。诊断评估应当结合孕前检查和出生后的体格检查与可能的疾病进行鉴别诊断。颈部和上胸部的CT、MRI检查能很好地定位和评估水囊瘤的范围。

参考文献

Azar GB, Snijders RJM, Gosden C, Nicolaides KH: Fetal nuchal cystic hygromata: Associated malformations and chromosomal defects. Fetal Diagn Ther 1991;6:46-57.

Bronshtein M, Bar–Hava I, Blumenfeld I, et al: The difference between septated and nonseptated nuchal cystic hygroma in the early second trimester. Obstet Gynecol 1993;81:683-687.

Byrne J: The significance of cystic hygroma in fetuses. Hum Pathol 1984;15:61-67.

Chervenak FA, Isaacson G, Blakemore KJ, et al: Fetal cystic hygroma: Cause and natural history. N Engl J Med 1983;309:822-825.

Gallagher PG, Mahoney MJ, Gosche JR: Cystic hygroma in the fetus and newborn. Semin Perinatal 1999;23:341-356.

Johnson MP, Johnson A, Holzgreve W, et al: First–trimester simple hygroma: Cause and outcome. Am J Obstet Gynecol 1993;168:156-161.

Langer JC, Fitzgerald PG, Desa D, et al: Cervical cystic hygroma in the fetus: Clinical spectrum and outcome. J Pediatr Surg 1990;25:58-61.

Ninh TN, Ninh TX: Cystic hygroma in children: A report of 126 cases. J Pediatr Surg 1974;9:191.

Van Zalen–Sprock MM, Van Vugt JMG, Van der Harten HJ, Van Geijn HP: Cephalocele and cystic hygroma: Diagnosis and differentiation in the first trimester of pregnancy with transvaginal sonography: Report of two cases. Ultrasound Obstet Gynecol 1992;2:289-292.

Zimmer EZ, Drugan A, Ofir C, et al: Ultrasound imaging of fetal neck anomalies: Implications for the risk of aneuploidy and structural anomalies. Prenat Diagn 1997;17:1055-1058.

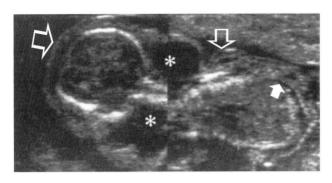

图 7. 2. 1　双侧水囊状淋巴管瘤（＊）示颈部水囊瘤，有全身水肿（空心箭头）和腹水（实心箭头）。

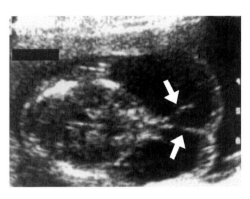

图 7. 2. 2　颈部的横切面图示双侧颈部水囊瘤，箭头所示可见两侧的囊性水瘤增大后紧靠，中央的分隔膜也贴合在一起。

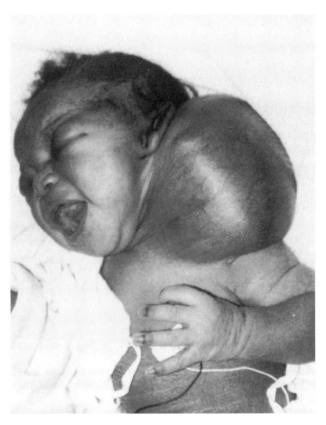

图 7. 2. 3　新生儿巨大颈部水囊状淋巴管瘤，如果手术顺利，其颈部功能和淋巴管功能可恢复正常。

7.3 面部不对称(哥顿哈尔综合征)(半侧面部肢体发育不良、眼耳椎骨发育不良)

流行病学/遗传学

定义 典型的面部不对称包括上颌骨、下颌骨的不对称,通常涉及同侧眼和耳的畸形。畸形早期表现为胚胎时期的第一和第二腮弓畸形。

流行病学 面部不对称是由于子宫对胎儿的束缚而产生的,较常见,但一般发生在孕晚期。明显的面部不对称(在孕中期超声检查发现)比较少见。大量研究表明面部不对称在新生儿中的发病率为1/5600,男女比例至少为3:2,右侧与左侧面部不对称的比例为3:2。

胚胎学 孕晚期由于子宫对胎儿的限制导致的轻微面部不对称在婴儿中很常见。导致严重面部不对称的病因主要有戈登哈尔综合征(半侧面部肢体发育不良、眼耳椎骨发育不良)、羊膜系带综合征、颅缝早闭综合征、CHARGE联合征。戈登哈尔综合征有多种异常体征,包括面部不对称、同侧外耳畸形(无耳畸形、小耳畸形、耳前异常情况)、眼睛缺陷(眼球脂质皮样囊肿、科隆巴、眼睑)、心脏畸形(30%)、肾脏畸形(30%)脊柱畸形、斜颈(50%)。大约15%的患儿为双侧患病。

遗传模式 潜在病因决定其遗传方式。戈登哈尔综合征主要为散发,估计有2%的再发风险。

致畸剂 维A酸可导致轻度的面部不对称和双侧小耳或无耳畸形。

鉴别诊断 特雷歇·柯林斯综合征、颅缝早闭综合征、面骨发育不全综合征、4p-综合征均可有面部不对称和耳部畸形。

其他检查 面部不对称胎儿需进行荧光原位杂交非整倍性和染色体核型分析,尤其是伴有其他异常的胎儿更需要进行检查。

预后 轻微的面部不对称会随着时间逐渐改善。其他严重的病例需进行整形手术。除非中枢神经系统受损,绝大部分戈登哈尔综合征面部不对称的患者智力正常。但如果面部不对称还伴有小眼畸形则患者常有精神障碍,且患侧听力传导能力丧失的概率将增大。

超声检查

超声发现

1. **胎儿**:可发现多种异常,最常见的是单侧下颌骨包括颞颌关节及其软组织的发育不全;也可见单侧唇腭裂,独眼或小眼畸形,颧骨和上颌骨发育不全,有时还可见患侧耳缺如或畸形,半椎体畸形常见于颈椎和胸椎,还有心脏和肾脏畸形亦为常见。

2. **羊水**:羊水增多比较常见。

3. **胎盘**:正常。

4. **测量数据**:除了颅骨外其他测量数据均正常。

5. **可识别孕周**:面部不对称一般在孕14周时超声检查即可检出,但如果轻微的面部不对称则需到18周才能发现。

难点

1. 如果胎儿体位持续处于俯曲状态则有可能无法检查出面部不对称。

2. 单独的腭裂很常见,但由于不伴有上颌骨和唇畸形很容易漏诊。

3. 轻度的双向性面部变形不容易诊断。

鉴别诊断

1. **弗雷泽综合征——隐眼合并鼻梁低平和耳畸形听力异常**:该综合征会合并泌尿道畸形、并指、喉头狭窄或闭锁等其他异常指标。

2. **那赫尔综合征——下颌骨发育不全**:常有耳位低和手臂桡骨异常。

3. **特雷歇·柯林斯综合征(下颌面骨发育障碍综合征)**:有小下颌、眼睑缺损、眼裂下斜、颧骨发育不良、畸形耳、腭裂和鼻后孔闭锁和其他异常(见章节7.6)。

4. **18-三体和13-三体综合征(见章节1.2和1.3)**。

其他需要检查的部位

1. 心脏异常比如室间隔缺损。

2. 肾脏异常。

3. 脑室扩张。

妊娠管理

需要进行的检查和咨询 面部不对称胎儿准确的产前诊断基本不可能做到,因此对此类患者需要进行染色体分析和超声心动图检查以便排除其他遗传病的存在。患儿家属可向儿科畸形学家进行遗传咨询以获得认识该病的重要信息。

胎儿宫内干预 暂无治疗指征。

监测 绝大部分面部不对称胎儿孕期只需进行常规产检即可。如有明显小下颌的胎儿则应每月进行超声检查以便及时发现羊水过多的情况。所有胎儿都应在妊娠晚期进行超声检查评估生长发育情况。

孕期进程 通常不复杂,偶尔会有生长迟缓的情况。

终止妊娠 需在确诊后再选择终止妊娠。

分娩 分娩医院的选择应当根据其是否有心脏畸形、小下颌程度以及其他与心脏畸形相关的并发症来综合考虑。在三级医院分娩是最谨慎的选择。

新生儿学

复苏 许多伴发有多种异常的面部不对称新生儿需要进行心肺复苏;尽管在下颌发育不全的新生儿中要维持其气道通畅难度不大,但此类病患需进行心肺复苏是最常见的;其次心脏畸形和肠回声增强常见;气管食管瘘和气管支气管肺发育不良非常少见。如果以上异常在产前已经诊断明确,那么分娩时进行的心肺复苏就要根据相应的异常进行个体化处理。

转诊 在患儿出生时进行确诊后转到能进行儿外科手术修复的医院进一步治疗,并且对所有异常进行确诊以便制订一个长期多学科治疗计划。

检查和确诊 根据临床表现和体格检查后对可疑的异常进行相应的影像学检查,所有面部不对称的婴儿都应首先进行颈椎影像学检查。

护理管理 同样的每个面部不对称患儿护理的关键也在于根据各自异常进行个体化护理;在完成功能修复手术比如心脏和泌尿系统手术之后,建立一个长期的感觉神经功能恢复计划是非常重要的。

手术治疗

术前评估 对于半侧面部偏小和 Treacher-Collins 颌面骨发育不全综合征患者中出现的下颌骨发育不全其治疗目的是为了在颅面生长完成时达到恢复颌面骨功能和面部容貌对称。修复包括对变形颞骨和眼眶的矫正以及对面部软组织的修复。修复的方法要根据患者的年龄、变形的程度以及后期生长可能出现的变形进行个体化选择。修复治疗的关键在于既要使其恢复正常的面部生长又要尽可能减少对其周围组织结构造成破坏。通常下颌骨的结构不仅说明了面部畸形的严重程度同时也可以提示生长过程中可能出现其他变形的概率。

半侧颅面短小征是一侧骨骼生长过快而相应软组织畸形。最早出现异常的是下颌骨,随着时间的推移两侧下颌骨出现不对称,同时随着生长进度下颌骨的不对称便会导致邻近颞骨、眼眶、鼻子的变形。由于患者面部不对称也会使其精神疾病发生率增高。

复杂性的面部不对称需要制订一个完善的治疗计划。手术前首先要对面部骨骼的 X 线检查进行分析,包括其正位片、矢状位片和横切面片。随着现代医学技术的进步,三维 CT 扫描能为额面部提供最好的评估,显示出上颌骨、下颌骨、梨状骨、眼眶的清晰成像。颞骨、下颌骨中线旋转倾斜的角度同样也可以通过三维 CT 技术来评估。面部不对称患儿牙正中线是偏向患侧的,头颅侧位片可以显示其矢状面图像,在此切面或者是三维重建面上,可以看到两侧颞下颌关节高度和形状上的差异,同时还可以很好的显示出颅骨基底部与上颌骨下颌骨复合体之间的关系以及上颌骨与下颌骨之间的关系。颌下角 X 线检查有助于评估患处横断面情况,显示出下颌体和颧骨的形状、宽度、不对称程度以及颞下颌关节内下前移位的情况。

手术指征 手术的主要目的在于:①在混合齿列期改善下颌骨的不对称性(通过对下颌支行双侧垂直骨切开术,将下颌体前移再下移到正常位置来改善下颌骨的对称性;②通过延长上颌骨前内侧的生长空间为其向下方生长做准备;③通过对下颌联合中线的合理布局恢复牙齿的功能;④尽早对患侧面部的骨骼进行扩充使得其上的软组织显得丰满。

手术类型 手术治疗过程是通过延长或延伸下颌骨来对下颌骨进行重建。延伸主要适用于颞下颌关节有功能的患者,可通过截骨或撑开牵引术实现。通常骨连接或功能性的下颌小头会被保留,骨移植术通常用于下颌骨分支的手术。如需要增加下颌支前后的维度可选择垂直截骨术和骨移植术联合进行。如为下颌支轻度发育不全,可采用矢状切开术。如果下颌小头先天性缺如或修复不得不切除下颌小头则需要对下颌骨进行延伸。无论是部分截骨术还是 Le FortI 截骨术,都是针对畸形严重的年长患者。对上颌骨的牙合平面进行延伸或嵌塞,是为了方便将上颌骨从患侧肌肉和韧带连接处旋转后复位并用夹板固定于上下颌骨处。下颌骨则进行颌间固定,时间为8~10周。如果选择 Le FortI 截骨术,那么上颌骨旋转的支点则应根据术后面中部的长度来决定。如要求面中部长度最大化,那么旋转支点应当位于鼻中隔的梨状孔,同时上颌骨嵌塞要高于健侧。如果上切牙过度暴露,那么上颌骨旋转的支点应当位于患侧磨牙区,以便健侧上颌骨的嵌塞范围能最大化。对于严重畸形的患者需要分两期手术进行,第一期手术在患者8~10岁时完成,第二期手术在患者16~18岁时完成。如果下颌骨的延长手术完成得早,那么下颌骨的畸形可通过牙科正畸来进行,也就是拔出患侧个别牙齿,将下颌骨复位来关闭开牙合。

手术结果/预后 此类面部手术成功的关键在于认识到骨切开术和移植瓣植入是一个协同复杂的整体工程。术后面部结构的长期稳定取决于术前细致的准备,术中精确的操作以及骨骼框架的稳固固定。早期手术计划的制订需建立在对畸形解剖认识的基础上,需将下颌髁颞骨侧与蝶骨翼的空间关系,以及附着其上的肌肉的功能活动考虑在内。由于软组织对下颌徙前术影响不大,因此皮肤组织的缺如变成了早期进行下颌徙前术的手术指征。软组织的修复手术是在面部骨骼修复稳定后进行。要到达完全满意的预后,还需要长期多次手术对畸形的眶骨和颧骨进行修复。

参考文献

Aleksic S, Budzilovich G, Choy P, et al: Congenital ophthalmoplegia in auriculovertebral dysplasia: A clinicopathologic study and review of the literature. Neurology 1976;26:638.

Benacerraf BR, Frigoletto FD: Prenatal ultrasound recognition of Goldenhar's syndrome. Am J Obstet Gynecol 1988;159:950-952.

Berman MD, Feingold M: Oculo-auriculo-vertebral dysplasia. Br J Ophthalmol 1971;55:145.

Boles DJ, Bodurtha J, Nance WE: Goldenhar complex in discordant monozygotic twins: A case report and review of the literature. Am J Med Genet 1987;28:103.

Bowen P, Harley F: Mandibulofacial dysostosis with limb malformations (Nager's acrofacial dysostosis). Birth Defects 1974;10:109.

Bromley B, Benacerraf B: Fetal micrognathia: Associated anomalies and outcomes. J Ultrasound Med 1994;13:529-533.

Caldarelli DD, Hutchinson J, Pruzansky S, Valvassori G: A comparison of microtic and temporal bone anomalies in hemifacial microsomia and mandibulofacial dyostosis. Cleft Palate J 1980;17:103.

Coccaro PJ, Becker MH, Conoverse JM: Clinical and radiographic variationsin hemifacial microsoma. Birth Defects 1975;11:314.

Cohen MM: Oculoauriculovertebral spectrum: An updated critique. Cleft Palate J 1989;26:276.

Cohen MM Jr, Rollnick BR, Kaye CI: Oculoauriculovertebral spectrum: An updated critique. Cleft Palate J 1989;26:276.

Converse JM, Coccaro PJ, Becker H, et al: On hemifacial microsomia: The first and second branchial arch syndrome. Plast Reconstr Surg 1973;51:268.

Converse JM, Horowitz SL, Coccaro PJ, et al: Corrective treatment of craniofacial microsomia. In Converse JM (ed): Reconstructive Plastic Surgery. Philadelphia, WB Saunders, 1977, p 2359.

Converse JM, McCarthy JG, Coccaro PJ, et al: Clinical aspects of craniofacial microsomia. In Converse JM, McCarthy JG, Wood-Smith D (eds): Symposium on Diagnosis and Treatment or Craniofacial Anomalies. St. Louis, CV Mosby, 1979.

Converse JM, Wood-Smith D, McCarthy JG, et al: Bilateral facial microsomia: Diagnosis, classification, treatment. Plast Reconstr Surg 1974;54:413.

DeCatte L, Laubach M, Legein J, Goossens A: Early prenatal diagnosis of oculoauriculovertebral dysplasia or the Goldenhar syndrome. Ultrasound Obstet Gynecol 1996;8:422-424.

Dufresne C: Treacher Collins syndrome. In Dufresne C, Carason B, Zinreich S (eds): Complex Craniofacial Problems. New York, Churchill Livingstone, 1992, p 281.

Elmore SG: Antenatal sonographic demonstration of Goldenhar-Gorlin syndrome. J Diagn Med Sonogr 1995;11:324-326.

Franceschetti A, Klein D: Mandibulofacial dysostosis: New hereditary syndrome. Acta Ophthalmol 1949;27:143.

Godin RJ, Cohen MM, Levin LS: Syndromes of the Head and Neck, 3rd ed. New York, Oxford University Press, 1990.

Hsieh YY, Chang CC, Tsai HD, et al: The prenatal diagnosis of Pierre-Robin sequence. Prenat Diagn 1999;19:567-569.

Lin HJ, Owens TR, Sinow RM, et al: Anomalous inferior and superior venae cavae with oculoauriculovertebral defect: Review of Goldenhar complex and malformations of left-right asymmetry. Am J Med Genet 1998;75:88-94.

Ritchey ML, Norbeck J, Huang C, et al: Urologic manifestations of Goldenhar syndrome. Urology 1994;43:88-91.

Rollnick BR, Kaye CI, Nagatoshi K, et al: Oculoauriculovertebral dysplasia and variants: Phenotypic characteristics of 294 patients. Am J Med Genet 1987;28:103.

Stoll C, Viville B, Treisser A, Gasser B: A family with dominant oculoauriculovertebral spectrum. Am J Med Genet 1998;78:345-349.

Tamas DE, Mahony BS, Bowie JD, et al: Prenatal sonographic diagnosis of hemifacial microsomia (Goldenhar-Gorlin syndrome). J Ultrasound Med 1986;5:461-463.

Wilson GN: Cranial defects in the Goldenhar syndrome. Am J Med Genet 1983;14:435.

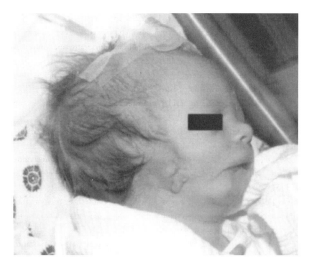

图 7.3.1 哥顿哈尔综合征的新生儿,如图所示其右耳缺如和右侧下颌骨发育不良,小下颌。

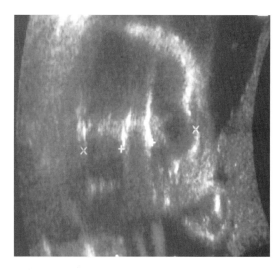

图 7.3.2 20 周面部不对称胎儿面部声像图。

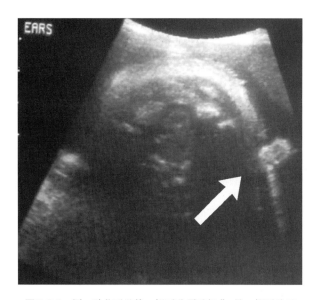

图 7.3.3 同一胎儿可见其一侧耳朵严重扭曲,另一侧耳朵正常。

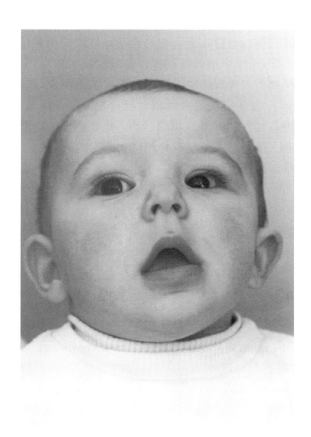

图 7.3.4 该图婴儿为面部不对称,咬合不正,面部骨骼和软组织发育不全。

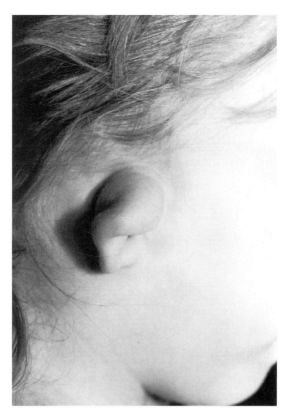

图 7.3.5　该综合征的患侧常有不同程度的小耳畸形。

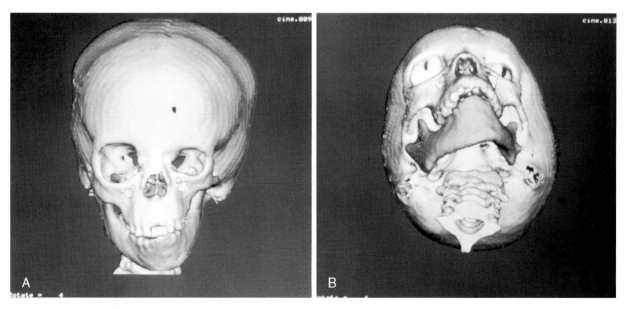

图 7.3.6　三维 DSA 扫描可以清晰地显示不对称的骨骼。患者通常会伴有先天性的无眼畸形。

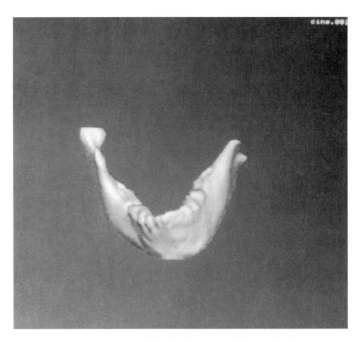

图 7.3.7　扫描示下颌骨扭曲以及其分支短小发育不全。

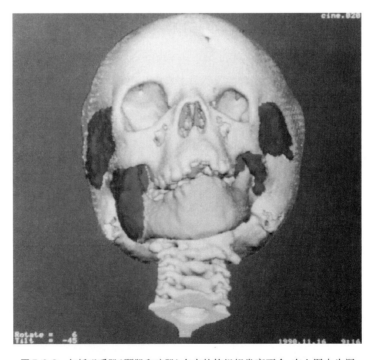

图 7.3.8　包括咀嚼肌(颞肌和咬肌)在内的软组织发育不全,在上图中为深
灰色部分。

7.4 皮埃尔罗宾序列征

流行病学和遗传学

定义 罗宾序列征包括小下颌、腭裂和舌下垂（舌向后移位）3 个征象。发病原因多样，可以是包括施体克尔综合征在内的遗传综合征的一个表现。

流行病学 在活产儿中的发生率约为 1/5000 到 1/10 000（男女比为 1∶1）。

胚胎学 目前认为可能的发病原因是：最先出现异常严重的小下颌，继而舌下垂导致上腭裂口填塞。大约 14% 的罗宾序列征患者合并有先心病和（或）其他的异常。尽管该病的发病原因多样化，但 20% ~ 30% 的病例和一种由于骨胶原基因突变导致的结缔组织病（施体克尔综合征）相关，同时在许多致死性的骨骼发育不良及其他基因或染色体异常中可见。

遗传模式 取决于发病原因。施体克尔综合征是常染色体显性遗传。

致畸剂 维 A 酸。

预后 皮埃尔罗宾序列征的预后取决于其发病原因。如不合并有其他综合征则预后良好，认知功能正常。严重小下颌的病例则需要气管切开及胃造口术进行喂养。

超声检查

超声发现

1. **胎儿**

（1）小下颌特征性表现是下颌骨短小下巴内缩。超声检查可见正中失状切面下唇及下颌形成的曲线失常。

（2）通常的诊断是通过主观评价的，但也可以通过测量测量颞下颌关节到下颌骨分支连接点的长度与正常下颌骨的长度来比较评估。

（3）通常会有腭裂但由于可能不伴有上颌骨和唇畸形而容易漏诊。

2. **羊水**：常见（70%）病例会出现轻到重度的羊水过多，可能与胎儿吞咽羊水减少有关。

3. **胎盘**：正常。

4. **测量数据**：胎儿宫内生长受限是常见的潜在病因。

5. **可识别孕周**：约 15 周左右可以检出。

难点 超声检查时如切面角度不正看到的是下颌的侧面观容易造成小下颌的误诊。

鉴别诊断

1. **13 - 三体和 18 - 三体综合征**：约 60% 的染色体异常会有小下颌的表现。

2. **颌面骨发育不全综合征**：体征包括小下颌、颧骨发育不良、外耳畸形，还可能有腭裂（见章节 7.6）。

3. **戈登哈尔综合征**：其面部是不对称的（见章节 7.3）。

4. Harleuin 综合征。

5. 裴娜舒尔综合征（见章节 11.5）。

6. 多翼状胬肉综合征（见章节 8.12）。

7. **那赫尔肢端骨发育不全**。

还需要检查的部位 大部分小下颌畸形胎儿合并其他部位异常，所以应对心脏和骨骼系统进行一次十分彻底的检查。

妊娠管理

需要进行的检查和咨询 诊断为罗宾序列征的胎儿应进行染色体检查和 22q11.2 缺失的荧光原位杂交检查。同时推荐进行胎儿超声心动图及全身超声胎儿畸形检查。

胎儿宫内干预 无须宫内治疗。

胎儿监测 某些情况下羊水过多会有所发展，每月应进行超声检测评估羊水指数的变化。

孕期进程 如不合并羊水过多则无特殊。羊水过多的病例早产的风险增高。

终止妊娠 精确诊断对于孕妇选择是否终止妊娠和助产以及顺产都很重要。

分娩 由于严重的下颌骨发育不全可能会导致新生儿呼吸窘迫及新生儿插管，因此罗宾序列征患儿分娩需在三级医院进行。

新生儿学

复苏 下颌骨发育不良和舌下垂常常导致新生儿一出生就出现呼吸窘迫，需要进行呼吸支持。首选鼻导管或适当尺寸的口鼻面罩或气囊就可以。在产前就已经确诊为罗宾序列征的新生儿出生的时候应当由经验丰富的儿科医生进行心肺复苏。一般不需要进行紧急气管切开。

转诊 需要由有经验的转诊团队快速转移到有小儿耳鼻喉专家的医院进行进一步诊治。

检查和确诊 诊断以下三方面为基础：下颌骨发育不全、舌下垂和严重腭裂（通常为 U 型裂）。细致的体格检查还能确诊或排除其他异常。罗宾序列征的患儿有 1/3 是孤立发病，另外 1/3 合并施体克尔综合征，还有 1/3 是作为多种畸形综合征的一部分出现的，其中后两种情况的患儿出现呼吸窘迫和喂养困难的概率更大且更严重。如果罗宾序列征还合并有其他畸形或其他器官功能异常则需要进一步检查评估。对于有明显气道阻塞的患儿可进行支气管镜检查。

护理管理 护理的关键在于快速确诊并建立有效呼吸和适合的喂养模式。对于综合征型的患儿应当警惕其他器官的异常。通常前倾位姿势可以缓解气道阻塞导致的呼吸困难，如头前倾位不能缓解呼吸困难则用可曲式内窥镜检查以明确气道阻塞的原因从而采取相应合适的治疗。严重呼吸困难的患儿在出生几周内应当严密观察其病情进展，因此，对于罗宾序列征患儿出生后建议在新生儿监护病房观察一段时间，并进行长期心电监护。由于舌位不正和严重腭裂，此类患儿很难进行经口喂养，需要采取特殊的喂养方式，特别严重的情况还需要进行胃造口术来辅助喂养。双耳听力缺陷较单独的唇腭裂常见，因此，长期护理内容应当包括听力测试和听力缺陷的早期干预治疗。

手术治疗

术前评估 皮埃尔罗宾序列征患儿治疗的目的是改善面部结构的功能和容貌。手术治疗包括纠正软腭和眼眶变形，改善面部软组织的缺陷。手术的方法根据患者年龄、畸形程度及后期生长导致的面部结构改变来综合评估。一个好的手术方案对于治疗罗宾序列征的多重畸形是至关重要的。手术治疗方案基于对患者面部骨骼 X 线检查的分析结果，通常采用三维 CT 来进行评估。

手术方法 纠正皮埃尔罗宾序列征患儿面部畸形的手术应尽早进行，一般在患儿 3 岁时便可采用骨游离等方法进行颅骨移植来取代畸形的眼眶和颧骨。扩展的 Le Fort Ⅱ 上颌骨切除术可以旋转面中部结构、增大下颌骨的体积从而改善呼吸功能和审美效果。填补软组织的手术需要在骨骼生长趋于完成的时候进行。

预后 此类颌面外科手术成功的关键在于认识到截骨移植是复杂工程的一部分。待骨骼术后修复就应当进行二次手术来修复软组织。按此步骤修复一般整体预后良好，但每个步骤都需要在很长一段时间内进行多次手术。

参考文献

Bromley B, Benacerref B: Fetal micrognathia: Associated anomalies and outcomes. J Ultrasound Med 1994;13:529-533.

Bull MJ, Givan DC, Sadove AM, et al: Improved outcome in Pierre Robin Sequence: Effect of multidisciplinary evaluation and management. Pediatrics 1990;86:294.

Marques IL, Barbieri MA, Bettol H: Etiopathogenesis of isolated Robin sequence. Cleft Palate Craniofac J 1998;35:517.

Myers CM III, Reed MJ, Cotton RT, et al: Airway management in Pierre Robin sequence. Otolaryngol Head Neck Surg 1998;118:630.

Otto C, Platt LD: The fetal mandible measurement: An objective determination of fetal jaw size. Ultrasound Obstet Gynecol 1991;1:12-17.

Paladini D, Morra T, Teodoro A, et al: Objective diagnosis of micrognathia in the fetus: The jaw index. Obstet Gynecol 1999;93:382-386.

Perkins JA, Sie KCY, Milczuk H, et al: Airway management in children with craniofacial anomalies. Cleft Palate Craniofac J 1997;34:135.

Sadewitz VL: Robin sequence: Changes in thinking leading to changes in patient care. Cleft Palate Craniofac J 1992;29:246.

Sher AE: Mechanisms of airway obstruction in Robin sequence: Implicationsfor treatment. Cleft Palate Craniofac J 1992;29:224.

Shprintzen RJ: The implications of the diagnosis of Robin sequence. Cleft Palate Craniofac J 1992;29:205.

Tomaske SM, Zalzal GH, Saal HM: Airway obstruction in the Pierre Robin sequence. Laryngoscopy 1995;105:111.

Turner GM, Twining P: The facial profile in the diagnosis of fetal abnormalities. Clin Radiol 1993;47:389-395.

Williams AJ, Williams MA, Walker CA, et al: The Robin anomalad (Pierre Robin syndrome): A follow up study. Arch Dis Child 1981;56:663.

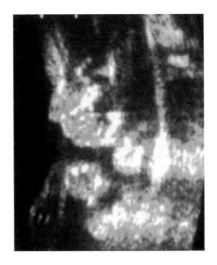

图 7.4.1 超声正中矢状切面示明显的小下颌畸形。

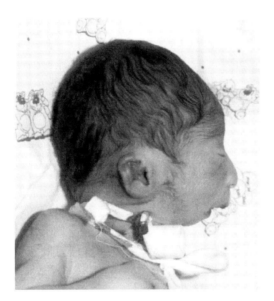

图 7.4.2 一名 32 周出生的早产儿,有严重的气道阻塞和小下颌畸形。

7.5 甲状腺增大/肿

流行病学/遗传学

定义 胎儿甲状腺肿即甲状腺肿大。

流行病学 罕见。

胚胎学 胎儿甲状腺肿可能提示胎儿甲状腺功能减低(最常见)、亢进,但也有可能甲状腺功能是正常。胎儿甲状腺功能减低引起的甲状腺肿可能是由于碘缺乏、碘中毒或母体使用抗甲状腺药物引起的。而甲状腺功能亢进引起的甲状腺肿则是由于母体中的促甲状腺素经胎盘进入胎儿体内或母体患有 Grave 病导致的。Grave 病孕妇的胎儿出现甲状腺肿的概率是 1/70。

遗传模式 多为散发。彭德瑞德综合征是由于先天性甲状腺激素合成障碍导致的一种伴有感觉神经性耳聋和甲状腺肿的常染色体隐性遗传病。

致畸剂 丙硫氧嘧啶、碘剂、锂。

预后 取决于导致甲状腺肿的原因。如伴有羊水过多则有早产的可能。

超声检查

超声发现

1. *胎儿*:可探及胎儿甲状腺明显增大。颈前方可见一对称性光团,增大超过 2 个 SD 值则为异常。严重肿大的甲状腺可向颈后部延伸。甲状腺正常形状可辨。骨成熟延迟,表现为孕 22 周后可见胸骨骨化中心少于两个或 33 周后股骨骨骺的骨化中心缺如。胎心率增快大于 160 次/分。

2. *羊水*:如胎儿食管受压迫则可出现严重的羊水过多。

3. *胎盘*:正常。

4. *测量数据*:常见胎儿宫内生长受限。

5. *可识别孕周*:23 周以前超声诊断未见报道。

难点 胎儿头部俯屈位时使得甲状腺检查困难。

鉴别诊断 颈部畸胎瘤——颈部畸胎瘤的包块较甲状腺肿粗糙,且内部结构复杂,位于甲状腺的位置上包块有可能超出向上、下增大,包块通常不对称。

还需要检查的部位 检查有无心脏扩大和心律失常-心动过速和心脏传导阻滞。

妊娠管理

需要进行的检查和咨询 对于甲状腺肿的胎儿应当进行羊水穿刺检查染色体,并检测母血甲胎蛋白、促甲状腺激素。若要观察胎儿气道受压迫情况可进行胎儿 MRI 检查。

胎儿宫内干预 对于继发于甲状腺功能减低的甲状腺肿胎儿宫内注射甲状腺素可成功治愈甲状腺肿。

胎儿监测 产检一般无特殊要求,每三周进行一次系统的超声检查,监测是否有羊水过多很重要。

孕期进程 在分娩时甲状腺肿会影响胎儿正常俯曲从而导致难产。

终止妊娠 对于缺乏准确诊断不明原因的甲状腺肿,应当采用非损坏性的方法终止妊娠。

分娩 由于甲状腺肿胎儿呼吸并发症的风险很高,所以应该选择在三级医院进行分娩。对于胎头过度仰伸的胎儿应当选择剖宫产手术分娩。

新生儿学

复苏 产房中建立适当的呼吸通道是首要任务。一般不需要进行紧急气管切开,但如果甲状腺肿块较大不能进行气管插管时也可选气管切开。只要呼吸正常一般不需要进行其他复苏措施。

转诊 将甲状腺肿患儿转运到三级医院的围产中心主要是为了检查诊断和治疗。如果出现呼吸窘迫,则应当由经验丰富的转诊团队快速转诊进行治疗。

检查和确诊 甲状腺肿大在体格检查时便可发现,放射性核素扫描和超声检查对于明确甲状腺功能和结构很有意义。

护理管理 首先保证充分换气,其次就是针对引起甲状腺肿的病因的护理。为了使甲状腺肿消退和减轻甲状腺刺激症状,迅速缓解先天性甲状腺功能减低的状态和控制新生儿甲状腺毒症的是必要的。

参考文献

BromleyAchiron R, Rotstein Z, Lipitz S, et al: The development of the foetal thyroid: In utero ultrasonographic measurements. Clin Endocrinol

1998;48:259-264.

Asteria C, Rajanayagam O, Collingwood TN, et al: Prenatal diagnosis of thyroid hormone resistance. J Clin Endocrinol Metab 1999;84: 405-410.

Avni EF, Rodesch F, Vandemerckt C, Vermeylen D: Detection and evaluationof fetal goiter by ultrasound. Br J Radiol 1992;65:302-305.

Belfar HL, Foley TP Jr, Hill LM, Kislak S: Sonographic findings in maternal hyperthyroidism. J Ultrasound Med 1991;10:281-284.

Bromley B, Frigoletto FD Jr, Cramer D: The fetal thyroid: Normal and abnormal sonographic measurements. J Ultrasound Med 1992;11: 25-28.

Bruner JP, Dellinger EH: Antenatal diagnosis and treatment of fetal hypothyroidism: A report of two cases. Fetal Diagn Ther 1997;12:200-204.

Fraser GR: Association of congenital deafness with goiter (Pendred's syndrome): A study of 207 families. Ann Hum Genet 1965;28:201-249.

Hubbard AM, Crombleholme TM, Adzick NS: Prenatal MRI evaluation of giant neck masses in preparation for the fetal exit procedure. Am J Perinatol 1998;15:253-257.

Muir A, Daneman D, Daneman A, Ehrlich R: Thyroid scanning, ultrasound, and serum thyroglobulin in determining the origin of congenital hypothyroidism. Am J Dis Child 1988;142:214-216.

VanLoon AJ, Derksen JT, Bos AF, Rouwe CW: In utero diagnosis and treatment of fetal goitrous hypothyroidism, caused by maternal use of propylthiouracil. Prenat Diagn 1995;15:599-604.

Volumenie JL, Polak M, Guibourdenche J, et al: Management of fetal thyroid goiters: A report of 11 cases in a single perinatal unit. Prenat Diagn 2000;20:799-806.

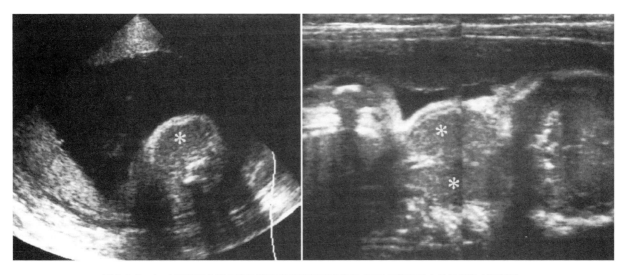

图 7.5.1　（＊）显示巨大甲状腺肿横切面和纵切面声像图,可见气管从肿大的甲状腺中间穿过。

7.6 Treacher-Collins 综合征(颌面骨发育不全综合征)

流行病学/遗传学

定义 颌面骨发育不全综合征是一种常染色体显性遗传颅面部疾病,具有以下临床表现:对称性颧骨发育不全、眼睑下斜裂、下眼睑缺损(70%)、下颌骨发育不全、外耳畸形、听力缺损。

流行病学 发病率1/25 000~1/10 000(男女之比为1:1)。

胚胎学 颌面骨发育不全综合征是定位于5q32~q33.1上的TREACLE基因突变导致的。目前认为该基因与颅面部早期的生长发育密切相关,该基因具体功能尚不明确。

致畸剂 无。

预后 对于畸形严重的病例,需要进行广泛的颅面重建修复手术,期间需要进行短暂的气管造口术和胃造口术。绝大部分患者智力正常(90%~95%),大约40%患者有传导性耳聋。

其他需要的检查 很少合并颅外畸形。目前对颌面骨发育不全综合征可进行基因诊断。

超声检查

超声发现

1. 胎儿

(1)小下颌特征性表现是下颌骨短小下巴内缩。超声检查可见正中矢状切面下唇及下颌形成的曲线失常。

(2)通常的诊断是通过主观评价的,但是也可以通过测量测量颞下颌关节到下颌骨分支连接点的长度与正常下颌骨的长度来比较评估。

(3)外耳畸形且耳位低。

(4)鼻子缺如或非常小。

2. 羊水:由于吞咽功能障碍导致的轻到重度的羊水过多常见(70%)。

3. 胎盘:正常。

4. 测量数据:常有胎儿宫内生长受限。

5. 可识别孕周:该综合征孕15周以前即可确诊。

难点 如果超声检查时正中矢状切面偏斜就容易误诊为小下颌。

鉴别诊断

1. 18-三体和13-三体综合征(大约60%的染色体异常胎儿伴有小下颌)。

2. 戈登哈尔综合征——面部结构不对称(见章节7.3)。

3. 罗宾畸形——主要特征为小下颌和舌下垂,50%的病例会出现唇腭裂,先心病也很常见(见章节7.6)。

4. 鱼鳞癣综合征。

5. 裴娜-舒开尔综合征(见章节11.5)。

6. 多翼状胬肉综合征(见章节8.12)。

7. 那赫尔肢端骨发育不全。

其他需要检查的部位 绝大部分小下颌的胎儿都合并其他异常,因此需要进行包括心血管系统和骨骼系统在内的全面检查。

妊娠管理

需要进行的检查和咨询 颅外畸形很少见,建议胎儿超声心动图和胎儿全身畸形超声检查。目前下颌骨发育不全综合征也可进行基因突变检查。对于不能确诊的病例可进行22q11.1缺失的荧光原位杂交检测。

胎儿宫内干预 无相关指征。

胎儿监测 某些病例羊水过多可能会进行性加重,应每月进行一次超声检查来观察羊水指数的变化情况。

孕期进程 如果没有出现羊水过多则妊娠过程不会有什么特殊变化,羊水过多与早产相关。

终止妊娠 夫妇俩是否选择终止妊娠,以及引产和分娩完整的胎儿都应建立在准确诊断的基础上。

分娩 严重的下颌骨发育不全分娩时会出现严重的并发症从而需要气管插管,整个过程都比较复杂,因此应当选择在三级医院进行分娩。

新生儿学

复苏 患儿出生后由于小下颌和舌下垂阻塞了

咽喉部会出现呼吸障碍。据报道新生儿死亡多是由于患儿无法建立正常呼吸所致。对于严重的下颌骨发育不全患儿需要进行紧急气管切开术。

转诊　颌面骨发育不全综合征的患儿出生后建议由专业的转诊将其转至儿科分科细致并且有小儿外科的专科医院，进一步诊断和加强新生儿护理。

检查和确诊　建议对患儿的相关症状进行专业的遗传咨询和确诊。影像学检查和呼吸道内窥镜检查结果可以评估是否需要进行早期手术。也可进行基因突变检测进行确诊。

护理管理　护理的目的是为了尽快明确诊断、建立稳定有效的呼吸通道和适当喂养模式。呼吸道阻塞可能会持续很长一段时间，因此就需要进行家庭心电监测。对于需要选择替代喂养模式和进行气管切开的患儿，对父母的教育培训显得格外重要。长期的护理需要基于多学科知识进行规划，只有这样，后期进行的广泛修复手术、听力评估、语言训练才能取得好的效果。

手术治疗

术前评估　颌面骨发育不全综合征患儿手术治疗的目的是改善其面部容貌和功能。手术治疗包括矫正上颌骨和眼眶的畸形，以及修复面部软组织的缺陷。手术的方法根据患者年龄、畸形程度及后期生长导致的面部结构改变来综合评估。完善的手术方案对于复杂畸形的治疗很重要。手术方案的制订基于面部骨骼 X 线检查的评估，主要用三维 CT。

手术类型　纠正皮埃尔罗宾序列征患儿面部畸形的手术应尽早进行，一般在患儿 3 岁时便可采用游离的或带血管蒂的颅骨移植，来取代畸形的眼眶和颧骨。扩展的 Le Fort II 上颌骨切除术可以使面中部结构旋转、增大下颌骨的体积从而改善呼吸功能和审美效果。填补软组织的手术需要在骨骼稳定性稳定时进行。

预后　此类颌面外科手术成功的关键在于认识到截骨移植是复杂工程的一部分。待骨骼术后修复就应当进行二次手术来修复软组织。按此步骤修复一般整体预后良好，但每个步骤都需要在很长一段时间内进行多次手术。

参考文献

Behrents RA，McNamara JA，Avewry JK：Prenatal mandibulofacial dysostosis（Treacher Collins syndrome）. Cleft Palate J 1977；14：13.

Campbell W：The Treacher Collins syndrome. Br J Radiol 1954；27：639.

McKenzie J，Craig J：Mandibulofacial dysostosis（Treacher Collins syndrome）. Arch Dis Child 1955；30：391.

Munro IR，Kay PB：Mandibulofacial dysostosis（Treacher Collins syndrome）. In McCarthy JG（ed）：Plastic Surgery. Philadelphia，WB Saunders，1990.

Nicolaides DK，Johansson D，Donnai D，Rodeck CH：Prenatal diagnosis of mandibulofacial dysostosis. Prenatal Diagn 1984；4：201.

Poswillo D：The pathogenesis of the Treacher Collins syndrome（mandibulofacial dysostosis）. Br J Oral Surg 1975；13：1.

Raulo Y：Treacher Collins syndrome：Analysis and principles of surgery. In Caronni EP（ed）：Craniofacial Surgery. Boston，Little，Brown & Co，1985，p 371.

Rogers BO：Berry – Treacher Collins syndrome：A review of 200 cases（mandibulofacial dysostosis；Franceschetti – Zwahlen – Klein syndrome）. Br J Plast Surg 1964；17：109.

Rogers BO：The surgical treatment of mandibulofacial dysostosis（Berry syndrome；Treacher Collins syndrome；Franceschetti – Zwahlen – Klein syndrome）. Clin Plast Surg 1976；3：653.

Rogers BO：Mandibulofacial dysostosis. In Converse JM（ed）：Plastic and Reconstructive Surgery. Philadelphia，WB Saunders，1977.

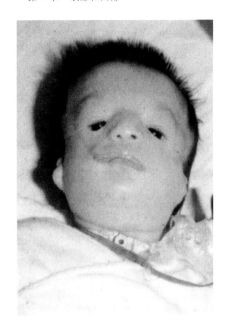

图7.6.1   颌面骨发育不全综合征患儿,可见双侧小耳畸形,眼睑下斜和巨口。

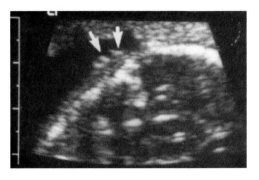

图7.6.2   孕19周面部发育不全综合征胎儿超声扫描超声声像图显示胎头发育迟缓,箭头示耳部结构畸形。(From Wagner RC, Koenigsberg M, Goldberg RB: US case of the day. Radiographics 1996;16: 1517 – 1520.)

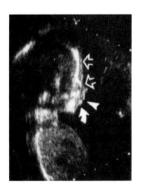

图7.6.3   胎儿面部矢状切面声像示胎儿的前额(上方空心箭头)、鼻子(下方空心箭头)、嘴(三角箭头)、下颌(弯箭头)。可见明显的小下颌和下巴内缩和前鼻梁低平。(From Wagner RC, Koenigsberg M, Goldberg RB: US case of the day. Radiographics 1996;16:1517 – 1520.)

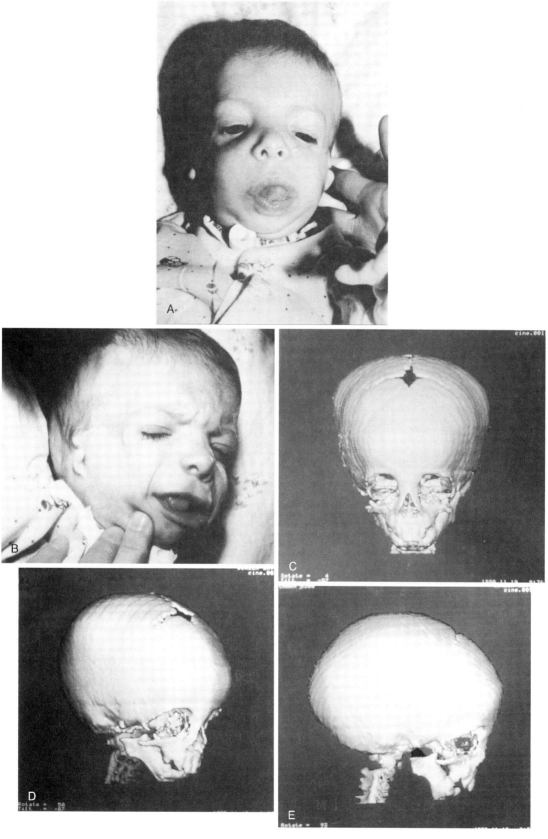

图 7.6.4　该婴儿为颌面骨发育不全综合征，需要进行紧急气管切开。颧骨和眼眶壁缺如，以及双侧小耳畸形，三维 CT 扫描显示了其畸形的面部骨骼：下颌骨、上颌骨畸形，眼眶壁和颧弓缺如。

（曾小红　译　黎冬梅　校）

第 **8** 章　　　　　　　　骨骼畸形

8.1　软骨成长不全

流行病学/遗传学

定义　软骨成长不全是一组致死性的骨发育不良疾病，其主要特点是肢体和躯干严重缩短及与之不相称的巨颅。

流行病学　罕见。男女性别比理论上约为1:1，但以往报道过的病例以男性多见。

胚胎学　受累胎儿有严重的短肢、躯干短小、软组织水肿及与之不相称的巨颅。胎儿腰椎椎体骨化不全（Ⅰ型）或者完全无骨化（Ⅱ型），而骶骨、耻骨和坐骨也几乎没有骨化。肋骨薄并常常伴有骨折。颅面部的特点主要包括小下颌、鼻梁扁平及前额突出。Ⅱ型软骨成长不全呈显性遗传，在此型病例中，Ⅱ型胶原蛋白分子被发现存在缺陷。Ⅰ型软骨成长不全是常染色体隐性遗传病，位于5号染色体长臂上的骨畸形发育不良硫酸盐转移因子（*DTDST*）基因发生了突变。对可疑的患者应建议其进行遗传咨询。

遗传模式　Ⅰ型软骨成长不全是常染色体隐性遗传病。而Ⅱ型软骨成长不全多属于新的显性突变。

致畸剂　无。

筛查　对已生育过Ⅱ型软骨成长不全患儿的家庭可以通过DNA分析评估再发风险。由于存在着遗传异质性，在产前诊断中使用基因连锁分析用处不大。

预后　患儿在产前或者新生儿期死亡。

超声检查

超声发现

1. *胎儿*：主要有2个亚型。

（1）Ⅰ型软骨成长不全的超声所见包括四肢短小、肋骨呈喇叭状展开或伴有骨折、颅骨和脊柱骨化不全、小下颌。有时可以观察到胎儿水肿。

（2）在Ⅱ型软骨成长不全（Langer-Saldino综合征）超声所见中不包括呈喇叭状展开的肋骨及肋骨骨折，颅骨骨化相对正常，其余超声特点与Ⅰ型相似。

（3）在妊娠11～14周即有可能发现颈后透明层增厚。

2. *羊水*：严重的羊水过多见于所有病例。

3. *胎盘*：正常。

4. *测量数据*：腹围和头围测值相对较大，而肢体严重短小、胸腔也明显狭窄。

5. *可识别孕周*：妊娠13周或14周。

难点　由于均存在脊柱和颅骨骨化不全，软骨成长不全易与成骨不全相混淆，但是前者颅骨受压不会变形并且不会出现肢体长骨的骨折。

鉴别诊断

1. *致死性侏儒*：其骨骼骨化程度较软骨成长不全病例好（见章节8.16）。

2. *成骨不全*：见前述。

还需要检查的部位　需要进行系统的胎儿畸形筛查。

妊娠管理

需要进行的检查和咨询

1. 先天性心脏病见于多种骨发育不良疾病，而软骨成长不全却例外，对胎儿进行超声心动图检查有利于鉴别诊断。

2.胎儿的影像学检查应由在诊断骨发育不良方面有着丰富经验的专家进行审阅。

3.一旦胎儿畸形被确认为致死性但孕周已经超过合法终止妊娠的时限,胎儿父母应向新生儿科专家咨询并讨论新生儿期的治疗。

胎儿监测　一旦胎儿畸形被确认为致死性,应对孕妇进行常规的孕期监护并给予心理支持治疗。如果出现先兆早产,不需要给予干预治疗,在产程中也不需要监护胎儿状况。

妊娠进程　羊水过多是常见的并发症并可能引起早产。

终止妊娠　胎儿应该被完整分娩出来,并且由经验丰富的专家对其进行尸检,检查项目包括 X 线检查、大体解剖、生化检查及分子学检查。对患儿的软骨 – 骨组织应冻存并进行细胞系培养。

分娩　分娩方式应选择经阴道分娩,产程中不需要使用胎心电子监护。应选择在诊断骨发育不良经验丰富或者有条件进行胎儿病理学检查的医疗机构终止妊娠。

新生儿学

复苏　如果在分娩之前已经明确诊断,在产前即应与胎儿父母做好沟通,新生儿出生后不做复苏治疗。如果分娩前诊断尚不明确,应对新生儿进行复苏治疗和通气支持,这样可以为进一步确诊及家属接受事实获得时间。

转诊　未确诊的新生儿应转诊至三级围产医学中心以进一步明确诊断。转诊过程中通常需要给予新生儿机械通气支持。

检查和确诊　产后 X 线检查有助于明确软骨成长不全的分型。

护理管理　明确诊断、对新生儿采取安慰式治疗及给患儿家庭提供咨询服务和心理支持是首要的诊疗措施。此期间,对活产的新生儿应给予包括机械通气在内的生命支持治疗。如果不给予生命支持治疗,新生儿将在 24 小时内死亡。

参考文献

Borochowitz Z, Lachman R, Adomian GE, et al: Achondrogenesis type I: Delineation of further heterogeneity and identification of two distinct subgroups. J Pediatr 1988;112:23-31.

Borochowitz Z, Ornoy A, Lachman R, Rimoin DL: Achondrogenesis II—Hypochondrogenesis: Variability versus heterogeneity. Am J Med Genet 1986;24:273-288.

Cai G, Nakayama M, Hiraki Y, Ozono K: Mutational analysis of the DTDST gene in a fetus with achondrogenesis type 1B. Am J Med Genet 1998;78:58-60.

Dreyer SD, Zhou G, Lee B: The long and short of it: Developmental genetics of the skeletal dysplasias. Clin Genet 1998;54:464-473.

Godfrey M, Hollister DW: Type II achondrogenesis—Hypochondrogenesis: Identification of abnormal type I collagen. Am J Hum Genet 1988;43:904-913.

Graham D, Tracey J, Winn K, et al: Early second trimester sonographic diagnosis of achondrogenesis. J Clin Ultrasound 1983;11:336-338.

Mahony BS, Filly RA, Cooperberg PL: Antenatal sonographic diagnosis of achondrogenesis. J Ultrasound Med 1984;3:333-335.

Tretter AE, Sanders RC, Meyers CM, et al: Antenatal diagnosis of lethal skeletal dysplasias. Am J Med Genet 1998;75:518-522.

Whitley CB, Gorlin RJ: Achondrogenesis: Nosology with evidence of genetic heterogeneity. Radiology 1983;148:693-698.

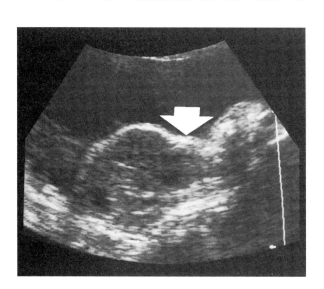

图 8.1.1　软骨成长不全胎儿的胸腹部矢状切面:图片示胎儿脊柱骨化不良、胸廓狭窄而腹部相对较大呈钟形,同时该病例还有羊水过多。

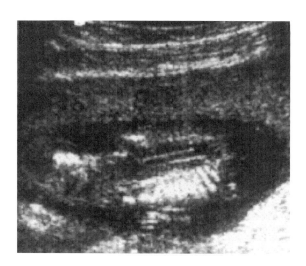

图 8.1.2　脊柱的冠状切面显示其骨化极差。

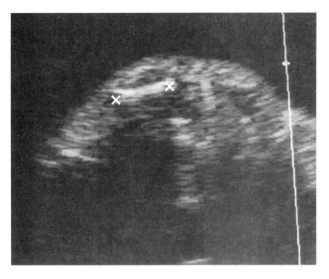

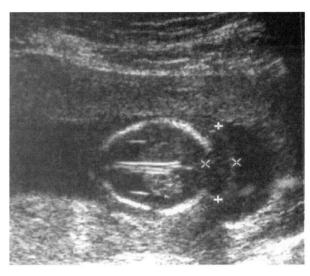

图 8.1.3 患儿股骨切面(两个×之间)示股骨较正常明显缩短但骨化程度尚可。该图还显示股骨周围软组织增厚。

图 8.1.4 颅骨横切面示颅骨后方颈部皮下软组织增厚(位于两×之间),该超声表现在软骨成长不全胎儿中较常见。

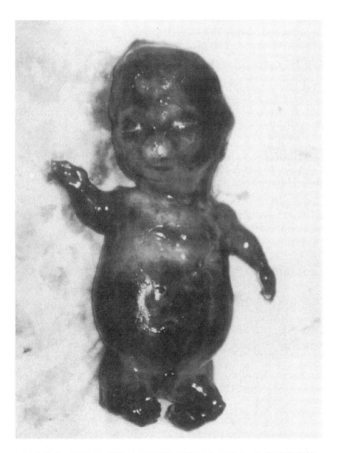

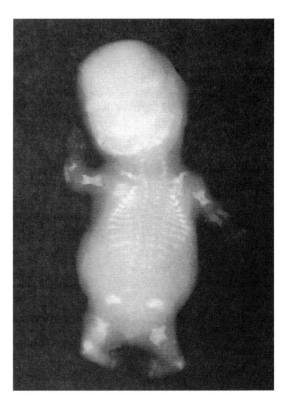

图 8.1.5 妊娠 19 周软骨成长不全引产胎儿的照片,注意胎儿肢体极短而头和躯干比例正常。

图 8.1.6 妊娠 19 周软骨成长不全胎儿的 X 线片,图片显示胎儿肢体短缩并且脊柱骨化极差。

8.2 软骨发育不全

流行病学/遗传学

定义 软骨发育不全是最常见的非致死性骨发育不良,其主要特点是肢体近段短肢和巨颅。

流行病学 在活产儿中发病率为 5:10 000 ~ 15:10 000,男女性别比为 1:1。

胚胎学 该病患者由于软骨内成骨不良而引出各种临床表现,其主要特点是肢体近段短肢、巨颅、前额突出及面中部发育不良。软骨发育不全是由于成纤维细胞生长因子受体-3(FGFR3)基因突变所致,该基因定位于 4 号染色体短臂远端。现在在很多地方都可以通过 DNA 突变分析对该病做出产前诊断。

遗传模式 该病为常染色体显性遗传病,80% 的病例是新生基因突变的结果。

致畸剂 无。

预后 患者的智力和寿命是正常的。患者有出现神经系统并发症的风险,其中包括脊髓在枕骨大孔处及胸腰椎交界处受到压迫。其他并发症还包括阻塞性睡眠呼吸暂停和肥胖。纯合子软骨发育不全发生在双亲均为患者时,它属于致死性畸形,患儿在分娩期死亡或者在新生儿早期因呼吸衰竭死亡。

超声检查

超声发现

1. *胎儿*:在晚孕期出现肢体短缩(低于第 5 百分位)。与致死性侏儒症相似,软骨发育不全主要为肢体近段短肢,同时胎儿胸腔相对狭窄、腹部呈钟形膨出。胎儿椎间隙变窄、腰椎前凸程度增加。胎儿头大、鼻梁扁平而前额突出。有时可有短头畸形。手指短、呈三叉戟样,并且各手指长度较一致。

2. *羊水*:在孕晚期出现羊水过多。

3. *胎盘*: 正常。

4. *测量数据*:头围和腹围大而肢体短缩。

5. *可识别孕周*:妊娠 24 周以后。

难点 多数情况下,软骨发育不全在妊娠 22 周之前不能诊断出来。

鉴别诊断

1. 严重的宫内生长受限——患儿肢体短缩程度稍轻,并且羊水量明显减少。

2. 致死性侏儒——二者临床表现相似,但致死性侏儒的症状出现得更早且更严重(见章节 8.16)。

3. 纯合子软骨发育不全临床表现与致死性侏儒相似,且在妊娠 13 周即可表现出来。

4. 软骨发育不良——此综合征也在孕晚期才表现出来,其临床特点与软骨发育不全相似,但与后者不同的是患儿还会出现先天性白内障及轴后性多趾。

妊娠管理

需要进行的检查和咨询

1. 对长骨轻度缩短胎儿应行超声心动图检查及染色体核型分析以排除其他疾病。对可疑病例可通过 DNA 检测明确诊断。

2. FGFR3 突变基因检测可以通过羊膜腔穿刺术或采集其他血液或组织样本进行。

3. 由儿童遗传学专家提供咨询服务可以帮助患儿父母了解本病及后期的治疗。

4. 到目前为止,所有软骨发育不全病例均是由于 FGFR3 基因的两处突变所致,因此如果超声检查怀疑本病而需要确诊时,可以通过羊膜腔穿刺术获取胎儿细胞从而做出分子遗传学诊断。尽管如此,由于杂合子型软骨发育不全很少能在妊娠 24 周前被超声检查发现,这时需要认真考虑通过羊膜腔穿刺术获得确诊所带来的潜在益处是否可以抵消发生胎膜早破风险的负面影响。

胎儿监测 按常规进行产科保健检查即可。

妊娠进程 可能发生轻度的羊水过多,但早产等其他产科并发症则比较少见。

终止妊娠 在妊娠 24 周——许多州合法终止妊娠的时限内,软骨发育不全的长骨短缩并不明显。如果在 24 周之前诊断软骨发育不全,应怀疑是否为其他疾病(通常是致死性骨发育不良)。

分娩 为了避免万一误诊带来的风险,分娩地点应该选择有能力进行新生儿复苏治疗的三级医疗中心。由于存在枕骨大孔和颈椎上段狭窄,牵拉胎儿颈部时有造成脊髓受压的危险,因此应当考虑择期剖宫产分娩。

新生儿学

复苏 除非已知患儿系纯合子型软骨发育不全，如果患儿娩出后未出现自主呼吸，应全力对其进行心肺复苏。

转诊 出生后立即转诊的首要指针是进一步明确诊断。

检查和确诊 产后对骨骼系统的 X 线检查不但可以确诊软骨发育不全，还能确认临床分型。

护理管理 患儿有可能发生脑积水，但在新生儿期较少见，不过纯合子型例外。

外科治疗

术前评估 在患儿 3 岁以前，医生应主要关注其脊柱的发育，要注意检查患儿有无胸腰椎后凸和枕骨大孔狭窄并阻止其发生。当患儿开始行走后，更多注意力应放在肢体的成角畸形上（通常为弓形腿）。患儿 8～10 岁时，可以根据患儿及其家庭的意愿讨论是否进行肢体延长术。清晰的 X 线片有助于制订肢体延长术和弓形腿矫正术的手术计划。患者成年后，脊椎狭窄是需要着重处理的问题。

手术指征 对婴儿及刚开始学步的幼儿，胸腰椎后凸的非手术疗法（配带支具）具有良好的疗效。膝内翻（弓形腿）需要手术治疗，一般采用截骨术，偶尔也使用腓骨切除术。如果需要，也可以通过股骨、胫骨及肱骨延长术等矫正矮小且不成比例的身材。成人的椎管狭窄可以通过外科减压术以缓解疼痛和神经系统症状。

手术类型 伴腓骨头过度生长的膝关节内翻畸形将导致外侧副韧带的松弛。其治疗方法包括胫骨近端截骨术后利用 Ilizarov 牵拉技术来实现降低腓骨头高度的目的，同时实现紧缩外侧副韧带。而且这还有延长肢体长度的作用。

增高术是一项复杂的工程，它的目标是使患者在骨发育成熟时身高达到同性别正常值的低限。这对大多数软骨发育不全患者来说身高需要增加 10～12 英寸（25～30 cm），而对大多数软骨发育不良患者来说身高需要增加 6～8 英寸（15～20 cm）。第一次肢体延长术可在 8～10 岁进行，通过手术使双侧股骨各延长 10 cm，双侧胫骨各延长 5 cm。12 岁可再次手术使双侧胫骨延长 10 cm。12 岁时，患者还需要通过手术使双侧肱骨延长 10～12 cm。在骨骼发育接近成熟时行双侧股骨延长术。新近的股骨延长术通过联合应用外固定架及髓内钉使外固定时间缩短。更新的一篇文献报道了通过给患者植入弹性可延长髓内钉而不再需要使用外固定架。

患者出现的神经系统损伤包括因枕骨大孔狭窄引起的呼吸抑制，更为常见的是由腰椎管狭窄和脊柱后凸引起的膀胱症状。如果出现上述症状则需要进行椎管减压术，通常还需要通过内固定术增加脊柱稳定性。

手术结果／预后 通过 Ilizarov 技术对胫骨重建这一治疗方法发生并发症的几率很低，主要有针道感染，它可以通过口服抗生素予以治疗。此疗法主要风险还是在于复发，这是因为腓骨的生长速度始终快于胫骨。此时必须注意避免腓总神经损伤。有一种替代的治疗方法即通过腓骨切除形成腓骨骨不连。但这种方法不能拉紧松弛的外侧副韧带。

肢体延长术有许多潜在风险，包括血管神经损伤、股骨延长术引起踝关节和膝关节僵硬、关节挛缩、过早骨愈合而需要再次行骨切开术、骨愈合延迟。针道感染是最常见的并发症，可以给口服抗生素治疗，一般不会出现后遗症，不过也有引起迟发性关节炎的可能性。肢体延长术只能在有丰富经验的医疗中心进行。大多数患者通过 3～4 次手术可以达到增高 10～12 英寸的目标。肢体畸形矫正可与延长术联合进行。

由于发生并发症的风险极高，应由经验丰富的专家对软骨发育不全患者实施脊柱手术。腰椎水平的手术有可能引起截瘫而颈椎水平的手术有可能引起四肢瘫痪。只有不手术所引起的风险超过手术带来的风险时才考虑进行此类手术。

参考文献

Andersen PE Jr, Hauge M: Congenital generalized bone dysplasias: A clinical, radiological, and epidemiological survey. J Med Genet 1989; 26:37-44.

Bellus GA, Hefferon TW, Ortiz de Luna RI, et al: Achondroplasia is defined by recurrent G380R mutations of FGFR3. Am J Hum Genet 1995; 56:368-373.

Clark RN: Congenital dysplasias and dwarfism. Pediatr Rev 1990; 12: 149-159.

Cohen MM Jr: Achondroplasia, hypochondroplasia and thanatophoric dysplasia: Clinically related skeletal dysplasias that are also related at the molecular level. Int J Oral Maxillofac Surg 1998; 27:451-455.

Elejalde BR, de Elejalde MM, Hamilton PR, Lombardi JM: Prenatal diagnosin two pregnancies of an achondroplastic woman. Am J Med Genet 1983; 15:437-439.

Herzenberg JE, Paley D: Methods and strategies in limb lengthening and realignment for skeletal dysplasia. In Laron Z (ed): Limb Lengthening—For Whom, When and How? Tel Aviv, Freund Publishing, 1995.

Kurtz AB, Filly RA, Wapner RJ, et al: In utero analysis of heterozygous achondroplasia: Variable time of onset as detected by femur length meas urements. J Ultrasound Med 1986;5:137-140.

Lemyre E, Azouz EM, Teebi AS, et al: Bone dysplasia series. Achondroplasia, hypochondroplasia and thanatophoric dysplasia: Review and update. Can Assoc Radiol J 1999;50:185-197.

Leonard CO, Sanders RC, Lau HL: Prenatal diagnosis of the Turner syndrome, a familial chromosomal rearrangement and achondroplasia by amniocentesis and ultrasonography. Johns Hopkins Med J 1979;145:25-30.

Margolin D, Benoit B: Three dimensional sonographic aspects in the antenatal diagnosis of achondroplasia. Ultrasound Obstet Gynecol 2001;18:81-84.

Modaff P, Horton K, Pauli RM: Errors in the prenatal diagnosis of children with achondroplasia. Prenat Diag 1996;16:525 530.

Nelson FW, Hecht JT, Horton WA, et al: Neurological basis of respiratory complications in achondroplasia. Ann Neurol 1988;24:89-93.

Patel MD, Filly RA: Homozygous achondroplasia: US distinction between homozygous, heterozygous and unaffected fetuses in the second trimester. Radiology 1995;196:541-545.

Ozeren S, Yuksel A, Tukel T: Prenatal sonographic diagnosis of type I achondrogenesis with a large cystic hygroma. Ultrasound Obstet Gynecol 1999;13:75-76.

Won HS, Yoo HK, Lee PR, et al: A case of achondrogenesis type II associated with huge cystic hygroma: Prenatal diagnosis by ultrasonography. Ultrasound Obstet Gynecol 1999;14:288-291.

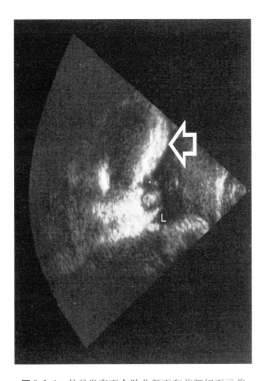

图 **8.2.1**　软骨发育不全胎儿颜面和前额切面示前额明显突出(空箭头示)。L,嘴唇。

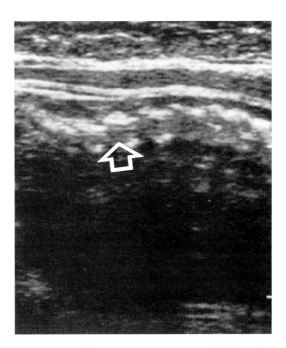

图 **8.2.2**　软骨发育不全胎儿脊柱的椎间隙缩窄并且椎管狭窄(空箭头示)。

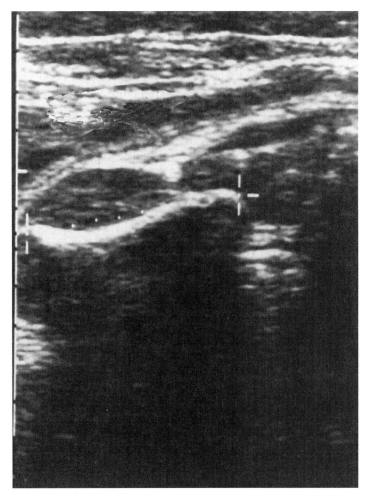

图 8.2.3   股骨切面示股骨(两个 × 之间)短小弯曲呈电话听筒样外观。

8.3 羊膜带综合征

流行病学/遗传学

定义 羊膜系带综合征指由于产前羊膜破裂引起的多种非对称性、破坏性异常及肢体截断。

流行病学 羊膜带综合征在活产儿内发病率为1/1300,男女性别比为1:1。

胚胎学 羊膜带综合征患儿出现的破坏性结构畸形是非对称性的,并且随着羊膜发生破裂的时间不同及受累部位不同,胎儿出现的畸形具有高度变异性。较早发生的羊膜破裂严重干扰了胎儿的宫内发育,从而可能导致无脑畸形、脑膨出、面裂、腹壁缺损及心脏异位。如果羊膜破裂发生得稍迟,患儿的特征性表现包括缩窄环、肢体截断、远端指节融合以及假性并指。

遗传模式 该病多为散发性。极少数病例与Ehlers-Danlos 综合征、大疱性表皮松解症等遗传性结缔组织疾病有关。

致畸剂 无。

预后 如果没有累及中枢神经,胎儿智力通常是正常的。胎儿的临床结局取决于羊膜带对胚胎发育的破坏程度。尽管存在肢体截断,手指功能大多正常。

超声检查

超声发现

1. **胎儿**:羊膜带综合征有多种临床表现,它们即可以单独出现也可以联合出现:

(1)部分肢体/指缺失,例如手掌或指节末端缺失。

(2)肢体远端肿胀——由羊膜带形成的缩窄环使肢体远端及手足肿胀。这些病例可能进一步发展为肢体截断,但也有可能自然缓解。

(3)颜面畸形——患儿可出现唇裂(偶可合并腭裂)、非对称性小眼畸形以及严重的鼻部畸形。

(4)颅骨畸形——胎儿出现的无脑畸形和脑膨出畸形可能是由羊膜带所致。与神经嵴异常相关性脑膨出畸形不同,羊膜带综合征中的脑膨出畸形通常位于偏离中线的部位,例如位于顶骨处。

(5)畸形足或者畸形手。

(6)羊膜带有可能引起腹裂畸形,特别是肠管和肝脏均位于体外的大的腹壁缺损。羊膜带偶尔也可引起脐膨出。

(7)羊膜带亦可见与肢体体壁综合征,后者被单独作为一种畸形讨论(见章节8.11)。

2. **羊水**:虽然很难显示,但偶尔也可以在羊水中见到羊膜带。事实上在病例检查中,羊膜带经常被忽略掉。在妊娠12周以前,超声检查有可能观察到呈蛛网状的羊膜带。

3. **胎盘**:正常。

4. **测量数据**:羊膜带未累及部位的测量数值在正常范围。

5. **可识别孕周**:在妊娠12~13周,使用阴道探头即可识别。

难点 当羊膜带综合征的数种表现联合出现时可能会与神经嵴疾病相混淆,例如足内翻与脑膨出同时出现。

鉴别诊断

1. 神经嵴疾病。

2. 胎儿上肢桡侧列发育异常:例如范科尼综合征或者 VACTERL 联合征(椎骨畸形、肛门闭锁、食管闭锁伴气管食管瘘、桡骨和肾脏发育不良)如果上肢被累及。

3. 肢体发生肿胀时应与 Klippel-Trenaunay-Weber 综合征相鉴别,前者不会出现血管增生现象(见章节8.10)。

4. 除非与上述超声特征同时出现,在羊水中出现的膜状回声一般可能为:①羊膜片 – 宫腔粘连导致羊膜折叠;②枯萎的双胎孕囊残迹;③由于羊膜腔穿刺术、绒毛活检术或者绒毛膜下出血引起的绒毛膜羊膜分离;④胎盘边缘羊膜下出血,可见低回声的血液。

还需要检查的部位 由于羊膜带综合征有可能累及胎儿任何一个解剖部位,应对其进行全面的检查。

妊娠管理

需要进行的检查和咨询

1. 无论出现何种畸形,均应对胎儿进行染色体核型分析。严重的肢体畸形以及较大的腹壁缺损一般不会由染色体非整倍体异常引起。

2.应对胎儿进行超声心动图检查,它不仅可以明确诊断还可以帮助判断胎儿预后。

胎儿监测 因为羊水过少可能与羊膜带综合征相关,在制订产科诊疗计划之前必须对胎儿的整体预后进行判断。对哪些有严重结构缺陷或者很早期就发生羊水过少、即使足月出生也难以存活的胎儿使用无应激试验等监护手段是不恰当的。有脑膨出的胎儿应对其可能出现的进行性羊水过多进行监测。

妊娠进程 除了伴羊水过少的病例,羊膜带综合征一般不会出现产科并发症。

终止妊娠 由于需要依靠证实羊膜带的存在以明确诊断,终止妊娠时应确保胎儿和胎盘完整性。

分娩 如果胎儿有无法治愈的结构畸形或持续时间很长的羊水过少,应考虑经阴道分娩并且产程中不使用胎心监护。

新生儿学

复苏 是否进行新生儿复苏应视畸形严重程度而定。如果畸形只累及肢体,应对新生儿全力进行复苏。

转诊 如果新生儿畸形为非致死性并且可以进行外科整形手术,应将患儿转诊至三级围产医学中心。转诊过程中用无菌、潮湿的敷料遮盖暴露于体外的内脏及皮肤缺损部位,这样可以防止过多热量和水分丢失以及细菌污染。

护理管理 对那些畸形严重、无法治疗的新生儿,应给与关怀治疗,并且为患儿家属提供心理支持和咨询服务。对于预后尚不确定的患儿应给与机械通气等生命支持治疗,从而获得时间以进一步评估畸形,并且也给了患儿父母时间来接受现实。

外科治疗

术前评估 根据受累程度进行分类:

1.单纯缩窄环。

2.缩窄环远端骨骼融合。

3.缩窄环远端软组织融合。

4.宫内截肢。

应注意寻找胎儿有无其他相关问题,例如并指、畸形足及唇腭裂。在某些患儿儿童期可能出现轻度的下肢不等长。

手术指征 大多数病例接受的是整形手术以消除羊膜带形成的缩窄环。偶有患儿因即将出现淋巴管性或静脉性坏疽需接受紧急手术。

手术类型 Z 成形术可以松解环状缩窄。虽然单次手术即对缩窄环完成 360° 松解亦有成功的报道,但为了避免血管损伤,许多术者较喜欢分两期完成缩窄环的松解。

手术结果/预后 羊膜带被松解后一般不会复发。但应提醒患儿父母瘢痕组织也可能引起缩窄环。

参考文献

Higginbottom MC, Jones KL, Hall BD, Smith DW: The amniotic band disruption complex: Timing of amniotic rupture and variable spectra of consequent defects. J Pediatr 1979;95:544-549.

Hill LM, Kislak S, Jones N: Prenatal ultrasound diagnosis of a forearm constriction band. J Ultrasound Med 1988;7:293-295.

Jones MC: The spectrum of structural defects produced as a result of amnion rupture. Semin Perinatol 1983;7:281-284.

Lockwood C, Ghidini A, Romero R: Amniotic band syndrome in monozygotic twins: Prenatal diagnosis and pathogenesis. Obstet Gynecol 1988;71:1012-1016.

Lubinsky M, Sujansky E, Sanger W, et al: Familial amniotic bands. Am J Med Genet 1983;14:81-87.

Mahony BS, Filly RA, Callen PW, Golbus MS. The amniotic band syndrome: Antenatal sonographic diagnosis and potential pitfalls. Am J Obstet Gynecol 1985;152:63-68.

Schwarzler P, Moscoso G, Senat MV, et al: The cobweb syndrome: First trimester diagnosis of multiple amniotic bands confirmed by fetoscopy and pathological examination. Hum Reprod 1998;13:2966-2969.

Seeds JW, Cefalo RC, Herbert WNP: Clinical opinion: Amniotic band syndrome. Am J Obstet Gynecol 1982;144:243-248.

Tadmor OP, Kreisberg GA, Achiron R, et al: Limb amputation in amniotic band syndrome: Serial ultrasonographic and Doppler observations. Ultrasound Obstet Gynecol 1997;10:312-315.

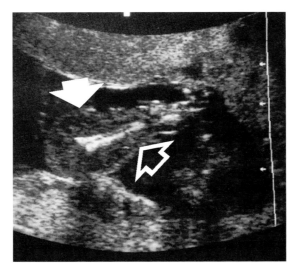

图 8.3.1　羊膜带综合征。胎儿腕部的缩窄带(空心箭头)造成手臂近端局部肿胀(实心箭头)。

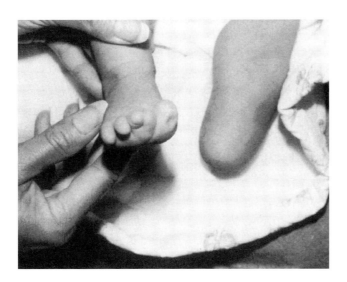

图 8.3.2　三个月大的患儿,由于羊膜带造成左腿和右侧足趾截肢畸形。

8.4 关节挛缩

流行病学/遗传学

定义 关节挛缩是一组疾病的名称,其特点是先天性多发性关节挛缩,通常为非进展性。

流行病学 在活产儿中发病率为(1～3)/10 000,男女性别比为1:1。

胚胎学 关节挛缩是一组异质性疾病所表现出来的共同体征。它们包括超过120种的遗传性(包括基因异常和染色体异常)或散发性多发畸形综合征。关节挛缩患者被分为3种类型:①只累及肢体;②神经肌肉组织广泛受累;③中枢神经系统和神经肌肉组织均被累及。只有1/2的关节挛缩患儿能得到明确诊断。在关节挛缩患者中18-三体是最常见的染色体异常。肌强直性营养不良是一种常染色体显性遗传病,可表现为严重的先天性关节挛缩。当孕妇患有肌强直性营养不良时,可以通过对羊水细胞或绒毛的DNA分析以诊断其胎儿是否患有该病。

遗传模式 关节挛缩可见于常染色体显性遗传、常染色体隐性遗传以及X连锁遗传综合征。

致畸剂 母体高热以及先天性感染。

预后 胎儿预后与确切的诊断有关,重者致死,轻者只需要接受整形手术。

超声检查

超声发现

1. **胎儿**:在妊娠10～14周可以观察到颈部水肿,并且在孕中期末消退。双腿位置固定,可绷直并相互交叉,也可始终蜷缩。双臂呈屈曲状。病情严重的胎儿胎动消失。如果病情仅累及双足,身体其他部分活动正常。双手握拳并且手指重叠。双足过度伸展以至足掌与腿几乎成一直线,胎儿也可能表现为足内翻。肌肉组织明显减少,这在下肢尤为显著。有时可以观察到肢体水肿。

2. **羊水**:除了由子宫肌瘤、子宫畸形、羊膜带及羊水过少导致的关节挛缩,其余病例均表现为羊水过多。

3. **胎盘**:正常。

4. **测量数据**:胎儿测量数据正常或者表现为宫内生长受限。

5. **可识别孕周**:胎儿在妊娠10～14周即可出现颈部增厚,肢体的超声表现要在17周以后才会明显。

鉴别诊断

1. **多发性翼状胬肉综合征**:胎儿会出现囊状水囊瘤,并且与患关节挛缩胎儿双足过度伸展不同,该病患儿双足呈屈曲状。胎儿所有肢体均被累及,其关节有可能由于翼状胬肉引起挛缩(见章节8.12)。

2. **Pena-Shokeir综合征**:该病患儿关节挛缩程度稍轻,可见摇椅足和严重的宫内生长受限(见章节11.5)。

还需要检查的部位 胎儿需要接受全面扫查以排除其关节挛缩为某种全身综合征的一部分,比如18-三体综合征。经常与关节挛缩同时出现的超声发现包括小下颌、白内障、小头畸形和颜面畸形。

妊娠管理

需要进行的检查和咨询

1. 对胎儿进行染色体核型分析及检查有无宫内感染,在胎儿还合并有其他畸形时,该检查尤为重要。

2. 胎儿超声心动图可以帮助明确诊断和判断胎儿预后。

胎儿监测 对孕妇按常规进行孕期保健。超声动态监测羊水量有助于判断预后。

妊娠进程 患关节挛缩的胎儿多为臀先露。除非畸形为致死性,羊水过多较为少见。

终止妊娠 由于关节挛缩是不同疾病的共同表现,引产时应注意保证胎儿完整性,从而有利于对其进行全面解剖检查。明确诊断有利于向家属提供准确的复发风险。

分娩 分娩方式只需根据产科指针进行选择。由于产前难以确诊,分娩地点应选择三级医疗中心。

新生儿学

复苏 如果已确诊患儿伴有致死性畸形,则不必对新生儿进行复苏治疗。除此之外的情形均应对新生儿进行复苏及生命支持治疗,直至完成对其病情的诊断和评估。

转诊 新生儿出生后应转诊至三级围产医学中心以进一步诊断治疗。对除关节挛缩外无其他症状的婴儿可在门诊随访和治疗。

检查和确诊 由于患儿的远期预后与致病原因及合并畸形相关,因此首先应考虑对患儿进行病因学诊断并全面评估胎儿畸形。肌肉活检和神经传导检查对预测患儿可康复程度非常重要。

护理管理 治疗目标是肢体承重稳定、手部活动灵活。最初可用固定、理疗及支具等方法,至婴幼儿期给予手术治疗。

外科治疗

术前评估 可通过体格检查做出诊断。受累关节僵硬挛缩,皮肤皱褶减少或者消失。受累关节通常包括双侧腕关节、踝关节,双侧髋关节、肘关节、肩关节和膝关节也比较常见。受累关节挛缩于屈曲位,重者在关节弯曲侧可见蹼翼。一些患儿只有单个肢体受累。在10%病例可出现脊柱侧弯。

手术指征 是否需要手术治疗取决于受累部位和病情严重程度。出生后第一年关节挛缩患儿最常接受的手术是矫正足内翻和髋关节脱位。随着患儿成长,他们常需要接受膝关节挛缩松解手术从而能够直立。上肢偶尔因腕关节和肘关节挛缩需要手术治疗。

切开绷紧的肌肉和韧带、松解软组织是手术主要的手段。用单纯切断手术取代肌腱延长手术可以防止复发。几乎每一例患者都需做关节囊韧带切开。几乎所有患者的关节囊韧带也必须切开。治疗髋关节脱位需要切开挛缩绷紧的软组织结构、将股骨头复位至髋臼中。脊柱侧弯可以使用牵引装置治疗,在年长儿可行椎体融合术。

复发的足畸形常需要进行距骨切除术或足三关节融合术。最近,Ilizarov牵引外固定装置被设计成合适的大小用于治疗关节挛缩患者畸形足复发。对复发的年长儿童或青少年患者,外固定装置被用于逐步矫正膝关节和肘关节挛缩。相对于通过手术立刻矫正畸形,使用牵引装置(Ilizarov 器械)逐步矫正畸形可以减少神经血管损伤而更加安全。

手术结果/预后 患儿预后取决于受累程度及致病原因。如果全身均被累及,则患者可能需要终生坐轮椅。四肢均被累及较为常见,患儿需要接受手术治疗,术后需要借助支具和拐杖行走。仅有单个肢体受累者预后最好。手畸形可能会影响多种动作,但大多数患儿能较好完成各种动作。大多数病例智力发育正常。

参考文献

Bui TH, Lindholm H, Demir N, Thomassen P: Prenatal diagnosis of distal arthrogryposis type I by ultrasonography. Prenat Diagn 1992;12:1047-1053.

Degani S, Shapiro I, Lewinsky R, Sharf M: Prenatal ultrasound diagnosis of isolated arthrogryposis. Acta Obstet Gynecol Scand 1989;68: 461-462.

Fahy MJ, Hall JG: A retrospective study of pregnancy complications among 828 cases of arthrogryposis. Genet Couns 1990;1:3-11.

Geifman-Holtzman O, Fay K: Prenatal diagnosis of congenital myotonic dystrophy and counseling of the pregnant mother: Case report and literature review. Am J Med Genet 1998;78:250-253.

Goldberg JD, Chervenak FA, Lipman RA, Berkowitz RL: Antenatal sonographic diagnosis of arthrogryposis multiplex congenita. Prenat Diagn 1986;6:45-49.

Gorczyca DP, McGahan JP, Lindfors KK, et al: Arthrogryposis multiplex congenita: Prenatal ultrasonographic diagnosis. J Clin Ultrasound 1989;17:40-44.

Hageman G, Willemse J: Arthrogryposis multiplex congenita: Review with comment. Neuropediatrics 1983;14:6-11.

Hall JG: Arthrogryposis (congenital contractures). In Emery AA, Rimoin DL (eds): Principles and Practice of Medical Genetics. Edinburgh, Churchill Livingstone, 1983, pp 781-811.

Herzenberg JE, Paley D: Ilizarov management of clubfoot deformity in young children. Foot Clinics/Foot and Ankle Clinics 1998; 3:649-661.

Hyett J, Noble P, Sebire NJ, et al: Lethal congenital arthrogryposis presents with increased nuchal translucency at 10-14 weeks of gestation. Ultrasound Obstet Gynecol 1997;9:310-313.

Miskin M, Rothberg R, Rudd NL, et al: Arthrogryposis multiplex congenita – prenatal assessment with diagnostic ultrasound and fetoscopy. J Pediatr 1979;95:463-464.

Robinson YJ, Rouse GA, De Lange M: Sonographic evaluation of arthrogryptotic conditions. J Dent Maxillofac Surg 1994;10:18-22.

Scott H, Hunger A, Bedard B: Non-lethal arthrogryposis multiplex congenita presenting with cystic hygroma at 13 weeks gestational age. Prenat Diagn 1999;19:966-971.

Silberstein EP, Kakulas BA: Arthrogryposis multiplex congenita in western Australia. J Paediatr Child Health 1998;34:518-523.

Wynne-Davies R, Lloyd-Roberts GC: Arthrogryposis multiplex congenita: Search for prenatal factors in 66 sporadic cases. Arch Dis Child 1976;51:618-623.

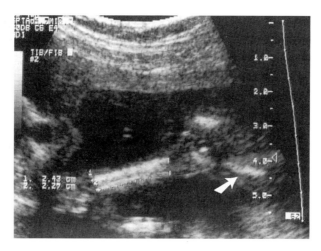

图 8.4.1   关节挛缩患者的胫腓骨切面,图片示由于严重的肌肉萎缩胫腓骨周围软组织几乎完全缺失。图片右侧箭头所指处可见胎儿股骨。经过长时间观察,胎儿大小腿始终伸直无变化。

8.5 躯干发育不良

流行病学/遗传学

定义 躯干发育不良是一组异质性致死性骨发育不良疾病,其特点为股骨和胫骨弯曲畸形。

流行病学 此病罕见。表型男女性别比为 1:2.3。染色体男女性别比为 2:1。

胚胎学 躯干发育不良可分为长肢型和短肢型,患儿面部扁平,伴有腭裂和气管异常。染色体性别为男性的婴儿会出现表型性别反转,因此表型性别为女性的患儿多见。与该病有关的基因是位于第 17 号染色体上的 SOX-9 基因(性别决定相关高迁移率簇蛋白盒基因)。有关报道显示在躯干发育不良患者可见 SOX-9 基因及邻近基因发生突变。

遗传模式 躯干发育不良是常染色体显性遗传病,它是由位于 17 号染色体长臂上的 SOX-9 基因所致。对怀疑有躯干发育异常的病例应由遗传学专家或遗传咨询师提供有关产前诊断的咨询服务。

致畸剂 无。

预后 患者通常在新生儿期死亡。生存期长短与出生时呼吸系统受损严重程度有关。临床症状稍轻者偶可存活至婴儿期,但患儿有明显的呼吸困难和喂养困难。所有患儿都存在生长受限和精神发育迟滞。

超声检查

超声发现

1. 胎儿

(1)胎儿下肢短小弯曲,尤其以胫骨和股骨更为明显。股骨成角似 V 形骨折。腓骨发育不良或者缺失。

(2)由于胸腔狭窄,胎儿胸腹部呈钟形。

(3)胎儿有严重的小下颌并伴人中长和鼻部扁平。胎儿还可能出现眼距缩窄及腭裂。

(4)可出现畸形足及短趾。

(5)胎儿侧脑室可出现扩张

(6)肩胛骨发育不良而肋骨骨化正常且无骨折。

(7)生殖器发育不良或性别不清。

(8)有时可见肾盂扩张。

2. 羊水:由于胸廓狭窄,患儿通常会出现羊水过多。

3. 胎盘:正常。

4. 测量数据:胎儿胸廓狭小并且下肢明显缩短。

5. 可识别孕周:大约在妊娠 17 周,该病可被检出。

鉴别诊断 成骨不全 成骨不全患儿也会出现下肢弯曲,但不会出现躯干发育不良胎儿的颅面部超声表现。该病患儿骨骼骨化不全而躯干发育不良患儿骨骼骨化正常(见章节 8.13)。

还需要检查的部位躯干发育不良偶尔可发生心脏畸形和畸形足。

妊娠管理

需要进行的检查和咨询

1. 虽然在躯干发育不良患儿中先天性心脏病并不常见,但应对胎儿进行超声心动图检查以排外心脏畸形。同时应进行 DNA 突变分析。

2. 请新生儿专家会诊以制订围产期治疗管理方案。

胎儿监测 对于出现先兆早产的孕妇由于延长妊娠时限并无益处,因此不建议使用宫缩抑制剂。

妊娠进程 孕期常出现羊水过多和早产。

终止妊娠 必须使胎儿完整娩出,之后应由在骨骼发育不良方面诊断经验丰富的专家对胎儿进行对其进行尸检,检查项目包括 X 线检查、大体解剖、生化检查及分子学检查。对患儿的软骨-骨组织应冻存并进行细胞系培养。

分娩 分娩地点应选择人员充足并能提供非破坏性的引产、接生和新生儿监护的医院进行。

新生儿学

复苏 如果产前已经获得诊断,应和家属讨论后做出不进行新生儿复苏的决定。如果分娩前诊断尚不明确,应对新生儿进行复苏治疗和通气支持,这样可以为进一步确诊及家属接受事实获得时间。

转诊 应将新生儿转诊至三级围产医学中心以明确诊断。转诊途中常需要机械通气支持治疗。

检查和确诊　产后骨骼 X 线检查可以明确诊断。

护理管理　明确诊断、给患儿家庭提供咨询服务及心理支持是首要的诊疗措施。新生儿娩出后在征得家属同意后即可给予新生儿机械通气等生命支持治疗。但如果患儿持续存在呼吸功能不全,接下来有可能出现脱机困难。

参考文献

Balcari I, Bieber FR: Sonographic and radiologic findings in camptomelic dysplasia. Am J Roentgenol 1983;141:481-482.

Carlan SJ, Parsons MT, Flasher J: Camptomelic skeletal dysplasia with a narrow thorax. J Dent Maxillofac Surg 1990;1:40-42.

Cordone M, Lituania M, Zampatti C, et al: In utero ultrasonographic features of camptomelic dysplasia. Prenat Diagn 1989;9:745-750.

Dreyer SD, Zhou G, Lee B: The long and short of it: Developmental genetics of the skeletal dysplasias. Clin Genet 1998;54:464-473.

Gillerot Y, Vanheck CA, Foulon M, et al: Camptomelic syndrome: Manifestations in a 20 week fetus and case history of a 5 - year - old child. Am J Med Genet 1989;34:589-592.

Hall BD, Spranger JW: Camptomelic dysplasia: Further elucidation of a distinct entity. Am J Dis Child 1980;134:285-289.

Houston CS, Opitz JM, Spranger JW, et al: The camptomelic syndrome: Review, report of 17 cases, and follow - up on the currently 17 - year old boy first reported by Maroteaux et al in 1971. Am J Med Genet 1983;15:3-28.

Kozlowski K, Butzler HO, Galatius - Jensen F, Tulloch A: Syndromes of congenital bowing of the long bones. Pediatr Radiol 1978;7:40-48.

McDowall S, Argentaro A, Ranganathan S, et al: Functional and structural studies of wild type SOX9 and mutations causing camptomelic dysplasia. J Biol Chem 1999;274:24023-24030.

Tongson T, Wanapirak C, Pongsatha S: Prenatal diagnosis of camptomelic dysplasia. Ultrasound Obstet Gynecol 2000;15:428-430.

Tretter AE, Sanders RC, Meyers CM, et al: Antenatal diagnosis of lethal skeletal dysplasias. Am J Med Genet 1998;75:518-522.

Winter R, Rosenkranz W, Hofmann H, et al: Prenatal diagnosis of camptomelic dysplasia by ultrasonography. Prenat Diagn 1985;5:1-8.

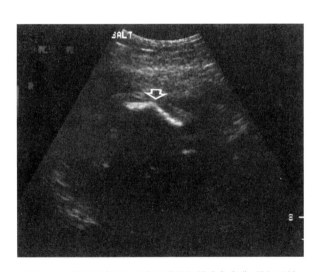

图 8.5.1　躯干发育不良患者股骨缩短并成角弯曲,最初可被误诊为成骨不全症。箭头所指处为股骨骨折并呈 V 字形外观。

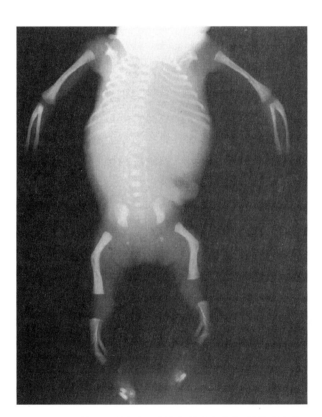

图 8.5.2　X 线片显示患者股骨缩短并成角弯曲,胫腓骨也缩短并成弓状弯曲。(Sanders RC, Greyson-Flag RT, Hogge WA, et al: Osteogenesis imperfecta and camptomelic dysplasia: Difficulties in prenatal diagnosis. J Ultrasound Med 1994;13:691 - 700.)

8.6 畸形足和摇椅足（先天性垂直距骨）

流行病学/遗传学

定义 畸形足是一种足掌的畸形，其主要特点为足掌反转呈马蹄状并伴有小腿相应肌肉的异常。摇椅足是对足外形的描述，其特点为前足掌背屈、足后跟突出呈马蹄状、足底呈凸面。

流行病学 足内翻畸形在活产儿中的发病率为1%~3%。摇椅足发病率尚不清但较为少见。

胚胎学 畸形足可以是单发畸形，也可以是某种综合征的一部分，其中包括200多种遗传性（染色体异常、基因异常）或散发性多发畸形综合征。它经常继发于由神经管缺陷引起的下肢瘫痪。摇椅足与30多种遗传性（染色体异常、基因异常）或散发性多发畸形综合征有关，在18-三体综合征中尤为常见。

遗传模式 取决于引起足畸形的原因。

致畸剂 无特殊。

预后 取决于引起足畸形的原因。

超声检查

超声发现

1. 胎儿

（1）畸形足：由于足掌向内或向外反转，小腿两根长骨与足掌可同时显示。足掌可以弯曲也可以过伸（见畸形足分型的图解）。足掌位置固定。在马蹄内翻足，前脚掌内收、脚后跟内翻、前脚掌和踝跖曲。在仰趾外翻足，前脚掌背屈、足掌面朝向外侧。在跖内收畸形，仅见前脚掌的反转和内收。

（2）摇椅足：脚后跟向小腿后方突出足掌中部低于足掌前后部分。

2. 羊水：如果足部畸形是孤立性的，羊水量正常。

3. 胎盘：如果足部畸形是孤立性的，胎盘的超声表现正常。

4. 测量数据：如果足部畸形是单发的，生长测量数据正常。

5. 可识别孕周：使用阴道探头在妊娠13周即可发现。

难点 足掌有可能因为羊水少或者蹬于子宫壁而保持一种偏转弯曲的姿势，这属于正常变异。由于观察子宫内胎儿时难以同时校准小腿和足掌的轴线，有可能出现过度诊断畸形足。由于缺乏清晰诊断标准，超声对摇椅足的诊断因人而异。

鉴别诊断 关节挛缩——在关节挛缩患者，足掌可以出现过伸但不会向左或者向右偏转，同时还可以观察到软组织减少。

还需要检查的部位 许多畸形足与摇椅足与累及全身的综合征有关。因此，超声扫查时应特别注意胎儿有无染色体异常相关畸形、神经管缺陷、尾退化综合征、羊膜带综合征及骨畸形性发育不良和躯干发育不良等矮化综合征。

妊娠管理

需要进行的检查和咨询 胎儿染色体核型分析及超声心动图检查是必须进行的检查项目，除非畸形足为孤立性发现。由儿童遗传学者或畸形学者进行会诊并评估其父母状况有助于确立诊断。由于中枢神经系统疾病、脊髓脊膜膨出、胎儿运动不能综合征以及多种遗传学综合征均可表现为畸形足，诊断孤立性畸形足需慎重。

胎儿监测 按产科常规进行监护即可。

妊娠进程 如果没有合并其他异常，一般不会发生并发症。

终止妊娠 如果选择引产，应保证胎儿完整娩出以便进行形态学和病理学检查。

分娩 由于畸形足多不是孤立性，因此分娩地点应选择在可以对新生儿进一步诊治的三级医学中心。

外科治疗

术前评估 体格检查显示新生儿后足内翻且无法复位而前足僵直内收则可做出畸形足诊断。相对于胫骨，整个足掌向内旋转。在新生儿期由于骨骼大部分尚未骨化，因此X线检查对诊断畸形足帮助不大。

对摇椅足的体格检查发现与检查者经验密切相关。患儿足弓扁平。在真性垂直距骨患者，其足部僵硬、无柔韧性。先天性垂直距骨需要通过X线检查来确诊。患足的跖屈侧位X线片上可显示第一跖骨与距骨纵轴不成一条直线。在进行术前评估时应注意排除其他原因引起的扁平足，其中包括先天性跗骨桥、柔性扁平足、良性外翻扁平足（宫内压迫所致）。

手术指征　几乎所有先天性垂直距骨病例均需要手术治疗，从而获得跖行足，且脚与鞋相匹配。畸形足的初始治疗一般为连续石膏矫形法。对特发性病例可能只需要进行跟腱切断术，而对综合征患者则需要范围更广的足内侧、后侧软组织松解手术。

手术类型　畸形足和先天性垂直距骨的初始治疗为连续石膏矫形法。这有助于拉伸挛缩的软组织，为后续的手术治疗做准备。手术最佳时机为 6～12 个月。两种畸形的手术治疗均包括跟腱延长和韧带松解，从而使骨骼复位至正常排列关系。通常可以插入小型临时性钢针并保留 6 周以固定骨骼的正常排列关系。术后需要带石膏模具 6～12 周。

在病情较重的患者，尤其是神经源性或与综合征相关的足部畸形患者，后续的支具治疗常被用来预防复发。对特发性畸形足，医生普遍采用 Ponseti 法进行矫正。这种方法使用连续石膏矫形、经皮跟腱切断术、长时间佩戴足外展矫形支具。

手术结果/预后　对大多数特发性病例，手术后患足能基本恢复正常。大多数儿童不会出现跛行。由于矫形后的患足比正常足要僵硬一些，患者在中年后容易发生关节炎。患儿小腿周长明显细于健侧，这有可能影响女孩子穿裙子时的美观。手术后复发较为罕见，主要见于畸胎型和神经源性马蹄足内翻。对复发患者需要进一步手术治疗，例如三关节融合术。最近有使用 Ilizarov 外固定器拉伸复发的足部挛缩畸形。

参考文献

Bronshtein M, Zimmer EZ: Transvaginal ultrasound diagnosis of fetal club feet at 13 weeks, menstrual age. J Clin Ultrasound 1989;17:518-520.

Carroll SCM, Lockyer H, Andrews H: Outcome of fetal talipes following in utero sonographic diagnosis. Ultrasound Obstet Gynecol 2001;18:437-441.

Malone FD, Marino T, Bianchi DW, et al: Isolated clubfoot diagnosed prenatally: Is karyotyping indicated? Obstet Gynecol 2000;95:437-440.

Paley D, Herzenberg JE: Applications of external fixation to foot and ankle reconstruction. In Myerson MS: Foot and Ankle Disorders. Philadelphia, WB Saunders, 1999, pp 1135-1188.

Ponseti IV: Clubfoot management. J Pediatr Orthop 2000;20(6):699-700.

Rijhsinghani A, Yankowitz J, Kanis AB, et al: Antenatal sonographic diagnosis of club foot with particular attention to the implications and outcomes of isolated club foot. Ultrasound Obstet Gynecol 1998;11:103-106.

Tillett RL, Fisk NM, Murphy D, Hunt DM: Clinical outcome of congenital talipes equinovarus diagnosed antenatally by ultrasound. J Bone Joint Surg Br 2000;82:976-980.

Woodrow N, Tran T, Umstad M, et al: Mid–trimester ultrasound diagnosis of isolated talipes equinovarus: Accuracy and outcome for infants. Aust N Z J Obstet Gynaecol 1998;38:301-305.

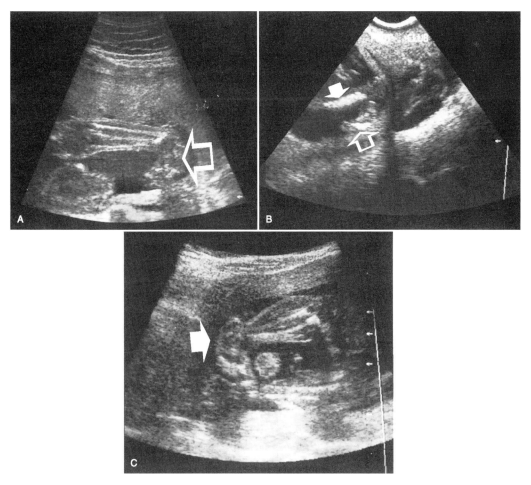

图 8.6.1 不同形式的畸形足:足掌可以过伸或者屈曲并伴有足掌内翻或者外展(箭头示)。

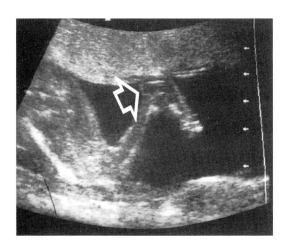

图 8.6.2 摇椅足,注意空箭头所示处突出的脚后跟。

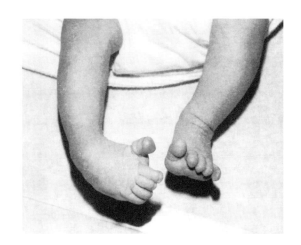

图 8.6.3 右足为孤立性畸形足的足月新生儿。

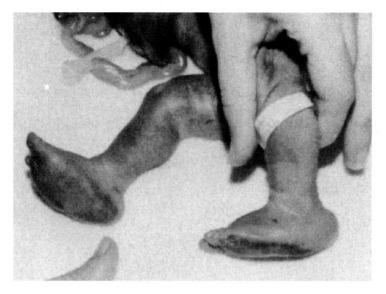

图8.6.4   28周引产的13－三体症胎儿,其跟骨向后突出呈典型的摇椅足。

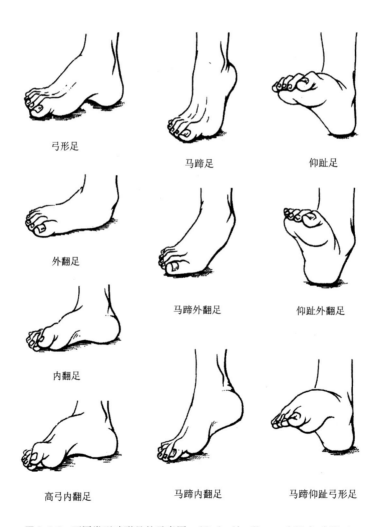

图8.6.5   不同类型畸形足的示意图。(Dorland's Illustrated Medical Dictionary, 29th ed. Philadelphia, WB Saunders, 2000.)

8.7 骨畸形性发育不良

流行病学/遗传学

定义 骨畸形性发育不良是一种短肢型骨发育不良,其主要特征为畸形足、耳部肿胀以及进行性关节和脊柱畸形。

流行病学 非常罕见,男女性别比1:1。

胚胎学 骨畸形性发育不良的主要特征为畸形足、"旅行者招手样"大拇指、耳部炎性囊性肿胀以及腭裂。引起骨畸形性发育不良的基因已经被克隆出来并且被命名为骨畸形性发育不良硫酸盐转录因子(DTDST)基因,其位于5号染色体q31-34。遗传学者或遗传咨询师应参与会诊并进行DNA突变分析。

遗传模式 该病为常染色体隐性遗传。

致畸剂 无。

预后 极少数新生儿发生死亡,大多数患儿能长期存活并且智力发育正常。患者成年后身高一般不超过4英尺(1英尺=0.3408米),并且有严重的骨骼畸形。有研究报道了变异型骨畸形性发育不良(致死性),患儿有心脏畸形并且宫内生长受限的发生率增高。患儿在新生儿期或婴儿早期即发生死亡。

超声检查

超声发现

1. 胎儿

胎儿的超声特征包括了全身的多个部位:

(1)短肢——四肢的长度均低于正常值低限;

(2)胎儿双手向尺侧偏斜并且指骨短小,大拇指外展并近端附生(旅行者招手样大拇指);大脚趾有着类似的畸形;双足严重内翻;

(3)小下颌;

(4)唇腭裂;

(5)颈椎后凸——患儿出生后的主要临床表现之一在胎儿期即已经初现端倪;

(6)肘关节和膝关节屈曲畸形;

(7)相对于短小的肢体而言,胸廓大小正常;

(8)先天性心脏缺陷;

2. 羊水:患者可能出现羊水过多。

3. 胎盘:正常。

4. 测量数据:四肢长骨测量值均低于第五百分位数。

5. 可识别孕周:妊娠13周左右。

鉴别诊断 其他致死性侏儒综合征。与其他的致死性侏儒综合征不同,骨畸形性侏儒患者长骨无弯曲。旅行者招手样大拇指及脊柱后凸也是其区别于其他畸形的特征性表现。

还需要检查的部位 需要对胎儿全身各部位详细检查。

妊娠管理

需要进行的检查和咨询

1. 骨畸形性发育不良的致病基因已经被克隆出来,对高风险家庭进行可以产前诊断。

2. 应当行胎儿超声心动图检查,如果胎儿存在先天性心脏缺陷,诊断需要考虑其他类型的骨发育不良而不是骨畸形性发育不良。

3. 请新生儿专家会诊以帮助制订围产期管理方案。

胎儿监测 孕妇有可能因为羊水过多发生早产。因此,应有围产医学专家参与患者的临床诊治。不论严重程度如何,此畸形一般不致死,但如果发生极早早产会使治疗更加困难。

妊娠进程 在此类骨发育不良病例中偶可发生羊水过多,并且有可能导致早产。与其他所有骨发育不良畸形一样,在制订产科诊疗方案之前应先排除畸形为致死型。

终止妊娠 必须保证胎儿完整娩出,之后应由在骨骼发育不良方面诊断经验丰富的专家对胎儿进行对其进行尸检,检查项目包括X线检查、大体解剖、生化检查及分子学检查。对患儿的软骨-骨组织应冻存并进行细胞系培养。

分娩 新生儿常出现呼吸系统并发症,并且由于小下颌畸形而使气管插管困难。因此分娩应选择在有能力处理上述并发症的三级医学中心进行。

新生儿学

复苏 当预后尚不明确时,应对活产儿进行复苏。

检查和确诊 患儿出生后尽快明确诊断和预后是首要问题。仔细的体格检查、骨骼的 X 线检查、超声心动图以及基因分析有助于诊断和评估。

护理管理 由喉阻塞引起的呼吸功能不全是变异型(致死性)患者的常见死因。机械通气支持治疗的效果尚不确定。应针对患儿畸形足的骨科矫形及后期会出现的脊柱后凸制订长期的治疗方案。

外科治疗

术前评估 患儿首先出现的症状为畸形足和髋关节脱位,其后上下肢关节出现挛缩,在儿童早期患儿会出现脊柱侧凸或后凸。患儿生长迟缓,成年后平均身高矮于 4 英尺。除了骨科问题,2/3 患儿会出现腭裂。

手术指征 骨科矫形手术首先要解决的问题是畸形足和髋关节脱位。膝关节挛缩畸形和髌骨半脱位也可通过手术进行矫治。脊柱侧凸首先使用支具治疗,但最后仍有可能通过手术治疗增加脊柱稳定性。

手术类型 由骨畸形性发育不良引起的畸形足是最难治疗的类型。此类畸形足较僵硬并且手术后经常会复发。使用传统手术方式往往矫形不彻底并且易复发。新的替代治疗方式包括使用牵引器,例如 Ilizarov 装置。对畸形严重的患儿,传统治疗方案一般选用距骨切除术。不幸的是,距骨切除术远期疗效不佳并且经常复发而几乎无法再治。

手术结果/预后 骨畸形性发育不良患者可出现颈椎后凸,如果不予治疗则会导致神经系统并发症。关节挛缩有可能导致严重畸形,从而影响患者行走功能。骨畸形性发育不良在骨科属较难治疗的一类畸形。偶有患者畸形程度较轻,则治疗效果较好。

参考文献

Clark RN：Congenital dysplasias and dwarfism. Pediatr Rev 1990；12：149-159.

Dreyer SD, Zhou G, Lee B：The long and short of it：Developmental genetics of the skeletal dysplasias. Clin Genet 1998；54：464-473.

Gembruch U, Niesen M, Kehrberg H, Hansmann M：Diastrophic dysplasia：A specific prenatal diagnosis by ultrasound. Prenat Diagn 1988；8：539-545.

Gollop TR, Eigier A：Prenatal ultrasound diagnosis of diastrophic dysplasia at sixteen weeks. Am J Med Genet 1987；27：321-324.

Gustavson KH, Holmgren G, Jagell S, Jorulf H：Lethal and non – lethal diastrophic dysplasia：A study of 14 Swedish cases. Clin Genet 1985；28：321-334.

Hastbacka J, Salonen R, Laurilap, et al：Prenatal diagnosis of diastrophic dysplasia with polymorphic DNA markers. J Med Genet 1993；30：265-268.

Jung C, Sohn C, Sergi C：Case report：Prenatal diagnosis of diastrophic dysplasia by ultrasound at 21 weeks of gestation in a mother with massive obesity. Prenat Diagn 1998；18：378-383.

Kaitila I, Ammala P, Karjalainen O, et al：Early prenatal detection of diastrophic dysplasia. Prenat Diagn 1983；3：237-244.

Mantagos S, Weiss RR, Mahoney M, Hobbins JC：Prenatal diagnosis of diastrophic dwarfism. Am J Obstet Gynecol 1981；139：111-113.

Rossi A, Van Der Harten HJ, Beemer FA, et al：Phenotypic and genotypic overlap between atelosteogenesis type 2 and diastrophic dysplasia. Hum Genet 1996；98：657-661.

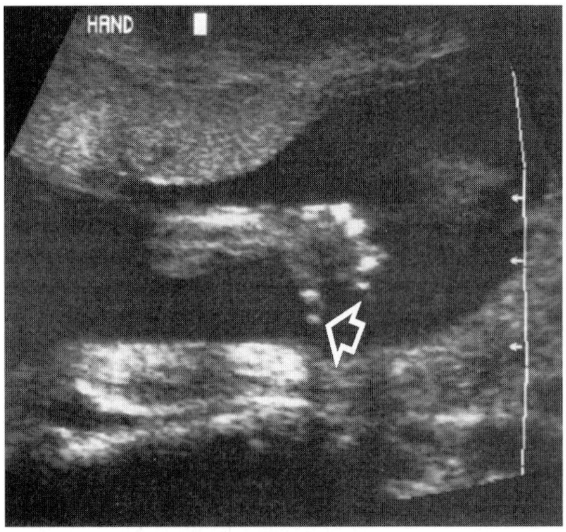

图 8.7.1 骨畸形性发育不良——"旅行者招手样"大拇指。大拇指(空箭头示)与其余手指成正常角度,所有手指均短而粗。

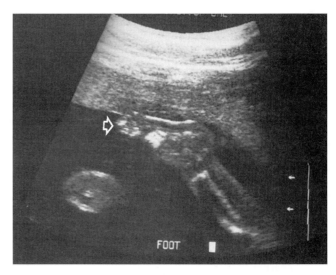

图 8.7.2 骨畸形性发育不良患者足掌过伸、胫骨短小。

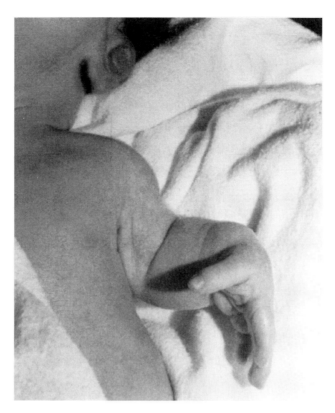

图 8.7.3 两个月大的骨畸形性发育不良患儿。图片示患儿大拇指
外展成角(旅行者招手样大拇指)及耳软骨血肿(花椰菜样耳朵)。

8.8 局灶性股骨发育不良

流行病学/遗传学

定义 局灶性股骨发育不良是以股骨缩短和（或）畸形为特征的一类先天发育异常。

流行病学 罕见，男女性别比为2:3。

胚胎学 超过25种的遗传性或者散发性多发畸形综合征中可以出现局灶性股骨发育不良，这些综合征包括了多种骨骼发育不良综合征。局灶性股骨发育不良经常伴有同侧胫骨和腓骨发育不良。

遗传模式 局灶性股骨发育不良的遗传方式取决于病因诊断，可为显性遗传也可为隐性遗传。

致畸剂 妊娠期糖尿病及胎儿过量维生素A暴露。

预后 胎儿预后取决于病因学诊断，胎儿既可以是致死性骨发育不良（少见），也可以仅仅是轻度的骨骼畸形。

超声检查

超声发现

1. 胎儿

（1）包括股骨头在内的股骨近端缺损，并且股骨经常成角弯曲。

（2）常伴有其他长骨及指（趾）骨的缺损或部分缺损。腓骨缺失时，胫骨可能发生弯曲。

（3）在股骨–腓骨–尺骨综合征患儿，双侧股骨发育不良，并且腓骨和尺骨部分或完全缺失。患儿手臂部分或者完全缺失。

（4）股骨发育不良——特殊面容综合征患儿可出现腭裂、小下颌畸形、股骨短缩和缺损以及椎体和泌尿生殖道畸形。

2. 羊水：正常。

3. 胎盘：正常。

4. 测量数据：除受累肢体以外，测量数值均在正常范围。

5. 可识别孕周：早在妊娠14周，相关畸形就可被检出，并且随孕周增加，畸形更加明显。

难点 伴股骨成角畸形的患者的诊断易与成骨不全相混淆。但是前者没有骨折现象。

鉴别诊断 成骨不全症：见前述。并腿畸形类畸形患儿通常合并有致死性肾脏异常。

还需要检查的部位

1. 发育不良的股骨有可能出现成角畸形，应寻找是否还有其他与成骨不全相关的畸形。

2. 患儿有可能出现腭裂和小下颌畸形，但较罕见。

3. 如果股骨发育不良为双侧性，应寻找是否有股骨—腓骨—尺骨综合征或股骨发育不良—特殊面容综合征的其他特征。

妊娠管理

需要进行的检查和咨询

1. 对胎儿进行超声心动图检查以排除其他综合征。如果胎儿存在先天心脏缺陷，应重新考虑股骨局灶性发育不良的诊断是否正确，除非该心脏畸形与妊娠期糖尿病相关。

2. 应由骨科医生向患儿家属解释病情并评价预后。

3. 如果还检查出其他畸形，应对患儿进行染色体核型分析。

胎儿监测 通过观察股骨生长速度可以估计出股骨缺损严重程度，因此对胎儿进行连续超声监测有助于术前评估。

妊娠进程 患儿母亲无特殊的产科并发症。

终止妊娠 引产应保证胎儿完整娩出，从而使诊断得以明确。如果股骨局灶性发育不良为唯一发现，后续妊娠的再发风险并不会增加。

分娩 FFH无特殊围产期并发症，因此孕妇不需特意至三级医学中心分娩。

新生儿学

复苏 无须进行新生儿复苏。

转诊 除非合并有其他需要诊治的畸形，患儿一般无须再新生儿期转诊。

检查和确诊 为明确诊断，应对患儿进行仔细地体格检查及X线检查，并请儿童骨科医生会诊。这些检查可以在门诊进行。

外科治疗

术前评估　通过测量患儿生后双腿长度评估双腿长度预期差距,两腿长度差值可以百分比表示。随着患儿年龄增长,双腿长度差的绝对值会增加,但百分比相对稳定。X 线检查既可以观察股骨长度和成角畸形,还可以观察髋关节和膝关节稳定性及有无关节挛缩。

手术指征　所有患儿均需接受手术治疗。需要通过手术解决的问题包括股骨短缩、胫骨短缩、膝关节稳定性差、髋内翻、髋臼发育不良及外旋畸形。通常矫形手术需要在数年间分期进行。手术治疗面临的最重要的抉择是行肢体延长术还是行截肢手术。传统治疗一般选择截肢手术及术后安装假肢。行肢体延长术的指针还在探索中,但倾向于对预测双下肢不等长超过 20 cm 者行肢体延长术。对轻症患者只需行健侧骨骺阻滞术即可均衡双侧下肢长度。对股骨局灶性发育不良患者采用股骨延长术和畸形矫治术还是采用塞姆截肢术及膝上义肢装置存在着争议。有一种改良后的截肢手术被报道用于治疗股骨局灶性发育不良。该手术切除膝关节的同时将足掌和踝关节旋转 180°,使其作为"膝关节"在膝下义肢中行使功能。采用截肢手术可减少患者需要接受手术的次数。肢体延长术则需要投入更多的时间和精力。

肢体延长术是截断缩短的长骨,使用外固定装置缓慢牵引两断端,通过骨质再生填补两断端之间的缝隙。手术还可以同时矫正成角畸形和旋转畸形。由于膝关节交叉韧带发育不良,必须使用超过膝关节的铰链式外固定装置以防止关节半脱位。如果髋臼变浅,可在肢体延长术前行骨盆截骨术以稳定髋关节。一般一次延长使股骨延长长度不宜超过 8 cm。同时可以联合进行胫骨延长术使胫骨延长 4～6 cm。

最近的研究证明股骨延长术在幼儿学步期即可进行。

手术结果/预后　股骨延长术最主要的风险是膝关节丧失活动性。术后需要进行系统的康复治疗。此外手术还有可能导致髋关节和膝关节半脱位,这可以通过术中改良某些关键技术来预防其发生。

当髋关节和膝关节正常时,股骨延长术效果较好。在大多数患儿,该手术可以均衡双下肢长度、保留髋关节和膝关节的功能并使患儿恢复正常步态。由于手术医生缺乏进行股骨延长术的经验,许多患儿没有接受重建手术而是接受了截肢手术。当需要时应将患儿转诊至既可进行截肢手术也可进行股骨延长术的大型医疗中心。行截肢手术的初始费用低于股骨延长术,但考虑到患者终生需要更换义肢的费用,股骨延长术性价比较高。截肢手术经过了长期实践的检验较为可靠。现在还需要进一步研究比较截肢手术和股骨延长术的远期效果。

参考文献

Burn J, Winter RM, Baraitser M, et al: The femoral hypoplasia—Unusual facies syndrome. J Med Genet 1984;21:331-340.

Camera G, Dodero D, Parodi M, et al: Antenatal ultrasonographic diagnosisof a proximal femoral focal deficiency. J Clin Ultrasound 1993;21:475-479.

Florio I, Wisser J, Huch R, Huch A: Prenatal ultrasound diagnosis of a femur – fibula – ulna complex during the first half of pregnancy. Fetal Diagn Ther 1999;14:310-312.

Goncalves LF, De Luca GR, Vitorello DA, et al: Prenatal diagnosis of bilateral proximal femoral hypoplasia. Ultrasound Obstet Gynecol 1996;8:127-130.

Jeanty P, Kleinman G: Proximal femoral focal deficiency. J Ultrasound Med 1989;8:639-642.

Sabharwal S, Paley D, Bhave A, Herzenberg JE: Growth patterns after lengthening of congenitally short lower limbs in young children. J Pediatr Orthop 2000;20(2):137-145.

Urban JE, Ramus RM, Stannard MW, Rogers BB: Autopsy, radiographic and prenatal ultrasonographic examination of a stillborn fetus with femoral facial syndrome. Am J Med Genet 1997;71:76-79.

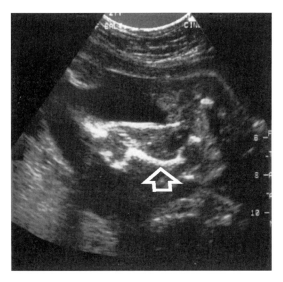

图 8.8.1   股骨近端局灶性发育不良,图片可见胎儿左侧股骨明显短小弯曲。本例患儿股骨头可见(空箭头示),其余长骨长度和外观均正常。

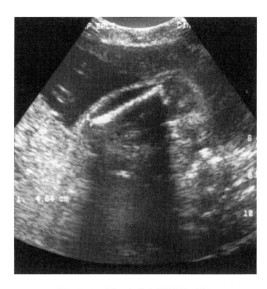

图 8.8.2   同一患儿右侧股骨正常。

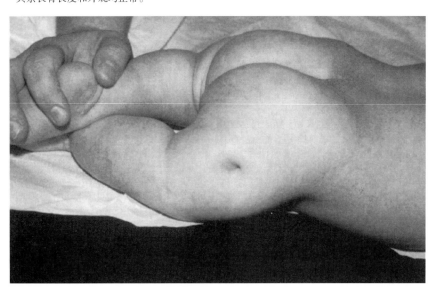

图 8.8.3   患糖尿病的母亲生下的局灶性股骨发育不良患儿。弯曲的右侧股骨表面可见皮肤凹陷。

8.9 Jeune 胸廓发育不良（窒息性胸廓发育不良）

流行病学/遗传学

定义　窒息性胸廓发育不良是一种常染色体隐性遗传性骨骼发育不良疾病，该病患者胸廓极度狭窄并伴有肺发育不良、短肢、肾发育不良，为致死性畸形。

流行病学　引起该病的基因异常尚未定位。其临床表现与短肋多指综合征及 Ellis-van Creveld 综合征有重叠。患者肋骨缩短并与不规则的肋软骨连接位于同一水平，髂翼发育不良呈方形。幸存者可以出现肾发育不良，表现为肾功能不全和蛋白尿。部分患者可出现多指，产前超声将该病与其他致死性骨发育不良进行鉴别较为困难。

遗传模式　该病为常染色体隐性遗传病，在后续妊娠有 25% 的再发风险。其致病基因到目前为止尚不明确。

致畸剂　无已知的致畸物。

鉴别诊断　需与短肋多指综合征、致死性侏儒以及 Ellis-van Creveld 综合征等其他骨发育不良畸形相鉴别。

预后　多数婴儿在新生儿期死于肺发育不良和肺炎。幸存者一般胸廓发育逐渐得到改善仅表现为中等程度的身材矮小。肾功能不全和肾衰竭是出现于幸存者的严重并发症，偶可能出现肝功能衰竭。视网膜变性曾被报道出现于部分幸存患者。

超声检查

超声发现

1. 胎儿

（1）妊娠 14 周颈项透明层增厚。

（2）胎儿胸腔极度狭小，表现为胸腹比异常及肋骨极短。

（3）胎儿肢体长度正常或者更多时候表现为轻度缩短和弯曲。股骨和肱骨缩短较其他长骨更为明显。

（4）肾脏上可能出现小的囊肿。

2. 测量数据：胎儿肢体常有轻度缩短。

3. 羊水：食管压迫可引起羊水过多。

4. 胎盘：正常。

5. 可识别孕周：该综合征可在妊娠 14 周即因颈部皮肤增厚被检出。至 17 周胸廓狭小已经很明显，长骨长度一般低于第 10 百分位。

难点　该综合征四肢长骨只是轻度缩短，其最重要的表现为胸廓狭小。由于常规产前超声检查并不需要测量胸围，该综合征往往被漏诊。

鉴别诊断

1. Ellis-van Creveld 综合征：该综合征表现为多指和四肢极度短小。

2. Majewski 综合征：该综合征表现为多指合并并指及四肢极度短小。

还需要检查的部位　在引产后尸检病例中，有报道显示患儿存在合并肾囊肿的肾发育不良及胰腺囊肿。

妊娠管理

需要进行的检查和咨询　请儿科畸形学专家参与会诊讨论幸存患儿的自然病程和预后有助于患儿家属了解病情。

胎儿宫内干预　对该病胎儿不需要采取产前干预措施。

妊娠进程　除非发生羊水过多，一般不会发生并发症。羊水过多可能引起早产。羊水过多见于胎儿胸围明显小于正常的病例，从而提示胎儿有严重的肺发育不良的可能性增加。

终止妊娠　如果患儿家庭既往无已确诊的病例，仅凭超声表现难以明确诊断。因此保证引产胎儿完整娩出并进行骨骼的 X 线片检查对确诊是必要的。

分娩　对没有羊水过多的病例只需按标准的产科流程处理即可。超声提示胸腔极度狭窄或者伴有羊水过多者多提示患儿畸形为致死性。新生儿医生和患儿家属应共同讨论并制订产程中以及出生后的诊疗计划。

新生儿学

复苏　应向患儿父母告知患儿有可能因呼吸功能衰竭在出生后很快死亡，或者有可能出现严重的进行性肾衰竭,还有可能需要多次手术解除胸廓对肺膨胀限制。虽然大多数病例在新生儿早期即发生死亡,但也有成功实施重建手术的病例报道。对新生儿进行通气支持治疗可以为明确诊断和评估手术效果赢得时间。也可以选择在患儿出生后不进行生命支持治疗或仅进行有限的支持治疗。

转诊 如果孕妇无法在三级医学中心分娩,患儿出生后应由有经验的新生儿科医生将患儿转诊至三级医学中心,该中心应具备多个儿内科和儿外科的亚专科及新生儿重症监护室。

检查和确诊 通过 X 线、超声及核磁共振等影像学检查可以证实患者具有特征性的骨骼畸形,并可检出合并存在的肾脏和肝脏(胆管)发育不良。

护理管理 患儿出生后在完成对其骨骼和其他器官畸形的检查期间,应给予通气和营养支持治疗。何时开始手术解除胸廓狭窄目前尚无定论。如果计划对患儿进行手术治疗,避免长时间通气支持治疗从而减少术前肺损伤是明智的做法。

参考文献

Barnes ND, Hull D, Milner AD: Chest reconstruction in thoracic dystrophy. Arch Dis Child 1971;46:833.

Denhollander NS, Robben SGF, Hoggeboom AJM, et al: Early prenatal sonographic diagnosis and follow – up of Jeune syndrome. Ultrasound Obstet Gynecol 2001;18:378-383.

Elejalde BR, de Elejalde MM, Pansch D: Prenatal diagnosis of Jeune syndrome. Am J Med Genet 1985;21:433.

Herdman RC, Langer LO: Thoracic asphyxiant dystrophy and renal disease. Am J Dis Child 1968;116:192.

Hudgins L, Rosengren S, Treem W, Hyams J: Early cirrhosis in survivors with Jeune thoracic dystrophy.

Jeune M, Beraud C, Carron R: Dystrophie thoracique asphyxiante de caractere familial. Arch Francais de Pediatr 1955;12:886.

Jeune M, Carron R, Beraud C: Polycondrodystrophy avec biocage thoracic d'evolution fatal. Pediatrie 1954;9:390.

Sharoni EE, Chorev G, Dagan O, Vidne BA: Chest reconstruction in asphyxiating thoracic dystrophy. J Pediatr Surg 1998;33:1578.

Sharony R, Browne C, Lachman RS, Rimoin DL: Prenatal diagnosis of the skeletal dysplasias. Am J Gynecol 1993;169:668.

Todd DW, Tinguely SJ, Norberg WJ: Thoracic expansion technique for Jeune's asphyxiating thoracic dystrophy. J Pediatr Surg 1986;21:161.

Tongsong T, Chanprapaph P, Thongpadungroj T: Prenatal sonographic findings associated with asphyxiating thoracic dystrophy (Jeune syndrome). J Ultrasound Med 1999;18:573.

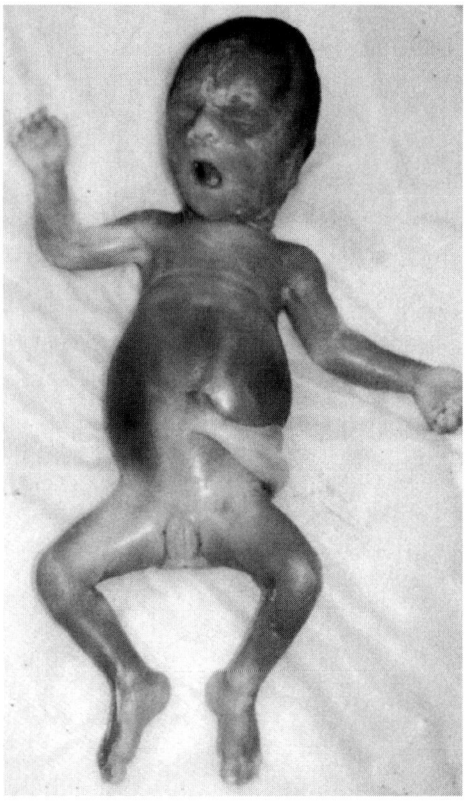

图 8.9.1 妊娠 22 周患 Jeune 综合征的胎儿,图片显示胎儿胸廓狭窄。

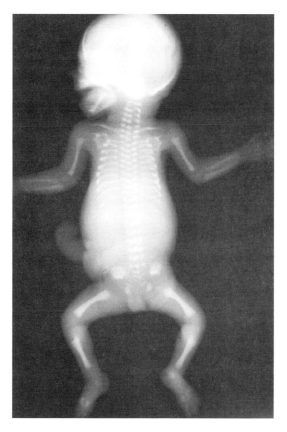

图 8.9.2 妊娠 22 周患 Jeune 综合征的胎儿的 X 线片显示患儿肋骨短小、呈水平位。

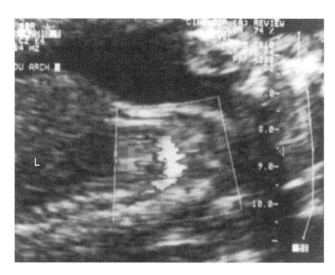

图 8.9.3 超声检查胎儿胸腔矢状切面，即主动脉弓长轴切面的彩色血流图。图片示胎儿胸廓狭小、腹部膨隆成钟形。

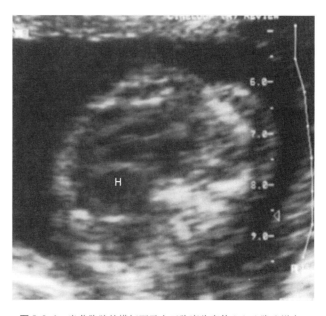

图 8.9.4 患儿胸腔的横切面示由于胸廓狭窄使心（H）胸比增大。

8.10 Klippel-Trenaunay-Weber(KTW)综合征

流行病学/遗传学

定义 Klippel-Trenaunay-Weber(KTW)综合征是由多发皮肤血管瘤、血管畸形、单侧肢体肥大和(或)节段性过生长组成的联合征。

流行病学 罕见,男女性别比为1:1。

胚胎学 该病发病机制尚不清楚,可能与局部血管或其他生长因子调节异常有关。皮肤血管瘤和血管畸形的发生部位及过生长并不一致,因此不能简单地用血管增生解释过生长。

遗传模式 散发性。

致畸剂 尚未发现。

预后 胎儿预后取决于畸形的分型及受累范围。

超声检查

超声发现

1. *胎儿*:一条或多条肢体的一个或者多个部位局限性肥大。胎儿躯干也可能发生局部肥大。彩色多普勒超声显示受累区域动脉血流明显增加。明确血管畸形是否由肢体蔓延至躯干十分重要。因为如果波及躯干则截肢手术无法完全切除病灶,胎儿预后较差。如果存在较大的动静脉分流,胎儿可出现心脏扩大和水肿。

2. *羊水*:正常。

3. *胎盘*:如果没有胎儿水肿胎盘超声表现正常。

4. *测量数据*:由于躯干和肢体肿块,局部测量值可能会偏大。

5. *可识别孕周*:大约在妊娠16周即可被诊断出。

难点 需要使用高分辨率超声诊断仪探测异常血流。

鉴别诊断

1. 羊膜带综合征:胎儿也可出现肢体局部肿胀,但不会出现丰富的血流信号。

2. 局部血管畸形例如血管淋巴管瘤:病灶出会显示动脉血流信号但仅局限于一个部位。胎儿不会出现肢体肥大。

3. 血管瘤:病变表现为单个局限性肿块,彩色血流多普勒超声不显示血流信号。

4. 变形综合征:胎儿会出现伴皮下血管瘤的偏侧肥大。

5. 胎儿肿瘤例如横纹肌肉瘤:呈实性肿块的肿瘤在超声下表现为团块状回声。

还需要检查的部位 检查有无胎儿水肿的超声表现。

妊娠管理

需要进行的检查和咨询

1. 虽然阳性率较低,但还是应该考虑进行染色体核型分析,特别是在胎儿合并其他畸形时。

2. 通过超声心动图检查建立胎儿心功能参数的基准值。

3. 如果不能确定血管分布是否增加可以考虑进行MRI检查。

4. 请新生儿科及儿外科医生会诊,与家属讨论新生儿的治疗方案。

胎儿宫内干预 理论上,对高心输出量性心衰的胎儿,通过给孕母口服地高辛或类似药物继而穿过胎盘屏障到达胎儿可以取得一定疗效。妊娠32周后一半选择提前分娩,出生后接受治疗。

胎儿监测 通过一系列超声检查监测胎儿是否出现水肿征象。胎儿超声心动图可以帮助早期发现胎儿心功能失代偿。由于出现并发症的风险较高,产前保健应在围产学专家的指导下进行。

妊娠进程 非免疫性胎儿水肿和(或)羊水过多是孕期处置更加复杂。

终止妊娠 引产过程中不要破坏胎儿结构,引产胎儿的尸检应在对胎儿病理学有丰富经验的中心进行。

分娩 由于孕妇和新生儿发生并发症的风险较高,分娩地点应选择三级医学中心。是否选择剖宫产与肿块的部位和大小有关。

新生儿学

复苏 如果没有胎儿心功能失代偿和(或)胎儿水肿,分娩时一般不需要进行新生儿复苏。

转诊 如果新生儿双侧肢体明显不对称或者有

水肿时,出生后应立即转诊以便接受进一步诊断、排除其他畸形。

检查和确诊 该畸形在患儿出生后通过体格检查即可轻易做出诊断。

护理管理 如果没有充血性心力衰竭和(或)水肿,对新生儿只需进行常规护理治疗即可。有些患儿存在淋巴管梗阻,其手术干预一般推迟至儿童早期或者成人期。

外科治疗

术前评估 使用超声和 MRI 等非侵入性影像技术评估受累肢体血管分布情况,既可以证实有无静脉梗阻又可以显示有无动静脉畸形。患肢和对侧肢体的 X 线片检查对将来制订骨肥大的治疗方案十分重要。

手术指征 治疗方案的选择取决于血管受累范围及肢体骨骼肥大程度。受累血管区域多存在淋巴管梗阻及水肿,还有可能存在快速生长的皮肤和皮下的血管瘤。

手术类型 如果早期开始治疗并且患者依从性较好,加压治疗可以取得疗效。可以用间歇性充气加压法,尤其是夜间。通过使用静态压力服此项技术得到了改进。由于穿戴压力服较闷热、衣服尺寸需要频繁更换、使用不恰当会刺激病变处皮肤等原因,该项治疗较难应用于婴儿。局部手术治疗动静脉瘘和静脉曲张效果有限。患肢反复发生蜂窝织炎时需要给予抗生素治疗,但不需要常规预防性使用抗生素。肢体严重肥大者需要进行骨骺融合术,肢体功能受损者需要接受大型肢体手术和(或)截肢手术。

手术结果/预后 患儿肢体功能及容貌均可能出现严重受损。该病变不会恶变也不会继发肿瘤。

参考文献

Baskerville PA, Ackroyd JS, Lea Thomas M, Browse NL: The Klippel-Trenaunay syndrome: Clinical, radiological and haemodynamic features and management. Br J Surg 1985;72:232-236.

Drose JA, Thickman D, Wiggins J, Haverkamp AB: Fetal echocardiographic findings in the Klippel – Trenaunay – Weber syndrome. J Ultrasound Med 1991;10:525-527.

Edgerton MT: The treatment of hemangiomas with special reference to the role of steroid therapy. Ann Surg 1976;183:517-532.

Martin WL, Ismail KMK, Brace V: Klippel – Trenaunay – Weber (KTW) syndrome: The use of in utero magnetic resonance imaging (MRI). Prenat Diagn 2001;21:311-313.

McCullough CJ, Kenwright S: The prognosis in congenital lower limb hypertrophy. Acta Orthop Scand 1979;50:307-313.

Meholic AJ, Freimanis AK, Stucka J, LoPiccolo ML: Sonographic in utero diagnosis of Klippel – Trenaunay – Weber syndrome. J Ultrasound Med 1991;10:111-114.

Meiner A, Faber R, Horn LC, et al: Prenatal detection of a giant bilateral thoracic vascular lesion: Prognostic evaluation and genetic aspects. Prenat Diagn 1999;19:583-586.

Mor Z, Schreyer P, Wainraub Z, et al: Nonimmune hydrops fetalis associatedwith angioosteohypertrophy (Klippel – Trenaunay) syndrome. Am J Obstet Gynecol 1988;159:1185-1186.

Paladini D, Lamberti A, Teodoro A, et al: Prenatal diagnosis and hemodynamic evaluation of Klippel – Trenaunay – Weber syndrome. Ultrasound Obstet Gynecol 1998;12:215-217.

Senoh D, Hanaoka U, Tanaka Y: Antenatal ultrasonographic features of fetal giant hemangiolymphangioma. Ultrasound Obstet Gynecol 2001;17:252-254.

Servelle M: Klippel and Trenaunay's syndrome: 768 operated cases. Ann Surg 1985;201:365-373.

Stringel G, Dastous J: Klippel – Trenaunay syndrome and other cases of lower limb hypertrophy: Pediatric surgical implications. J Pediatr Surg 1987;22:645-650.

Viljoen D, Saxe N, Pearn J, Beighton P: The cutaneous manifestations of the Klippel – Trenaunay – Weber syndrome. Clin Exp Dermatol 1987;12:12-17.

Warhit JM, Goldman MA, Sachs L, et al: Klippel – Trenaunay – Weber syndrome: Appearance in utero. J Ultrasound Med 1983;2:515-518.

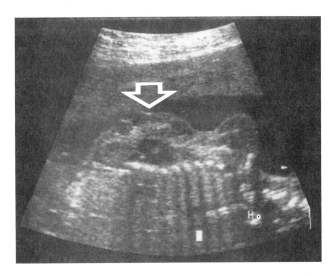

图 8.10.1　Klippel-Trenaunay-Weber 综合征患儿胸壁上可见一巨大包块（空箭头示）。包块为搏动性并累及肩关节。

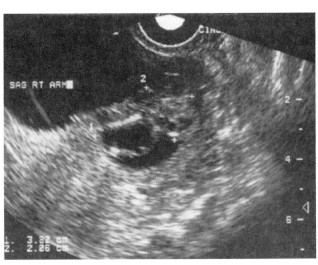

图 8.10.2　患儿右手处可见另一包块（两个 × 之间）。患儿手臂和手掌肿胀并可见一巨大的软组织肿块。

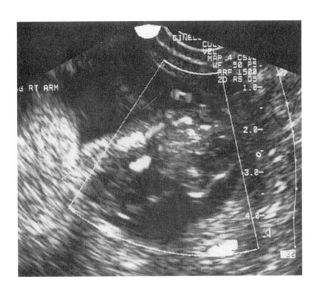

图 8.10.3　同一手掌的彩色多普勒血流图。取样框内高回声区所显示的血流提示动静脉畸形形成广泛的异常的血管分布。

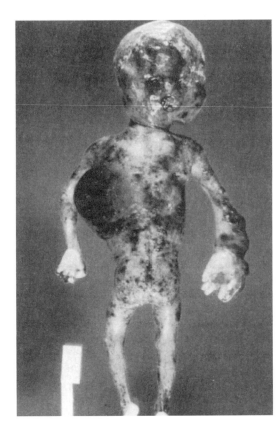

图 8.10.4　引产的胎儿标本示躯干和右手部位的包块。

8.11 肢体—体壁综合征(体蒂综合征,下侧腹露脏下肢不全畸胎)

流行病学/遗传学

定义 胎儿具有下述 3 种异常中的两项以上时可被诊断为肢体—体壁综合征:①脊髓脊膜膨出和(或)尾退化综合征;②胸壁和(或)腹壁裂;③肢体缺陷。

流行病学 罕见。

胚胎学 至少存在两种发病机制。肢体体壁综合征常被认为是早期羊膜破裂所致,胎儿还可出现其他一些羊膜破裂的特征性表现。而在另外一些病例,羊膜破裂被认为是早期胚胎发育异常所致。

遗传模式 该病为散发性。

致畸剂 尚无已知的致畸物。

预后 如果胎儿出现该综合征涵盖的所有畸形,则该病为致死性的。轻型的羊膜带综合征(例如只有腹裂和肢体缺失)可能会被归入肢体—体壁综合征,但患儿预后较好。

超声检查

超声发现

1. **胎儿**

胎儿可出现一系列超声表现。

(1)单个或者多个肢体、或者肢体的某节段缺损,胎儿可能出现足内翻。

(2)胎儿小肠和肝脏,甚至包括膀胱暴露于腹壁之外并可附着于胎盘。胎儿经常会出现膈肌缺失及肠闭锁。

(3)脊柱常短而弯曲并存在骶骨退化。

(4)脊髓脊膜膨出较为常见,并继发性出现 Arnold-Chiari 畸形和脑积水。

(5)胎儿可出现心脏异位及其他心脏畸形。

(6)胎儿可出现面裂。

(7)可能会出现由于膀胱位置改变引起的肾积水。

2. **羊水**:经常会出现羊水过少。

3. **胎盘**:胎儿可能直接附着于胎盘上。单脐动脉较为常见。脐带极短并附着于胎盘膜。偶可见羊膜残迹。

4. **测量数据**:可测量部位的测值正常,但大多数结构受累无法测量。

5. **可识别孕周**:妊娠 13 ~ 14 周。

难点 羊水过少使肢体探查困难。

鉴别诊断

1. **体蒂异常**:是同一病理生理的另一表现型,该病胎儿躯干直接附着于胎盘,并可出现于肢体体壁综合征相似的畸形。

2. **泄殖腔外翻**:泄殖腔外翻的特征性表现为巨大的脐膨出、扭曲的脊柱、畸形足和脊髓脊膜膨出,但没有肢端完全或部分缺损。无正常膀胱声像是泄殖腔外翻区别于肢体体壁综合征得特征表现(见章节 4.3)。

还需要检查的部位 由于胎儿任何器官均可受累,需对其进行全面的、详细的检查。

妊娠管理

需要进行的检查和咨询 该病的畸形谱及严重程度与常见染色体病的特征并不相符,但患儿有时存在染色体不平衡重排并且在下一胎可能复发,所以应考虑对患儿进行染色体核型分析。如果胎儿的病情不致死,应请儿外科医生会诊并与胎儿父母讨论有关畸形并发症的诊治。

胎儿监测 经典型的肢体—体壁综合征是致死性的,产前保健的重点应放在孕母身上。无须监测胎儿宫内生长发育。

妊娠进程 该病无特殊产科并发症。

终止妊娠 引产时应保证胎儿完整娩出,从而是诊断进一步明确。

分娩 一旦胎儿被诊断为肢体—体壁综合征,经阴道分娩是唯一的选择,产程中不需要进行胎儿监护。

新生儿学

复苏 由于根据文献报道,该病为致死性,新生儿娩出后不需要进行复苏。

转诊 如果新生儿娩出后得以幸存并且诊断尚不明确,应将其转诊。

检查和确诊 通常需要对患儿进行仔细的体格检查和超声探查以明确脏器受累程度。

护理管理 在明确诊断前应给予患儿对症支持治疗,它还可以给患儿父母时间来接受该病为致死性的现实。

参考文献

Lockwood CJ, Scioscia AL, Hobbins JC: Congenital absence of the umbilical cord resulting from maldevelopment of embryonic body folding. Am J Obstet Gynecol 1986;155:1049-1051.

Martinez – Frias ML, Bermejo E, Rodriguez – Pinilla E: Body stalk defects, body wall defects, amniotic bands with and without body wall defects and gastroschisis. Comp Epidemiol Am J Med Genet 2000;92:13-18.

Moerman P, Fryns J – P, Vanderberghe K, Lauweryns JM: Constrictive amniotic bands, amniotic adhesions, and limb – body wall complex: Discrete disruption sequences with pathogenetic overlap. Am J Med Genet 1992;42:470-479.

Negishi H, Yaegishi M, Kato EH, et al: Prenatal diagnosis of limb – body wall complex. J Reprod Med 1998;43:659-664.

Patten RM, Van Allen M, Mack LA, et al: Limb – body wall complex: In utero sonographic diagnosis of a complicated fetal malformation. Am J Roentgenol 1986;146:1019-1024.

Russo R, D'Armiento M, Angrisani P, Vecchione R: Limb body wall complex: A critical review and a nosological proposal. Am J Med Genet 1993;47:893-900.

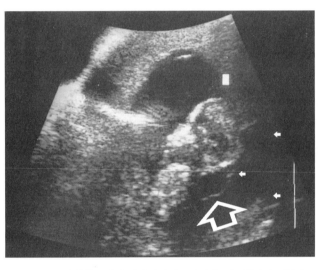

图 8.11.1 肢体体壁缺陷胎儿胎头和上半身切面。胎头上可见有羊膜带附着。

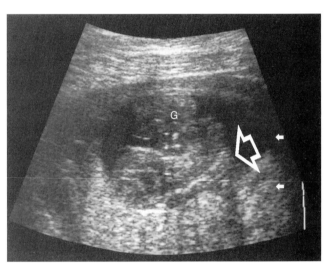

图 8.11.2 胎儿肝脏和肠管位于腹腔外形成一巨大包块(G)。由于尾部退化胎儿脊柱缩短(空箭头示)。

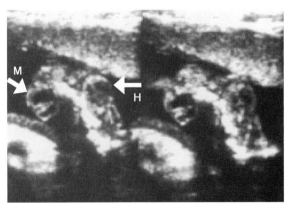

图 8.11.3 图片示一肢体—体壁综合征患儿脊柱缩短侧弯并伴有椎体异常。图中可见脊髓脊膜膨出(M)和心脏异位(H)。

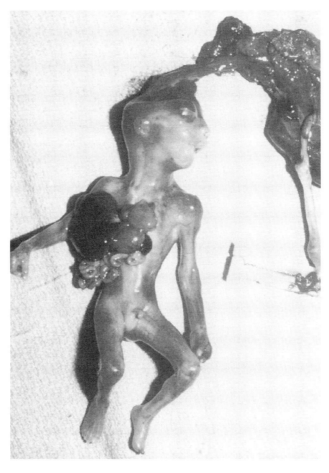

图8.11.4 一由于羊膜带引起肢体体壁发育缺陷的妊娠18周胎儿,胎儿心脏、肝脏、胃肠道暴露于体外。

图8.11.5 一妊娠24周肢体体壁发育缺陷胎儿,可见右侧畸形足及巨大的内脏外翻畸形。

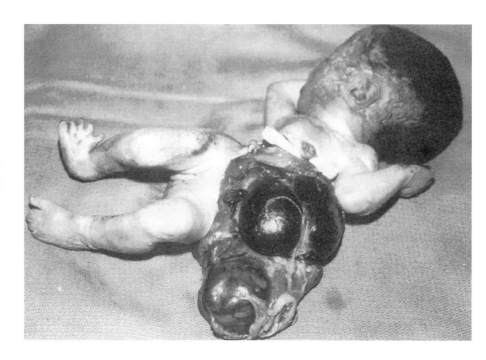

8.12 多发性翼状胬肉综合征

流行病学/遗传学

定义 多发性翼状胬肉综合征是一组异质性疾病,其共同特征为颈部及其他关节出现翼状胬肉。

流行病学 罕见,男女性别比为1:1。

胚胎学 一般认为在关节接合处出现的翼状胬肉是由于胎儿在宫内运动受限所导致。翼状胬肉出现于超过25种的多发畸形综合征,这些综合征被归为致死性和非致死性两类。致死型的胎儿通常会出现生长迟缓、水囊状淋巴管瘤和(或)胎儿水肿。

遗传模式 非致死型为散发性而致死型一般为常染色体隐性遗传。有报道显示极少数的家系表现为X连锁隐性遗传。由于在构建人类基因图谱方面取得的快速进展以及在此基础上发展起来的基因检测技术,建议胎儿家属向临床遗传学家或遗传咨询师咨询是否可对该病进行基因诊断。

致畸剂 无。

预后 非致死型患者的寿命即智力发育基本正常。患者的运动能力及关节功能取决于翼状胬肉的严重程度及矫形手术是否成功。

超声检查

超声发现

1.胎儿

(1)胎儿一直保持过度屈髋和屈肘、小腿绷直且相互交叉的姿势。肘关节和膝关节处可见翼状胬肉。几乎没有胎动。

(2)在妊娠10~14周可观察到胎儿颈项半透明层增厚,胎儿可能会出现水肿。

(3)胎儿可出现畸形足,腕关节也处于屈曲位置。第二至第四指的并指畸形使手掌形状异常。

(4)胎儿可出现小下颌及腭裂。

(5)胎儿可能会有眼距过宽及先天性角膜混浊

(6)由于吞咽功能受限,胃泡多不可显示。

(7)胎儿长骨出现弯曲。

(8)超声检查偶可发现肾积水、小头畸形、心脏结构异常以及侧脑室扩张。

2.羊水:患者经常表现为羊水过多。

3.胎盘:没有水肿时,胎盘超声表现正常。

4.测量数据:胎儿可能会出现宫内生长迟缓。

5.可识别孕周:胎儿在妊娠11~14周即可出现颈部皮肤水肿,在妊娠16周即表现为肢体始终处于固定姿势。

难点 当存在羊水过少等空间受限的情形时,正常胎儿肢体也始终屈曲,这时易与该病混淆。

鉴别诊断

1.关节挛缩——肢体同样姿势固定并且无胎动,但该病胎儿无翼状胬肉(见章节8.4)。

2.尾退化综合征——虽然下肢屈曲挛缩,但上肢不受影响(见章节2.5)。

3.还需与其他伴有颈项透明层增厚及胎儿姿势固定的综合征相鉴别,例如18-三体综合征、Pena-Shokeir综合征。

还需要检查的部位 该病是一种全身性综合征,应该对胎儿进行全面系统检查。

妊娠管理

需要进行的检查和咨询 由于极少数情况下18-三体综合征表现与该病相似,应对胎儿进行染色体核型分析。由于胎儿心脏常伴有发育不良(广泛性),胎儿超声心动图是必做的检查。

胎儿监测 按标准流程对孕妇进行产前保健,并且不需要评估胎儿生长发育。如孕妇发生早产,无须给予抑制宫缩治疗。

妊娠进程 羊水过多是常见并发症且程度较重,有可能引起早产。

终止妊娠 引产胎儿完整娩出后详细检查其外观并对神经系统进行病理学检查对确定诊断是必不可少的。

分娩 分娩地点应选择在环境舒适处,在产程中不给予干预措施,不进行胎儿监护,新生儿娩出后不进行复苏治疗。

新生儿学

复苏 如果产前诊断考虑为致死型,在征得家属同意后分娩时不进行复苏。如果新生儿颌关节活动受限,建立可靠的呼吸通道较为困难。

转诊　为进一步确诊和评估患儿预后,新生儿娩出后应立即转诊至三级医学中心。对致死性患儿转诊途中可能需要给予机械通气。

检查和确诊　明确诊断需要通过仔细地体格检查、遗传咨询及对骨骼的 X 线检查。

护理管理　对患儿的机械通气支持治疗可以为进一步确诊以及家属接受病情赢得时间。致死型患儿的死因为继发于肺发育不良的呼吸衰竭,这提示长期机械通气治疗并无多大益处。对没有呼吸功能不全患儿的远期治疗目标是物理治疗和软组织松解手术恢复关节活动度。

外科治疗

术前评估　对患儿关节挛缩程度进行评估。对小婴儿采用上夹板及连续石膏矫形法。

手术指征　膝关节屈曲挛缩超过 25°,肘关节屈曲挛缩超过 45°以及马蹄足内翻均为手术指针。

手术类型　截骨延长术只能暂时纠正畸形,随着骨骼重建关节屈曲挛缩会复发。使受累于翼状胬肉的肢体伸直需要切开挛缩筋膜、进行皮肤 Z 成形术及关节松解术。

参考文献

Anthony J, Mascarenhas L, O'Brien J, et al: Lethal multiple pterygium syndrome—The importance of fetal posture in mid – trimester diagnosis by ultrasound: Discussion and case report. Ultrasound Obstet Gynecol 1993;3:212-216.

Baty B, Cubberley D, Morris C, Carey J: Prenatal diagnosis of distal arthrogryposis. Am J Med Genet 1988;29:501-510.

de Die – Smulders CEM, Vonsee HJ, Zandvoort JA, Fryns JP: The lethal multiple pterygium syndrome: Prenatal ultrasonographic and postmortem findings: A case report. Eur J Obstet Gynecol Reprod Biol 1990;35: 283-289.

Froster UG, Stallmach T, Wisser J, et al: Lethal multiple pterygium syndrome: Suggestion for a consistent pathological workup and review of reported cases. Am J Med Genet 1997;68:82-85.

Hall JG, Reed SD, Rosenbaum KN, et al: Limb pterygium syndromes: A review and report of eleven patients. Am J Med Genet 1982;12:377-409.

Lockwood CL, Irons M, Troiani J, et al: The prenatal sonographic diagnosisof lethal multiple pterygium syndrome: A heritable cause of recurrent abortions. Am J Obstet Gynecol 1988;159:474-476.

Meizner I, Hershkovit R, Carmi R, Katz M: Prenatal ultrasound diagnosis of a rare occurrence of lethal multiple pterygium syndrome in two siblings. Ultrasound Obstet Gynecol 1993;3:432-436.

Meyer – Cohen J, Dillon A, Pai GS, Conradi S: Lethal multiple pterygium syndrome in four male fetuses in a family: Evidence for an Xlinked recessive subtype? Am J Med Genet 1999;82:97-99.

Moerman P, Fryns JP, Cornelis A, et al: Pathogenesis of the lethal multiple pterygium syndrome. Am J Med Genet 1990;35:415-421.

Sciarrone A, Verdiglione P, Botta G, et al: Prenatal diagnosis of lethal multiple pterygium syndrome in mid – pregnancy. Ultrasound Obstet Gynecol 1998;12:218-219.

Shenker L, Reed K, Anderson C, et al: Syndrome of camptodactyly, ankyloses, facial anomalies, and pulmonary hypoplasia (Pena – Shokeir syndrome): Obstetric and ultrasound aspects. Am J Obstet Gynecol 1985;152:303-307.

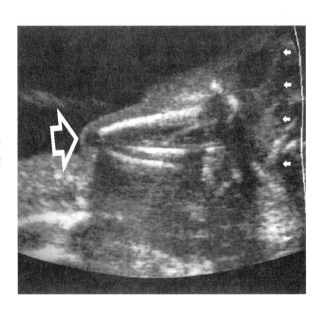

图 8.12.1　一患多发性翼状胬肉综合征的妊娠 18 周胎儿上肢切面。箭头所指处为肘部。该图示由于胎儿上肢持续过度屈曲其上臂和前臂相互贴近。上臂和前臂之间可见翼状胬肉。

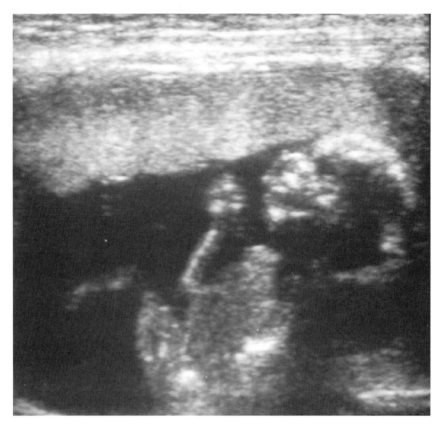

图 8.12.2 同一胎儿,该图示胎儿上臂屈曲并且颜面侧面观异常。该胎儿患有唇裂。

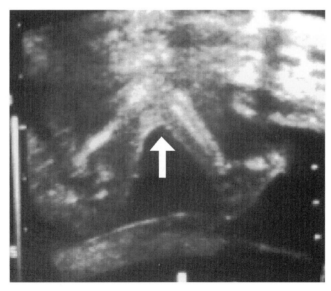

图 8.12.3 同一翼状胬肉综合征胎儿屈曲的下肢。在膝关节后方可见翼状胬肉。

8.13 成骨不全症

流行病学/遗传学

定义 成骨不全症是一组临床表现和遗传特征差异很大的脆骨性疾病,其特征为患儿在产前和产后易发生骨折。

流行病学 澳大利亚学者的一份研究显示该病在活产儿的发病率为 1.6 ~ 3.5/100 000,男女性别比为 1:1。

胚胎学 多数类型的成骨不全症是由于 I 型胶原异常所致,其临床表型复杂多样。人们一般根据临床表型不同、按照一般分型法将成骨不全症进行分组。I 型是成骨不全症的经典型,表现为中度骨折、蓝巩膜不同程度的听力障碍以及牙本质发育不良;II 型是严重的新生儿期死亡型,产前有多发性骨折;III 型为畸形进展型,患者至中年发展为严重残疾;IV 型患者巩膜正常,临床表现各异。

遗传模式 大多数家系表现为常染色体显性遗传。致死型多为新发生的显性基因突变所致,但如果存在生殖系嵌合体,对已生育过一胎患儿的家庭该病的再发风险为 2% ,而对于已生育过两胎患儿的家庭该病的再发风险增至 28% 。

致畸剂 无。

筛查 如果已有确切的家族史,应获取胎儿绒毛或羊水细胞检测 I 型胶原或其他生化和 DNA 标记物。由于一些家系并无 I 型胶原异常,并不常规进行连锁分析。胶原检测需要 30 天时间,因此它在产后诊断中作用更大。在表型正常的双亲中已发现有 I 型胶原突变的性腺嵌合体,这使遗传咨询更加复杂。

预后 随临床分型不同,胎儿预后也大相径庭。II 型成骨不全症患儿有多发性骨折,并且经常在新生儿期死于呼吸功能衰竭。在病情较轻的 I 型和 IV 型患者,骨折可能发生于年长后。

超声检查

超声发现

1. 胎儿

(1) I 型和 IV 型:长骨有 1 ~ 2 处骨折,其长度可正常或轻度缩短。双侧肢体长骨不等长。长骨成角弯曲或者形状不规则,可见骨痂。也可能在生之前无任何发现。

(2) II 型:胎儿期发现的病例多为此类型。胎儿全身骨骼骨化不良,伴有肋骨畸形。颅骨受压易变形,并且缺乏颅骨混响伪像,胎儿颅内结构清晰易见。长骨不同程度缩短,可见成交畸形和骨痂。

(3) 致死性 II 型:颅骨几乎未骨化,颅内结构清晰易见。长骨极度缩短并伴有明显的骨折。胸廓明显狭窄。长骨呈"透明状",因此其后壁可显示。肋骨呈凹形外观。

(4) III 型:在孕中期可发现胎儿有多发性骨折。胎儿超声所见的异常的程度轻于 II 型患者。

2. 羊水:正常或者增多。

3. 胎盘:正常。

4. 测量数据:长骨不同程度缩短。胎头和胎腹测值正常。

5. 可识别孕周:妊娠 13 ~ 14 周即可检出。

难点 在轻型患者,肢体长度不同程度缩短可能为唯一的诊断线索。

鉴别诊断

1. 软骨成长不全:某些成骨不全患儿可能突出表现为下肢缩短及胸腔狭窄,此时易被误诊软骨成长不全,因为后者骨骼也呈低回声(见章节 8.1)。

2. 躯干发育不良:胫骨和股骨弯曲为成骨不全患儿主要临床表现时(成骨不全症对下肢的影响较上肢明显),易被误诊为躯干发育不良(见章节 8.5)。

3. 低磷酸酯酶症:该病患儿长骨回声减低但无骨折现象。长骨明显缩短变细甚至缺失。患儿椎体和颅骨骨化不良。

4. 锁骨颅骨发育障碍:该病患儿颅骨骨化不良但长骨超声表现正常。锁骨缺失或回声减低。

还需要检查的部位 检查胎儿有无先天性白内障。

妊娠管理

需要进行的检查和咨询

1. 许多骨发育不良疾病患者都合并有先天性心

脏病,但成骨不全症患儿无先天性心脏病。因此胎儿超声心动图检查可以帮助鉴别诊断。

2.胎儿的X线片检查可以帮助明确诊断。

3.如果考虑胎儿畸形为致死性,应请新生儿科专家会诊,制订围产期治疗计划。

胎儿监测　对Ⅱ型成骨不全症胎儿孕期不需进行干预。其他亚型为非致死性,胎儿畸形程度较轻,只需按常规进行产前保健。

妊娠进程　可能会发生轻度的羊水过多。

终止妊娠　为引产后能进行全面检查应保证胎儿完整娩出,产后检查包括照X线片、大体解剖、生化检查及分子学检查。特别是需要进行细胞系培养以明确胎儿的生化和分子学缺陷,从而在下次妊娠早期可以早期进行产前诊断。

分娩　对非致死型成骨不全症胎儿理论上剖宫产可以降低其发生骨折和颅内出血的风险。分娩地点应选择在三级医学中心。

新生儿学

复苏　由于在产前分型较为困难,新生儿娩出后应给予复苏治疗。尽管如此,如果产前已经确诊为成骨不全症2型,应和患儿父母商量后在分娩前即做出放弃新生儿复苏的决定。

转诊　如果成骨不全症患儿幸存,应将其转诊至三级围产医学中心,转诊途中可能需要维持机械通气治疗。对患儿处置过程中应保持谨慎以降低意外骨折的风险。

检验和确诊　仔细地体格检查和骨骼X线片检查有助于对胎儿畸形进行分型。如果患儿产前存在多发性骨折以及出生时发现蓝巩膜强烈提示Ⅱ型(致死型)成骨不全症的诊断。

护理管理　给患儿使用辅助装置(塑料壳)使护理和治疗更加方便并且能保护患儿避免再发生骨折。长期通气支持治疗是否适用于Ⅱ型成骨不全症患者存在争议,因为目前尚无该亚型患儿存活期超过儿童早期的报道。

外科治疗

术前评估　尽管我们注意到有一例9岁长期依赖呼吸机通气治疗并生活在轮椅上的幸存患儿,但Ⅱ型成骨不全症患者一般都在婴儿早期既已死亡。总的来说患者需要接受的治疗取决于临床表现的严重程度。X线片检查显示患者存在骨质疏松、骨折或者已经愈合的陈旧性骨折。轻症患儿可能被误认为系受到虐待的儿童。

手术指征　成骨不全症患儿发生的骨折通常会自愈。重要的问题是阻止生长中的长骨发生弯曲畸形。对儿童期骨折通常采用石膏固定。有创性内固定或外固定治疗有时被用于阻止长骨发生弯曲成角畸形。在畸形程度较严重的病例,例如Ⅲ型成骨不全症,治疗往往失败而患者需要终生坐轮椅。在轻症患者,长骨弯曲畸形会影响患者肢体功能及外观。由于患者长骨骨皮质薄且脆弱、还有弯曲,对其进行截骨矫形术技术难度大,但手术有助于矫正长骨畸形。畸形严重的患者常会出现脊柱侧弯,通过手术治疗可增加脊柱稳定性。由于椎体骨质脆弱,手术需要采用特殊的技术。支具固定对于成骨不全症的脊柱畸形没有作用。尽管如此,对经过选择的患者使用下肢支具可以改善其行走能力。

手术类型　急性骨折的治疗方式通常为石膏或夹板固定治疗,偶尔也采用手术内固定治疗。对长骨的弯曲成角畸形可使用截骨矫形术及内固定治疗。对严重的长骨弯曲畸形,可采用所谓的"串烧法"(多段截骨矫形髓内固定手术),即在多个水平截断弯曲的长骨并穿以髓内支杆使长骨断端在纠正对线后愈合。在幼儿可以使用特殊的随着长骨生长可延长的弹性髓内钉。

手术结果/预后　患儿预后取决于临床表现的严重程度。总的来说,如果骨折发生于学步期之前,患儿有30%的可能性需要终生坐轮椅。骨折后骨不连在正常儿童中较为罕见,但可出现于20%的成骨不全症患儿中。

参考文献

Andersen PE Jr, Hauge M: Osteogenesis imperfecta: A genetic, radiological, and epidemiological study. Clin Genet 1989;36:250-255.

Chervenak FA, Romero R, Berkowitz RL, et al: Antenatal sonographic findings of osteogenesis imperfecta. Am J Obstet Gynecol 1982;143:228-230.

Palmer TM, Rouse GA, Song A, DeLange M: Transparent bone and concave ribs: Additional sonographic features of lethal osteogenesis imperfecta. J Diagn Med Sonogr 1998;14:246-250.

Pepin M, Atkinson M, Starman BJ, Byers PH: Strategies and outcomes of prenatal diagnosis for osteogenesis imperfecta: A review of bio – 286 Chapter 8—Skeletal Abnormalities chemical and molecular studies completed in 129 pregnancies. Prenat Diagn 1997;17:559-570.

Silence DO: Osteogenesis imperfecta nosology and genetics. Ann N Y Acad Sci 1988;543:1-15.

Silence DO, Barlow KK, Garber AP, et al: Osteogenesis imperfecta type II: Delineation of the phenotype with reference to genetic heterogeneity. Am J Med Genet 1984;17:407-423.

Stewart PA, Wallerstein R, Moran E, Lee MJ: Early prenatal diagnosis of cleidocranial dysplasia. Ultrasound Obstet Gynecol 2000;15:154-156.

Tongsong T, Pongthsa S: Early prenatal diagnosis of congenital hypophos-
   phatasia. Ultrasound Obstet Gynecol 2000;15:252-255.
Tretter AE, Sanders RC, Meyers CM, et al: Antenatal diagnosis of lethal

skeletal dysplasias. Am J Med Genet 1998;75:518-522.
Willing MC, Pruchno CJ, Byers PH: Molecular heterogeneity in osteogene-
   sisimperfecta. Am J Med Genet 1993;45:223-227.

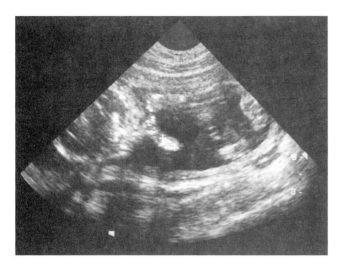

图 8.13.1 致死型的成骨不全症,胎儿肱骨(两+之间)极短并且多
处骨折。

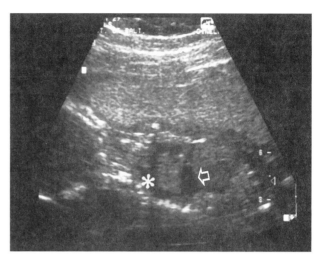

图 8.13.2 Ⅲ型成骨不全症,胫骨中段骨折(+)。

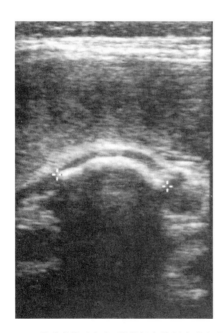

图 8.13.3 Ⅱ型成骨不全症,股骨轻度缩短弯曲(两 + 之
间)。不规则的外观提示有陈旧性骨折。

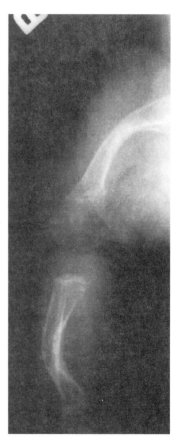

图 8.13.4 同一患儿出生后行 X 线片检查可显示
股骨骨折后重塑,并且骨化不良。

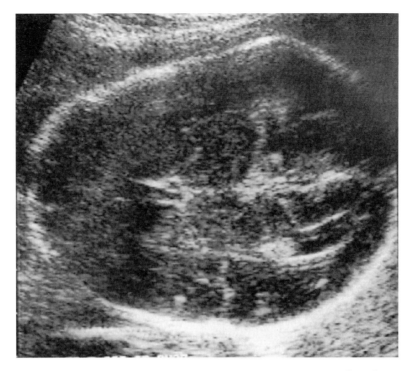

图 8.13.5   胎头切面示由于颅骨骨化不良颅内结构异常清晰,由于颅骨薄弱,靠近探头一侧受压变平。

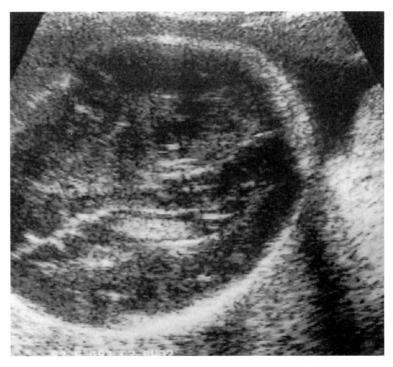

图 8.13.6   减轻按压重新检查同一颅骨时可见颅骨变形消失。

8.14 多指(趾)畸形

流行病学/遗传学

定义 多指(趾)畸形是肢体的表型异常,其特征为手(足)掌分离出了额外的指(趾)列。临床可表现为手指(足趾)多余、扁阔或分叉。

流行病学 轴后性(尺/腓侧)多指/趾在白种人的发病率为 1/3000 活产儿,而在黑种人的发病率则是前者的 10 倍。男女性别比为 1.5:1。轴前性(桡/胫侧)多指/趾较为少见,在白种人中的发病率为 0.15/1000。

胚胎学 多指/趾畸形出现于超过 100 种的多发畸形综合征,其中包括多种短肢型骨发育不良和 13 - 三体、18 - 三体、21 - 三体等染色体异常。如果同时存在母体雌激素水平降低、胎儿轴后性多指/趾及先天性心脏病,应高度怀疑胎儿患有 Smith-Lemli-Opitz 综合征。该种常染色体隐性遗传的先天性胆固醇代谢异常疾病已经可以进行产前诊断。

遗传方式 孤立性轴后性多指/趾多为常染色体显性遗传。孤立性轴前性多指/趾多为单侧且无家族聚集性。

致畸物 乙醇、丙戊酸钠及妊娠期糖尿病。

预后 如果多指/趾畸形为孤立性,患儿预后良好;反之,预后则取决于胎儿患何种综合征及合并何种畸形。

超声检查

超声所见

1.**胎儿**:手掌/足掌多出一个或多个手指/足趾,既可以大小和位置均正常,也可以较小、位置异常并且成角。多余指/趾即可位于桡骨/胫骨侧(轴前性),也可位于尺骨/腓骨侧(轴后性)。

2.**羊水量**:如果多指(趾)畸形为唯一发现,羊水量正常。

3.**胎盘**:如果多指(趾)畸形为唯一发现,胎盘正常。

4.**生长测量**:孤立性多指/趾畸形胎儿生长测量数据正常。

5.**可识别孕周**:大约在妊娠 13 周。

难点 扫查切面倾斜不恰当有可能造成多指/趾的假象。

鉴别诊断 第五指/趾位置异常。

还需要检查的部位

1.**Meckel-Gruber 综合征**:见章节 11.4。

2.**Ellis van Creveld 综合征**:胎儿肢体缩短、肋骨短小合并胸腔狭窄、先天性心脏结构缺陷。

3.**短肋多指综合征**:肢体、肋骨短小合并胸腔狭窄。

4.**Smith-Lemli-Opitz 综合征**:见章节 11.6。

5.**13 - 三体综合征**:寻找其特征性畸形,通常有多指/趾畸形(见章节 1.2)。

妊娠管理

需要进行的检查和会诊

1. 必须进行胎儿染色体核型分析以排除 13 - 三体综合征。

2. 由于伴有多指/趾的许多综合征同时也存在先天性心脏结构缺陷,因此胎儿超声心动图是必要的检查。

3. 还需要其他哪些会诊取决于合并的畸形种类及考虑的诊断。

胎儿监测 产科临床处置按常规进行即可,除非确定胎儿的畸形为致死性(例如 Meckel-Gruber 综合征、短肋多指综合征)。

妊娠进程 随着合并畸形的不同,发生的产科并发症也不同。存在骨发育不良者可能会发生羊水过多。

终止妊娠 除了 13 - 三体胎儿以外,引产过程中不要破坏胎儿结构,引产后应由病理学家和畸形学家对胎儿进行详细的尸检。

分娩 由于产前做出完整的诊断较困难,分娩地点应选择三级医学中心,那里可以提供全面的检查和治疗设施。

外科治疗

建议将患儿转诊至手外科专家处接受评估和治

疗。根据病情的特点和严重程度,手术方式可以从简单的截指/趾术到复杂的重建术各不相同。

参考文献

Bromley B, Shipp TD, Benacerraf B: Isolated polydactyly: Prenatal diagnosis and perinatal outcome. Prenat Diagn 2000;20:905-908.

Guschmann M, Horn D, Gasiorek – Wiens A, et al: Ellis – van Creveld syndrome: Examination at 15 weeks' gestation. Prenat Diagn 1999;19: 879-883.

Kratz LE, Kelley RI: Prenatal diagnosis of the RSH/Smith – Lemli – Opitz syndrome. Am J Med Genet 1999;82:376-381.

Temtany SA, McKusick VA: The Genetics of Hand Malformations. New York, Alan R. Liss, for the National Foundation – March of Dimes, 1987.

Zimmer EZ, Bronshtein M: Fetal polydactyly diagnosis during early pregnancy: Clinical applications. Obstet Gynecol 2000;183:755-758.

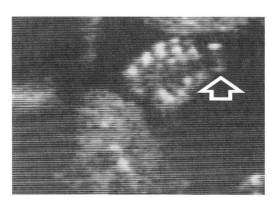

图 8.14.1 多指。空箭头所指处可见轴后区有一多余指,其大小和位置与其余手指相仿。

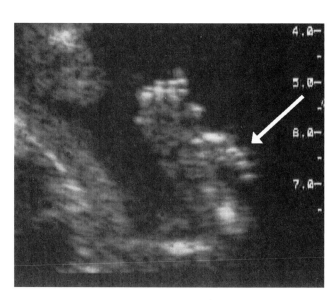

图 8.14.2 在轴前区一巨大的多余指(箭头示)。

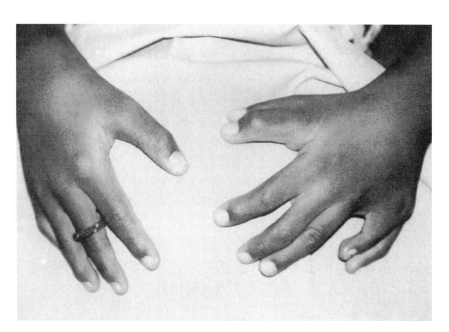

图 8.14.3 一Ⅳ型口面指综合征患儿的轴前和轴后性多指。

8.15 桡侧列发育异常桡侧列不发育/发育不良

流行病学/遗传学

定义 桡侧列不发育/发育不良是一种体征学和影像学上的异常,其特征为桡骨和(或)桡侧列结构(拇指及桡侧掌骨)部分或完全缺失。其发病原因有多种,大多数为单侧性和散发性。

流行病学 该畸形在活产儿中的发病率为 0.3 ~ 0.8/10 000。

胚胎学 上肢远端的发育主要分为两个区域:桡侧(轴前)区和尺侧(轴后)区。上肢的大多数严重缺陷是这两者之一发育异常所致,分为轴前性和轴后性肢体缺陷。两区域结合部的发育缺陷则导致分裂手(先天性缺指)畸形。

遗传模式 大多数桡侧列缺陷为单侧性及散发性,如为双侧性则可能是某种多发畸形综合征的一部分。伴有桡侧列不发育/发育不良的综合征包括:①血液系统综合征,例如 Fanconi 贫血、Aase 综合征、血小板减少 – 桡骨缺失(TAR)综合征;②某些散发性联合征,例如 VACTERL(椎体缺陷、肛门闭锁、伴支气管食管瘘的食道闭锁、桡骨和肾发育不良)联合征及 Goldenhar 综合征(见章节 7.3);③染色体异常综合征,包括 13 – 三体、18 – 三体及三倍体;④其他类型的综合征,例如颅面骨发育障碍、Baller-Gerold 综合征、Cornelia de Lange 综合征、Townes-Brock 综合征及 Holt-Oram 综合征。由于在构建人类基因图谱方面取得的快速进展以及在此基础上发展起来的基因检测技术,建议胎儿家属向临床遗传学家或遗传咨询师咨询是否可对该病进行基因诊断。

致畸剂 反应停、可卡因、丙戊酸钠及维生素 A。

预后 胎儿预后取决于合并畸形及诊断为何种综合征。大多数病例可通过骨科手术恢复良好的上肢功能。

超声检查

超声发现

1.**胎儿**:桡骨短小或缺失;尺骨短小、弯曲、有时也可缺失。手掌呈棒状,拇指及相对应的掌骨可能缺失。

(1)TAR 综合征患者的下肢也有可能发生缩短和缺失;患者有拇指和掌骨;畸形为双侧对称型。

(2)Holt-Oram 综合征患者的骨骼畸形可能为非对称性,并且不会累及下肢。患者手臂长骨可完全缺失而表现为海豹肢畸形。舟骨和大多角骨可能缺失。

2.**羊水**:一般正常,在某些情况下可能减少。

3.**胎盘**:正常。

4.**测量数据**:胎头和胎腹测量值正常。

5.**可识别孕周**:孕中期的初始阶段。

难点 一侧手臂有可能位于躯干后方致使无法探查。

鉴别诊断 成骨不全 – 累及下肢较为多见(见章节 8.13)。

其他需要检查的部位

1. 对于 Holt-Oram 综合征,胎儿需要接受超声心动图检查以排查心脏畸形,例如房室共通道畸形、大动脉转位及法洛四联症。

2. TAR 综合征除骨骼畸形外还可合并心脏畸形(25%)及小下颌畸形(15%)。

3. 桡侧列发育异常可能是 VACTERL 联合征的一部分,因此应检查胎儿有无心脏异常、肾脏畸形、脊柱裂、半椎体及肠闭锁(见章节 11.8)。

4. 18 – 三体也可能出现桡侧列发育异常,因此应检查胎儿有无宫内发育迟缓、心脏异常及脉络丛囊肿。

5. 丙戊酸有可能导致胎儿桡侧列发育缺陷,对孕妇曾服用过丙戊酸的病例应检查胎儿有无腭裂及脊髓脊膜膨出。

妊娠管理

还需要进行的检查和咨询 应对胎儿进行染色体核型分析,尤其是还发现有其他畸形时。应仔细收集家族史,询问胎儿双亲本身及其以前生育的子女有无肢体或心脏畸形。家族史还应该包括其他有血缘关系亲属的信息,因为多种综合征为常染色体隐性遗传。应确认有无致畸物的接触史,尤其是丙戊酸的接触史。

羊水穿刺和脐血管穿刺对明确诊断都是必要的。为排除 TAR 综合征、Fanconi 贫血及 Aase 综合征，必须对胎儿进行血液学检查。通过羊水细胞培养检查胎儿有无染色体断裂（Fanconi 贫血）或者着丝粒过早分离（Robert 综合征）。由于许多综合征都伴有心脏缺陷，应对胎儿进行超声心动图检查。

其他需要进行的会诊取决于考虑的诊断及是否需要进行新生儿内科或外科治疗。

胎儿宫内干预　不需对胎儿采取产前干预措施。

胎儿监测　每 3～4 周超声监测一次羊水量。

终止妊娠　如果产前未获确诊，引产应保证胎儿完整娩出以便进行形态学和 X 线检查。

分娩　由于病情复杂，分娩及新生儿治疗应选择三级医疗中心。对 TAR 综合征及 Fanconi 贫血患者，如果血小板计数低于 50 000/mm³，应考虑选择性剖宫产或则诱发宫缩前输注血小板。

新生儿学

复苏　总的来说，引起骨发育缺陷的病因不同，复苏中需要处理的问题也不相同。

转诊　患儿出生后应转诊至三级围产医学中心，特别是怀疑患儿有心脏或染色体异常时。

检查和确诊　完成对患儿的基本评估需要通过仔细地体格检查、血涂片检查、肢体 X 线检查、超声心动图及染色体分析寻找其他异常。

护理管理　首要问题是明确病因，患者远期预后

与其密切相关。通过保守治疗可以恢复患肢的抓握能力。

参考文献

Auerbach AD, Sagi M, Adler B：Fanconi anemia：Prenatal diagnosis in 30 fetuses at risk. Pediatrics 1985；76：794-800.

Brons JTJ, Van Geijn HP, Wladimiroff JW, et al：Prenatal ultrasound diagnosis of the Holt－Oram syndrome. Prenat Diagn 1988；8：175-181.

Brons JTJ, Van Der Harten HJ, Van Geijn HP, et al：Prenatal ultrasonographic diagnosis of radial－ray reduction malformations. Prenat Diagn 1990；10：279-288.

Donnenfeld AE, Wiseman B, Lavi E, Weiner S：Prenatal diagnosis of thrombocytopenia absent radius syndrome by ultrasound and cordocentesis. Prenat Diagn 1990；10：29-35.

Luthy DA, Mack L, Hirsch J, Cheng E：Prenatal ultrasound diagnosis of thrombocytopenia with absent radii. Am J Obstet Gynecol 1981；141：350-352.

Meizner I, Bar－Ziv J, Barki Y, Abeliovich D：Prenatal ultrasonic diagnosis of radial－ray aplasia and renal anomalies（acro－renal syndrome）. Prenat Diagn 1986；6：223-225.

Shelton SD, Paulyson K, Kay HH：Prenatal diagnosis of thrombocytopenia absent radius（TAR）syndrome and vaginal delivery. Prenat Diagn 1999；19：54-57.

Tongsong T, Chanprapaph P：Prenatal sonographic diagnosis of Holt－Oram syndrome. J Clin Ultrasound 2000；28：98-100.

Tongsong T, Sirichotiyakul S, Chanprapaph P：Prenatal diagnosis of thrombocytopenia－absent－radius（TAR）syndrome. Ultrasound Obstet Gynecol 2000；15：256-258.

Varaiter M, Winter RM：Oxford Dysmorphology Database. Oxford, England, Oxford University Press, 1993.

Wood VE：Congenital thumb deformities. Clin Orthop 1985；195：7-25.

Ylagan LR, Budorick NE：Radial ray aplasia in utero：A prenatal finding associated with valproic acid exposure. J Ultrasound Med 1994；13：408-411.

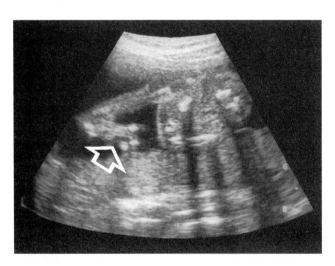

图 8.15.1　桡侧列发育异常胎儿的肱骨、前臂及手掌切面，胎儿前臂（空箭头示）非常短并伴有手掌畸形。

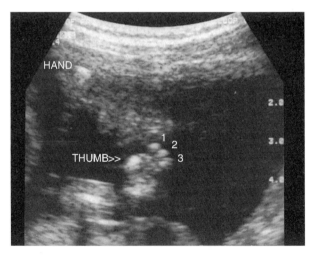

图 8.15.2　一患儿的手掌畸形。图片示胎儿手指发育差并且第一个手指缺失。

8.16 致死性侏儒

流行病学/遗传学

定义 致死性侏儒是最常见的致死性短肢型骨发育不良,其特征为近段短肢、窄胸及头相对较大。

流行病学 在活产儿发病率为1/40 000。

胚胎学 致死性侏儒在X线片上的特征性表现包括电话听筒形股骨和肋骨短小。偶见三叶草形头颅。

遗传模式 大多数病例是由于位于4号染色体短臂上的成纤维细胞生长因子受体3(FGFR-3)基因的新发显性突变所致,为散发性。通过DNA突变分析进行产前诊断已被广泛应用。

预后 致死性侏儒为致死性,患儿出生后不久即发生死亡。

超声检查

超声发现

1. 胎儿

(1)Ⅰ型(最常见):①肢体极度短小,股骨弯曲呈电话听筒样。肢体短缩为肢根型。②胸廓狭窄而腹部膨隆呈钟形。③手指短而粗、间距增宽呈三叉形。围绕肢体长骨的软组织冗赘。④椎间隙缩窄致使脊柱变短。⑤鼻梁扁平并且前额突出。

(2)Ⅱ型:①长骨短而直,其缩短程度轻于Ⅰ型;②颅骨前部突出而呈三叶草状头颅。

2. 羊水:常出现严重的羊水过多。

3. 胎盘:正常。

4. 测量数据:胎头和胎腹大。胸廓狭窄,长骨短小。

5. 可识别孕周:大约在妊娠14周即可检出。

难点 无报道。

鉴别诊断

1. 软骨成长不全:某些变异型与致死性侏儒难以区分。大多数经典型软骨成长不全病例的脊柱回声减低,且在妊娠11~14周时NT增厚(见章节8.1)。

2. 软骨发育不全:杂合子型软骨发育不全的超声特征与致死性侏儒类似但程度较轻,且出现时间晚。

在妊娠20~24周之前,胎儿超声测量在正常范围之内。纯合子型软骨发育不全超声表现与致死性侏儒相似,但患儿双亲均为杂合子型软骨发育不全(见章节8.2)。

3. 窒息性胸廓发育不良(Jeune综合征):患者胸廓狭窄,但长骨相对较长并且无弯曲。

还需要检查的部位 应对胎儿各部位进行全面检查。

妊娠管理

需要进行的检查和咨询 胎儿超声心动图排除先天性心脏缺陷可能会帮助明确诊断。请新生儿科专家会诊帮助订制围产期诊疗计划。

胎儿监测 在孕中期不可以终止妊娠的地区对患儿家庭提供心理支持治疗是必要的。对胎儿不需采取干预措施。

妊娠进程 近75%的病例会出现严重的羊水过多。

终止妊娠 为证实产前诊断应保证胎儿完整娩出。与其他骨发育不良畸形相同,应由在诊断骨发育不良畸形方面经验丰富的专家对引产的胎儿进行详细的尸检,其中包括照X线片、大体解剖、生化检查及分子学检查。

分娩 除非发生难产,分娩方式不应选择剖宫产。胎儿有严重脑积水时可行穿颅术以利顺利分娩。

新生儿学

复苏 如果产前即已诊断为致死性侏儒,应与家属讨论后做出不进行新生儿复苏的决定。如果诊断尚不确定,新生儿复苏及通气支持治疗可以为进一步确诊及让家属接受病情赢得时间。

转诊 为明确诊断应将患者转诊至三级围产医学中心。转诊途中需要维持机械通气治疗。

检查和确诊 产后可以通过照X线片及体格检查确诊。

护理管理 护理治疗的首要目标是明确诊断、减轻患儿病痛、为家属提供咨询和心理支持。在此期间应给与患儿机械通气支持治疗,尽管之后的拔管会成为一个难题。

参考文献

Chen C, Schu－Revn C, Shih J: Prenatal diagnosis and genetic analysis of type 1 and type 2 thanatophoric dysplasia. Prenat Diagn 2001;21: 89-95.

Chervenak FA, Blakemore KJ, Isaacson G, et al: Antenatal sonographic findings of thanatophoric dysplasia with cloverleaf skull. Am J Obstet Gynecol 1983;146:984-985.

Cremin BJ, Shaff MI: Ultrasonic diagnosis of thanatophoric dwarfism in utero. Radiology 1977;124:479-480.

Elejalde BR, de Elejalde MM: Thanatophoric dwarfism: Fetal manifestations and prenatal diagnosis. Am J Med Genet 1985;22:669-683.

Martinez－Frias ML, Ramos－Arroyo MA, Salvador J: Thanatophoric dysplasia: An autosomal dominant condition? Am J Med Genet 1988;31: 815-820.

Schild RL, Hunt GH, Moore J, et al: Antenatal sonographic diagnosis of thanatophoric dysplasia: A report of three cases and a review of the literature with special emphasis on differential diagnosis. Ultrasound Obstet Gynecol 1996;8:62-67.

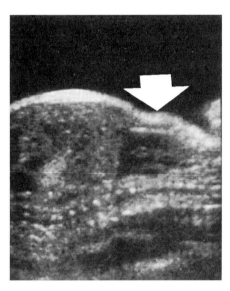

图 8.16.1 致死型侏儒症胎儿的胸腹部矢状切面显示其胸廓狭小而腹部相对较大,患者存在重度羊水过多。

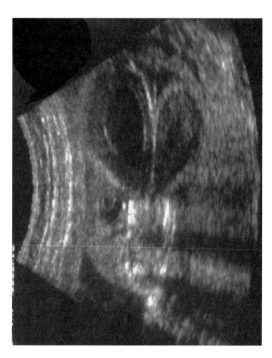

图 8.16.2 Ⅱ 型致死性侏儒症患儿前额增大、颅骨呈三叶草形。

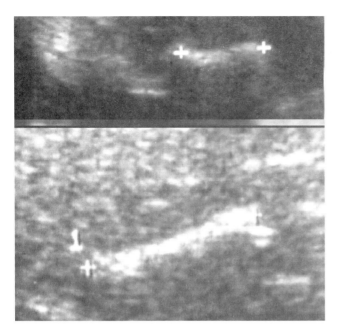

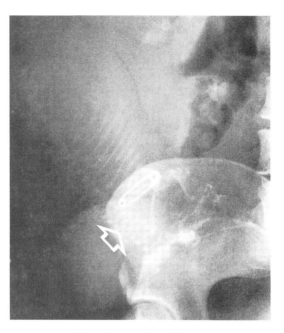

图 8.16.3 上图示 I 型致死性侏儒症患儿的股骨成电话听筒样外观,而下图示 II 型致死性侏儒症患儿的股骨较前者长且直(放大比例相同)。

图 8.16.4 宫内 X 线片显示胎儿椎体异常,可见扁平椎(空箭头示)。

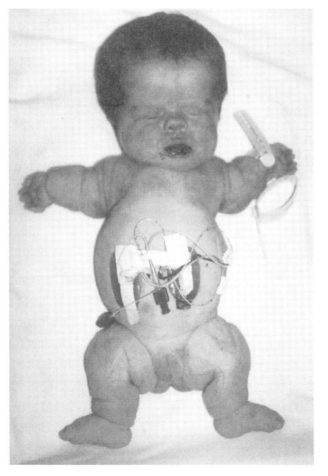

图 8.16.5 患致死型侏儒症的新生儿,可见肢根型肢体短缩并且相对性巨头。

（董旭东　颜芳　译）

第 **9** 章　　　感染性疾病

9.1　巨细胞病毒感染

流行病学/遗传学

定义　巨细胞病毒是一种大型的包被 DNA 疱疹病毒。成人感染通常无症状,但胎儿感染可能会对其造成严重的损害。巨细胞病毒可通过分泌物传播,也可通过性接触和经胎盘感染。

流行病学　大约有 0.5% ~1% 的孕妇感染巨细胞病毒,其中 20% 的胎儿在妊娠期或出生后会出现严重的后遗症,另有 17% 的新生儿将会在出生后一年内出现听力障碍。孕妇原发性感染其胎儿的风险最高:30% 的胎儿将被感染,尤其是妊娠早期受感染的胎儿可能会发生多种严重病变。

胚胎学　巨细胞病毒直接杀死受感染细胞,严重先天性感染的症状包括胎儿宫内生长受限(IUGR)、溶血性贫血、肺炎、肝炎、血小板减少症、颅内钙化灶。常见小头畸形,脑积水较少见。

遗传方式　不是遗传病。

筛查　孕妇原发感染可通过检测 IgM 血清转化和 IgG 亲和力试验确定。若孕妇在妊娠期 IgG 试验阳性,同时 IgM 浓度呈阳性可初步诊断原发感染,IgM 阳性可在感染后持续达到 4 个月以上。聚合酶链反应(PCR)试验可确定 CMV-DNA 的病毒载量。检测手段的快速变化有利于得到准确的咨询。

预后　感染巨细胞病毒的胎儿约 95% 在出生时是无症状的。但在有症状的新生儿中,80% 将来会出现中枢神经系统后遗症,30% 濒于死亡。在无症状的幸存患儿随后可能仍会出现明显的视觉障碍、神经系统异常、耳聋等。孕早期感染通常会导致更严重的结果:

- 神经性听力损失,50%;
- 小头畸形,70%;
- 精神发育迟滞,61%;
- 脑瘫,35%;
- 脉络膜视网膜炎或视神经萎缩,22%;
- 牙釉质缺损,40%。

临床隐性感染在后期出现的后遗症如下所述:

- 神经性听力损失,10% ~25%;
- 脉络膜视网膜炎,1%;
- 小头畸形,通常伴有精神发育迟滞,2%;
- 牙釉质缺损,5%。

超声检查

超声结果

1. 胎儿

(1)钙化灶出现在多个部位:

1)可看到成团的"肠管强回声",疑诊区域强回声与邻近骨骼回声类似。

2)钙化灶可出现在肝脏或脾脏。

3)侧脑室的侧边出现钙化灶可诊断巨细胞病毒感染。钙化灶出现在室管膜下区,与细胞坏死相关。

4)基底神经节出现分枝状线性钙化灶。

(2)贫血导致的非免疫性水肿——胸腔积液、心包积液、腹水。

(3)肝脾大。

(4)小头畸形和(或)脑室扩大。扩大脑室也可能是单侧的。

(5)心脏肥大、快速性心律失常、缓慢性心律失常。

(6)肾积水(通常为单侧)。

2. **羊水**:可见羊水过多合并非免疫水肿,羊水过少合并 IUGR,羊水过少更多见(25%)。

3. **胎盘**:胎盘肥大可合并水肿出现,或单独出现。

4. **统计数据**:IUGR 可发生在妊娠的早期。

5. **可识别孕周**:巨细胞病毒在妊娠 20 周前已检测到。

难点

1. 尽管被感染,胎儿可能表现正常。

2. 如果使用高频探头,肠管强回声容易诊断过度。确定疑诊部位的回声与临近骨骼回声类似。

鉴别诊断

1. 在唐氏综合征、囊性纤维化、吸收了羊膜腔内血液时,肠道强回声可被视为是一种正常的变异。

2. 所有引起非免疫性胎儿水肿的其他原因。

3. 小头畸形也可能是家族性或血管原因引起。

还需要检查的部位
除了肢体,需要对胎儿全身进行详细超声检查。

妊娠管理

需要进行的检查和咨询

1. 当检出阳性的 IgM 时,应通过适当的试验检测孕妇病毒滴度。羊水培养是最可靠的诊断试验。

PCR 分子检测可增加通过羊水诊断巨细胞病毒感染的可靠性。

2. 咨询新生儿科专家,根据胎儿结构畸形的严重程度,制订适当的分娩计划。

3. CT 扫描有助于确定颅内或肝内钙化灶。

胎儿宫内干预　胎儿血液样本可以检测血小板减少,贫血和胎儿血清巨细胞病毒特异性 IgM(见下表)。

胎儿监测　除非在严重脑积水或小头畸形病例中,巨细胞病毒对中枢神经系统影响的严重程度不能得到评估。为了防止缺氧造成进一步的损害,对部分筛选病例进行胎儿的评估和监测是可取的。由于可能出现非免疫性水肿,超声检查应每 2～3 周进行一次。

妊娠进程　存在胎儿宫内生长受限或严重脑积水时,可能需要家庭来决定最佳的产科干预方式。

终止妊娠　若已经明确诊断,对终止妊娠无特殊建议。

分娩　重度脑积水导致难产时,应考虑头颅穿刺术。胎儿宫内生长受限或轻度脑室扩张病例,应和正常妊娠采取同样的处理方法以防止出现任何进一步的中枢神经系统损害。

孕期巨细胞病毒(CMV)感染的妊娠结局 *

受感染的孕周	妊娠期间	感染	出生时	最终妊娠结局
受孕时 CMV 血清学阴性	1～4% 孕妇原发感染 CMV	CMV 原发感染的孕妇所生的新生儿中 40% 先天性感染	5%～15% 先天性感染婴儿出现症状(4)	10% 正常,60% 死于并发症(2.4)* 30% 出生 2 年内死亡(1.2)
(10 000)*	(100)*	(40)%	85%～95% 先天性感染婴儿是无症状的(36)*	5%～15% 存活但有后遗症(2.5)* 85%～95% 正常
受孕时 CMV 血清学阳性	复发性 CMV 感染	血清学阳性的孕妇所生的孩子中 0.5%～1.5% 先天性感染	几乎所有的孩子在出生时都是无症状的	1%～15% 存活但有后遗症(1～15)* 85%～99% 正常
(10 000)*	(7)*	(50～150)*	(50～150)*	

注:*如果随访 10 000 个孕妇(血清学阳性或阴性),所生孩子受感染的评估数据在圆括号中可见。

新生儿学

复苏　如果出现水肿或严重贫血时,可能会出现呼吸抑制或呼吸窘迫。这种情况下,通常需要辅助建立自主呼吸。见章节 13.2 水肿的治疗。

转诊　建议转诊到三级围产中心,治疗新生儿呼吸窘迫、严重贫血和(或)水肿。转诊过程中新生儿辅助通气治疗。

检查和确诊　新生儿出生后 3 周内从尿液或唾液中可分离出巨细胞病毒。可用单克隆抗体或 PCR

方法进行快速诊断。之后,血清抗体阳性提示出生前感染。

最好是通过尿液或分泌物中回收病毒来确诊。可以鉴别特异性抗体。

护理管理　一旦确诊,应该给予新生儿支持和对症治疗。

住院期间应避免新生儿直接接触孕妇,对其血液和体液应实行防范性管理。

对先天获得性感染,如果器官损害已经发生,没有特效治疗方法。更昔洛韦可用于治疗产后获得性感染。

参考文献

Bale J, Murph J: Congenital infections and the nervous system. Pediatr-Neurol 1992;39:669-690.

Casteels A, Naessens A, Gordts F, et al: Neonatal screening for congenitalcytomegalovirus infections. J Perinat Med 1999;27:116-121.

Drose JA, Dennis MA, Thickman D: Infection in utero: US findings in19 cases. Radiology 1991;178:369-374.

Estroff JA, Parad RB, Teele RL, Benacerraf BR: Echogenic vessels inthe fetal thalami and basal ganglia associated withcytomegalovirus infection. J Ultrasound Med 1992;11:686-688.

Fakhry J, Khoury A: Fetal intracranial calcifications: The importance ofperiventricular hyperechoic foci without shadowing. J UltrasoundMed 1991;10:51-54.

Forouzan I: Fetal abdominal echogenic mass: An early sign of in-trauterine cytomegalovirus infection. Obstet Gynecol1992;80:535-537.

Freij BJ, Sever JL: Herpesvirus infections in pregnancy: Risks to embryo,fetus, and neonate. Clin Perinatol 1988;15:203-231.

Grose C, Itani O, Weiner C: Prenatal diagnosis of fetal infection: Advancesfrom amniocentesis to cordocentesis—congenital toxoplasmosis,rubella, cytomegalovirus, varicella virus, parvovirus, and humanimmuno-deficiency virus. Pediatr Infect Dis J 1989;8:459-468.

Grose C, Weiner CP: Prenatal diagnosis of congenital cytomegalovir-usinfection: Two decades later. Am J Obstet Gynecol 1990;163:447-450.

Guerra B, Lazzarotto T, Quarta S, et al: Prenatal diagnosis of symp-tomaticcongenital cytomegalovirus infection. Am J Obstet Gynecol2000;183:476-482.

Hohlfeld P, Vial Y, Maillard-Brignon C, et al: Cytomegalovirus fetal infection:Prenatal diagnosis. Obstet Gynecol 1991;78:615-618.

Kumar ML, Nankervis GA, Jacobs IB, et al: Congenital and postna-tallyacquired cytomegalovirus infections: Long-term follow-up. J Pedi-atr1984;104:674-679.

Lazzarotto T, Varani S, Guerra B, et al: Prenatal indicators of con-genitalcytomegalovirus infection. J Pediatr 2000;137:90-95.

Liesnard C, Donner C, Brancart F, et al: Prenatal diagnosis of con-genitalcytomegalovirus infection: Prospective study of 237 pregnanciesat risk. Obstet Gynecol 2000;95:881-888.

Lynch L, Daffos F, Emanuel D, et al: Prenatal diagnosis of fetal cy-tomegalovirusinfection. Am J Obstet Gynecol 1991;165:714-718.

Pass RF, Stagno S, Myers GJ, Alford CA: Outcome of symptomatic congenitalcytomegalovirus infection: Results of long-term longitudinalfol-low-up. Pediatrics 1980;66:758-762.

Stagno S, Whitley RK: Herpesvirus infections of pregnancy. Part I: Cytomegalovirusand Epstein-Barr virus infections. N Engl J Med1985;313:1270-1274.

Stagno S, Pass RF, Could G, et al: Primary cytomegalovirus infec-tionin pregnancy. Incidence, transmission to fetus, and clinical out-come. JAMA 1986;256:1904-1908.

Twickler DM, Perlman J, Maberry MC: Congenital cytomegalovirus infectionpresenting as cerebral ventriculomegaly on antenatal sonography. Am J Perinatol 1993;10:404-406.

Ville Y: The megalovirus. Ultrasound Obstet Gynecol 1998;12:151-153.

Weiner CP, Grose C: Prenatal diagnosis of congenital cytomegalovir-usinfection by virus isolation from amniotic fluid. Am J Obstet Gyne-col1990;163:1253-1255.

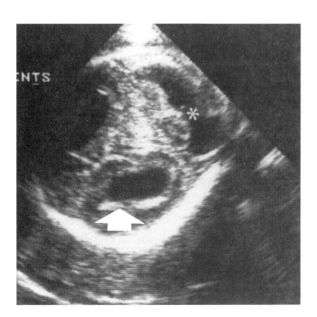

图 8.16.1　巨细胞病毒(CMV)感染导致小头畸形合并脑室扩张。注意后颅窝池大提示萎缩(＊)。钙化的侧脑室边界(箭头)是强回声。钙化灶出现在这个区域是 CMV 感染的典型表现。

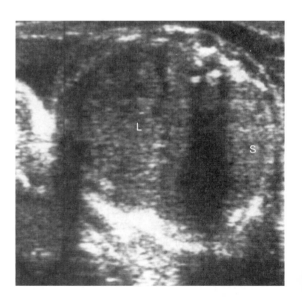

图 8.16.2　由于巨细胞病毒感染,肝脏(L)和脾脏(S)增大。

9.2 细小病毒(第五疾病)

流行病学/遗传学

定义 细小病毒是一种单链 DNA 病毒,可导致儿童和成人传染性红斑(第五疾病)。感染者可无症状。胎儿感染细小病毒可导致贫血合并非免疫性水肿。

流行病学 先天性感染概率不同,取决于所处社区的流行率。大约50% ~75%的成年妇女具有免疫力。从感染孕妇获得先天性感染的风险为 10% ~20%,其中早孕期和中孕期发生的感染率最高。

胚胎学 细小病毒破坏宿主细胞,尤其是红细胞前体,对于快速分裂细胞具有亲和力。先天性感染可引起胎儿水肿,导致死胎或新生儿死亡。同时出现的还有肝脾大、羊水过多、肝脏疾病。母婴传播可发生在妊娠的任何时期。

遗传方式 不是遗传病。

筛查 胎儿水肿可引起孕妇血清甲胎蛋白升高。

预后 由于严重胎儿贫血所致水肿,胎儿死亡的风险为10%。若胎儿被感染,孕 20 周前胎死宫内的风险为17%,孕 20 周以后胎死宫内的风险为6%。然而大多数受感染的妇女生育的孩子正常。

超声检查

超声发现

1. 胎儿

(1)通常可见腹水。

(2)水肿的其他超声表现——胸腔积液,心包积液和皮肤增厚,后期逐渐加重。

(3)严重病例心脏扩大,胎动减少。心脏两侧心室直径增加。

(4)可见肝脾大。

(5)脑积水、小头畸形、颅内和肝内钙化灶,可见于严重感染病例。

(6)中度或重度贫血胎儿的大脑中动脉峰值速度增加。

2. 羊水:通常羊水量正常。

3. 胎盘:可能出现胎盘肥大。

4. 测量数据:据报道,胎儿生长指标正常。

可识别孕周 孕妇感染 3 ~13 周后可出现胎儿水肿,大多数病例发生在 16 ~32 周。若孕妇已经确诊细小病毒感染,则建议在未来 6 周内每周超声检查,尽早发现胎儿水肿。

难点 由于脂肪堆积造成的假心包积液和假腹水可能会被误认为类似水肿。

鉴别诊断 引起水肿的原因很多。详细询问病史,如有无斑丘疹和关节痛。

还需要检查的部位

1. 检查是否有脑积水,部分细小病毒感染胎儿可出现脑积水。

2. 有报道过一例细小病毒感染胎儿因血管炎引起心肌炎和营养不良性脾脏钙化灶和肝脏钙化灶。

3. 寻找引起水肿的其他原因,如心脏疾病、染色体异常、巨细胞病毒感染,或梅毒。

妊娠管理

需要进行的检查和咨询

1. 检测病原体的母体血清抗体滴度。

2. 排除免疫和非免疫性水肿的其他原因,包括经皮脐静脉穿刺取胎儿血样评估胎儿血液状况。胎儿血样可用于检测贫血和人类细小病毒特异性抗体 IgM。PCR 检测羊水或脐血可确诊胎儿感染。

胎儿宫内干预 胎儿细小病毒感染的主要表现是贫血,当拟诊细小病毒感染导致胎儿水肿时,进行宫内输血治疗是恰当的。尽管有报道称胎儿可自发造血,但水肿胎儿严重贫血时(血细胞比容低于25%)则建议输血。

胎儿监测 据报道感染后 3 ~13 周间出现胎儿水肿。确诊感染后应每周超声检查持续 13 周。宫内输血后,应每周超声评估监测胎儿水肿改善情况。因为疾病具有自限性,不需要重复宫内输血。

妊娠进程 如果胎儿水肿改善,预计不会出现特殊的产科并发症。

终止妊娠 没有终止妊娠的指征。但如果选择终止妊娠,必须做详细的病理检查以明确诊断。

分娩 分娩地点取决于胎儿的临床状况。胎儿水肿或近期输血是转诊到三级围产中心的指征。水肿改善的胎儿不需要特殊的分娩预防措施。

新生儿学

复苏 水肿或严重贫血可能导致呼吸抑制和呼吸窘迫。儿科医师须准备处理新生儿积液(胸腔、心包、腹腔)。

转诊 为了治疗新生儿呼吸窘迫、严重贫血、和(或)水肿,建议转诊。新生儿转诊过程中可能需要辅助通气。

护理管理

1. 输血——若新生儿属于非免疫性水肿则需要输血治疗。置换输血的指征是有症状且血细胞比容低于 36% 或无论有无症状血细胞比容低于 32% 者。可输入高比容袋装红细胞(75% 或更高)。

2. 治疗水肿——全身水肿、间质和浆膜积液可直接抽出或注射血浆蛋白或利尿剂治疗。腹膜透析很少用到。重度积水可能需要呼吸支持。

参考文献

Anderson LJ, Hurwitz ES: Human parvovirus B19 and pregnancy. Clin Perinatol 1988;15:273-286.

Bale J, Murphy J: Congenital infections and the nervous system. Pediatr Neurol 1992;39:669-690.

Dieck D, Schild RL, Hansmann M, Eis–Hubinger AM: Prenatal diagnosis of congenital parvovirus B19 infection: Value of serological and PCR techniques in maternal and fetal serum. Prenatal Diagn 1999;19:1119-1123.

Grose C, Itani O, Weiner C: Prenatal diagnosis of fetal infection: Advances from amniocentesis to cordocentesis—congenital toxoplasmosis, rubella, cytomegalovirus, varicella virus, parvovirus, and human immunodeficiency virus. Pediatr Infect Dis J 1989;8;459-468.

Humphrey W, Magoon M, O'Shaughnessy R: Severe nonimmune hydrops secondary to parvovirus B–19 infection: Spontaneous reversal in utero and survival of a term infant. Obstet Gynecol 1991;78:900-902.

Katz VL, McCoy C, Kuller JA, Hansen WF: Association between fetal parvovirus B19 infection and fetal anomalies: A report of two cases. Am J Perinatol 1996;13:43-45.

Kumar ML: Human parvovirus B19 and its associated diseases. Clin Perinatol 1991;18:209-225.

Pryde PG, Nugent CE, Pridjian G, et al: Spontaneous resolution of nonimmune hydrops fetalis secondary to human parvovirus B19 infection. Obstet Gynecol 1992;79:859-861.

Rodis JF, Borgida AF, Wilson M, et al: Management of parvovirus infectionin pregnancy and outcomes of hydrops: A survey of members of the Society of Perinatal Obstetricians. Am J Obstet Gynecol 1998;179:985-988.

Rodis JF, Quinn DL, Gary GW Jr, et al: Management and outcomes of pregnancies complicated by human B19 parvovirus infection: A prospective study. Am J Obstet Gynecol 1990;163:1168-1171.

Sahakian V, Weiner CP, Naides SJ, et al: Intrauterine transfusion treatmentof nonimmune hydrops fetalis secondary to human parvovirus B19 infection. Am J Obstet Gynecol 1991;164:1090-1091.

Sheikh AU, Ernest JM, O'Shea M: Long–term outcome in fetal hydrops from parvovirus B19 infection. Am J Obstet Gynecol 1992;167:337-341.

Swain S, Cameron AD, MacNay MB, Howatson AG: Prenatal diagnosis and management of nonimmune hydrops fetalis. Aust N Z Obstet Gynecol 1999;39:285-290.

Von Daiserburg CS, Jonat W: Fetal parvovirus infection. Ultrasound Obstet Gynecol 2001;18:280-288.

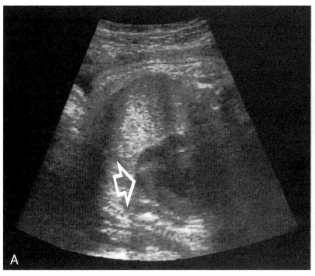
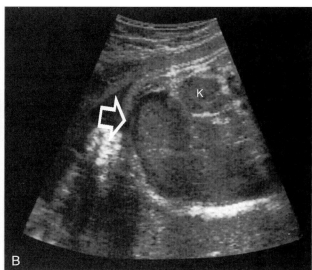

图 9.2.1 细小病毒感染导致的早期水肿。A. 心脏周围少量的心包积液(空箭头)。B. 少量的腹腔积液出现在肝脏周围(空箭头)。K,肾脏。

9.3 先天性梅毒

流行病学/遗传学

定义 梅毒是由梅毒螺旋体引起的性传播疾病，严重危害胎儿的生长发育。

流行病学 常见。感染的患病率是取决于所研究的群体。在美国梅毒感染率呈上升趋势，发病高峰在1990年，最近有所下降。1993年美国先天性梅毒的发生率为80.9/10万个活产儿，而1997年的发生率已下降到26.9/10万个活产儿。先天性梅毒的感染率与母体感染持续时间和感染的程度有关。发生在近期梅毒感染或二次复发梅毒的时候先天性梅毒的风险最大，因为此时梅毒螺旋体的机体病原体载量最大。

胚胎学 妊娠期的任何时期，梅毒螺旋体都可通过胎盘传播给发育中的胎儿。临床表现为特征性的皮肤和骨骼病变（见于90%未经治疗的先天性梅毒儿）、脑膜炎、肾炎、肝脾大。尤其在孕18~20周后随着胎儿免疫系统逐步建立，感染症状越显著。梅毒感染且未治疗的孕妇中一半以上会发生自发性流产或死胎。

遗传方式 不是遗传病。

预后 由于胎儿损害的程度和治疗的时机不同，出生时或新生儿期可以无症状，但在以后的生长发育中感染症状会逐步出现，智力障碍、失明、神经性耳聋都是胎儿感染导致的结果。

超声检查

超声发现

1. *胎儿*：肝脾大（超过90%百分位在纵向视图）是最先发现且往往是唯一的。严重时可见胎儿水肿（胸水、腹水、心包积液和皮肤增厚）。

2. *羊水*：羊水过多，发生晚且不常见。

3. *胎盘*：胎盘感染，但在疾病的早期不常见。

4. *测量数据*：胎儿生长正常。

5. *可识别孕周*：大约孕24周可最先检测到。

鉴别诊断

1. 寻找可引起胎儿水肿的其他原因。

2. 如果仅是肝脾大，可能是由于其他病毒感染所致，如巨细胞病毒。

还需要检查的部位 母体肝脏可见梅毒斑。

妊娠管理

需要进行的检查和咨询 母体血清学检测应不仅要有非梅毒螺旋体抗原试验，如性病研究实验室试验（VDRL）、快速血浆反应素试验（RPR），也要有梅毒螺旋体抗原试验，如荧光梅毒螺旋体抗体吸收试验（FTA－ABS）。如果有胎儿水肿出现则需要对其有一个完整系统的评估，如章节13.2所述。

胎儿宫内干预 如果已经确诊先天性梅毒，则禁止胎儿宫内干预。

胎儿监测 母亲应立即抗生素治疗。胎儿感染虽然是不可逆的，但通过及时治疗，感染的严重程度可得到改善。一旦确诊再对胎儿进行系统评估则没有意义。

妊娠过程与其他病例一样，羊水过多通常与水肿有关。先天性梅毒死胎率高。

终止妊娠 如果已经确诊先天性梅毒则没有必要采取特别的预防措施。如果胎儿死亡但尚未做出诊断，在终止妊娠前可采集羊水检查梅毒螺旋体以获得诊断依据。胚胎及胎盘的完整性检查和显微镜检查是必要的，用以明确诊断。

分娩 这些婴儿并不会因为预后不良而被特殊处理。分娩地点是由孕妇与她的医生协商决定。

新生儿学

复苏 通常对于大多数先天性梅毒病例是不需要的。但是如果有先天性梅毒产前证据，新生儿很可能会出现心肺适应性差，呼吸困难及胸腹腔严重积液，但不常见，抽吸积液是必要的，以促进呼吸。严重贫血时可能会引起呼吸困难。

对血液和体液的预防措施非常重要，因为二者均是先天性梅毒的高度传染源。

转诊 在极早期分娩且不确定诊断，或严重脏器受累，如腹膜炎、肾病综合征或胎儿水肿建议转诊。

检查和确诊 临床症状可在出生时出现。影像学检查表现骨病变。梅毒螺旋体特异性抗体IgM试验可明确诊断。通过血清学检测可确诊,应包括有血清和脑脊液的 VDRL,血清 IgM 的 FTA-ABS,皮损渗出物、体液和鼻腔分泌物暗视野显微镜检查梅毒螺旋体,长骨 X 线片。其他则应依据确定器官的受累程度和严重性进行评估。

护理管理 新生儿的临床表现:出生的开始几天有明显的肝脾大,91%;贫血,64%;黄疸,49%;骨膜炎,37%;皮疹,31%;脑脊液异常,44%。积液、腹膜炎和肾病综合征临床少见。大多数新生儿病例仅有血清学证据。

推荐抗生素治疗:青霉素肌注,每天 50 000 U/kg,10 天一个疗程。另外对症治疗,如输血、心肺支持、光疗高胆红素血症,或由感染类型和器官受累严重程度决定。

参考文献

Barton JR, Thorpe EM Jr, Shaver DC, et al: Nonimmune hydrops fetalis associated with maternal infection with syphilis. Am J Obstet Gynecol 1992;167:56-58.

Centers for Disease Control: Congenital syphilis. Morbid Mortal Week Rep 1989;38:825.

Hira SH, Ganapati JB: Early congenital syphilis: Clinico – radiologic features in 202 patients. Sex Trans Dis 1985;12:177.

Hollier LM, Harstad TW, Sanchez PJ: Fetal syphilis: Clinical laboratory characteristics. Obstet Gynecol 2001;97:447-453.

Minkoff HL: Preventing fetal damage from sexually transmitted diseases. Clin Obstet Gynecol 1991;34:336-344.

Nathan L, Bohman VR, Sanchez PJ, et al: In utero infection with Treponema pallidum in early pregnancy. Prenat Diagn 1997;17:119-123.

Nathan L, Twickler DM, Peters MT, et al: Fetal syphilis: Correlation of sonographic findings and rabbit infectivity testing of amniotic fluid. J Ultrasound Med 1993;12:97-101.

Raafat NA, Birch AA, Altieri LA, et al: Sonographic osseous manifestations of fetal syphilis: A case report. J Ultrasound Med 1993;12: 783-785.

Rawstron SA, Jenkins S, Blanchard S, et al: Maternal and congenital syphilis in Brooklyn, NY. Epidemiology, transmission, and diagnosis. Am J Dis Child 1993;147:727-731.

Wendel GD: Gestational and congenital syphilis. Clin Perinatol 1989; 15: 287.

9.4 弓形体病

流行病学/遗传学

定义 弓形体病是由寄生虫——刚地弓形虫感染所致。其有3种组成形式:速殖子(专属细胞内形式)、组织囊肿、卵囊(仅在猫身上发现)。成年人与生肉或猫粪接触发生感染,胎儿经胎盘感染。

流行病学 由于人群和气候的不同,感染发生有很大的差异。在美国,每年估计有3000例先天性弓形虫感染的胎儿出生。准确的胎儿感染率是未知的,可能会高达40%。据估计,受感染的胎儿超过75%不受影响,只有10%出现严重疾病。导致严重疾病的最大风险是在早孕和中孕期感染,先天性感染还有可能在孕晚期。胎儿感染只发生于原发性母体感染。

胚胎学 胚胎期速殖子增殖并破坏胎儿细胞。严重的先天性弓形虫感染可导致脉络膜视网膜炎、小头畸形、脑积水、颅内钙化、血小板减少、贫血、胎儿水肿。严重疾病的发生多与早孕期感染有关。

遗传方式 不会遗传。

筛查 如果一位女性血清学抗体原来是阴性后来出现IgG则可确诊弓形虫感染。IgG抗体的初始低水平可维持3周且需双份样本平行试验。IgG滴度上升4倍提示弓形虫感染。在感染者中特异性IgM抗体具有高的初始滴度(>1024),这可对是近期还是远期感染进行区分和评估。

预后 大多数人先天性弓形体感染是无症状的。合并严重疾病的新生儿死亡率(包括死胎)为12%。约80%出现严重感染的新生儿有眼部和中枢神经系统的异常。当然,新生儿期无症状病例也可能在以后出现心理发育异常、耳聋和眼部疾患等后遗症。

超声检查

超声发现

1. 胎儿

(1)通常看到的是随机颅内多发钙化区域,不是强回声斑。白内障强回声区在晶状体边缘可见。小头畸形亦可见。

(2)肝脾大伴肝内多发强光点。

(3)侧脑室增宽,始于枕骨角。

(4)腹水:胸腔和心包积液,可单独或同时出现。严重时水肿可能会加重。

2. **羊水**:羊水过多,可与水肿同时出现。

3. **胎盘**:胎盘增厚及胎盘组织发生变异。

4. **统计数据**:肝脾大会造成腹围增大。肝脏和脾脏大小亦可正常。可出现IUGR。

5. **可识别孕周**:有报道可于孕中期第一次被检测到。

鉴别诊断 巨细胞包涵体病(巨细胞病毒)颅内钙化斑是在侧脑室,而不是颅内随机可见。心脏畸形亦见于巨细胞病毒感染。

还需要检查的部位 属于全身性疾病,因此所有器官均需要进行检查。

妊娠管理

需要进行的检查和咨询 病毒感染常见的临床检测方法为母血清特异性抗体IgG和IgM测定。已有研究表明在妊娠20~22周经皮肤脐静脉穿刺行产前诊断弓形体病是可靠的方法。弓形虫特异性抗体IgM和小鼠接种实验是实验室主要的诊断方法。若胎儿感染,母体会出现一些非特异性表现,如肝酶升高、血小板计数减低,嗜酸性粒细胞计数升高可为临床提供诊疗依据。近年来,羊水PCR检测已被认为是诊断弓形体感染的可靠方法。

胎儿宫内干预 没有具体的干预措施。用乙胺嘧啶和磺胺嘧啶治疗,已证明对被感染但无症状的胎儿是有效的。对超声发现异常胎儿目前临床还没有有效的治疗方法。

胎儿监测

重度脑积水胎儿的转归需进行超声监测。在大多数情况下,弓形体病引起脑室病变与双顶径增加无关。

妊娠进程 通常不复杂,但除外水肿严重病例。

终止妊娠 如果通过微生物学的方法已确诊胎儿感染,则没有特别的预防措施推荐。否则,需要从事胎儿神经病理学的专家对无症状感染胎儿进行一个全面的个体化评估。

分娩 对于严重脑积水的胎儿,父母要知情选择并做出决定是否行头颅穿刺或剖宫产。若无脑积水,则分娩方式没有特殊要求。另外胎儿中枢神经系统损害程度无法用超声检查来确定。不论弓形体感染的情况如何，都建议在三级医院进行分娩。

新生儿学

复苏 除预防感染外（母亲和胎儿的血液及体液）没有具体的推荐措施。

胎儿脑积水和（或）其他部位积液可诱发围产期窒息而需要进行抢救。若胎儿合并有胸腔和（或）腹腔积液必须及时对症处理以促进肺的发育。

转诊 建议转诊三级医院围产中心，治疗新生儿呼吸窘迫、中枢神经系统紊乱和（或）水肿。新生儿在转诊过程中可能需要使用辅助通气设备。

检测和确诊 新生儿弓形体感染可检测抗弓形虫抗体 IgM，血清中持续存在的抗弓形虫抗体 IgG，以及在组织液、血液及脑脊液中检测到抗弓形虫抗体。血清学和中枢神经系统的影像学检查可确诊。

护理管理 无症状的新生儿感染可能会出现脑脊液淋巴细胞增多及蛋白质升高。

新生儿的其他临床表现有：

- 低出生体重(2500 g)，28%；
- 肝大，37%；
- 脾大，40%；
- 黄疸，42%；
- 淤斑/血小板减少性紫癜，10%；
- 肺炎，12%；
- 白内障，2%；
- 脉络膜视网膜炎，90%；
- 小头畸形，10%；
- 脑积水，20%；
- 颅内钙化，38%。

两个临床综合征为：

1. 全身性疾病：出生 1 个月内可见黄疸、贫血、累积内脏表现。

2. 神经系统疾病：出生 1 个月后可出现癫痫、脑炎。

两种非特异性治疗方案，一是对症治疗黄疸、贫血呼吸窘迫，二是联合使用乙胺嘧啶和磺胺嘧啶抗菌治疗。

有临床疾病的新生儿中幸存的 90% 都有严重的神经系统后遗症：智力低下、癫痫、脑性麻痹、视力障碍、脑积水、小头畸形以及感觉神经性耳聋。

新生儿期无症状病例多在 9～10 岁出现脉络膜视网膜炎和神经系统表现。

参考文献

Bale J, Murph J: Congenital infections and the nervous system. Ped Neurol1992;39:669-690.

Carter AO, Frank JW: Congenital toxoplasmosis: Epidemiologic featuresand control. Can Med Assoc J 1986;135:618-623.

Daffos F, Forestier F, Capella-Pavlovksy M, et al: Prenatal managementof 746 pregnancies at risk for congenital toxoplasmosis. N Engl J Med1988;318:271-275.

Desmonts G, Convreur J: Congenital toxoplasmosis: A prospective studyof 378 pregnancies. N Engl J Med 1974;290:1110-1116.

Desmonts G, Convreur J: Toxoplasmosis: Epidemiologic and serologicaspects of perinatal infection. In Drugman S, Gershon AA (eds): Infectionsof the Fetus and Newborn Infant. New York, Alan R. Liss, 1975.

Foulon W, Pinon JM, Stray-Pedersen B, et al: Prenatal diagnosis of congenitaltoxoplasmosis: A multicenter evaluation of different diagnostic parameters. Am J Obstet Gynecol 1999;181:843-847.

Friedman S, Ford-Jones LE, Toi A, et al: Congenital toxoplasmosis:Prenatal diagnosis, treatment and postnatal outcome. Prenat Diagn1999;19:330-333.

Grose C, Itani O, Weiner C: Prenatal diagnosis of fetal infection: Advancesfrom amniocentesis to cordocentesis—congenital toxoplasmosis, rubella, cytomegalovirus, varicella virus, parvovirus, and humanimmunodeficiency virus. Pediatr Infect Dis J 1989;8:459-468.

Hohlfeld P, MacAleese J, Capella-Pavlovski M, et al: Fetal toxoplasmosis: Ultrasonographic signs. Ultrasound Obstet Gynecol 1991;1:241-244.

Lee RV: Parasites and pregnancy: The problems of malaria and toxoplasmosis. Clin Perinatol 1988;15:351-363.

Naessens A, Jenum PA, Pollak A, et al: Diagnosis of congenital toxoplasmosisin the neonatal period: A multicenter evaluation. J Pediatr1999;135:714-719.

Pedreira DAL, Camargo ME, Leser PG: Toxoplasmosis: Will the timeever come? Ultrasound Obstet Gynecol 2001;17:459-463.

Pedreira DAL, Diniz EMA, Schultz R, et al: Fetal cataract in congenitaltoxoplasmosis. Ultrasound Obstet Gynecol 1999;13:266-267.

Robert-Gangneux F, Gavinet MF, Ancelle T, et al: Value of prenataldiagnosis and early postnatal diagnosis of congenital toxoplasmosis:Retrospective study of 110 cases. J Clin Microbiol 1999;37:2893-2898.

Sever JL, Ellenberg JH, Ley AC, et al: Toxoplasmosis: Maternal andpediatric findings in 23,000 pregnancies. Pediatrics 1988;82:181-192.

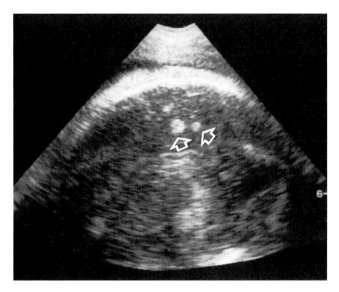

图 9.4.1 弓形虫感染导致的颅内钙化灶(空箭头)随机分布在整个大脑内。

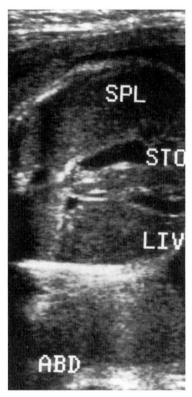

图 9.4.2 弓形虫感染导致的巨脾(SPL)和轻度的肝脏(LIV)增大。胃泡(STO)在两个增大的器官之间被压扁。ABD,腹部。

9.5 水痘感染(水痘—带状疱疹病毒)

流行病学/遗传学

定义 水痘-带状疱疹病毒是一种 DNA 疱疹病毒。初次感染引起水痘,可导致病毒潜伏于脊髓后根神经节。该病毒再次被激活后,引起人体发生带状疱疹。

流行病学 水痘-带状疱疹病毒孕期感染的发病率是 1~5/10 000 新生儿(截至 1989 年)。胎儿先天性感染的风险在不同孕期是不同的,但风险很低。被感染的胎儿中,不到5%的有先天性异常。可观察到的患严重疾患的男女比例为 1:4。

胚胎学 病毒可通过胎盘感染胚胎。它具有嗜神经性和致胎儿神经系统畸形。严重程度与孕期被感染的时间有关,感染越早症状越重,会出现局部皮肤溃疡和瘢痕、四肢畸形、小眼球、小头畸形和其他中枢神经系统的异常。

遗传模式 不会遗传。

预后 取决于感染的时间和严重程度,大多数被感染的婴儿是无症状的。有 1/3 严重感染的婴儿发生新生儿期死亡,但若只有皮肤瘢痕,则预后良好。

超声检查

超声发现

1. **胎儿**

(1)腹水、胸腔积液和水肿可能发生。

(2)强回声钙化灶可能发生在肝脏、心脏、肾脏。这些都是在尸检中解剖其他器官时被发现的。

(3)脚或肢体挛缩,甚至会有肢体短缩发生。

(4)胎儿运动减少,可能出现肢体与躯体成固定姿势连接。

(5)脑积水,可见晶状体强回声,增厚,形成白内障。

2. **羊水**:羊水过多,较常见。

3. **胎盘**:正常。

4. **测量数据**:胎儿宫内发育迟缓可能会发生。

5. **可识别孕周**:孕妇感染后的 3~12 周。有报道在妊娠 15 周检测出。

难点 钙化或强回声肠管,因超声系统分辨率提高可能导致强回声的过度诊断。

鉴别诊断 巨细胞病毒和弓形体病也有器官钙化。

还需要检查的部位 检测全部器官来寻找钙化。检查是否所有四肢运动,因为肢体紧贴躯干是一个已知的并发症。

妊娠管理

需要进行的检查和咨询 母血清病毒抗体滴度检测最常用。侵入性检测应等待此结果出来再行决定。因为胎儿 IgM、羊水、绒毛 PCR 检测的敏感性和特异性都是未知的。超声像图特征及近期母体感染(临床治疗试验和血清学)证据的存在可以诊断先天性水痘综合征。

胎儿监测 超声适时监测胎儿脑室。若存在胎儿中枢神经系统损伤的超声证据,表明预后极差,则需要产科和家属共同决定并制订干预措施的方法及可行性。

孕期进程 有报道严重脑积水和羊水过多,这可能使妊娠过程更复杂。

终止妊娠 除非有精确的先天性水痘综合征的典型声像特征图作为产前诊断的依据,才可以保证终止妊娠是合理的。

分娩 若没有中央神经系统受损的证据的病例报道,应以正常妊娠标准的方式对孕妇进行管理。

新生儿学

复苏 无具体标准。

转诊 婴幼儿症状或诊断是不明确的应转诊到三级围产期中心。

检查和确诊 出生后的测试和确认水痘-带状疱疹是一个持续的过程。中枢神经系统损伤和眼科检查也是必需的。

护理管理 器官受损程度的划定及支持疗法是护理管理的关键。隔离婴儿是没有必要,因为病毒不会传播。但这些的婴儿可能有阵发性皮肤损伤和感染，当病变严重可考虑使用阿昔洛韦治疗。

参考文献

Bale J, Murph J: Congenital infections and the nervous system. Pediatr Neurol 1992;39:669-690.

Chapman SJ: Varicella in pregnancy. Semin Perinatol 1998;22:339-346.

Grose C, Itani O, Weiner C: Prenatal diagnosis of fetal infection: Advancesfrom amniocentesis to cordocentesis—congenital toxoplasmosis, rubella, cytomegalovirus, varicella virus, parvovirus, and human immunodeficiency virus. Pediatr Infect Dis J 1989;8:459-468.

Hartung J, Enders G, Chaoui R, et al: Prenatal diagnosis of congenital varicella syndrome and detection of varicella – zoster virus in the fetus: A case report. Prenat Diagn 1999;19:163-166.

Mouly F, Mirlesse V, Meritet JF, et al: Prenatal diagnosis of fetal varicella – zoster virus infection with polymerase chain reaction of amniotic fluid in 107 cases. Am J Obstet Gynecol 1997;177:894-898.

Paryani SJ, Arvin AM: Intrauterine infection with varicella – zoster virus after maternal varicella. N Engl J Med 1986;314:1542-1546.

Petignat P, Vial Y, Lavrini R, et al: Fetal varicella – herpes zoster syndrome in early pregnancy: Ultrasonographic and morphological correlations. Prenat Diagn 2001;21:121-124.

Pretorius DH, Hayward I, Jones KL, Stamm E: Sonographic evaluation of pregnancies with maternal varicella infection. J Ultrasound Med 1992;11:459-463.

Stagno S, Whitney RJ: Herpesvirus infections of pregnancy. Part II. Herpes simplex virus and varicella – zoster virus infections. N Engl J Med 1985;313:1327-1330.

Williamson AP: The varicella – zoster virus in the etiology of severe congenital defects: A survey of eleven reported instances. Clin Pediatr 1975;14:553-555.

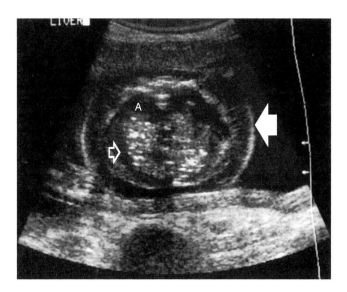

图 9.5.1 胎儿腹部横切面。皮肤显著增厚(箭头示)。胎儿腹腔积液(A)围绕着肝脏(空箭头示)。肝脏内有大量的钙化灶。

（朱姝 译　章锦曼 校）

药 物

第 **10** 章

10.1 胎儿酒精综合征

流行病学/遗传学

定义 胎儿酒精综合征是一类身体发育异常的疾病,包括生长发育和智力发育迟缓,见于长期嗜酒的女性后代。

流行病学 不同的研究人群,胎儿酒精综合征的发病率不同,在美籍印第安人群中,发病率的估计值从 1/1000 到高达 1/100 不等。长期嗜酒的母亲有患胎儿酒精综合征的小孩的风险是 20%~40%。已有报道每天喝两次以上的妈妈,其胎儿的精神发育受到影响(男女之比为 1:1)。

胚胎学 酒精及其代谢产物容易经过胎盘。酒精导致细胞死亡、抑制细胞生长。胎儿酒精综合征的诊断标准包括产前和(或)产后的生长发育迟缓、一种特征性面容(面中部发育不良、内眦赘皮、人中不明显、上唇薄、耳部发育不良)以及中枢神经系统受影响。相关的异常包括心血管缺陷(70%)、小头畸形(80%)、小眼畸形、泌尿生殖道畸形(10%)和骨骼畸形。脊柱裂和唇腭裂也有报道。

遗传模式 无遗传性。

预后 预后依据饮酒次数和数量而不同,胎儿酒精综合征小孩的平均智商大约是 65。很多孩子除了有智力发育迟缓外,还有严重的行为问题。

超声检查

超声发现

1. **胎儿**:大多数有胎儿酒精综合征的患儿超声检查结果正常。超声可见的先天异常如下:

(1)心脏畸形,比如室中隔缺损、房间隔缺损、右室双出口、肺动脉闭锁、右位心以及法洛四联症。

(2)中枢神经系统异常,包括小头畸形、胼胝体发育不全和神经管缺陷。患儿额叶皮质变薄。

(3)面部异常,如小下颌畸形、唇腭裂、上颌骨发育不良。

(4)躯干和骨骼异常,包括膈疝、漏斗胸、颈椎畸形。

(5)泌尿生殖道畸形,例如外生殖器发育不良。

2. **羊水**:可见羊水过少,伴有宫内发育迟缓(IU-GR)。

3. **胎盘**:正常。

4. **测量数据**:宫内发育迟缓是这个病症常见的特点。

5. **可识别孕周**:以上大多数的特征在中孕期的后期才可看到,这时异常可能不易察觉。

难点 这是一个影响多个器官系统的综合征,并且任何一个异常都可能有别的原因造成。

鉴别诊断 胎儿酒精综合征和其他病症最难鉴别的两个表现是先天性心脏缺陷和宫内发育迟缓。

妊娠管理

需要进行的检查和咨询

1. 应该做染色体检查和 TORCH(弓形虫病、其他感染、风疹、巨细胞病毒感染、和单纯性疱疹)滴度检查。

2. 对母亲需要进行健康紊乱的评估,如苯丙酮尿症(PKU)的检查。

3. 需要获得母亲的用药史。

4.应该做胎儿超声心动图。

5.需要跟新生儿科专家咨询围产期管理。

胎儿监测 对于胎儿宫内生长受限,除了标准的产科保健以外,还需要系列的超声检查监测胎儿生长发育,以及适当的胎儿评估方法。

妊娠进程 这些胎儿出现的产前生长发育缺陷很可能在晚孕期以胎儿宫内发育受限的形式体现出来。

终止妊娠 由于缺乏对胎儿酒精综合征精确的风险信息,终止妊娠仍有争议。胎儿酒精综合征的细微变化特征在胎儿期不易察觉,除非是非常有经验的畸形学家才可以辨认出来。

分娩 除非在一种情况下,就是当出现新生儿戒断的并发症时,不需要在三级医学中心分娩。

新生儿学

复苏 胎儿酒精综合征可能会轻度增加胎儿窘迫的风险,也会增加1分钟的阿普加评分低的风险。不需要特别的新生儿复苏措施。

转诊 在新生儿期,只有出现严重的中枢神经系统或者心脏的畸形,才转诊到三级医学中心。

检查和确诊 在疑诊胎儿酒精综合征和没有做产前评估的情况下,需要仔细检查心脏和或神经系统畸形,这一点很重要。

护理管理 曾有报道,严重嗜酒的产妇在分娩期间仍然处于酒精中毒状态者,其新生儿会出现酒精戒断综合征,伴有颤抖、不安、代谢性酸中毒、低血糖和癫痫。

参考文献

Abel EL:Fetal alcohol effects:Advice to the advisors. Alcohol 1985;20:189-193.

Abel EL, Sokol RJ:Incidence of fetal alcohol syndrome and economic impact of FAS – related anomalies. Drug Alcohol Depend 1987;19:51-70.

Eliason MJ, Williams JK:Fetal alcohol syndrome and the neonate. PerinatNeonatal Nurs 1990;3:64-72.

Ernhart CB, Sokol RJ, Martier S, et al:Alcohol teratogenicity in the human:A detailed assessment of specificity, critical period, and threshold. Am J Obstet Gynecol 1987;156:33-39.

Hannigan JH, Armant DR:Alcohol in pregnancy and neonatal outcome. Semin Neonatol 2000;5:243-254.

Hill RM, Hegemier S, Tennyson LM:The fetal alcohol syndrome:A multihandicapped child. Neurotoxicology 1989;10:585-595.

Johnson VP, Swayze VW, Sato Y, Andreason NC:Fetal alcohol syndrome:Craniofacial and central nervous system manifestations. Am J Med Genet 1996;61:329-339.

Jones KL:Fetal alcohol syndrome. Pediatr Rev 1986;8:122-126.

Koren G, Edwards MB, Miskin M:Antenatal sonography of fetal malformations associated with drugs and chemicals:A guide. Am J Obstet Gynecol 1987;156:79-85.

Little BB, Snell LM, Rosenfeld CR, et al:Failure to recognize fetal alcohol syndrome in newborn infants. Am J Dis Child 1990;144:1142-1146.

Russell M:The impact of alcohol – related birth defects (ARBD) on New York State. Neurobeh Toxicol 1980;2:277.

Streissguth AP, Aase JM, Clarren SK, et al:Fetal alcohol syndrome in adolescents and adults. JAMA 1991;265:1961-1967.

Sulaiman ND, Florey CD, Taylor DJ, Ogston SA:Alcohol consumption in Dundee primigravidas and its effects on outcome of pregnancy. Br Med J 1988;296:1500-1503.

Walpole I, Zubrick S, Pontre J:Confounding variables in studying the effects of maternal alcohol consumption before and during pregnancy. J Epidemiol Community Health 1989;43:153-161.

Wass TS, Persutte WH, Hobbins JC:The impact of prenatal alcohol exposure on the frontal cortex. Am J Obstet Gynecol 2001;185:731-742.

Werler MM, Lammer EJ, Rosenberg L, Mitchell AA:Maternal alcohol use in relation to selected birth defects. Am J Epidemiol 1991;134:691-698.

10.2 抗癫痫药物（苯妥英钠、卡马西平、丙戊酸、苯巴比妥）

流行病学/遗传学

定义 很多药物用于控制癫痫,其中有四种最常用的药物,分别是苯妥英钠(大仑丁)、苯巴比妥、卡马西平(酰胺咪嗪)、丙戊酸(双丙戊酸钠)。这些药物要么单用要么合用,而每一种都有潜在的导致畸形的问题。

流行病学 从总体来看,所有患癫痫的妇女在她们所生的小孩中出现遗传性异常的风险增加 $2\sim3$ 倍,其中最常见的就是唇裂(伴有或不伴有腭裂)和心血管畸形。有一个综合征和苯妥英钠的使用有关。这个综合征表现为特征性的面容、小头畸形、手指和指甲发育不良、生长发育和智力发育迟缓。孕妇在怀孕期间使用卡马西平,其婴儿出现类似的表现型。另外,丙戊酸和卡马西平与脊柱裂相关,风险增加 1%。总体上说,胎儿抗惊厥药综合征的风险大约在 10% 左右。

胚胎学 多种抗惊厥药物的致畸性与环氧化物水解酶的活性有关。这种酶的活性通过常染色体隐性遗传,纯合子个体的酶活力下降,先天畸形的发生风险最大。

遗传模式 没有遗传性。

预后 在所有患有癫痫妇女当中,超过 90% 的人所生的小孩正常。预后取决于出现异常的类型和发育迟缓的严重程度。

超声检查

超声发现

1. *胎儿*:超声可见的抗惊厥药物的副作用如下。

(1)中枢神经系统异常——小头畸形以及罕见的前脑无裂畸形。使用丙戊酸者,可见脊膜脊髓膨出和阿-希畸形。

(2)面部畸形——眼距过宽、唇裂和(或)腭裂、短鼻、鼻梁宽而扁平。

(3)骨骼畸形——桡骨线消失(丙戊酸)、远节趾骨、拇指三节畸形、髋关节脱位、短蹼颈,并且肋骨或胸骨异常会出现。

(4)心脏畸形——室间隔缺损、肺动脉瓣狭窄和主动脉瓣狭窄。

(5)泌尿生殖系统异常——外生殖器性别不清和罕见的肾脏畸形。

2. *羊水*:羊水过少可能与宫内发育迟缓有关。

3. *胎盘*:正常。

4. *测量数据*:轻中度的胎儿宫内生长受限是常见的表现,伴有或者不伴有产前可见到的畸形。

5. *可识别孕周*:最相关的异常是很细微的,是直到中期妊娠的时候才能更容易观察到。

难点 与丙戊酸相关的脊髓脊膜突出不明显,并且出现在于骶骨处。

鉴别诊断 跟这些药物相关的两种畸形,即先天性心脏缺陷及神经管缺陷,会导致处理上的困难。在服用抗癫痫药物的患者中,这些异常的发生率相对较低。因此,必须仔细寻找其他原因。

妊娠管理

需要进行的检查和咨询 其他原因,比如染色体异常必须排除。

胎儿监测 产科处理应该基于具体所看到的畸形类型。如果没有结构性的畸形,那么应该实施标准的产科保健。

妊娠进程 尽管在某些病例中会出现轻微的产前生长缺陷,但是预计不会出现特别的产科并发症。

终止妊娠 如果选择终止妊娠,必须是要娩出完整胎儿。要求由训练有素的畸形专家和胎儿病理学家来进行相关评估由于药物暴露导致的已发现胎儿细微特征。

分娩 在没有结构性畸形的情况下,分娩不需要在三级医学中心进行。有畸形的胎儿分娩管理要根据具体的畸形类型的要求进行。

曾有报道,暴露于乙内酰脲类药物的胎儿稍微增加出现颅内出血的风险。因此,建议在母亲分娩早期给予维生素 K。众所周知,乙内酰脲类药物抑制肝内维生素 K 依赖性凝血因子的合成。

长发育迟缓的细致监测应该贯穿婴儿期直到幼儿期。

新生儿学

复苏 截至目前,尚无报道说抗癫痫药物促进胎儿窘迫或者延迟自主呼吸建立。由于所有的这类药物都是可以导致畸形的,因此新生儿管理要根据婴儿出现的具体缺陷而定(见章节 2.17,3.1 到 3.18 和 7.1)。

转诊 仅产前抗癫痫药物暴露不需要转诊到三级医学中心,但是除了需要诊断和处理主要器官畸形时。对于有唇裂和(或)腭裂的婴儿来说,需要多学科治疗计划来解决口腔颌面部畸形。

护理管理 如果唇裂和(或)腭裂已经出现,那么护理直接针对建立适当的喂养方案,同时启动相应的修复和康复计划。

暴露于乙内酰脲类药物的病例中,如果在分娩期母亲没有使用维生素 K,那么婴儿出生后马上给予维生素 K 并且密切监测颅内出血是非常重要的。

一旦器官缺陷已经证实,根据相应的诊断结果来治疗。

卡马西平跟产后生长发育迟缓有关。因此,对生

参考文献

Bradai R, Robert E: Prenatal ultrasonographic diagnosis in the epileptic mother on valproic acid: Retrospective study of 161 cases in the central eastern France register of congenital malformations. J Gynecol Obstet Biol Reprod 1998;27:413-419.

Buehler BA, Delimont D, Van Waes M, Finnell RH: Prenatal prediction of risk of the fetal hydantoin syndrome. N Engl J Med 1990;332:1567-1572.

Hanson JW, Buehler BA: Fetal hydantoin syndrome: Current status. J Pediatr 1982;101:816-818.

Hanson JW, Myrianthopoulos NC, Harvey MA, Smith DW: Risks to the offspring of women treated with hydantoin anticonvulsants, with emphasis on the fetal hydantoin syndrome. J Pediatr 1976;89:662-668.

Jones KL, Lacro RV, Johnson KA, Adams J: Pattern of malformations in the children of women treated with carbamazepine during pregnancy. N Engl J Med 1989;320:1661-1666.

Koren G, Edwards MB, Miskin M: Antenatal sonography of fetal malformations associated with drugs and chemicals: A guide. Am J Obstet Gynecol 1987;156:79-85.

Morrell MJ: Guidelines for the care of women with epilepsy. Neurology 1998;51:S21-27.

Rosa FW: Spina bifida in infants of women treated with carbamazepine during pregnancy. N Engl J Med 1991;324:674-677.

Weinbaum PJ, Cassidy SB, Vintzileos AM, et al: Prenatal detection of a neural tube defect after fetal exposure to valproic acid. Obstet Gynecol 1986;67:31S-37S.

10.3 非法药物(可卡因,海洛因)

流行病学/遗传学

定义 可卡因和海洛因是常见的被滥用的药物。两者也是中枢神经系统的兴奋剂和局部麻醉药物。作为滥用药物,是滥用方式包括鼻吸、静脉注射或者烟吸。

流行病学 不同的人群药物滥用情况不一样。致畸效应在暴露的胎儿中可能不常见。美沙酮维持疗法似乎没有改善妊娠结局,是因为吸毒者继续使用其他类型的毒品。

胚胎学 使用可卡因和海洛因的孕妇会出现短暂的血压升高、胎盘血管收缩以及中断流向胎儿的血液。有人提出血管性高血压、血管收缩以及血流的中断是可卡因和海洛因致畸效应的可能机制。有报道说,暴露于可卡因和海洛因的人群,其胎儿在泌尿生殖系统的异常、颅面部缺损、心血管畸形以及中枢神经系统的破坏有轻度增加。其他的异常还包括肢体短缩畸形、眼部缺陷和胎儿宫内发育迟缓。海洛因降低细胞增殖,和胎儿宫内发育迟缓相关。

遗传模式 无遗传性。

预后 与可卡因和海洛因使用相关的最显著的效应以不良妊娠结局的形式出现,包括胎盘早剥、死胎和早产。可卡因或者海洛因暴露的妊娠,其遗传畸形的确切风险尚不得而知但是可能不高。

超声检查

超声发现

1.**胎儿**:绝大多数的胎儿是正常的。胎儿的产前超声检查结果涉及多器官、多系统。已有报道,下面的发现可能与非法药物滥用相关。报道这些关联的文献质量不等。

(1)获得性中枢神经系统异常包括脑梗死或脑出血、脑穿通畸形、脑积水和积水型无脑畸形。先天性畸形包括小头畸形、中线异常比如胼胝体发育不全、中隔-视神经发育不良、脑裂畸形、脑膨出和畸胎瘤。

(2)泌尿生殖系统和心脏畸形。

(3)肢体短缩畸形伴有肢体短小或者缺如。

(4)肠道闭锁和穿孔伴胎粪性腹膜炎。

(5)自然流产。

(6)偶尔出现面部畸形例如腭裂和唇裂。

2.**羊水**:在可卡因和海洛因的滥用者中,常见胎儿宫内生长受限和胎膜早破。因此,可以观察到羊水过少。

3.**胎盘**:在可卡因滥用者中,胎盘早剥更常见。血肿可见于①胎盘边缘、②胎盘后、③胎盘前、④羊膜内或⑤胎盘内。

4.**测量数据**:常见对称性生长受限。

5.**可识别孕周**:取决于畸形的严重程度和药物滥用的频率。

难点 常有多种药物滥用情况出现。必须想到先天畸形的其他原因,比如同时使用其他种类药物例如海洛因和可卡因、香烟和酒精,或者有先天性感染。

妊娠管理

需要进行的检查和咨询 结构性畸形的出现应该进行染色体检查和胎儿的超声心动图来排除相关的心脏畸形。其他的咨询应基于具体发现的畸形。新生儿学专业人员应该意识到新生儿戒断的可能。

胎儿监测 除非胎儿宫内生长受限导致妊娠并发症的出现,否则不需要改变标准的产科护理。孕期管理应该与围产学家一起来完成。

妊娠进程 使用可卡因的患者,其胎盘早剥的风险增加,这可能是胎儿健康的主要风险。宫内发育受限在这些患者中也更常见。

终止妊娠 如果由于胎儿畸形而选择终止妊娠的话,胎儿的完整娩出是非常重要的以便进行精确地诊断。

分娩 如果出现与母婴戒断相关的风险很大,则要求在三级医学中心分娩。

新生儿学

复苏 胎儿窘迫发生率增加与孕妇使用可卡因相关,导致早产和胎盘早剥。尽管在出现胎盘早剥时需要紧急扩充血容量,但是一般情况下不需要特殊的新生儿复苏措施。

转诊　由于血管破裂导致的早产或者结构畸形,其相关问题的处理需要转诊到三级医学中心完成。

护理管理　新生儿管理问题和所需要的护理取决于分娩时候的孕龄和血管破裂引起的异常。

在那些使用可卡因的孕妇中,如果她们所生的婴儿比较大,那么出现早发性坏死性小肠结肠炎的风险有所增加。

参考文献

Brown HL, Britton KA, Mahaffey D, et al: Methadone maintenance in pregnancy: A reappraisal. Am J Obstet Gynecol 1998;179:459-463.

Chasnoff IJ, Burns WJ, Schnoll SH, Burns KA: Cocaine use in pregnancy. N Engl J Med 1985;313:666-669.

Chavez GF, Mulinare J, Cordero JF: Maternal cocaine use during early pregnancy as a risk factor for congenital urogenital anomalies. JAMA 1989;262:795-798.

Cohen HL, Sloves JH, Laungani S, et al: Neurosonographic findings in full – term infants born to maternal cocaine abusers: Visualization of subependymal and periventricular cysts. J Clin Ultrasound 1994;22: 327-333.

Dominguez R, Aguirre Vila – Coro A, Slopis JM, Bohan TP: Brain and ocular abnormalities in infants with in utero exposure to cocaine and other street drugs. Am J Dis Child 1991;145:688-695.

Frank DA, McCarten KM, Robson CD, et al: Levels of in utero cocaine exposure and neonatal ultrasound findings. Pediatrics 1999;104:1101-1105.

Hall TR, Zaninovic A, Lewin D, et al: Neonatal intestinal ischemia with bowel perforation: An in utero complication of maternal cocaine abuse. Am J Roentgenol 1992;158:1303-1304.

Heier LA, Carpanzano CR, Mast J, et al: Maternal cocaine abuse: The spectrum of radiologic abnormalities in the neonatal CNS. Am J Neuroradiol 1991;12:951-956.

Hollingsworth DR: Drugs and reproduction: Maternal and fetal risks. In Hollingsworth DR, Resnik R (eds): Medical Counseling Before Pregnancy. New York, Churchill Livingston, 1988, pp 59-63.

Hoyme HE, Jones KL, Dixon SD, et al: Prenatal cocaine exposure and fetal vascular disruption. Pediatrics 1990;85:743-747.

Malanga CJ, Kosofsky BE: Mechanisms of drugs of abuse on the developingfetal brain. Clin Perinatol 1999;26:17-37.

Viscarello RR, Ferguson DD, Nores J, Hobbins JC: Limb – body wall complex associated with cocaine abuse: Further evidence of cocaine's teratogenicity. Obstet Gynecol 1992;80:523-526.

Volpe JJ: Effect of cocaine use on the fetus. N Engl J Med 1992;327:399-407.

Wagner CL, Katikaneni LD, Cox TH, Ryan RM: The impact of prenatal drug exposure on the neonate. Obstet Gynecol Clin North Am 1998;25:169-194.

（黄芩　韦焘　译）

第 11 章 综合征

11.1 贝-威综合征

流行病学/遗传学

定义 贝-威综合征(Beckwith-Wiedemann Syndreme, BWS)是主要表现为身体过度生长的综合征,主要特征为身体巨大,巨舌和内脏肥大。

流行病学 新生儿中发生率为 1/15 000。

胚胎学 极少数病例中显示染色体微小片段重复,经研究后将该疾病致病的关键区域定位于染色体 11p15 位置。胰岛素样生长因子 II 基因为该病的候选致病基因。脐膨出、腹直肌分离和脐疝的腹壁缺损(80%)以及先心病(6.5%)为该病最常见畸形,其他临床特征如新生儿低血糖、耳前凹和皱褶、偏侧肥大、肾母细胞瘤(6%)、神经母细胞瘤及肝母细胞瘤亦可见。

遗传方式 复杂。多为散发,有家系报道呈表型多变且外显率递减的常染色体显性遗传特征。在认定存在 BWS 遗传的夫妇中,多数女方中检出基因组印迹参与该病发生。应详细检查患儿父母并做遗传咨询,以正确提示再发风险。

致畸因素 无。

预后 手术修复脐膨出,控制好新生儿低血糖,则预后良好。对部分巨舌患儿手术切除巨舌前,需行气管切开术。患者智力通常在正常范围,但学习能力障碍风险增加。患者偏侧肥大为肿瘤发生的风险因素。

超声检查

超声发现

1. **胎儿**

(1)脐膨出及腹部疝气常见,但非必然特征。

(2)巨舌几乎见于所有病例,胎儿矢状切面可见舌头持续突出于嘴唇外。

(3)肾脏肥大,回声增强,肾脏长径超过 90 百分位。

(4)肝脏、脾脏显著增大,甚至占腹腔大部。

(5)心脏扩大也可能出现。

2. **羊水**:严重羊水过多常见。

3. **胎盘**:常可见胎盘扩大伴胎盘内囊肿。

4. **测量值**:孕中晚期出现巨大儿较普遍。

5. **检出时间**:胎儿如有脐膨出,孕 12 周后可检出,如无脐膨出,则可能到孕中期末方可检出。

难点 不能将血管瘤等团块误认为持续伸出的巨舌。

鉴别诊断

1. 母源性糖尿病的巨大儿:无巨舌。

2. 唐氏综合征:部分病例具巨舌,但常有其他特征如肱骨、股骨短、心脏强回声等。大部分唐氏综合征胎儿大小正常或稍大。

3. 先天性甲减患者亦常见脐膨出,但其甲状腺似乎大部分可见增大。

4. 面部团块状突起常被误认为巨舌,如神经纤维瘤、血管瘤和淋巴瘤。

5. Simpson-Golabi-Behnel 综合征。

6. Sotos 综合征。

7. Weaver 综合征。

还需要检查的部位 测量体内器官的体积,应可见增大。宫内胎儿肝脏及肾脏肿瘤虽尚未见报道,应当可见。

妊娠管理

检查和会诊　超声检查最有可能检出的征为脐膨出,但需做胎儿染色体和胎儿超声心动图排除其他导致脐膨出的因素。应组织小儿外科及新生儿科医师会诊讨论患儿出生后的管理。

胎儿宫内干预　尚无可为。

胎儿监测　孕晚期超声监测胎儿体重,防止过度巨大的并发症,检测胎儿肺发育成熟度,必要时行诱导分娩术。

妊娠进程　妊娠晚期易出现羊水过多和早产,对早产应积极治疗以使胎儿肺发育成熟。

终止妊娠　针对贝－威综合征胎儿的特征对胎儿全身系统检测确诊。

分娩　该病新生儿并发症突出,应在有相应救护条件的医疗中心分娩。分娩前妇产科医师需做好应对巨大儿,特别是肩难产等并发症的准备。

新生儿学

复苏　患该病胎儿孕期常见羊水过多并可能导致早产,一般早产儿中虽然呼吸窘迫多见,但大多数患儿不需人工干预呼吸。有时巨舌会严重压迫气道,经口留置导管困难,可经鼻留置导管替代。若合并心脏异常则处置较复杂。若出现脐膨出,则应防止其胃部扩张,并将患儿身体下部置于无菌塑料袋内,使用肠袋防止蒸发散热和水分丧失,保护脐膨出的囊膜及内容物。

转诊　若患儿脐膨出和(或)气道阻塞,需转诊到有小儿外科的专业中心治疗。转诊前应核实接收转诊的中心具备 BWS 的诊断能力、患儿低血糖的处理能力及相关学科支持等医疗条件。

检查和确诊　详细体格检查并完善影像学检查可初步诊断。如胎儿孕期未做产前诊断,患儿需查染色体,其父母也应同时查染色体以便后续遗传咨询。

护理管理　外科修复脐膨出的护理要求单一,但护理高胰岛素性的低血糖症需注意:患儿可能病情严重而且病程漫长,需稳定保持气道通畅。有些患儿巨舌可能阻碍吸吮吃奶,需准备替代方法喂饲。因BWS 患儿易发胚胎源性肿瘤,需对患儿全身排查,发生部位报道最多的为肾脏,但肝脏和肾上腺亦可见。

参考文献

DeBaun MR, Tucker MA: Risk of cancer during the first four years of life in children from the Beckwith-Wiedemann syndrome registry. J Pediatr 1998;132:398-400.

Elliott M, Bayly R, Cole T, et al: Clinical features and natural history of Beckwith-Wiedemann syndrome: Presentation of 74 new cases. Clin Genet 1994;46:168-174.

Harker CP, Winter T III, Mack L: Prenatal diagnosis of Beckwith-Wiedemann syndrome. Am J Roentgenol 1997;168:520-522.

Hewitt B, Bankier A: Prenatal ultrasound diagnosis of Beckwith-Wiedemann syndrome. Aust N Z J Obstet Gynaecol 1994;34:488-490.

Lenke RR, Schmidt EK: Diagnosis of Beckwith-Wiedemann syndrome in the second trimester of pregnancy. J Reprod Med 1986;31:514.

Lodeiro JG, Byers JW III, Chuipek S, Feinstein SJ: Prenatal diagnosis and perinatal management of the Beckwith-Wiedemann syndrome: A case and review. Am J Perinatol 1989;6:446-449.

McCowan LME, Becroft DMO: Beckwith-Wiedemann syndrome, placental abnormalities, and gestational proteinuric hypertension. Obstet Gynecol 1994;83:813-817.

Nowotny T, Bollmann R, Pfeifer L, Windt E: Beckwith-Wiedemann syndrome: Difficulties with prenatal diagnosis. Fetal Diagn Ther 1994;9:256-260.

Orozco-Florian R, McBride JA, FavaraBE, et al: Congenital hepatoblastoma and Beckwith-Wiedemann Syndrome: A case study including DNA ploidy profiles of tumor and adrenal cytomegaly. Pediatr Pathol 1991;11:131.

Pettenati MJ, Haines JL, Higgins RR, et al: Wiedemann-Beckwith syndrome: Presentation of clinical and cytogenetic data on 22 new cases and review of the literature. Hum Genet 1986;74:143.

Ranzini AC, Day-Salvatore D, Turner T, et al: Intrauterine growth and ultrasound findings in fetuses with Beckwith-Wiedemann syndrome. Obstet Gynecol 1997;89:538-542.

Sotelo-Avila C, Gonzalez-Crussi F, Fowler JW: Complete and incomplete forms of Beckwith-Wiedemann syndrome: Their oncogenic potential. J Pediatr 1980;96:47.

Sotelo-Avila C, Singer DB: Syndrome of hyperplastic fetal visceromegaly and neonatal hypoglycemia (Beckwith's syndrome): A report of seven cases. Pediatrics 1970;46:240.

Weissman A, Mashiach S, Achiron R: Macroglossia: Prenatal ultrasonographic diagnosis and proposed management. Prenat Diagn 1995;15:66-69.

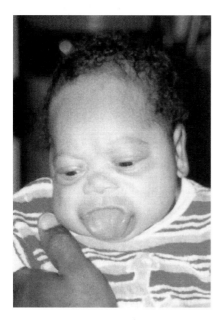

图 11.1.1　贝－威综合征患儿(9 月龄)的
巨舌。

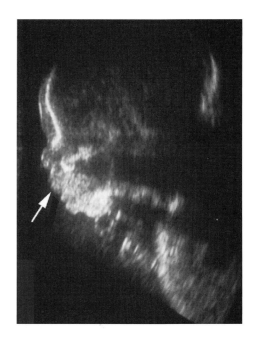

图 11.1.2　一例贝－威综合征胎儿矢状切面,箭
示胎儿舌头持续突出于嘴唇外。(Courtesy of
Sheila Sheth, MD, Johns Hopkins Medical Institu-
tions.)

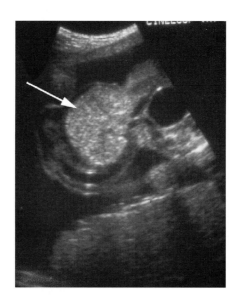

图 11.1.3　一例贝－威综合征胎儿脐膨出
(箭头示),肝脏包围在脐带中。(Courtesy of
Sheila Sheth, MD, Johns Hopkins Medical Insti-
tutions.)

11.2 22q11.2 微缺失综合征（DiGeorge 综合征，腭心面综合征，Shprintzen 综合征）

流行病学/遗传学

定义 以前描述的 DiGeorge 综合征、腭心面综合征、心脏面部畸形综合征等几种疾病，现已知均为染色体 22q11.2 区域微缺失导致的同一种综合征。其一般临床症状包括心脏畸形（70%）、腭裂或腭咽闭合不全（48%）、新生儿低血钙（63%）、胸腺发育不良（65%）、面部畸形（95%）以及智力低下（50%）。

流行病学 新生儿中发生率高于 1/2500。在家族性的病例中女性易检出患病，原因尚不明。男女患者症状严重程度相似。

胚胎学 心脏圆锥动脉干流出道、胸腺和甲状旁腺等结构均由胎儿发育第一个月时神经管中迁移出的神经脊细胞分化而来，提示这些发育早期的细胞群参与了该综合征的形成。22q11.2 缺失可见于 50% 具主动脉弓离断的患儿，35% 具共同动脉干的患儿，以及 16% 法洛四联症的患儿。在一项研究中，大血管异位患者中均未检出 22q11.2 缺失。该缺失一般在单独的腭裂或腭咽闭合不全伴发育迟缓的患者中检出。

遗传方式 染色体微缺失综合征在遗传上表现为常染色体显性遗传特征，但大部分的病例都是新发突变。因为仅仅是轻中度的发育缺陷，但综合征也有 10% ~ 15% 的检出率，该综合征患者的后代有 50% 的发病风险。

致畸因素 无。

预后 因心脏缺陷和免疫缺陷导致大量的患病新生儿致死或致残。针对患者畸形程度需做大量心脏及腭裂手术，此后，轻到中度智力低下为主要异常。尽管 50% 的患者 IQ 在 70 以上，但与其家庭中其他人比较认知缺陷仍然十分明显。10% ~ 15% 的成年患者可见精神病史，其中 1/3 至少发病一次。

超声检查

超声发现

1. 胎儿

（1）心脏圆锥动脉干畸形如法洛四联症、共同动脉干、主动脉弓离断。

（2）面部异常包括小下颌畸形及唇腭裂。

（3）肾盂积水或多囊肾等肾脏异常有时可见，输尿管脱垂导致的肾盂积水也有检出。

（4）胸腺异常：可见胸腺缺失，或胸腺囊化。

（5）可能检测出膈疝。

2. 羊水：羊水过多常见。

3. 胎盘：正常。

4. 测量值：

（1）常见小头畸形。

（2）常见长骨短，特别是股骨和肱骨。

（3）可检出时间：孕 16 周以上可检出心脏异常。

鉴别诊断

1. 心脏及四肢异常可能为血小板减少 – 桡骨缺失综合征或 Holt-Oram 综合征。

2. 四肢短和心脏缺陷也可能为唐氏综合征。

还需要检查的部位 胎儿全身筛查发现心脏圆锥动脉干畸形，又发现其他异常时，检测 22 号染色体微缺失尤显重要。

妊娠管理

检查和会诊 宫内发现心脏圆锥动脉干畸形和（或）腭裂立即建议胎儿染色体及 FISH 检测 22q11.2 缺失，取胎儿血样做胎儿 T 细胞功能检查以评估其免疫功能。因新生儿并发症较多，需要儿科医师参与会诊。其他会诊人员依据可能存在的畸形对症安排。

胎儿宫内干预 多系统畸形难以宫内干预。

胎儿监测 羊水过多为常见并发症，应常规通过临床和超声手段检测羊水量。严重羊水过多可能导致早产。

妊娠进程 除非羊水过多否则无特殊。

终止妊娠 如果通过细胞遗传学检测确诊，无需其他条件。

分娩 应在有新生儿并发症处治条件的医疗中心分娩。

新生儿学

复苏 一般来说，新生儿呼吸开始顺利与否，以及是否需要干预取决于胎儿心脏畸形的严重程度。如果胎儿诊断或疑为动脉导管异常,给氧时要检测血氧饱和度在 40% ~ 60% 间以防止高氧血症,并立即注射前列腺素 E1。其他影响新生儿呼吸开始的因素包括唇腭裂、Pierre Robin 序列征及膈疝等,虽然不常见,但腭心面综合征确会伴有这些复杂的异常。

转诊 将患儿及时转诊到具有小儿心脏手术诊疗技术的中心很关键。转诊途中,保持注射前列腺素E1,但应配备插管抢救设备以防前列腺素注射可能引发的呼吸暂停。给氧量需控制在保持可接受的血氧饱和度范围内。

检查和确诊 大部分的病例通过超声心动图检测即可明确心脏畸形状况。如果需要做早期心脏手术治疗,也可使用心导管插入术检查。其他实验室指标包括动态血清钙浓度和 T 淋巴细胞计数,如果未做产前诊断,还需做高分辨染色体检查。

护理管理 由新生儿的具体缺陷安排护理。要点为保持气道通畅、血流动力学指标稳定、给氧、及识别免疫缺陷和低血钙症等并发症。对血清钙浓度保持不好或未监测易突发低血钙症可能导致抽搐。如需输血,需在输血前评估患儿具有足够的 T 淋巴细胞以免发生输血相关性移植物抗宿主病。

参考文献

Conley ME, Beckwith JB, Mancer JFK, Tenckhoff L: The spectrum of the DiGeorge syndrome. J Pediatr 1979;94:883.

Davidson A, Khandelwal M, Punnett HH: Prenatal diagnosis of the 22q11 deletion syndrome. Prenat Diagn 1997;17:380-383.

DeVriendt K, van Schouboeck D, Eyskens B, et al: Polyhydramnios as a prenatal symptom of the DiGeorge/Velo-cardio-facial syndrome. Prenat Diagn 1998;18:68-72.

Goldmuntz E, Clark BJ, Mitchell LE, et al: Frequency of 22q11 deletions in patients with conotruncal defects. J Am Coll Cardiol 1998;32:492-498.

Goodship J, Cross I, LiLing J, Wren C: A population study of chromosome 22q11 deletions in infancy. Arch Dis Child 1998;79:348.

Goodship J, Robson SC, Sturgiss S, et al: Renal abnormalities on obstetric ultrasound as a presentation of DiGeorge syndrome. Prenat Diagn 1997; 17:867-870.

Leana-Cox J, Pangkanon S, Eanet KR, et al: Familial DiGeorge/velocardiofacial syndrome with deletions of chromosome area 22q11. 2:

Report of five families with a review of the literature. Am J Med Genet 1996;65:309-316.

Mehraein Y, Wippermann C-F, Michel-Behnke I, et al: Microdeletion 22q11 in complex cardiovascular malformations. Hum Genet 1997;99: 433.

Ryan AK, Goodship JA, Wilson DI, et al: Spectrum of clinical features associated with interstitial chromosome 22q11 deletions: A European collaborative study. J Med Genet 1997;34:798-804.

Thomas JA, Graham JM Jr: Chromosomes 22q11 deletion syndrome: An update and review for the primary pediatrician. Clin Pediatr (Phila) 1997;36:253 – 266.

Van Hemel JO, Schaap C, Van Opstal D, et al: Recurrence of DiGeorge syndrome: Prenatal detection by FISH of a molecular 22q11 deletion. J Med Genet 1995;32:657.

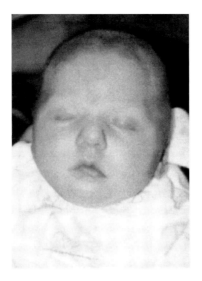

图 11.2.1   一个 6 个月龄的 22q11.2 微缺失综合征婴儿，具 B 型主动脉弓离断。注意其外眦下斜，鼻子突出。

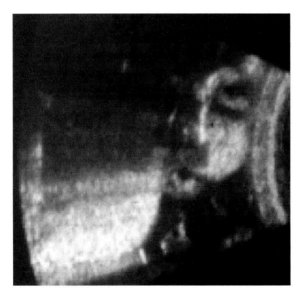

图 11.2.2   一个 22q11.2 微缺失综合征的 23 周胎儿，具主动脉弓离断，面部特征典型。

11.3　弗赖恩斯综合征(Fryns Syndrome,FS)

流行病学/遗传学

定义　以膈疝或膈肌缺损合并其他畸形为特征的高致死性的常染色体隐性遗传病。

流行病学　极少见。估计新生儿中发生率为7‰。

胚胎学　该综合征90%具膈疝或缺损,此外的其他异常有:中枢神经系统异常(Dandy-Walker综合征,胼胝体发育不全,50%),多囊肾(55%),小下颌畸形(92%),泌尿生殖系统异常(86%),末梢指发育不全(100%),唇裂伴有或不伴有腭裂(70%),有两例弗赖恩斯综合征胎儿具水囊瘤。

遗传方式　常染色体隐性遗传,再次生育患儿几率为25%。该综合征的致病基因尚未克隆。

致畸因素　无。

预后　差,大部分病例死产,新生儿多因肺发育不全早期死亡,极少数隔膜无缺损的患者均表现智力低下。

超声检查

超声发现

1. 胎儿

(1)孕11~14周测量胎儿颈项透明层增厚。

(2)膈疝为本病特征但并非全部病例可见。

(3)颜面部畸形包括小下颌、宽鼻梁、唇腭裂、耳郭畸形,偶见小眼畸形。

(4)头颅异常包括:Dandy-Walker综合征,胼胝体发育不全及脑室增大。

(5)泌尿系统异常包括:多囊肾、子宫异常、隐睾和尿道下裂。

(6)肢体异常包括:足内,外翻,指(趾)缺失有时可见。

2. 羊水:羊水过多常见。

3. 胎盘:正常。

4. 测量值:因胃的内容物可能存在胸腔中的膈疝内,可能检出缩小的胎儿腹围。

5. 可识别孕周:孕12周时检出NT增厚。孕20周可检出膈疝和存在的其他异常。

鉴别诊断　包括可能出现膈疝的综合征如18-三体综合征、Simpson-Golabi-Behmel综合征、狄结综合征、致死性多发性翼状胬肉综合征、4p-导致的Wolf – Hirschhorn综合征、12p四倍体导致的Pallister-Killian综合征、当然也包括其他涉及脑和生殖系统多发畸形的综合征,如Walker-Warburg综合征和Smith-Lemli-Opitz综合征。

还需要检查的部位　偶见心脏异常。

妊娠管理

检查和会诊　该综合征胎儿因超声检测出膈疝尚不能确诊,做胎儿染色体和超声心动图检查对排除其他异常情况至关重要。注意胎儿染色体检查必须使用羊水样本,不能是胎儿脐带血。可使用FISH技术对未经培养的羊水细胞检测12号染色体短臂的倍性以排除Pallister-Killian综合征。

胎儿宫内干预　如胎儿除膈疝外尚存在四肢及肾脏异常,提示胎儿为弗赖恩斯综合征,因该综合征对胎儿致死,无须再考虑宫内干预。

胎儿监测　常规产检即可。

妊娠进程　一般不复杂,除非膈疝外伴羊水过多。

终止妊娠　该综合征特征表型并不十分独特,要准确诊断必然费时费力。

分娩　胎儿出生前难于做出明确的判断,建议按产科标准进行,包括胎儿检测。

新生儿学

复苏　因为尚无该综合征患儿存活过婴儿期的文献报道,分娩前应充分告知孕妇及家属该综合征胎儿的不良预后。分娩后是否能启动新生儿复苏取决于患儿畸形严重程度。不存在膈疝或隔肌异常的患儿其生存概率似有增加,但存活者却可能有严重神经管缺陷,智力低下风险也极高。对该综合征患儿,特别是伴严重隔肌异常和多器官畸形者,分娩后仅实施有限的抢救措施或放弃抢救,也不失为一个明智的选择。

转诊　如果对婴儿的存活都不能保证,可以由有经验的新生儿转诊团队将患儿转诊至儿科外科专家齐备,并具有新生儿特别监护的中心,以明确诊断,利用手术干预及提供远期支持。

检查和确诊　仔细进行身体检查可发现特征性的面部和四肢异常,超声心动图、头颅超声等影像检查可帮助发现其他明显的器官畸形。核磁共振是显示患儿颅内异常的首选检查,但需要延期到患儿病情稳定后进行。

护理管理　膈疝存在的患儿出生后需上呼吸机,常见患儿肺发育不全,在临床管理中要首先处理(见章节5.2),若伴有心脏异常,婴儿的管理也需做相应调整。

参考文献

Cunniff C, Jones KL, Saal HM, Stern HJ: Fryns syndrome: An autosomal recessive disorder associated with craniofacial anomalies, diaphragmatic hernia, and distal digital hypoplasia. Pediatrics 1990;85: 499-504.

Enns GM,Cox VA, Goldstein RB, et al: Congenital diaphragmatic defects and associated syndromes, malformations, and chromosome anomalies: A retrospective study of 60 patients and literature review. Am J Med Genet 1998;79:215-225.

Fryns JP: Fryns syndrome: A variable MCA syndrome with diaphragmatic defects, coarse face, and distal limb hypoplasia. J Med Genet 1987;24: 271.

Fryns JP, Moerman F, Goddeeris P, et al: A new lethal syndrome with cloudy corneae, diaphragmatic defects and distal limb deformities. Hum Genet 1979;50:65.

Hosli IM, Tercanli S, Rehder H, Holzgreve W: Cystic hygroma as an early first-trimester ultrasound marker for recurrent Fryns' syndrome. Ultrasound Obstet Gynecol 1997;10:422-424.

Moerman P, Fryns JP, Vandenberghe K, et al: The syndrome of diaphragmatic hernia, abnormal face and distal limb anomalies (Fryns syndrome): Report of two sibs with further delineation of the multiple congenital anomaly (MCA) syndrome. Am J Med Genet 1988; 31:805.

Samueloff A, Navot D, Birkenfeld A, Schenker JG: Fryns syndrome: A predictable, lethal pattern of multiple congenital anomalies. Am J Obstet Gynecol 1987;156;86-88.

Sheffield JS, Twickler DM, Timmons C, et al: Fryns syndrome: Prenatal diagnosis and pathologic correlation. J Ultrasound Med 1998;17: 585-589.

Van Hove JLK, Spiridigliozzi GA, Heinz R, et al: Fryns syndrome survivors and neurologic outcome. Am J Med Genet 1995;59:334.

11.4 梅克尔综合征(内脏囊肿和头颅畸形)

流行病学/遗传学

定义 梅克尔综合征(Meckel-Gruber Syndrome, MGS)为常染色体隐性遗传,最常见的特征有枕后脑膜脑膨出(63%)、多指(趾)畸形(55%)及多囊肾(100%)。

流行病学 罕见(1/100 000),芬兰人群高发(1/9000)(男女之比为1:1)。

胚胎学 其他特征包括小头畸形、Dandy-Walker畸形、脑积水、小眼畸形和生殖器异常。

遗传方式:常染色体隐性遗传,再次生育患儿概率为25%。该综合征的致病基因定位于17q22～23,但尚未克隆。

致畸因素 无。

预后 极少数存活超过数天至数周。

超声检查

超声发现

1. **胎儿**

(1)枕后脑膜脑膨出可在绝大多数病例中检出(80%),脑膨出的体积个体差异巨大,有些很微小。

(2)轴后型多指(趾)畸形在75%的病例中存在,但因羊水过少难以检出。

(3)多囊肾最易发现。但囊泡可能分离开来极易检出,也可能太小无法看清,但会见到肾脏的强回声。膀胱可能缺失。

(4)尽管脑膨出部分仅有液体,或者存在巨大脑室,小头畸形均可检出。

(5)其他可能发现的头颅异常包括具Dandy-Walker征的小脑发育不全、先天性小脑延髓下疝畸形以及胼胝体发育不全。

(6)面部特征可能有小眼畸形、小下颌、唇裂和(或)腭裂(30%)。

(7)心脏缺陷偶然可见。

(8)隐睾及生殖器发育不全亦可能检出。

(9)双足内外翻常见。

(10)可能检出肝纤维化导致的肝脏增大。

2. **羊水**:羊水过少常见,但不像肾脏异常一般必然出现。孕14周即可检出。

3. **胎盘**:正常。

4. **测量值**:头围小常见,因肾脏增大导致腹部增大。

5. **可识别孕周**:孕12周左右。

难点 ①脑膨出通过小柄与脑部相连,因为膨出可能非常小,所以可能只是断断续续可见;②羊水过少导致多指(趾)难以检出;③肾脏的声像变化较大,有些病例囊肿清晰可见,有些病例仅可见肾脏增大及强回声。

鉴别诊断 ①13-三体、18-三体以及其他可能出现脑膨出和囊性肾脏发育不良的综合征;②婴儿型多囊肾:脑膨出及多指(趾)不会检出;③单纯的脑膨出:位置多在前额或颅顶部而非后脑膜,而且膨出的基部一般都比梅克尔综合征脑膨出的基部大;④囊性水囊瘤:内有隔膜,与颅骨成钝角,而脑膨出与颅骨形成锐角;⑤Walker-Warburg综合征:该综合征特征为后脑膜脑膨出、无脑回、小脑畸形如发育不全及Dandy-Walker征、眼部畸形如小眼畸形和白内障等;⑥13-三体综合征:头颅畸形中全前脑比脑膨出更常见,肾脏内囊泡比梅克尔综合征数量少。

还需要检查的部位 该综合征患者几乎所有器官均累及,需要全面检查。

妊娠管理

检查和会诊 染色体检查以排除13-三体。如果决定继续妊娠,应该与儿科医师咨询并制订分娩后的新生儿期管理计划。

胎儿宫内干预 致死性异常,无法干预。

胎儿监测 孕妇状况必须按常规进行。对胎儿监测结果处理手段有限,不建议常规进行胎儿监测。

妊娠进程 肾脏畸形可导致羊水过少。如果临产前监测,可能监测到胎儿严重的心率降低,不推荐临产胎儿监测。

终止妊娠 梅克尔综合征的特征很典型方可做出,建立准确无误的产前诊断技术十分必要。

分娩 对梅克尔综合征胎儿的预后应与家属充分说明,除非家属坚决要求,否则无须采用胎儿电子监测及剖宫产。

新生儿学

复苏 文献报道的预后均为死胎,大多在围产期分娩前死亡。如果已经明确产前诊断为该综合征,无需尝试新生儿复苏。如果新生儿意外地突然开始复苏,也仅是存活时间稍微延迟一些而已。综合征伴有的肺发育不良,胎儿肾脏功能缺失和(或)中枢神经系统异常都阻碍新生儿的复苏。

转诊 当地医院无法确诊和咨询时才需转诊。

检查和确诊 枕后脑膜脑膨出、并指(趾)/多指(趾)畸形、多囊样肾脏改变为梅克尔综合征的特征,其他颅内异常也可能存在,少数病例无多指(趾)畸形,伴生的多器官也常见,超声及核磁共振等影像学检查可检出主要的器官异常。

护理管理 一旦确诊后只能做卫生保暖等基本处理。安慰孕妇围产期的情绪,并对以后怀孕做好遗传咨询是关键。

参考文献

Agdab-Barmada M, Claassen D: A distinctive triad of malformations of the central nervous system in the Meckel-Gruber syndrome. J Neuropathol Exp Neurol 1990;49:610.

Braithwaite JM, Economides DL: First-trimester diagnosis of Meckel-Gruber syndrome by transabdominal sonography in a low-risk case. Prenat Diagn 1995;15:1168-1170.

Budorick NE, Pretorius DH, McGahan JP, et al: Cephalocele detection in utero: Sonographic and clinical features. Ultrasound Obstet Gynecol 1995;5:77.

Farag TI, Usha R, Uma R, et al: Phenotypic variability in Meckel – Gruber syndrome. Clin Genet 1990;38:176.

Maynor CH, Hertzberg BS, Ellington KS: Antenatal sonographic features of Walker-Warburg syndrome: Value of endovaginal sonography. J Ultra-sound Med 1992;11:301-303.

Nyberg DA, Hallesy D, Mahony BS, et al: Meckel-Gruber syndrome: Importance of prenatal diagnosis. J Ultrasound Med 1990;9:691-696.

Paavola P, Salonen R, Baumer A, et al: Clinical and genetic heterogeneity in Meckel syndrome. Hum Genet 1997;101:88.

Salonen R: The Meckel syndrome: Clinicopathological finding in 67 patients. Am J Med Genet 1984;18:671-689.

Salonen R, Norio R: The Meckel syndrome inFinland: Epidemiologic and genetic aspects. Am J Med Genet 1984;18:691-698.

Saw PD, Rouse GA, DeLange M: Meckel syndrome: Sonographic findings. J Diagn Med Sonogr 1991;7:8-11.

Sepulveda W, Sebire NJ, Souka A, et al: Diagnosis of the Meckel – Gruber syndrome at eleven to fourteen weeks' gestation. Am J Obstet Gynecol 1997;176:316-319.

Wapner RJ, Kurtz AB, Ross RD, Jackson LG: Ultrasonographic parameters in the prenatal diagnosis of Meckel syndrome. Obstet Gynecol 1981;57:388-392.

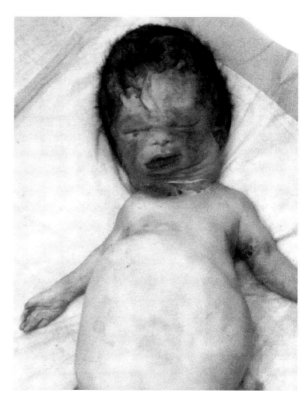

图 11.4.1 一个 38 周死产的 Meckel-Gruber 综合征胎儿,注意因多囊肾导致的腹部膨隆。小的枕后脑膜脑膨出未见。

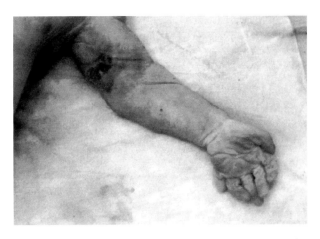

图 11.4.2 于 38 周死产的 Meckel-Gruber 综合征胎儿的左手,轴后多指。

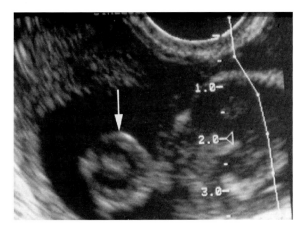

图 11.4.3 第 13 周龄的 Meckel-Gruber 综合征胎儿的加枕后脑膜脑膨出(箭头)。(阴道超声声像)

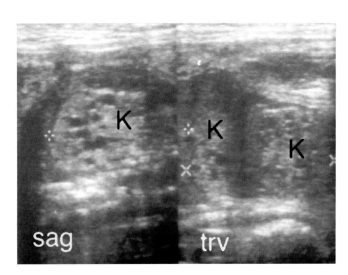

图 11.4.4 Meckel-Gruber 综合征胎儿增大肾脏的纵切面声像(sag)和横切面声像(trv),显示内有囊肿(K)。

11.5 Pena-Shokeir 表征（胎儿运动失能/运动功能减退序列征）

流行病学/遗传学

定义 一组非同质的序列征，包括羊水过多，胎儿期开始的头部发育不良及身体生长受限、多关节的挛缩、特殊面容和肺发育不全。

流行病学 极低（男女之比为1∶1）。

胚胎学 最好将 Pena-Shokei 序列征看成一组各自独立的神经肌肉异常导致的相似表型。表型包括羊水过多，胎儿期开始发病的头部发育不良及身体生长受限、多关节的挛缩、颈蹼、手掌紧握、腕关节弯曲、关节处皱褶缺失、摇椅足、面部表情僵化、宽眼距凸眼球、脐带过短及肺发育不全。该序列征的一般病理生理学显示宫内胎儿运动失能及减退。病理特征也具有异质性，包括先天性肌肉疾病，前角细胞异常和脑部异常。

遗传方式 文献资料中约一半呈常染色体隐性遗传。对散发的病理结果无特异性异常的病例，据经验其再发风险为 10%～15%。

致畸因素 母源性重症肌无力和所有导致中枢神经系统损害的因素，包括感染性物质、胎儿低血压或中风。

预后 具经典表型的病例往往致死，也可能死产（30%），或出生后数月内死于呼吸紊乱。因为表型复杂，其预后取决于与具体的表型种类。

超声检查

超声发现

1. 胎儿

（1）四肢异常包括：

1）手臂关节挛缩，手肘关节僵硬弯曲，下肢包括臀部收缩弯曲，膝部和足部过度伸展。

2）胎儿手足姿势固定不动。但上肢不可动，下肢运动正常的病例也有报道。

3）手掌紧握，先天性指屈曲。

4）棒状足。

5）大肌群萎缩。

6）脊柱后凸、侧凸或前凸。

（2）颜面部异常包括：

1）眼距宽。

2）小下颌。

3）鼻梁低平。

4）耳位低。

5）嘴小，鱼嘴状。

（3）其他异常包括：

1）隐睾。

2）腭裂。

3）心脏异常。

4）胼胝体发育不良。

5）小脑发育不全。

6）胸部狭小。

7）孕 11～14 周时颈项部增厚。

8）胃缺失，可能由吞咽功能缺失导致。

2. 羊水：常见迟发型严重羊水过多。

3. 胎盘：胎盘小而薄，脐带短。

4. 测量值：可见宫内生长受限。

5. 可识别孕周：孕 18 周可检出该综合征。

鉴别诊断

1. 其他发育落后的多器官异常如 18 - 三体综合征。

2. 典型的关节挛缩异常不会伴有面部、脑部和心脏的其他异常（见章节 8.4）。

3. Smith-Lemli-Opitz 胎儿的手臂可运动而且不挛缩（见章节 11.6）。

4. 与多发性翼状胬肉综合征相似，如无家族史，难于鉴别（见章节 8.12）。

5. Freeman-Sheldon 综合征，如无家族史也难于鉴别。

妊娠管理

检查和会诊 需做胎儿染色体检查以排除 18 - 三体综合征。羊水培养检查巨细胞病毒，孕妇查

TORCH(弓形体、其他病毒、风疹、巨细胞病例和单纯疱疹病例)抗体定量检测。做胎儿超声心动图以检出胎儿心脏畸形。

胎儿宫内干预 对该致死性异常不适合进行干预。

胎儿监测 胎儿运动失能序列征常可见宫内生长迟缓和羊水过多。超声对发现异常很有效,但对该病胎儿不必做宫内发育监测。

妊娠进程 羊水过多和早产常见。但不必采用治疗性羊水穿刺和使用宫缩抑制剂以延长妊娠时间。

终止妊娠 胎儿运动失能的病因多样,需对胎儿做完整细致的检查以做出准确诊断。

分娩 胸部狭小羊水过多的胎儿多死于肺发育不全。与孕妇及家属充分说明该病胎儿诊断的含义,大部分夫妇会认同医师建议,在胎儿分娩时出现"窘迫"症状应放弃监测及干预。

新生儿学

复苏 肺部发育不全和(或)潜在的中枢神经系统缺陷为影响该病患儿生存的主要异常。因文献报道胎儿存活的概率几乎为零,所有产前可对孕妇进行咨询选择不做干预至分娩。如决定干预,则注意练习正压通气术以防止肺发育不全患者抢救中常见的耳气压伤。

转诊 可转诊至可提供确诊、咨询及确诊后为患者安排延长生命技术支持的专业儿科中心。

检查和确诊 核磁共振和 CT 检查能检出可能存在的神经系统缺陷,但仍然没有标准的最终确诊技术。外周神经及肌肉活检也可能有所帮助。

护理管理 目前,在诊断和检查中提供基本生命支持,帮助父母接受该诊断为护理的主要工作。未有患儿长期存活及相关长时间健康管理的报道。

参考文献

Ajayi RA, Keen CE, Knott PD: Ultrasound diagnosis of Pena-Shokeir phenotype at 14 weeks of pregnancy. Prenat Diagn 1995;15:762-764.

Chen H, Blumberg B, Immken L, et al: The Pena-Shokeir syndrome: Report of five cases and further delineation of the syndrome. Am J Genet 1983;16:213.

Erdl R, Schmidtke K, Jakobeit M, et al: Pena-Shokeir phenotype with major CNS-malformations: Clinicopathological report of two siblings. Clin Genet 1989;36:127.

Genkins SM, Hertzberg BS, Bowie JD, Blow O: Pena-Shokeir type I syndrome: In utero sonographic appearance. J Clin Ultrasound 1989;17:56-61.

Hageman G, Willemse J: The heterogeneity of the Pena-Shokeir Syndrome. Neuropediatrics 1987;18:45.

Hall JG: Analysis of Pena-Shokeir phenotype. Am J Med Genet 1986;25:99-117.

Lindhout D, Hageman G, Beemer FA, et al: The Pena-Shokeir syndrome: Report of nine Dutch cases. Am J Med Genet 1985;21:655.

Muller LM, de Jong G: Prenatal ultrasonographic features of Pena – Shokeir I syndrome and the trisomy 18 syndrome. Am J Med Genet 1986;25:119-129.

Ohlsson A, Fong KW, Rose TH, Moore DC: Prenatal sonographic diagnosis of Pena-Shokeir syndrome type I, or fetal akinesia deformation sequence. Am J Med Genet 1988;29:59-65.

Paladini D, Tartaglione A, Agangi A: Pena Shokeir phenotype with variable onset in three pregnancies. Ultrasound Obstet Gynecol 2001;17:163-165.

Pena SDJ, Shokeir MHK: Syndrome of camptodactyly, multiple ankyloses, facial anomalies, and pulmonary hypoplasia: A lethal condition. J Pediatr 1974;85:373.

Shenker L, Reed K, Anderson C, et al: Syndrome of camptodactyly, ankyloses, facial anomalies, and pulmonary hypoplasia (Pena-Shokeir syndrome): Obstetric and ultrasound aspects. Am J Obstet Gynecol 1985;152:303-307.

Tongsung T, Chanprapaph P, Khunamornpong S: Prenatal ultrasound of regional akinesia with Pena-Shokeir phenotype. Prenat Diagn 2000;20:422-425.

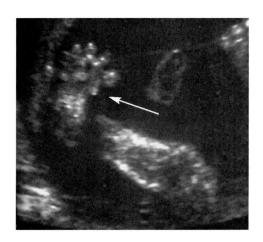

图 11.5.1 Pena-Shokeir 综合征胎儿的畸形手,其(箭头示)尺骨背离。

11.6 Smith-Lemli-Opitz 综合征

流行病学/遗传学

定义　一种由胆固醇合成缺陷导致的先天性多发畸形综合征。

流行病学　发生率为 1/40 000 ~ 1/20 000（男女之比为 1:1），北欧人群发病率较高，亚非人群发病率较低。

胚胎学　该病是染色体 11q12 ~ q13 位置的 7 - 脱氢胆固醇还原酶基因突变所导致的先天性胆固醇代谢异常。特征为产前出现的发育迟缓伴小头畸形（90%）及中重度的智力低下。特征性异常还包括腭裂（40% ~ 50%），心脏缺损（40%），尿道下裂和（或）隐睾（50%），轴后多指（趾）（25% ~ 50%）和第 2、3 趾并趾。据无相关性的系列患者比较，房室管缺失和肺静脉回流异常比预期要普遍。通过系列表型以及血清中 7 - 脱氢胆固醇升高可确诊。

遗传方式　生育过该病患儿的夫妇再次生育时再发风险为 25%。

致畸因素　无。

筛查　如已查出先证者的基因突变，可以筛查携带者的异常。对生育过该病患儿再次生育时再发风险为 25% 的夫妇建议通过超声检测异常，并测定其 7 - 脱氢胆固醇值。通过羊水或者绒毛组织 7 - 脱氢胆固醇水平测定可以诊断该病。在超声检测异常的病例中，如果孕妇血清产前筛查检测 uE3 值偏低，特别是游离 β - HCG 和 AFP 也同时降低时，应建议进一步追踪检测。

预后　如果伴有其他严重异常可能致死。另外可见中重度的智力低下。出生后患儿口服补充胆固醇可获得中度行为及发育改善。

超声检查

超声发现

1. 胎儿

（1）小头畸形，头围低于第十五百分位为典型。

（2）生殖器异常包括尿道下裂、隐睾、小阴茎、生殖器发育模糊以及男性核型女性生殖器。

（3）肢体异常包括第 2、3 趾并趾、轴后多指（趾），拳头紧握，足外翻。

（4）肾脏异常常见有肾盂积水，肾囊性发育不良及肾脏发育不全。

（5）孕早期第 11 ~ 13 周检测 NT 增厚。

（6）偶见水肿、腭裂、心脏缺陷、小脑发育不全、白内障及小下颌。

2. 羊水：有时有羊水过少。

3. 胎盘：正常。

4. 测量值：常见严重的宫内发育迟缓。

5. 可识别孕周：对高风险孕妇在孕 11 周时即可通过 NT 测量诊断。肢体异常，如多指（趾）畸形需到 12W 方可检出。

鉴别诊断　包括 18 - 三体、13 - 三体、Noonan 综合征以及具先心病和其他多发畸形表型的情况。

还需要检查的部位　该综合征影响整个胎儿，推荐全身检查。

妊娠管理

检查和会诊　超声无法确诊，所以胎儿染色体和胎儿超声心动图检查很关键。孕妇血清学产前筛查检测中 uE3 值偏低即可做出假设诊断。对羊水或绒毛组织测 7 - 脱氢胆固醇水平可准确诊断。

胎儿宫内干预　据目前所知尚无有效干预方法。现在对儿童期的饮食治疗经验为胎儿期的治疗提供可能的借鉴。

胎儿监测　产前生长发育迟缓及死产风险增加。在开始对该病胎儿加强监测前需要儿科遗传咨询医师与孕妇及家属充分咨询沟通。

妊娠进程　Smith-Lemli-Opitz 综合征胎儿常见宫内发育迟缓、死产、分娩时臀先露等产科并发症。

终止妊娠　终止妊娠前必须完成生化检测确诊。

分娩　新生儿并发症复杂，最好转诊至三级中心诊治。

新生儿学

复苏　对产前诊断为该综合征严重型（Ⅱ型）的

胎儿,考虑胎儿出生后早期死亡风险、幸存患儿中重度的智力低下,以及该代谢异常缺陷尚无有效治疗方法,胎儿出生时出现呼吸窘迫时建议放弃干预。对该病新生儿的复苏无特殊要求。

转诊 可将新生儿转诊至具有诊断和确诊该病能力的儿童专科的三级中心诊治。

检查和确诊 需要认定胆固醇生物合成缺乏才能确诊。血浆胆固醇异常降低,其前体物质7-脱氢胆固醇浓度升高为特征性改变。46,XY核型的胎儿常常出现女性生殖器样的改变。

护理管理 尚无根本改变代谢缺陷的报道。总的来说应做好肾脏及心脏异常的支持治疗管理。关键在帮助父母适应婴儿经长期护理仍可能发生严重损害。

参考文献

Abuelo DN, Tint GS, Kelley R, et al: Prenatal detection of the cholesterol biosynthetic defect in the Smith-Lemli-Opitz syndrome by the analysis of amniotic fluid sterols. Am J Med Genet 1995;56:281.

Bick DP, McCorkle D, Stanley WS, et al: Prenatal diagnosis of Smith-Lemli-Opitz syndrome in a pregnancy with low maternal serum oestriol and a sex-reversed fetus. Prenat Diagn 1999;19:68-71.

Cunniff C, Kratz LE, Moser A: Clinical and biochemical spectrum of patients with the RSH/Smith-Lemli-Opitz syndrome and abnormal cholesterol metabolism. Am J Med Genet 1997;68:263-269.

Dallaire L, Mitchell G, Giguere R, et al: Prenatal diagnosis of Smith-Lemli-Opitz syndrome is possible by measurement of 7-dehydrocholesterol in amniotic fluid. Prenatal Diagn 1995;15:855-858.

Elias ER, Irons MB, Hurley AD, et al: Clinical effects of cholesterol supplementation in six patients with the Smith-Lemli-Opitz syndrome (SLOS). Am J Med Genet 1997;68:305-310.

Irons MD, Tint GS: Prenatal diagnosis of Smith-Lemli-Opitz syndrome. Prenat Diag 1998;18:369-372.

Johnson JA, Aughton DJ, Comstock CH, et al: Prenatal diagnosis of Smith-Lemli-Opitz syndrome, type II. Am J Med Genet 1994;49:240.

Kratz LE, Kelley RI: Prenatal diagnosis of the RSH/Smith-Lemli-Opitz syndrome. Am J Med Genet 1999;82:376-381.

Lin AE, Ardinger HH, Ardinger RH Jr, et al: Cardiovascular malformations in Smith-Lemli-Opitz syndrome. Am J Med Genet 1997;68:270-278.

Maymon R, Ogle RF, Chitty L: Smith-Lemli-Opitz syndrome presenting with persistent nuchal edema and non-immune hydrops. Prenat Diagn 1999;19:105-107.

McGaughran JM, Clayton PT, Mills KA, et al: Prenatal diagnosis of Smith-Lemli-Opitz syndrome. Am J Med Genet 1995;56:269.

Mills K, Mandel H, Montemagno R, et al: First trimester prenatal diagnosis of Smith-Lemli-Opitz syndrome (7-dehydrocholesterol reductase deficiency). Pediatr Res 1996;39:816-819.

Opitz J: RSH/SLO (Smith-Lemli-Opitz) syndrome: Historical, genetic, and developmental considerations. Am J Med Genet 1994;50:344.

Pierquin G, Peeters P, Roels F, et al: Severe Smith-Lemli-Opitz syndrome with prolonged survival and lipid abnormalities. Am J Med Genet 1995;56:276-280.

Rossiter JP, Hofman KJ, Kelley RJ: Smith-Lemli-Opitz syndrome: Prenatal diagnosis by quantification of cholesterol precursors in amniotic fluid. Am J Med Genet 1995;56:272.

Seller MJ, Russell J, Tint GS: Unusual case of Smith-Lemli-Opitz syndrome type II. Am J Med Genet 1995;56:265.

Smith DW, Lemli L, Opitz JM: A newly recognized syndrome of multiple congenital anomalies. J Pediatr 1964;64:210.

Tint GS: The cholesterol biosynthesis defect in the Smith-Lemli-Opitz syndrome. Am J Med Genet 1994;50:336.

Tint GS, Abuelo D, Tille M, et al: Fetal Smith-Lemli-Opitz syndrome can be detected accurately and reliably by measuring amniotic fluid dehydrocholesterols. Prenat Diagn 1998;18:651-658.

Tint GS, Irons M, Elias ER, et al: Defective cholesterol biosynthesis associated with the Smith-Lemli-Opitz syndrome. N Engl J Med 1994;330:107.

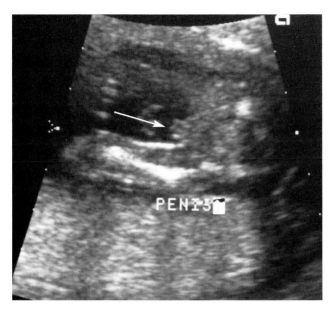

图 **11.6.1**   Smith-Lemli-Opitz 综合征的胎儿的超声图像示生殖器性别模糊。箭头示发育不良的阴囊和阴茎。(Courtesy of Sandi Isbister, MD, Ultrasound Institute of Baltimore.)

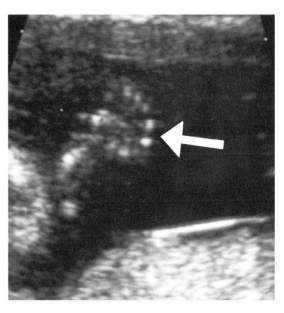

图 **11.6.2**   上述胎儿同时可见阴唇(箭头示)。(Courtesy of Sandi Isbister, MD, Ultrasound Institute of Baltimore.)

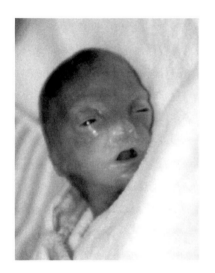

图 **11.6.3**   一个 20 周龄的 Smith-Lemli-Optiz 综合征胎儿。注意其眼睑下垂、鼻梁低平以及朝天鼻。

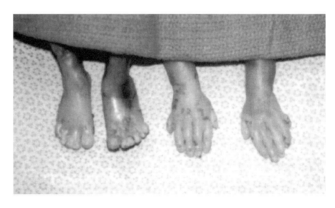

图 **11.6.4**   第 20 周龄的 Smith-Lemli-Optiz 综合征胎儿的脚和手。注意 2～3 趾的并趾畸形,手为轴后多指。

11.7 结节性硬化症

流行病学/遗传学

定义 以皮肤和中枢神经系统的错构瘤、癫痫、智力低下和心脏横纹肌瘤等为表征的神经皮肤综合征。

流行病学 新生儿发生率约为1/10 000(男女之比为1:1)。

胚胎学 出生后,结节性硬化症的特征有面部血管纤维瘤(83%)、癫痫(93%)、智力低下(62%)、肾脏错构瘤及囊肿(60%)、牙齿蚀损(7%)、心脏横纹肌瘤,颅内钙化(50%)、脑、视网膜、视神经和甲周错构瘤、色素减退斑(60%)。产前,心脏横纹肌瘤为最常见体征。约50%的结节性硬化症患儿在胎儿期检出心脏横纹肌瘤。有心脏横纹肌瘤的儿童大部分(50%~85%)为结节性硬化症患者。

遗传方式 变异性极强的常染色体显性遗传。约60%~85%的病例为新发突变。结节性硬化症患者将该病遗传给后代的概率为50%。有些家系报道有嵌合型性腺。该病绝大部分由染色体9q34和16p13上的2个基因位点导致。对疑似患者行基因诊断在临床研究后应可行。

致畸因素 无。

预后 癫痫及智力低下为结节性硬化症患者的最重要表型。儿童期脑部肿瘤和肾衰竭为不常见的并发症。心脏横纹肌瘤则一直在发展。

超声检查

超声发现

1. **胎儿**

(1)报道的颅内改变包括:侧脑室不对称且脉络丛形状异常。胼胝体发育不全常见。宫内可检出结节。可见强回声团紧接着加宽的侧脑室。

(2)有报道称核磁共振发现大脑沟回形成不良。T1-加权时结节高信号对应脑室周围及皮层下结节。

(3)心脏改变:心脏横纹肌瘤常见,可见心脏中强回声团。若心脏横纹肌瘤所在位置关键,可能导致胎儿水肿、胸腔积液、心包积液以及腹水等。

2. **羊水**:正常。

3. **胎盘**:若无水肿,正常。

4. **测量值**:正常。

5. **可识别孕周**:心脏横纹肌瘤可在孕20周检出。

鉴别诊断

1. 与结节硬化症不相关的心脏横纹肌瘤。

2. 若心脏横纹肌瘤通过柄延伸到心脏外,应与囊状腺瘤畸形区别,心脏横纹肌瘤会随心脏搏动。

3. 其他少见的心脏肿瘤如畸胎瘤、骨瘤和血管瘤。

其他可见特征 检查脑部以发现结节硬化症的其他特征:检出结节、脑室不对称、脉络丛形状异常、胼胝体发育不全。

还需要检查的部位 仔细检查孕妇夫妇及胎儿兄长有无结节硬化症的皮肤表现帮助确诊,也可对家系成员行肾脏超声或CT检查。

妊娠管理

检查和会诊 额外的检查需根据发现的结构畸形安排,如前所述,若假设胎儿可能患结节硬化症,应仔细排查相关指针。针对发现的畸形如心脏异常,应安排对应的专业会诊。

胎儿宫内干预 如无心脏畸形的并发症(水肿或心律不齐),无须宫内干预。这些并发症的管理应遵循常规指南。

胎儿监测 应安排系列超声检查追踪监测心脏畸形的并发症水肿或心律不齐。如果出现这些并发症,可给出提前分娩的建议,但需与孕妇家属充分沟通说明结节硬化症并发症的严重性。

妊娠进程 如无胎儿水肿,则无特殊产科并发症。

终止妊娠 除非孕妇夫妇一方已诊断为结节硬化症,否则必须对胎儿做完整细致的检查。

分娩 分娩医院的确定需要根据胎儿异常的种类,最好在三级中心完成。

新生儿学

复苏 新生儿的复苏管理应由发现的胎儿畸形种类安排。心律失常或心脏腔内血流阻塞都会导致胎儿水肿。此时必须干预以减少浆膜液聚集、胸膜和（或）腹膜积液喷出导致肺部扩张（见章节 13.2）。

转诊 根据所发现的异常转诊到具有对应儿外科专家及诊断能力的三级中心。当发现血流动力学不稳定或神经病学证候推荐立即转诊。新生儿出生后，如病情稳定在出生后数周内可转为门诊观察评估。

检查和确诊 对心脏肿瘤的检查评估包括：心电图、超声心动图、有些病例还需做心脏插管检查和（或）心胸部位的核磁共振。虽然已经做过超声和 CT 检查，加做增强性核磁共振对颅内损害诊断很有帮助。

护理管理 以改善血流动力学异常和心律不齐安排干预措施（见章节 13.2）。大部分的文献报道胎儿/新生儿横纹肌瘤在形成的几个月内可能分解，所以只有症状顽固和缺乏肿瘤萎缩证据的患者才推荐进行外科手术治疗。有结节硬化症新生儿早期癫痫发作的报道，如果出现，需用抗癫痫药物。

参考文献

Axt-Fliedner R, Qush H, Hendrik H: Prenatal diagnosis of cerebral lesions and multiple intracardiac rhabdomyomas in a fetus with tuberous sclerosis. J Ultrasound Med 2001;20:63-67.

Brackley KJ, Farndon PA, Weaver JB, et al: Prenatal diagnosis of tuberous sclerosis with intracerebral signs at 14 weeks' gestation. Prenat Diagn 1999;19:575-579.

Christophe C, Bartholome J, Blum D, et al: Neonatal tuberous sclerosis: US, CT, and MR diagnosis of brain and cardiac lesions. Pediatr Radiol 1989;19:446.

Franz DN: Diagnosis and management of tuberous sclerosis complex. Semin Pediatr Neurol 1998;5:253-268.

Guerta LG, Burgueros M, Elorza MC, et al: Cardiac rhabdomyoma presenting as fetal hydrops. Pediatr Cardiol 1986;7:171.

Gushiken BJ, Callen PW, Silverman N: Prenatal diagnosis of tuberous sclerosis in monozygotic twins with cardiac masses. J Ultrasound Med 1999;18:165-168.

Hahn JS, Bejar R, Gladson CL: Neonatal subependymal giant cell astrocytoma associated with tuberous sclerosis: MRI, CT, and ultrasound correlation. Neurology 1991;41:124.

Harding CO, Pagon RA: Incidence of tuberous sclerosis in patients with cardiac rhabdomyoma. Am J Med Genet 1990;37:443-446.

Hwa J, Ward C, Nunn G, et al: Primary intraventricular cardiac tumors in children: Contemporary diagnostic and management options. Pediatr Cardiol 1994;15:233.

Jones AC, Shyamsundar MM, Thomas MW, et al: Comprehensive mutation analysis of TSC1 and TSC2 and phenotypic correlations in 150 families with tuberous sclerosis. Am J Hum Genet 1999;64:1305-1315.

Komori S, Bessho T, Fukuda H, Kanazawa K: A report on the perinatal diagnosis of 4 cases of cardiac tumors. Arch Gynecol Obstet 1995;256:213.

Krapp M, Baschat AA, Gembruch U, et al: Tuberous sclerosis with intracardiac rhabdomyoma in a fetus with trisomy 21: Case report and review of literature. Prenat Diagn 1999;19:610-613.

Roach ES, DiMario FJ, Kandt RS, Northrup H: Tuberous sclerosis consensus conference: Recommendations for diagnostic evaluation. National Tuberous Sclerosis Association. Child Neurol 1999;14:401-407.

Scurry J, Watkins A, Acton C, Drew J: Tachyarrhythmia, cardiac rhabdomyomata, and fetal hydrops in a premature infant with tuberous sclerosis. J Paediatr Child Health 1992;28:260.

Sgro M, Barrozzino T, Toi A, et al: Prenatal detection of cerebral lesions in a fetus with tuberous sclerosis. Ultrasound Obstet Gynecol 1999;14:356-359.

Sonigo P, Elmaleh A, Fermont L, et al: Prenatal MRI diagnosis of fetal cerebral tuberous sclerosis. Pediatr Radiol 1996;26:1.

Sugita K, Itoh K, Takeuchi Y, et al: Tuberous sclerosis: Report of two cases studied by computer-assisted tomography within one week after birth. Brain Dev 1985;7:438.

Wallace G, Smith HC, Watson GH, et al: Tuberous sclerosis presenting with fetal and neonatal cardiac tumors. Arch Dis Child 1990;65:377.

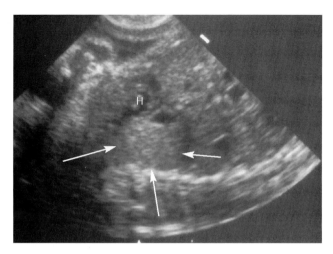

图 11.7.1 心脏(H)旁巨大的心脏横纹肌瘤(箭头示)。最初曾认为是胸部肿瘤,但该肿块与心脏一起搏动,所以诊断为心脏横纹肌瘤。胎儿分娩后诊断为结节性硬化病。

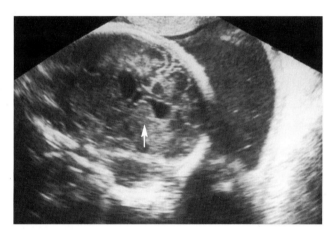

图 11.7.2 结节性硬化病胎儿的头部声像,箭头示位于脑室间孔的结节。注意双侧脑室扩大。(From Sgro M, Barozzino T, Toi A, et al: Prenatal detection of cerebral lesions in a fetus with tuberous sclerosis. Ultrasound Obstet Gynecol 1999;14;356-359.)

11.8 Vacterl 综合征

流行病学/遗传学

定义　一个非随机性的异常联合征的缩写,包括脊椎异常(60%)、肛门闭锁(60%)、心脏缺损(60%)、气管食管瘘(85%)、肾脏异常(60%)和桡骨畸形(65%),存在以上异常中三项以上即可诊断。

流行病学　罕见。

胚胎学　未知。可能由胎胚或胎儿中胚层形成的早期缺陷导致。

遗传方式　散发。一例具脑积水的 VACTERL 综合征呈常染色体隐性遗传及 X - 连锁遗传特征。

致畸因素　未知。糖尿病患者一种胎儿异常可能与此类似。

预后　75%的存活率。中枢神经系统的异常罕见,大部分患儿智力正常。

超声检查

超声发现

1. 胎儿

(1)多指(趾)畸形。

(2)脊椎异常

1)骶管退化——因椎体缺失导致脊柱缩短,常伴脊柱侧凸(参考章节 2.5)。

2)半椎体或椎骨缺失——超声不易诊断。脊柱尾部的椎体可能在异常部位出现角度的轻微改变,两个或多个椎体可能融合,但不能检出。

(3)肛门闭锁——肛门闭锁在宫内极难诊断。膨胀的肠偶可见肠管扩张。超声下肛门表现为生殖器后方一个小的斑片状回声,该回声消失可能提示肛门闭锁(参考章节 6.1)。

(4)食道闭锁——胎儿胃缩小或缺失,可伴羊水过多(参考章节 5.3)。

(5)肾脏异常——可能存在肾盂积水或多囊肾(参考章节 4.4 和 4.8)。

(6)桡骨异常——桡骨可能变小或缺失,并伴有手部分缺失(见章节 8.15)。

(7)可能检出先心病。

2. **羊水**:消化道闭锁,可伴羊水过多。

3. **胎盘**:正常。

4. **测量数据**:正常。

5. **可识别孕周**:所有的异常均不易检出,但孕 16 ～18 周应可见。

鉴别诊断

1. 这些异常多伴有染色体异常。

2. 多发畸形综合征,包括常染色体显性遗传的 Holt-Oram 综合征和血小板减少-桡骨缺失综合征(TAR 综合征),也可能具有相似表型。

3. 长期来看胎儿预良好的 Jarcho-Levin 综合征,具有多发性脊椎骨分节不良、肋骨融合畸形,并伴有肾脏异常、脊柱裂、足畸形、肛门闭锁和腭裂。

还需要检查的部位　因疾病累及多器官系统,最好对胎儿进行全面扫查。

妊娠管理

检查和会诊　尽管 VACTERL 综合征本身并不伴有染色体异常,但对多发畸形胎儿染色体检查都很关键。胎儿超声心动图可检查胎儿心脏缺陷的严重性。儿科医师应为家属提供手术治疗的咨询。

胎儿监测　如无羊水过多,常规产检即可。应采用超声系列检查监测羊水量。

妊娠进程　羊水过多可能是妊娠复杂化的因素,也可能导致早产。

终止妊娠　如果要准确诊断,需对娩出的胎儿行形态学、放射影像及病理检查。

分娩　分娩地点需在三级中心进行,以便合适内外科专家处理该"综合征"的多发畸形。根据产科指征选择分娩方式。

新生儿学

复苏　根据发现的胎儿异常做特殊处理。在 VACTERL 联合征的畸形中,气/食管闭锁和心脏缺损对新生儿呼吸复苏影响最大。对心肺功能复苏和稳定的措施在涉及各种异常的章节分别说明。

转诊 将孕妇转诊至具有全面儿科内外科专家的三级中心。转诊过程中需要对已检出或怀疑具有的缺陷进行风险管理控制。

检查和确诊 出生后即可诊断,建议做 X 放射线检查脊柱异常。

护理管理 根据诊断的特定畸形进行安排。先对婴儿外表的缺陷进行诊断评估和认定,然后协调安排各类手术干预。因为心脏缺损的可修复性将影响长期预后,所以最先应该通过超声心动图迅速准确诊断心脏缺陷。在确认心脏异常可修复后,对气管食管瘘和肛门闭锁等及时手术,以降低死亡威胁。总的来看,脊柱、四肢和肾脏的缺陷在新生儿期不会导致严重的功能障碍,因此对治疗计划的影响稍小。

参考文献

Czeizel A, Ludanyi I: An aetiological study of the VACTERL-association. Eur J Pediatr 1985;144:331-337.

Hull AD, James G, Pretorius DH: Detection of Jarcho-Levin syndrome at 12 weeks gestation by nuchal translucency screening and three dimensional ultrasound. Prenat Diagn 2001;21:390-394.

McGahan JP, Leeba JM, Lindfors KK: Prenatal sonographic diagnosis of VATER association. J Clin Ultrasound 1988;16:588-591.

Oneije CI, Sherer DM, Hankwerker Shah L: Prenatal diagnosis of sirenomelia with bilateral hydrocephalus: Report of a previously undocumented form of VACTERL-H association. Am J Perinatol 1998; 15:193-197.

Tongsong T, Wanapirak C, Piyamongkol W, Sudasana J: Prenatal sonographic diagnosis of VATER association. J Clin Ultrasound 1999;27:378-384.

Weaver DD, Mapstone CL, Yu PL: The VATER association. Analysis of 46 patients. Am J Dis Child 1986;140:225-229.

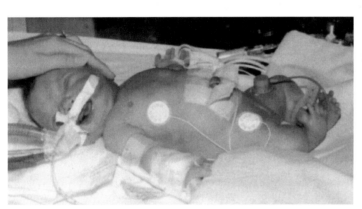

图 11.8.1 新生儿具有共同动脉干、脊柱异常、股骨发育不全、两裂型大脚趾等异常,为妊娠期糖尿病所致胚胎病。

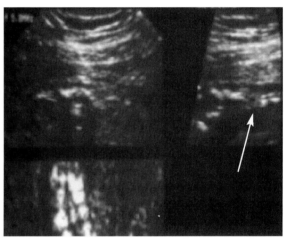

图 11.8.2 糖尿病孕妇孕 20 周胎儿的脊椎的横切面、矢状切面以及 C - 扫描三维声像图。箭示缺失的半椎体,相邻脊椎融合。

（唐新华 译 刘焕玲 校）

双 胎

第 12 章

12.1 双胎宫内生长发育受限或迟缓（IUGR）

流行病学/遗传学

定义 通常被定义为胎儿重量低于胎龄的第 10 百分位。应根据双胎的生长曲线图，而不是单胎妊娠。

流行病学

概述 双胎在 100 个活产儿中有 1 例出现，非洲裔较欧洲裔、亚裔更常见。增加使用促生育药物同时也增加了双胎的发生率。

单卵双胎 发生率 1：250，1/3 是双羊膜囊／双绒毛膜性，2/3 是双羊膜囊／单绒毛膜；1% 单羊膜囊／单绒毛膜性；连体双胎是很罕见。

双卵双胎 在欧洲和欧洲血统美国人群中发生率 1：160，在非裔美国人中发生率 1：100；尼日利亚部分地区发生率 1：25。所有都是双羊膜囊双绒毛膜性。在 35～39 岁女性的风险增加（是青春期女性发生率的 10 倍以上），多子女的女性风险也增加。

据报道，胎儿宫内发育迟缓（IUGR）发生在 12%～47% 的双胎妊娠中，5%～7% 单胎妊娠中。发生率高是由于双胎间营养竞争所致。但通常只有双胎中的一个生长发育受限，这可能是由于如双胎输血综合征（TTTS）或在生长发育迟缓双胎中某些遗传疾病所致，而不是本身胎盘的问题。

胚胎学

单卵双胎 由于发育的前 17 天内发育中的细胞团一分为二。0～3 天形成双羊膜囊／双绒毛膜性双胎，4～8 天形成双羊膜囊／单绒毛膜性双胎，9～14 天形成单羊膜囊／单绒毛膜性双胎，15～17 天形成连体双胎。单卵双胎是变形过程，严重畸形的风险增加

2～3 倍。

双卵双胎 在 1 个月经周期内有两个单独的卵子排卵和受精。只增加了胎儿变形的风险。胎儿生长不一致可因营养、遗传、染色体、感染或其他原因所致。

遗传模式 异卵孪生而不是同卵，有一定的遗传因素，在某些家庭，特别常见于非洲裔美国血统的女性中更容易发生。异卵双胎具有家族聚集性（只在女性中表达），同卵双胎没有家族聚集性。异卵双胎的复发率在欧洲人群约 2%。女性双胎的双胎妊娠概率为 1：58。

预后 在生长发育受限胎儿中，两个胎儿死亡率和新生儿发病率显著增加。在 TTTS 中，严重羊水过多可能会导致早产，增加了死亡率和发病率。

超声检查

超声发现

1. **胎儿**：双胞中的一个或两个会明显小于胎龄。胎儿宫内生长发育迟缓（IUGR）在双卵双胎和单卵双胎中同样常见。

2. **羊水**：较小胎儿或两个胎儿周围的羊水会减少。有必要确定每个胎儿的羊水指数。

3. **胎盘**：双胎中较小一个的胎盘尺寸会减小。明确双胞胎是否双绒毛膜性双羊膜囊或单绒毛膜双羊膜囊。双绒毛膜双羊膜囊双胎两个孕囊之间的膜由四层组成，出现双胎峰。胎盘组织三角形突起在双胎的绒毛膜间延伸。如果双胞胎有不同的性别，应该是一个双绒毛膜性双羊膜囊双胎。

4. **测量数据**：腹围测量值可能减小，其他的测量

数据(头和肢体测量)可能或没有减少。

5.**可识别孕周**:双胎生长受限可能在早于 14 孕周检测到,但是通常在晚孕期出现。

难点　如果双胎之一位于另一个前面,可能无法测量腹围。

鉴别诊断　绝大多数报道的胎儿宫内生长发育迟缓只影响其中一个胎儿,单卵双胎的许多这种病例是 TTTS 的表现形式。然而,胎盘支持存在差异是大多数多胎中不均衡 IUGR 的可能原因。

还需要检查的部位

1.需要在 TTTS 中寻找水肿的证据。

2.如果有单绒毛膜性双羊膜囊双胎,确保没有一个"贴附"双胎,羊膜明显"收缩包裹"在较小胎儿周围。

妊娠管理

需要进行的检查和咨询　应及时评估双胎中一个 IUGR 胎儿的染色体和孕妇血清学 TORCH(弓形体病,其他感染,风疹,巨细胞病毒感染,单纯性疱疹),这可能会出现生长不均衡的原因之一。如果两个胎儿都受累,需要全面评估患者导致胎儿生长发育受限的生活方式因素或潜在的疾病状况。

胎儿宫内干预　除非是 TTTS,不建议胎儿宫内干预。

胎儿监测　有 IUGR 或生长不均衡的双胎妊娠是高危妊娠,应该有围产学家进行治疗。无压力试验是评估胎儿的一个好方法,可以用治疗单胎妊娠 IU-GR 同样的方法治疗。无压力试验中生长不均衡表现需要进一步检查,生物物理评分是最好的选择。

分娩　生长不均衡双胎是高危妊娠状态,要求在三级中心进行分娩和治疗。

新生儿学

复苏　宫内生长发育迟缓双胎和不均衡双胎中较小胎儿在分娩时发展到胎儿窘迫的风险很高,需要复苏。每例双胞胎分娩时需要两个复苏团队。除非双胎输血综合征已经发生,没有特殊的技术要求。

转诊　根据胎儿成熟程度和护理要求程度相应的转行增到三级围产中心。

护理管理　有 IUGR 的不均衡双胎发生低血糖,呼吸窘迫,红细胞增多症,高胆红素血症、器官损伤、功能不全的窒息后综合征的风险明显增加。根据早产程度,出生体重和存在的并发症决定治疗方案。

参考文献

Blickstein I, Lancet M: The growth discordant twin. Obstet Gynecol Surv 1988;43:509-515.

Bronsteen R, Goyert G, Bottoms S: Classification of twins and neonatal morbidity. Obstet Gynecol 1989;74:98-101.

Hill LM, Krohn M, Lazebnik N, et al: The amniotic fluid index in normal twin pregnancies. Am J Obstet Gynecol 2000;182:950-954.

Naeye RL, Benirschke K, Hagstrom JW, Marcus CC: Intrauterine growth of twins as estimated from liveborn birth-weight data. Pediatrics 1966;37:409-416.

Sherer DM: Is less intensive fetal surveillance of dichorionic twin gestation-sjustified? Ultrasound Obstet Gynecol 2000;15:167-173.

Trop I: The twin peak sign. Radiology 2001;220:68-69.

12.2 无心双胎(无心畸胎,无心寄生畸胎)双胎反向动脉灌注序列征

流行病学/遗传学

定义 无心畸形是单卵双胎,单绒毛膜双胎或三胞胎中的复杂畸形,其中一胎有严重异常,涉及头部畸形,躯干上部缺如或退化,心脏无功能。

流行病学 活产儿中发生率1∶35 000,或单卵双胎中发生率1∶100。

胚胎学 最有可能通过胎盘的血管吻合口,形成双胎间血管连接导致反向血流流向双胎中的一个。在"灌注"胎儿接受低氧血液,这导致再生障碍性贫血或发育不良的心脏、头部和上肢。该"泵血"胎通常形态正常,但可能显示的充血性心脏衰竭的迹象,包括水肿。

遗传模式 散发。

致畸剂 未知。

预后 所有灌注双胎均导致死亡。泵血胎有50%的死亡率,死亡最常见的原因是双胎的心脏衰竭或死亡。

超声检查

超声发现

1. **胎儿**:除了正常胎儿,第二个胎儿可以看到没有或有一个无功能心脏——无心胎儿。

(1)无心双胎——无心胎的血液供应来自于正常泵血胎。无心胎要不没有头部,要不就是无脑儿,只有大脑基底部存在。会有上部躯干和颈部区域严重皮肤增厚。可以看到皮肤内有大的水囊状区域。可能有脐膨出。有时上肢缺如。常看到足内翻和缺趾。尽管没有心脏搏动,可见下肢运动。

(2)泵血胎——正常胎显示可能会出现的水肿迹象,伴肝脾大,胸腔,心包积液,皮肤增厚。心脏可肿大,有一个突出的右心房。

(3)罕见的变异时,不完全寄生双胎连接到宿主胎(腹壁孪生胎)。在典型病例中,下肢及下腹部通过扭曲的蒂连接到宿主胎——脐带。这种病例中宿主胎常见脐膨出。

2. **羊水**:会有羊水过多。两个胎儿之间可见薄的或没有羊膜。如果有羊膜,羊水过多会出现在泵血胎周围,彩色血流多普勒超声显示无心胎脐动脉血流流到无心胎腹部——血流反向。50%病例有单脐动脉。脐静脉显著扩张。

3. **胎盘**:一个胎盘。如果出现水肿,胎盘可增厚。

4. **可识别孕周**:大约11~12周经阴道超声可以检测到。

鉴别诊断 无心胎可能误诊为死亡的无脑双胎。皮肤增厚,没有心脏,囊状水瘤,存在腿部运动可能导致误诊。误诊可能显著增加胎儿和母体的风险。

还需要检查的部位 观察正常胎儿的水肿迹象:心脏肥大与右心房扩张,三尖瓣反流,关闭不全,肝脾大,胸腔积液,腹水和异常多普勒发现。

妊娠管理

需要进行的检查和咨询

1. 超声随访显示差异增长应确立诊断。

2. 应对泵血胎进行染色体研究,因为一项研究发现染色体异常风险为9%。

3. 早产的风险很高,要求咨询新生儿学家和家庭一起讨论治疗方案选择。

胎儿宫内干预 已经尝试了许多治疗方法,包括产妇数字化,系列羊膜穿刺术,产妇吲哚美辛疗法,脐带内窥镜结扎,使用经皮贴片脐动脉血栓形成,线圈或激光治疗和子宫切开术选择性分娩受累胎。当无心胎体重超过了正常胎50%,泵血胎儿死亡机会超过60%。

目前有两种主要的治疗方法,应考虑并与患者讨论。超声引导切断胎儿的动脉供应,无论是用酒精或热凝固,在技术上是很容易的,但不能结扎血管。胎儿镜的方法也取得了成功,用双极电凝或结扎线,这取决于胎龄。

胎儿监测 妊娠并发症的风险极高,要求与围产学家联合监护,每1~2周进行系列的超声检查以评估胎儿状态。

妊娠进程 泵血胎儿羊水过多,心脏功能衰竭的风险极高,死亡率大约50% ~75% 。

终止妊娠 选择终止妊娠前,需要对整个胎儿和胎盘进行完整的评价,做出明确诊断。

分娩 应在三级中心分娩因为早产和分娩有并发症新生儿的风险很高。

新生儿学

复苏 预先估计泵血胎儿建立自主呼吸很困难以及与早产分娩的问题。小组必须做好准备在病程早期处理充血性心脏衰竭。

转诊 大多数病例有必要转诊到三级中心接受新生儿重症监护。在运输过程中可能需要辅助呼吸,持续输注正性肌力药物支持心肌功能。

护理管理 呼吸支持,降低心肌负荷,改善充血性心脏衰竭,纠正围生期窒息。因此,有必要采取措施,需要在出生后马上采取措施完成这些目标。因为大多数双胎反向动脉灌流序列征会早产,临床过程中呼吸窘迫综合征可以使临床过程更复杂。早期使用表面活性物质替代治疗可尽快改善临床过程。

参考文献

Al – Malt A, Ashmead G, Judge N, et al: Color – flow and Doppler velocimetry in prenatal diagnosis of acardiac triplet. J Ultrasound Med 1991;10:341-345.

Benson CB, Bieber FR, Genest DR, Doubilet PM: Doppler demonstration of reversed umbilical blood flow in an acardiac twin. J Clin Ultrasound 1989;17:291-295.

Fries MH, Goldberg JD, Golbus MS: Treatment of acardiac – acephalus twin gestations by hysterotomy and selective delivery. Obstet Gynecol 1992;79:601-604.

Langlotz H, Sauerbrei E, Murray S: Transvaginal Doppler sonographic diagnosis of an acardiac twin at 12 weeks gestation. J Ultrasound Med 1991;10:175-179.

McCurdy CM Jr, Childers JM, Seeds JW: Ligation of the umbilical cord of an acardiac – acephalus twin with an endoscopic intrauterine technique. Obstet Gynecol 1993;82:708-711.

Milner R, Crombleholme TM: Trouble with twins: Fetoscopic therapy. Semin Perinatol 1999;23:474-483.

Osborn P, Gross T, Shah JJ, Lindsay M: Prenatal diagnosis of fetal heart failure in twin reversed arterial perfusion syndrome. Prenat Diagn 2000;20:615-617.

Petit T, Taynal P, Ravasse P: Prenatal sonographic diagnosis of a twinning epigastric heteropagus. Ultrasound Obstet Gynecol 2001;17:534-535.

Pretorius DH, Leopold GR, Moore TR, et al: Acardiac twin: Report of Doppler sonography. J Ultrasound Med 1988;7:413-416.

Rodeck C, Deans A, Jauniaux E: Thermocoagulates for the early treatment of pregnancy with an acardiac twin. N Engl J Med 1998;339: 1293-1295.

Schwarzler P, Ville Y, Moscosco G, et al: Diagnosis of twin reversed arterialperfusion sequence in the first trimester by transvaginal color Doppler ultrasound. Ultrasound Obstet Gynecol 1999;13:143-146.

Sepulveda W, Bower S, Hassan J, Fish NM: Ablation of acardiac twin by alcohol ingestion into the intra – abdominal umbilical artery. Obstet Gynecol 1995;86:680-681.

Van Allen MI, Smith DW, Shepard TH: Twin reversed arterial perfusion (TRAP) sequence: A study of 14 twin pregnancies with acardius. Sem Perinatol 1983;7:285-293.

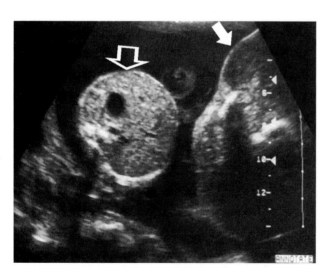

图12.2.1 正常的"泵血"胎(空心箭头)旁边的无心无头双(实心箭头)。注意:这对双胞胎之间的大小差异。没有"泵血"胎积液的证据。

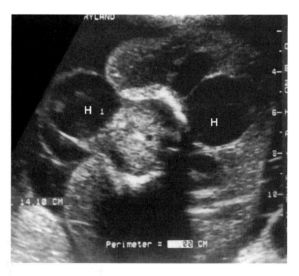

图12.2.2 无心无头双胎。胎儿躯干周围有大量胎儿皮肤增厚和,在增厚皮肤类似囊状水瘤内可见几个大的囊腔(H)。尽管可看到下肢运动,没有胎头。

12.3 联体双胎

流行病学/遗传学

定义 连体双胎是指在同卵双胞胎之间在某些解剖部位的分离不完全。融合在胸部/腹部(胸腹连体儿)病例大约 70%。

流行病学 新生儿中发生率估计为 1:33 000 ~ 1:165 000,约占单卵双胎的 1%。值得注意的是女性中发生率非常高(75% 或更大)。

胚胎学 连体婴被认为是单个胚胎分离不完全。确切的病因尚未明确。

遗传模式 散发,在随后的妊娠中不增加再发风险。

预后 联合位置,共享关键器官状态,合并器官畸形与两个胎儿分离后生存可能性直接相关。

超声检查

超声发现

1. *胎儿*:双胞胎胎儿彼此相邻躺着,并不随胎动移开。双胞胎可以在头部,臀部,胸部/腹部或者某种形式联合(例如,头胸联胎)。可以有两个头(双头畸胎),但所有其他结构都只有一个。三维超声和磁共振成像(MRI)可帮助显示畸形的细节

2. *羊水*:羊水过多常见。只有一个羊膜腔。

3. *胎盘*:正常。畸形只出现在单绒毛膜单羊膜囊,一个胎盘。脐动脉可能包含超过三条血管。

4. *测量数据*:胎儿没有联合的地方测量数据正常。

5. *可识别孕周*:综合征可以早在第 8 孕周检测到。

难点

1. 如果胎儿已经死亡,明确界定联合的位置很困难。

2. 小范围的融合使得双胎可以出现翻转 180°;头臀位不能排除诊断。

3. 融合程度非常大,双胎可能被误认为单胎。

鉴别诊断 两个正常胎儿相对不动,并排躺着。

还需要检查的部位 仔细观察融合位置的细节,例如,彩色多普勒超声观察是否有常见肝动脉循环或共同心脏系统。心脏和胃肠道异常是常见的。

妊娠管理

需要进行的调查和咨询 进行胎儿超声心动图检查评估心脏结构。咨询小儿外科医生和一个新生儿是必不可少的,以评估分离后的预后,并计划围产期治疗。

胎儿宫内干预 没有。

胎儿监测 如果在早期确诊,应建议夫妻选择终止妊娠的。每 3 ~ 4 周系列超声检查生长监测,及时发现胎儿水肿,并且发现胎儿死亡。

妊娠进程 超过 75% 的病例合并有羊水过多的特征。几乎 1/3 的联体双胎死产。

终止妊娠 不需要特殊的建议。应采取破坏性手术娩出胎儿以避免子宫切开术。

分娩 应在三级中心进行有计划的剖宫产,适当人员到齐。

新生儿学

复苏 联体位置,特别是胸部和(或)腹部连体双胎,自主呼吸的建立可能很困难,需要一个非常熟练的插管人员进行机械呼吸支持。袋和面罩通气应提供给较小的窒息婴儿,如果机械呼吸是可行的,给最初窒息程度更严重的胎儿进行气管插管。可能无法对联体双胞胎在胸前进行胸部按压。

转诊 转移到可以提供全面的儿科诊断和手术能力的三级医疗中心,稳定后重要的是要便于评价进行分离的可能性。安全转诊需要提供可靠的气道,温暖,静脉输液。通常情况下,早产儿要求特殊照顾。

护理管理 其主要目的是建立适当的优先级用于诊断和治疗干预,如下所示:

1. 建立适当的心肺适应性。

2. 维持基本的支持:保暖,营养,抗感染。

3. 维持家庭的保密性。

4. 为最佳划分器官结构制订诊断研究计划,生存第一,分离手术第二。分离手术的时间必须对每例联体双胎个体化。多数专家似乎赞成延迟手术,如没有任何一种危及生命的异常,或需要紧急手术分离的并

发症,不需要在新生儿期立即手术。

外科治疗

术前评估　特异性诊断联体双胎的种类后应进行产后复苏。对任何围术期评估,准确诊断联体双胎类型是必不可少的。

有四种类型的联体双胎,子分类根据畸形谱。胸腹联体双胎接合在胸骨、膈肌和肝。像这样,他们彼此面对面。大约一半的情况下胃肠道融合,并有25%胆道融合。胸腹联合双胎和这种形式的变异型代表约75%联体双胎。像胚胎发育的大多数问题,有胸腹联合双胎的融合缺陷谱。脐部联合双胎的变异型涉及从剑突至脐部的联合。这是最普通的联体双胎。胸骨联合双胎只在胸骨有联合,是胸腹联合双胎的第二种变异型。坐骨联合双胎从肚脐到一个融合的骨盆,占所有类型联体双胎的5%。这些双胞胎有三或四条腿。此外,坐骨联合双胎共用一个下消化道。臀部联合双胎在较低的背部,并在骶骨联合,因此这对双胞胎是背靠背的。臀部联合双胎的发病率约18%。此外,有一个直肠和一个肛门,但通常是单独的脊髓。颅部联合双胎在头骨融合,是最罕见的双胎畸形,发病率2%。有独立的大脑,但经常是共同的静脉管道。

一般情况下,如果这对双胞胎被允许成长、发育,存活率更好。然而,如果双胞胎中的一个是死胎或心脏骤停,需要紧急分离手术。伴发畸形如脐膨出破裂、尿路梗阻、泄殖腔外翻、肛门闭锁或严重的心内缺损可能还需要紧急分离手术。

系统方法工作的前提是这对双胞胎的准确诊断。一般情况下,优先评估心脏状态是必需的,心脏功能恶化时需要紧急分离手术。心电图、超声心动图和心导管检查都对评估心脏系统有用。胃肠道最好用对比研究评估,和胆管树应用同位素示踪剂分别研究(DISIDA 扫描)。准确的肝胰腺细节可以从超声检查获得。选择性血管造影是有帮助的,以获取肝叶的血管供应有关信息。电脑断层(CT)扫描对盆腔及会阴部肌肉和骨性骨盆结构是有用的。X 线片对于四肢的架构很有帮助。神经系统最好的评估是采用脑电图、CT 扫描和 MRI。对比研究最好结合膀胱镜进行两个阴道和尿道检查,以确定生殖和泌尿生殖道器官共享程度。超声检查、CT、MRI 和静脉肾盂造影皆是有利于检查泌尿生殖的共享部分。

最终,两个独立的手术团队,包括外科医生、麻醉师和护士应该在术前知道该手术计划。一个解剖学家是必不可少的,也需要计划分离方法。如果需要的话,应该进行多次演练整个分离和明确的修复手术。监控装置也应在术前讨论。

手术指征　所有连体婴需要分离手术以长期生存。一般情况下,在第 3 周手术后生存率已经接近50%,而在第 4 ~ 14 周生存率接近 90% 以上。因此,大多数的外科团队喜欢在第 2 或第 3 个月进行分离手术。如果有必要,胃肠减压(结肠造口术或回肠造口术)或泌尿生殖道改道(肾盂成形术或 vesicostomy)可以在修复手术之前进行。

手术类型　手术方式的选择取决于畸形的复杂性。在一般情况下,共享器官必须分开使得每个胎儿保持功能完整。如果剩余的器官无功能,那么应予以考虑创新旁路技术。例如有肝外胆管树病例。如果这些结构的血管和解剖完整性不能维持,那么双胎中的一个可能需要肝门肠吻合术把胆汁引流到胃肠道。此外,肌肉和骨缺陷必须被覆盖。皮肤可能是一个主要问题,因此,严重的应考虑提前插入组织扩张器。

胸腹联合双胎需要注意心脏、心包、胸腔、腹壁,以及有可能融合的腹部器官。胸腹联合双胎有心脏缺陷谱,从两个心脏和共用一个心包到一个肌肉系统联体双胎。经常,体外循环必须用于该手术过程中。在这些肝脏双胞胎通常需要分离,并在 1/4 的情况下,必须对胆管树做决定。该胃肠道常常在十二指肠第二部分融合,撤开一个胎儿、把整个肝外胆管系统给予另一个胎儿成为一个艰难的决定。

坐骨联体双胎分离术包括分离融合盆腔、腹壁和下段胃肠道。此外,需要进行复杂的泌尿生殖道分离手术。分离术后需要决定哪个胎儿得到什么器官。一个胎儿将有正常的肛门和直肠,而另一个胎儿将需要使用近端结肠重建肛门和直肠。每个胎儿都需要不同类型的盆骨重建术,如髂骨截骨术,可以在分离术时进行,或二次手术,要求有椎体和髋骨支持,可能还涉及假体部分。因为整形外科和胃肠道的原因,必须恢复骨盆的解剖结构。与三足畸胎相比,坐骨联体四足畸胎更容易重建,对坐骨联体双胎。皮肤覆盖也是问题。正如预期的那样,皮肤覆盖面不足可能会导致感染,除脏术常常需要牺牲三足畸胎的第三肢。术前皮肤软组织扩张通常需要 8 ~ 12 周,共计 12 ~ 20 cm 组织扩张。臀部联体儿需要在骶骨、椎管、直肠和膀胱、阴道和尿道水平进行分离术。共用直肠时,会阴肌肉组织是主要问题,特别是如果有骶丛缺陷时,因此,需要去除一部分上提膈肌的神经支配。对臀部联体儿的分离和缝合,皮肤通常不是问题。颅联体双胎分离术需要分离颅骨,通常有两个完整的大脑但共用一个静脉窦,尽管使用深低温停循环,分离共用静脉窦的手术过程中出血的风险非常大。并且术前使用组织扩张器以便闭合两个胎儿的头皮。双胎有死亡风险以及慢性衰竭等并发症。术中大出血是可以危及生命的并发症。这种并发症发生在共用肝体积大,没有会阴血管,特别容易出现在较大胎儿,因此较小胎儿可出现低血容量性休克。术前认识到这些大型低阻分流存在,有利于在其他手术前及时分离这些血管。这是一个潜在的问题,对于胸部联胎及其变异型联胎,以及坐骨联胎。分离术后,联体的任何一胎皮肤不足以覆盖时,可能导致术后脏器和心肺功能衰竭。感染可能发生在手术的任何时间,特别是如果修复材料被感染过。在任何水平的脊髓源性的感染都容易导致脑膜炎。这种潜在的神经系统并发症可能出现在坐骨联体双胎及臀部联体双胎分离术后。

参考文献

Barth RA, Filly RA, Goldberg JD, et al: Conjoined twins: Prenatal diagnosis and assessment of associated malformations. Radiology 1990; 177: 201-207.

Filler RM: Conjoined twins and their separation. Semin Perinatal 1986; 10: 82-91.

Hoyle RM: Surgical separation of conjoined twins. Surg Gynecol Obstet 1990; 170: 549-562.

Kingston CA, McHugh K, Kumaradevan J: Imaging in the preoperative assessment of conjoined twins. Radiographics 2001; 21: 1187-1208.

Lipsky K: Conjoined twins: Psychosocial aspects. AORN J 1982; 35: 58-61.

Mann MD, Coutts JP, Kaschula RO, et al: The use of radionuclides in the investigation of conjoined twins. J Nucl Med 1983; 24: 479-484.

Maymon R, Halperin R, Weinraub Z, et al: Three-dimensional transvaginal sonography of conjoined twins at 10 weeks: A case report. Ultrasound Obstet Gynecol 1998; 11: 292-294.

Miller D, Columbani P, Buck JR, et al: New techniques in the diagnosis and operative management of Siamese twins. J Pediatr Surg 1983; 18: 373-376.

O'Neill JA, Holcomb GW, Schnaufer L, et al: Surgical experience with thirteen conjoined twins. Ann Surg 1988; 208: 299-312.

Ricketts R, Gray SW, Skandalakis JE: Conjoined twins. In Skandalakis JE, Gray SW (eds): Embryology for Surgeons, 2nd ed. Baltimore, Williams & Wilkins, 1994, pp 1066-1078.

Schnaufer L: Conjoined twins. In Raffensperger JG (ed): Swenson's Pediatric Surgery, 5th ed. Norwalk, CT, Appleton & Lange, 1990, pp 969-978.

Tongsong T, Chanprapaph P, Pongsatha S: First-trimester diagnosis of conjoined twins: A report of three cases. Ultrasound Obstet Gynecol 1999; 14: 434-437.

Votteler TP: Conjoined twins. In Welch KJ, Randolph JG, Ravitch MM, et al (eds): Pediatric Surgery, 4th ed. Chicago, Mosby-Year Book, 1986, pp 771-779.

Wong KC, Ohimura A, Roberts TH, et al: Anesthesia management for separation of craniopagus twins. Anesth Analg 1980; 59: 883-886.

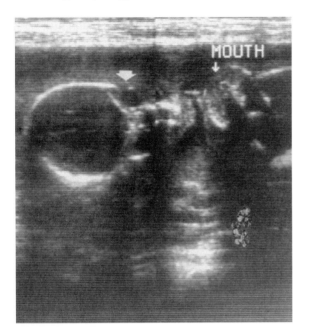

图 12.3.1 联体双胎胸部联体（胸部联胎）。有两个胎头面对面。宽箭头示 A 胎的眼眶；小箭头示 B 胎的嘴巴。

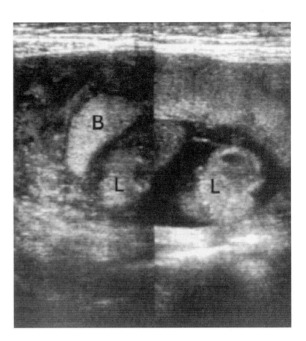

图 12.3.2 联体双胎。只有一个胎儿腹部，内有腹腔积液及两个肝脏。尽管胸部的脊柱可见，但存在尾部发育不全，腹部没有脊柱。B，胎盘；L，肝脏。

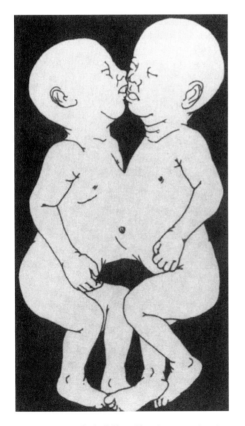

图 12.3.3 胸脐联体双胎。（Reprinted with permission from Vottler TP: Surgical separation of conjoined twins. AORN J 1982；pp. 36-38. Copyright . AORN, Inc.）

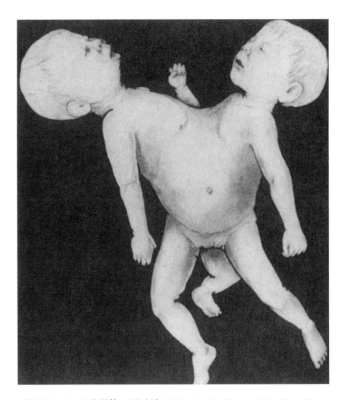

图 12.3.4 坐骨联体三足畸胎。（Reprinted with permission from Vottler TP: Surgical separation of conjoined twins. AORN J 1982；pp. 36-38. Copyright. AORN, Inc.）

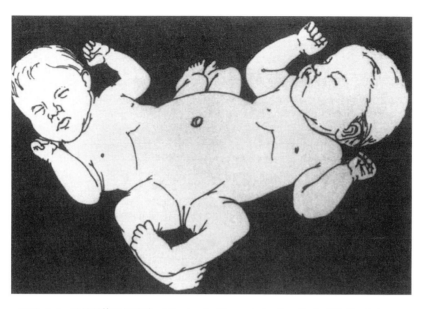

图 **12. 3. 5**　坐骨联体四足畸胎。（Reprinted with permission from Vottler TP：Surgical separation of conjoined twins. AORN J 1982；pp. 36-38. Copyright . AORN, Inc. ）

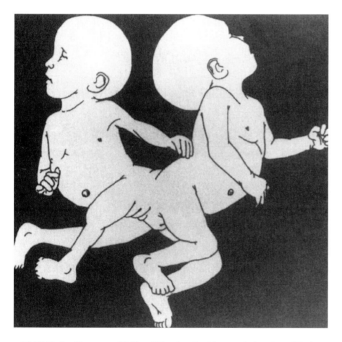

图 **12. 3. 6**　Pygopaus 双胎。（Reprinted with permission from Vottler TP：Surgical separation of conjoined twins. AORN J 1982；pp. 36-38. Copyright . AORN, Inc. ）

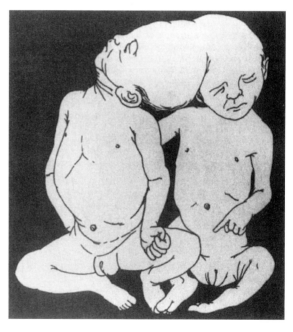

图 **12. 3. 7**　颅联体双胎。（Reprinted with permission from Vottler TP：Surgical separation of conjoined twins. AORN J 1982；pp. 36-38. Copyright. AORN, Inc. ）

12.4 单羊膜囊,单绒毛膜双胎

流行病学/遗传学

定义 在一次妊娠中存在两个胎儿。同卵双胞胎通常是单个受精卵经过早期胚胎分裂后的双胎。双卵双胎是一次月经周期中排出两个单独的卵并受精,所有的兄弟姐妹拥有50%相同的遗传物质。

流行病学 1:250,1/3 双羊膜囊/双绒毛膜囊,2/3是双羊膜囊/单绒毛膜囊;1%是单羊膜囊/单绒毛膜囊。

胚胎学 单卵双胎源于发育中的细胞团在最初的17天内分裂为二。单卵双胎是一个变形过程,严重畸形的风险增加了2~3倍。

遗传模式 双卵双胎可见家族聚集现象(只在女性中表现),单卵双胎没有。在欧洲人群中双卵双胎的再发风险大约2%。女性双胎的双胎妊娠风险1:58。

致畸剂 未知。

预后

概述 一个或所有胎儿丢失、早产、低出生体重的风险增加。对单羊膜囊/单绒毛膜双胎,因为双胎间的脐带,宫内胎儿死亡的风险最高(50%~70%)。联体双胎的预后有差异,在章节12.3中讨论。

单卵黑体双胎增加结构畸形的风险(2~3倍),包括神经管缺陷和先天性心脏畸形;单羊膜囊/单绒毛膜双胎的风险最高。也增加了血管交通和双胎输血综合征的风险,在章节12.6中讨论。

双卵双胎增加了变形畸形风险,如宫腔拥挤导致的足内翻。

超声检查

超声发现

1. *胎儿*

(1)如果存在双胎输血综合征,一个胎儿可能出现胸腔积液、腹水、心包积液和皮肤增厚的水肿表现。

(2)可能会因为脐带缠绕,出现胎心过缓。

2. *羊水量*

(1)只有单一的羊膜腔可能羊水过多。

(2)脐带可能会纠缠,呈现出许多曲折。如果脐带缠绕,危及胎儿,多普勒超声可显示高阻血流,有低或无舒张期血流。

3. *胎盘*:存在单一的胎盘。

4. *测量数据*:如果存在双胎输血综合征,可能出现双胎之间的生长差异。输血胎儿会小,受血胎儿会大。可能出现和双胎输血综合征无关的IUGR。

5. *可识别孕周*:脐带缠绕在早孕10周观察到。脐带缠绕发生在早期,此时胎儿运动最剧烈。

难点 单绒毛膜双羊膜囊双胎间的隔膜很容易被忽视,特别是在早孕期和贴附儿综合征。确保两个两个胎儿均可以通过重力移动,一个是不固定的体位,通过母亲移动体位,并检查羊膜腔。妊娠12~14周前单绒毛膜双羊膜囊双胞胎之间的隔膜可能并不明显。在肥胖患者或有疑问的情况下,CT羊膜腔造影术能有所帮助。两条缠绕的脐带显示不同的多普勒波形,也可证明是单羊膜腔。

鉴别诊断 单绒毛膜,双羊膜囊双胎。见"难点"。

还需要进行的检查 详细的超声检查观察可能的畸形或变形,判断羊膜和绒毛膜状况。尽管不是必须的产前常规检查,可以进行DNA卵性鉴定。

妊娠管理

需要进行的检查和咨询 为制订治疗计划咨询围产期专家和新生儿学专家是必需的。

胎儿宫内干预 如果一个胎儿不正常,建议胎儿镜下脐带结扎。脐带必须在结扎后分离,防止缠绕存活胎儿。

胎儿监测 关于选择性生存没有明确的结论。有些作者建议在24周后每2周进行超声监测评价胎儿生长发育,大小变化,羊水量,生物物理和彩色多普勒超声检查脐带。有人主张尽可能从25~26孕周开始每天进行非压力测试,寻找可变减速或心动过缓。不幸的是,这些方法不能防止严重脐带压迫,胎儿突然死亡。如果一个机构在高风险的情况下每周使用类固醇,那么这种方法应该尽快开始密集监测(24~25周)。

妊娠进程 如"胎儿"监测部分所说,脐带缠绕所致胎儿突然死亡的风险很高。通常两个胎儿都将死亡。甚至如果一个胎儿存活,另外一个胎儿死亡,可能因另外一个胎儿死亡导致急性高血压,造成存活胎儿出现严重的神经损伤的风险。

终止妊娠 胎儿发病率和死亡率的风险高,需要和家庭讨论选择终止妊娠的问题。

分娩 一些研究表明,32 周之后不会发生胎儿死亡,但大多数作者报告死亡可迟至 35 周。在一个具有很好的新生儿重症监护服务医院,在 32 周分娩可为孕妇提供最佳的分娩结局,尽管只有很少的科学证据来支持这种方法。

新生儿学

复苏 存在慢性宫内双胎输血,两个新生儿经常在出生时窒息,需要立即引起注意,以促进自主呼吸的建立,解决出生时窒息。两个熟练的复苏团队是必需的,每个团队都必须准备应付各自婴儿由此产生的血液和红细胞体积问题:输血胎儿严重贫血和受血胎儿严重红细胞增多症/高血容量。一个或两个胎儿存在水肿。单羊膜囊单绒毛膜双胎很容易早产,无论是自发性早产分娩或计划诱导分娩,因此通常从分娩成功的过渡到宫外生活,需要广泛的支持。

转诊 当早产分娩,呼吸窘迫,或继发于贫血或红细胞增多症的窒息,建议将两个新生儿转诊到三级中心。宫内转诊是最好的转诊技术。

护理管理 呼吸支持、输液、心脏衰竭、围产期窒息、低血糖和早产儿是经常遇到的问题。部分交换输血、纠正贫血和红细胞增多症,通常比简单的输血和放血安全,因为对血液循环和心肌功能有更少的压力。

参考文献

Aisenbrey GA, Catanzarite VA, Hurley TJ, et al: Monoamniotic and pseudomonoamniotic twins: Sonographic diagnosis, detection of cord entanglements, and obstetric management. Obstet Gynecol 1995,86: 218-222.

Beasley E, Megerian G, Gerson A, Roberts NS: Monoamniotic twins: Case series and proposal for antenatal management. Obstet Gynecol 1999,93:130-134.

Carr SR, Aronson MP, Coustan DR: Survival rates of monoamniotic twins do not decrease after 30 weeks gestation. Am J Obstet Gynecol 1990, 163:719-722.

Daniel Y, Ochshorn Y, Fait G, et al: Analysis of 104 twin pregnancies conceived with assisted reproductive technologies and 193 spontaneously conceived twin pregnancies. Fertil Steril 2000;74:683-689.

Gaziano E, De Lia J, Kuhlmann R: Diamniotic monochorionic twin gestations: An overview. J Matern Fetal Med 2000;9:89-96.

Jenkins T, Wapner R: The challenge of prenatal diagnosis in twin pregnancies. Curr Opin Obstet Gynecol 2000;12:87-92.

Little J, Bryan E: Congenital anomalies in twins. Semin Perinatol 1986; 10:50-64.

Milner R, Crombleholme TM: Trouble with twins: Fetoscopic therapy. Semin Perinat 1999;23:474-483.

Rodis JF, McIlveen PF, Egan JFX, et al: Monoamniotic twins: Improved perinatal survival with accurate prenatal diagnosis and antenatal surveillance. Am J Obstet Gynecol 1997;177:1046-1049.

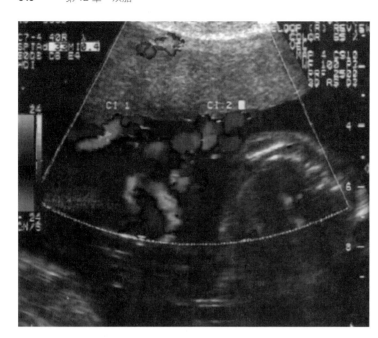

图 **12. 4. 1** 单羊膜囊单绒毛膜性双胎。一个胎盘,紧邻的脐带插入口(C1 和 C2)。只有极少的机会会出现脐带缠绕。(见彩图)

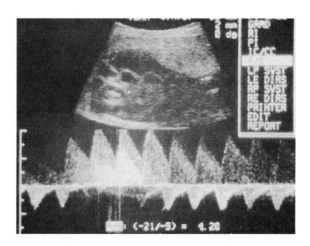

图 **12. 4. 2** 缠绕的脐带,至少扭了 5 圈(箭头示)。脐动脉多普勒仍然正常,双胎存活。

12.5 贴附双胎

流行病学/遗传学

定义 贴附双胎被描述为一个双羊膜囊妊娠中,羊水过少的羊膜囊内胎儿贴附在子宫壁上,而另外一个胎儿位于羊水过多的羊膜囊内。

流行病学 贴附双胎占超过8%的双胎妊娠,占35%的单绒毛膜双绒毛膜双胎妊娠。

胚胎学 大多数病例可能代表双胎输血综合征严重结局。这在双绒毛膜甚至双卵双胎妊娠中已经谈到,然而这些病例的病因仍然不确定。

遗传模式 贴附双胎是散发事件,限于当前妊娠。

预后 胎儿/新生儿的疾病率和死亡率很高。胎儿死亡和早产是最常见的并发症。

超声检查

超声发现

1. 胎儿

(1)在最初的研究中双胎之间没有明显的隔膜,虽然详细检查可能显示一小部分膜紧裹较小的胎儿。因为小的羊膜囊几乎没有羊水,该膜实际上是"收缩包裹"在较小胎儿周围。这对双胎大小不等。较小的胎儿位于靠近子宫边缘,随母亲的体位改变不会离开子宫肌壁,即使双胎在一个不独立的体位,这个胎儿是"贴附"。

(2)在大多数情况下,贴附双胎综合征和双胎输血综合征相关;大的胎儿可能有皮肤增厚、腹水、胸腔积液等水肿征象。

(3)供血胎脐动脉舒张期血流缺如或反向,受血胎脐静脉搏动,预后不良,通常贴附双胎综合征和双胎输血综合征相关(TTTS)。

2. 羊水:
大胎儿羊水过多,尽管不是立即表现出来,小的羊膜囊内羊水过少或无羊水。可以看到贴附双胎周围小羊膜腔的羊膜代表了折叠贴附的羊膜,形成吊索或粘连。

3. 胎盘:
大多数情况下,只有一个胎盘。贴附双胎综合征被认为和通过一个胎盘的循环共享相关,过多的血液流到大胎儿,小胎儿灌流血液太少,导致两个羊膜囊中羊水量不平衡。贴附胎儿的供应部分胎盘可能较正常生长胎儿供应部分胎盘回声增强。贴附胎儿脐带可能帆状插入在胎盘边缘,也许是导致小胎儿血流供应差的原因。

4. 测量数据:
大小显著差异,小胎儿几乎较大胎儿小至少2周。

5. 可识别孕周:
已有报道早在15周可观察到,但通常在22周发展为贴附综合征。

难点 通常双羊膜囊双胎生长不均匀,但羊水量只是轻度的不均匀,双卵双胎中的一个宫内生长受限。大胎儿周围可能没有羊水过多。

鉴别诊断

1. 双羊膜囊双胎,一个胎儿宫内生长发育受限。
2. 单羊膜囊双胎,一个胎儿宫内生长发育受限。
3. 双胎输血综合征,没有贴附双胎综合征。

还需要检查的部位

1. 仔细检查两个胎儿的水肿征象。供血胎儿可能最终成为受血胎儿。早期水肿超声发现包括肝脾大,少量胸腔积液。

2. 观察贴附胎儿肾脏异常导致羊水过少,因为不是所有的贴附胎儿的病因都是双胎输血综合征。

3. 特别是贴附胎儿可能显示栓塞或梗死征象,在重复的羊水穿刺术前。贴附胎儿常看到有颅内强回声区域或脑积水,但是这些也可能出现在受血胎儿。

妊娠管理

需要进行的检查和咨询 必须排除先天畸形,包括染色体异常导致一个胎儿严重IUGR。应进行胎儿超声心动图检查评估胎儿心脏结构和功能。孕妇血清和羊水监测排除胎儿感染。

胎儿宫内干预 贴附双胎的选择性减胎是禁忌的,除非可以明确的划定胎儿是双卵双胎。单卵双胎中,胎盘内的血管吻合可能导致显著的神经损伤或者存活胎儿死亡。如果决定选择性减掉贴附胎儿,只有通过那些手术包括电凝或者腐蚀受累胎儿脐带。

TTTS所致的贴附双胎中,通过系列的羊水减量,或者激光电凝吻合血管使羊水量正常。

重复的羊膜腔穿刺术引流出羊水过多的羊膜腔内过多羊水。这个羊膜腔内的羊水要保持在较少水平。只要诊断明确,要求每天或者每隔几天减少数升羊水。羊水有时会自发回到无羊水囊.

胎儿监测 必须每周评价胎儿和羊水状况以给予恰当的治疗。不治疗,贴附双胎供血儿死亡率极高,存活胎儿的死亡风险或死亡率很高。

妊娠进程 不进行重复的羊水穿刺,贴附双胎综合征的胎儿死亡的发生率大约 80%。大部分病例早产病例其中一个羊膜囊内羊水过多。就算治疗后,一个或两个胎儿死亡的发生率也很高,胎儿存活到分娩的概率只有 50% ~60%。

终止妊娠 如果选择终止妊娠,形态学评估胎儿和胎盘以明确诊断。

分娩 新生儿并发症发生率特别高,因此应在三级中心分娩。

新生儿学

复苏 继发于恶化的胎儿状况或继发于早产的选择性早产分娩和早发呼吸窘迫相关。在贴附双胎供血儿,伴随发生的宫内窘迫增加了分娩后严重的呼吸窘迫的可能。因此有必要入侵性复苏和早期开始机械通气支持。在羊水过多的胎儿,可能存在心脏衰竭/高血容量,也需要进行复苏。在这两种情况下,建议早期表面活性剂替代疗法和呼吸支持。

转诊 根据早产程度呼吸窘迫综合征的伴发疾病,早产相关状况,转诊到三级围产中心。

护理管理 如前所述,管理问题由早产程度,伴发疾病决定。可见贴附双胎供血儿的贫血,另外一个胎儿红细胞增多症,如果存在需要早期矫正,以利于适当的宫内心肺功能转换。如果心脏功能衰竭的临床特征显著,需要正性肌力药物治疗。

参考文献

Al – Kouatly HB, Skupski DW: Intrauterine sling: A complication of the stuck twin syndrome. Ultrasound Obstet Gynecol 1999;14:419-421.

Bruner JP, Rosemond RL: Twin – to – twin transfusion syndrome: A subset of the twin oligohydramnios – polyhydramnios sequence. Am J Obstet Gynecol 1993;169:925-930.

Elliott JP: Amniocentesis for twin – twin transfusion syndrome. Contemp Obstet Gynecol 1992;Aug:30-47.

Lees CC, Schwarzler P, Ville Y, Campbell S: Stuck twin syndrome withoutsigns of twin – to – twin transfusion. Ultrasound Obstet Gynecol 1998;12:211-214.

Mahony BS, Petty CN, Nyberg DA, et al: The stuck twin phenomenon: Ultrasonographic findings, pregnancy outcome, and management with serial amniocenteses. Am J Obstet Gynecol 1990;163: 1513-1522.

Myles JO, Denbow DL, Duncan R, et al: Antenatal factors at diagnosis that predict outcome in twin – twin transfusion syndrome. Am J Obstet Gynecol 2000;183:1023-1028.

Patten RM, Mack LA, Harvey D, et al: Disparity of amniotic fluid volume and fetal size: Problem of the stuck twin—US studies. Radiology 1989; 172:153-157.

Reisner DP, Mahony BS, Petty CN, et al: Stuck twin syndrome: Outcome in thirty – seven consecutive cases. Am J Obstet Gynecol 1993; 169: 991-995.

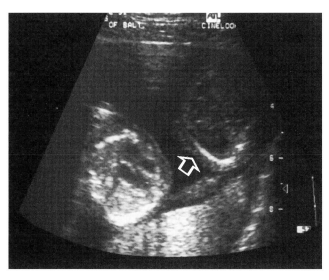

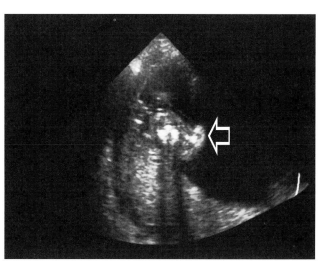

图 12.5.1 "贴附"胎儿。明显的单羊膜囊双胎,羊水过多。双胎中小的一个胎儿没有胎动,仔细检查可以看到胎膜贴在小胎儿上(空箭头示)。

图 12.5.2 正面朝上图。"贴附"胎儿(空箭头示)持续贴附在子宫壁上,不会下降到一个从属体位。

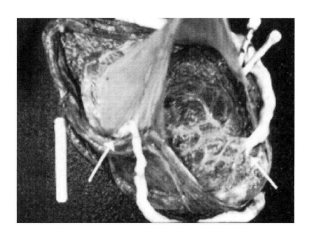

图 12.5.3 一例贴附双胎综合征病例,有单一胎盘。标注了脐带的左侧胎膜插入处(箭头示)。

12.6 双胎输血综合征

流行病学/遗传学

定义 双胎输血综合征是指在单卵双胎、单绒毛膜双胎中可以看到的由于胎盘间血管连接导致的连续并发症。

流行病学 双胎输血综合征发生率占所有双胎妊娠的 5% ~ 15%。然而,急性、严重类型的双胎输血综合征仅见于 1% 的单绒毛膜双胎。

胚胎学 这种妊娠并发症由于胎盘间的动静脉连接导致。血流从供血胎儿流向受血胎儿。供血胎儿有贫血,生长受限,羊水过少。受血胎儿多血,巨大儿,偶尔水肿,羊水过多。

遗传模式 散发病例,只在单卵、单绒毛膜妊娠中发生。

预后 已报道死亡率50% ~ 100%。并发症包括一个胎儿或两个胎儿宫内死亡,早产风险高。对于幸存的双胎,现在认为在双胎之一死亡时的急性血流动力学和缺血性改变基础上,有中枢神系统并发症的风险和其他畸形。

超声检查

超声发现

1. 胎儿

(1)单卵双胎大小不相符。和孕龄相比,一胎(受血胎)大,另外一胎(供血胎)小。

(2)大的胎儿可能出现水肿;可能有胸腔积液,腹腔积液,心包积液,皮肤增厚。可能有肝脾大。受血胎儿的胃泡和膀胱可能较大。

(3)供血胎儿显示双心室肥大,左心室壁强回声。一些受血胎儿可能也显示双心室肥大,心脏增大。

右心室肥大,肺动脉闭锁,三尖瓣反流可能出现在受血胎儿。

(4)供血胎儿脐动脉舒张期血流反向或缺失,受血胎儿脐静脉搏动,预后不良。

2. 羊水量

(1)羊膜——双胎输血综合征只出现在单绒毛膜双胎,但是可能有 2 个羊膜囊。羊膜只有 2 层。

(2)羊水量——羊膜囊可能不相等,小胎儿羊水量少,大胎儿羊水过多(见章节 12.5)。

3. 胎盘:单绒毛膜双羊膜囊妊娠只有一个胎盘,两个羊膜腔之间的膜比较薄,只有因为它只有 2 层。两个胎儿的性别是相同的。大胎儿的脐带比较小胎儿的粗大。可以看到每个胎儿的胎盘供给区域回声不同。较小的胎儿胎盘供应部分回声较强。两个胎儿的胎盘循环间存在血管连接,在胎盘的表面可以通过彩色血流多普勒观察到。血管连接图像有助于制订激光切断血管治疗的计划。三维多普勒可以最好地观察到血管连接。

4. 测量数据:一个胎儿出现 IUGR 的表现。随访研究显示,小的胎儿可以成为受血胎儿,生长模式相反。大的胎儿如果有腹腔积液,可以出现与孕周不吻合的腹围增大。

5. 可识别孕周:综合征可以在妊娠 8 周检测到,但通常在 16 ~ 25 周可以观察到。如果出现在晚孕期,综合征发展很慢,但很严重(15%),存在红细胞压积(7.5g/dL)不同。

难点

1. 在单卵双胎中明显的 TTTS,单羊膜囊双胎可能是双羊膜囊,单卵双胎有贴附双胎供血儿。

2. 一个胎儿羊水过少可能和 TTTS 不相关。

3. 可能出现和 TTTS 不相关的双胎水肿。

鉴别诊断 IUGR 通常出现在没有 TTTS 的所有形式的双胎中。

还需要检查的部位

1. 仔细检查双羊膜囊双卵双胞胎。发现表明双羊膜囊双卵双胎的表现为:①在胎盘中的"双胎峰"标志——胎盘的一部分插入到融合羊膜间;②两个羊膜囊间的膜数大于 2 层;③不同性别的胎儿。这些发现排除了 TTTS 的可能性,因为它们建立了双羊膜囊双卵双胎的诊断。两个胎盘不太可能是单卵双胎,但不是完全不可能,因为可能存在副胎盘。

2. 通过改变孕妇体位,使小胎儿位置下降到依赖地位,寻找羊膜的证据以确保小胎儿不是贴附双胎供血儿。

3. 寻找水肿的其他原因,如心脏疾病或感染。

妊娠管理

需要进行的检查和咨询 因为把 TTTS 从其他类型的贴附双胎中区分开来存在困难,一些作者建议全面评估两个胎儿的染色体异常和对产妇血液进行 TORCH 检查以排除胎儿感染。进行胎儿超声心动图检查评估心脏结构和功能。因为存在早产风险,应咨询新生儿科专家。

胎儿干预 由于极高的死亡率,已经尝试过很多治疗方法,系列的羊水减量和内镜激光手术是改善预后的两种治疗方法。通过 Hecher 等的研究发现,两种方法的总存活率没有不同,但激光治疗的病例中,两个胎儿均存活的比例更高。激光治疗主要的好处是在一个胎儿死亡后,降低另外一个胎儿神经系统并发症的风险。由于提供激光疗法的中心很少,羊水减量可能是最好的初始治疗方法,只对系列羊水减量没有效果的病例转诊接受激光治疗。选择性减胎应该只用结扎或凝固脐带一种方法。

胎儿监测 每周超声多普勒评估是必要的,以检测治疗干预后的改善情况。心脏功能的系列评估可能有助于确定适当的治疗过程。早期发现早产和适当的治疗是妊娠管理的主要组成部分。

终止妊娠 如果早期诊断确立,应和家庭讨论妊娠终止的问题,告知胎儿死亡,以及存活胎儿的发病率的显著风险。

分娩 必须在有完整新生儿科能力的三级中心分娩。

新生儿学

复苏 宫内慢性双胎输血综合征,两个婴儿在出生时常有窒息,需要立即引起注意,以促进自主呼吸,解决出生时窒息。要求有两个专业的复苏团队,每个人都必须准备好处理所得到的血液与相应的婴幼儿独有的红细胞体积问题:供血胎严重贫血和受血胎儿严重红细胞增多症/高血容量。双胎中的两个或一个可出现水肿。

转诊 建议两个婴儿转诊到三级围产中心,在早产,呼吸窘迫,继发于贫血或红细胞增多症的呼吸窘迫。在子宫内转诊是最好的转诊技术。

护理管理 经常遇到呼吸支持,输液,心脏衰竭,围产期窒息,低血糖和早产儿的问题。部分交换输血,纠正贫血和红细胞增多症,通常比简单的输血和放血安全,因为这种方法对循环血容量和心肌功能产生的压力较小。

参考文献

Achiron R, Rabinovitz R, Aboulafia Y, et al: Intrauterine assessment of high - output cardiac failure with spontaneous remission of hydrops fetalis in twin - twin transfusion syndrome: Use of two - dimensional echocardiography, Doppler ultrasound, and color flow mapping. J Clin Ultrasound 1992;20:271-277.

Brown DL, Benson CB, Driscoll SG, Doubilet PM: Twin - twin transfusion syndrome: Sonographic findings. Radiology 1989;170:61-63.

Dickinson JE, Evans SF: Obstetric and perinatal outcomes from the Australian and New Zealand twin - twin transfusion syndrome registry. Am J Obstet Gynecol 2000;182:706-712.

Elliott JP, Urig MA, Clewell WH: Aggressive therapeutic amniocentesis for treatment of twin - twin transfusion syndrome. Obstet Gynecol 1991;77:537-540.

Fesslova V, Villa L, Nava S, et al: Fetal and neonatal echocardiographic findings in twin - twin transfusion syndrome. Am J Obstet Gynecol 1998;179:1056-1062.

Hecher K, Plath H, Bregenzer T, et al: Endoscopic laser surgery versus serial amniocentesis in the treatment of severe twin - twin transfusion syndrome. Am J Obstet Gynecol 1999;180:717-724.

Klebe JG, Inogomar CJ: The fetoplacental circulation during parturition illustrated by the interfetal transfusion sydrome. Pediatrics 1972;49:112-116.

Mari G, Detti L, Oz U, Abuhamad AZ: Long - term outcome in twintwin transfusion syndrome treated with serial aggressive amnioreduction. Am J Obstet Gynecol 2000;183:211-217.

McCulloch K: Neonatal problems in twins. Clin Perinatol 1988;15:141-158.

Milner R, Crombleholme TM: Trouble with twins: Fetoscopic therapy. Semin Perinatal 1999;23:474-483.

Nizard J, Bonnet D, Fermont L, et al: Acquired right heart outflow tract anomaly without systemic hypertension in recipient twin in twin twin transfusion syndrome. Ultrasound Obstet Gynecol 2001;18:669-672.

Pharoah POD, Adi Y: Consequences of in - utero death in a twin pregnancy. Lancet 2000;355:1597-1602.

Rodis JF, Vintzileos AM, Campbell WA, Nochimson DJ: Intrauterine fetal growth in discordant twin gestations. J Ultrasound Med 1990;9:443-448.

Tan KL, Tan R, Tan SH, Tan AM: The twin transfusion sydrome: Clinical observations on 35 affected pairs. Clin Pediatr 1979;18:111-114.

Urig MA, Clewell WH, Elliott JP: Twin - twin transfusion syndrome. Am J Obstet Gynecol 1990;163:1522-1526.

Welsh AW, Taylor D, Cosgrove D, et al: Freehand three - dimensional Doppler demonstration of monochorionic vascular anastomoses in vivo: Preliminary report. Ultrasound Obstet Gynecol 2001;18:317-324.

Yamada A, Kasugai M, Ohno Y, et al: Antenatal diagnosis of twin - twin transfusion syndrome by doppler ultrasound. Obstet Gynecol 1991;78:1058-1061.

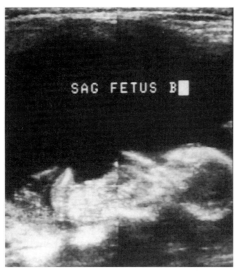

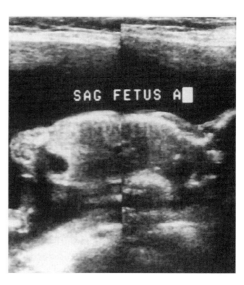

图 12. 6. 1　TTTS。B 胎儿较小,软组织较少。中度羊水过多。这是单羊膜囊双胎,但综合征也可能出现在单绒毛膜双羊膜囊双胎。

图 12. 6. 2　A 胎儿较孕周大,轻度的皮肤增厚,在更加严重的病例中可能出现水肿。

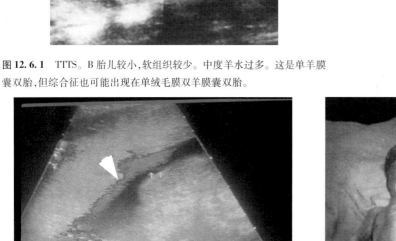

图 12. 6. 3　彩色血流图像显示同卵双胎间的胎盘循环存在较大血管交通,走行在胎盘表面(箭头示)。(见彩图)

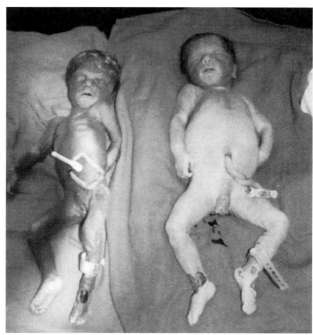

图 12. 6. 4　32 周的 TTTS 双胎,宫内死亡。标注了生长不均匀的尺寸。

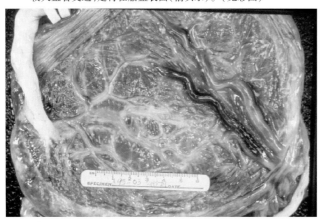

图 12. 6. 5　有一个贴附胎儿的 TTTS 病例的胎盘,显示了在两个胎儿间存在大的交通血管。

（章锦曼　译）

其他异常　　　　　　　　　　第 13 章

13.1　绒毛膜血管瘤

流行病学/遗传学

定义　绒毛膜血管瘤是胎盘的良性血管肿瘤,它是最常见的胎盘内圆形实性包块。

流行病学　孕期胎盘绒毛膜血管瘤的发生率约为 1%。

胚胎学　绒毛膜血管瘤是最常见的胎盘原发肿瘤。

遗传模式　绒毛膜血管瘤是偶发的,不增加以后妊娠的再发风险。

预后　大多数绒毛膜血管瘤是偶然发现的,很少见,可能合并继发性的胎儿水肿。

超声检查

超声发现

1.**胎儿**:通常胎儿是正常的。在少见的情况下,由于胎盘绒毛膜血管瘤类似动静脉畸形,分流血液,胎儿会出现严重贫血、水肿。最早期的表现是肝脾大、少量心包积液,随后出现胸腔积液、腹水以及全身皮肤水肿。

2.**羊水**:较大的绒毛膜血管瘤可引起羊水量增加。

3.**胎盘**:绒毛膜血管瘤内含有丰富的血管。肿块多发生于靠近胎盘近脐带入口处,突向羊膜腔。肿瘤内血管变异多样,彩色多普勒超声能显示其内动脉血流与动静脉畸形并存。包块内动脉血流越丰富,胎儿发生羊水过多和水肿等并发症的可能性越大。

4.**测量数据**:胎儿贫血通常会伴随宫内生长受

限。如果绒毛膜血管瘤包块小于 6cm,通常不出现并发症。

5.**可识别孕周**:据报道最早检测到绒毛膜血管瘤是在妊娠 15 周,但大多数发生在更晚的孕周。

难点

1.静脉湖 —— 通过超声多普勒和彩色血流显像不能检测到静脉湖内的静脉血流。仔细观察实时图像可以看到血红细胞的细微运动。静脉湖常位于胎盘边缘并突向羊膜腔。

2.绒毛膜血管瘤可能位于胎儿一侧,被误认为是胎儿肿块,如骶尾部畸胎瘤。

鉴别诊断

1.胎盘形成前血肿——起源于胎盘表面的包块,与绒毛膜血管瘤有相同的超声特征,通过实时或多普勒成像不能检测到血流信号。

2.胎盘表面的胎盘湖——显而易见的包块,实时成像可以看到静脉血流,多普勒成像不能检测到血流信号。

3.胎盘囊肿——胎盘表面的囊肿,基底部是实性成分,可以看到一个圆形、外围有薄膜包绕、内部为无回声的囊肿。这些囊肿可能是溶解的血肿。

还需要检查的部位　检查胎儿是否有宫内生长受限,以及查找心脏衰竭的证据。

妊娠管理

需要进行的检查和咨询　无须进一步的检查,如果胎儿存在并发症,有必要进行咨询。

胎儿宫内干预　无。

胎儿监测　需要系列的超声检查检测胎儿水肿

的早期迹象和羊水量。必须有规律地评估胎儿生长状况。胎儿水肿会诱发早产。如果没有并发症,对其进行积极干预是不恰当的,因为许多这种病变会自发消失。

妊娠进程 绒毛膜血管瘤在很少见的情况下,增加宫内生长迟缓、胎儿水肿以及羊水过多的风险。

终止妊娠 如果选择终止妊娠,必须娩出完整的胎儿和胎盘,以证实超声诊断。

分娩 如果没有胎儿并发症,不需要在三级医疗中心分娩。如果妊娠合并羊水过多或者胎儿水肿,有可能导致早产时,最好在三级医疗中心分娩。

新生儿学

复苏 除非胎儿出现贫血和(或)者水肿时才有必要去采取具体的复苏措施(见章节13.2)。

转诊 除非胎儿疾病延续到婴儿出生后,否则不需进行新生儿转诊。

护理管理 只有水肿胎儿出生后的新生儿,才需要对新生儿进行特殊的护理(见章节13.2)。

参考文献

Chazotte C, Girz B, Koenigsberg M, Cohen WR: Spontaneous infarction of placental chorioangioma and associated regression of hydrops fetalis. Am J Obstet Gynecol 1990;163:1180-1181.

Dao AH, Rogers CW, Wong SW: Chorioangioma of the placenta: Report of 2 cases with ultrasound study in 1. Obstet Gynecol 1981;57: 46S-48S.

Jauniaux E, Ogle R: Color Doppler imaging in the diagnosis and management of chorioangiomas. Ultrasound Obstet Gynecol 2000;15: 463-467.

Tonkin IL, Setzer ES, Ermocilla R: Placental chorioangioma: A rare cause of congestive heart failure and hydrops fetalis in the newborn. Am J Roentgenol 1980;134:181-183.

Van Wering JH, Van Der Slikke JW: Prenatal diagnosis of chorioangioma associated with polyhydramnios using ultrasound. Eur J Obstet Gynecol Reprod Biol 1985;19:255-259.

Wolfe BK, Wallace JHK: Pitfall to avoid: Chorioangioma of the placenta simulating fetal tumor. J Clin Ultrasound 1987;15:405-408.

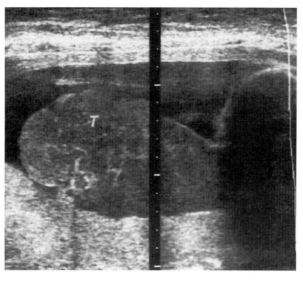

图13.1.1 源自胎盘的巨大包块(T),超声彩色血流显像可见到包块内的动脉,尽管包块很大,但没有出现胎儿水肿。

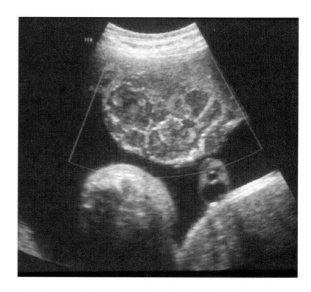

图13.1.2 另一个绒毛膜血管瘤的例子。这个来自胎盘的肿块,它通过实时超声检查可发现肿块内有很多的动脉,并通过彩色多普勒确定其内有丰富血流信号。

13.2 非免疫性胎儿水肿

流行病学/遗传学

定义 胎儿水肿是指液体积聚在胎儿的重要腔隙和（或）软组织水肿。如果没有胎儿与孕妇的血型不合证据，就是非免疫性水肿的特征。大部分情况下水肿的定义包括了孤立的胎儿腹腔积液。

流行病学 发生率在新生儿中约为 1/3500 ~ 1/2500。

胚胎学 胎儿水肿的原因多样，包括多种孕妇、胎儿和胎盘的疾病。Holzgreve 等在表 13.2.1 中罗列了一些与胎儿水肿有关的原因。

表 13.2.1　非免疫性胎儿水肿的原因

原因	具体原因
心脏血管	快速性心律失常
	先天的心肌梗死
	解剖学缺陷
	心肌炎
	心肌炎（柯萨其病毒或巨细胞病毒）
染色体	唐氏综合征（21 – 三体综合征）
	其他三体综合征
	特纳综合征
	三倍体
畸形并发症	致死性侏儒
	先天性多关节挛缩
	骨发育不全
	软骨发育不全
	Neu-Laxova 综合征
	隐性水囊状淋巴管瘤
双胎妊娠	双胎输血综合征
血液科恶性疾病	α – 地中海贫血
	动静脉畸形（如，大血管肿瘤）
	G6PD 缺乏症
	胸腔积液
呼吸器官	膈疝
	肺囊性腺瘤
	纵隔畸胎瘤
胃肠	空肠闭锁
	肠梗阻
	胎粪腹膜炎

续表

原因	具体原因
肝	多囊肝
	胆道闭锁
	肝血管畸形
母源的	严重的糖尿病
	严重贫血
	低蛋白血症
胎盘脐带	绒毛膜血管瘤
	母胎输血
	胎盘和脐静脉血栓
	脐带黏液瘤
用药	产前吲哚美辛（预防早产，导致胎儿动脉导管未闭和继发的胎儿非免疫性水肿）
感染	巨细胞病毒
	弓形虫病
	梅毒
	先天性肝炎
	单纯疱疹病毒 I 型
	风疹
其他	先天性淋巴水肿
	先天性胸腔积液或乳糜胸
	骶尾部畸胎瘤

注：Modified from Holzgreve W，Holzgreve B，Curry CI：Nonimmune hydrops fetalis：diagnosis and management. Semin Perinatol 1985；9：57. CMV，cytomegalovirus；G6PD，glucose-6-phosphate dehydrogenase；NIHF，nonimmune hydrops fetalis.

遗传模式 病因多样，从散发到再发风险 25% 的孟德尔疾病均有。对不能确定的病因，需要咨询时，凭经验估计的再发风险约 5%。

超声检查

超声发现

1. *胎儿*：需要存在两种以上的超声发现，如胎儿腹水、胸腔积液、心包积液或皮肤增厚。通常最早的发现的是心包积液。

2. *羊水*：羊水过多是常见的，与水肿的原因有关。

3. *胎盘*：常有胎盘增厚，取决于引起水肿的原因，如 Rh 血型不合，绒毛膜血管瘤等。

4. *测量数据*：测量数据各异，取决于水肿的原因。

5. *可识别孕周*：取决于病因——可在妊娠 13 周

出现水囊状淋巴瘤。

难点

1. 孤立的胎儿腹水,心包积液,皮肤增厚或胸腔积液,不同的病因预后不同,但它们可先于水肿出现。

2. 假心包积液——在心脏周围脂肪层可能会被误认为是早期心包积液。

3. 假腹水——少量腹腔液可能为腹壁周围的脂肪或肌肉,而不是液体。

鉴别诊断 四种基本表现中同时出现两种以上,不需要鉴别诊断,Rh 血型不相容合并水肿例外(见章节 13.3)。

关键是要排除血型不相容及其他状况,进行胎儿输血宫内治疗。其他可治疗的疾病,如心律失常,必须在确定产科治疗方案前鉴别清楚。

还需要检查的部位 与水肿相关的身体每个结构都可能异常。可能的原因包括以下几个:

1. 水囊状淋巴管瘤——皮肤增厚形成囊肿,其内可见分隔。

2. 心脏——许多水肿是由于心脏异常引起的。要特别注意胎儿的心率和心律,因为这些结构的异常通常是可以纠正的。

3. 在任何部位出现的包块,特别是骶尾部畸胎瘤和囊性腺瘤样畸形。

4. 感染,例如巨细胞病毒感染导致的红斑。

5. 胎盘绒毛膜血管瘤。

6. 染色体异常,尤其是唐氏综合征。

7. 双胎输血综合征。

妊娠管理

需要进行的检查和咨询 染色体核型分析及胎儿超声心动图检查。表 13.2.2 列出了胎儿水肿孕期并发症的诊断评估步骤。其他咨询取决于胎儿水肿的原因。

表 13.2.2 非免疫性胎儿水肿的产前诊断步骤

诊断方式	诊断试验
非侵入性的	全血细胞计数
	血红蛋白电泳
	Kleihauer-Betke 染色
	梅毒和 TORCH 检测
	胎儿超声心动图

续表

诊断方式	诊断试验
羊膜腔穿刺	胎儿染色体核型
	羊水病毒培养
	甲胎蛋白
	特定的代谢试验
胎血取样	快速核型分析
	血红蛋白链分析
	胎儿血浆分析特异性
	IgM 胎儿血浆白蛋白

胎儿宫内干预 干预措施应在明确诊断后进行。宫内输血成功治愈了继发于细小病毒感染所发生的贫血。有通过穿刺治疗胎儿原发性肺部病灶可以消除胎儿水肿的报道。控制胎儿心律失常是最成功的治愈与之相关胎儿水肿的方法。

胎儿水肿可在孕早期诊断。应该通过绒毛膜穿刺术取样进行染色体核型分析。如果没有发现非整倍体,而且孕妇血清学筛查是低风险的,应在孕 18 周进行详细的超声评估和胎儿超声心动图检查。

胎儿监测 需要尽可能明确诊断。积极的干预措施取决于胎儿的预后。一般情况下,对自发性水肿胎儿不建议干预,因为其死亡率高,并且不能通过提前分娩改善。这些高风险孕妇应该由熟悉胎儿水肿的多种原因的围产学家进行监护。如果病因不明,短期内再次评估,如每隔 2 周检查。这样可能找到造成胎儿水肿的原因。

妊娠进程 胎儿水肿时,羊水过多和先兆子痫的风险显著增加。据报道胎儿死亡率大约为 75% ~ 90%。

终止妊娠 除非产前已经明确诊断,否则应该娩出完整的胎儿,以进行全面的病理分析。

分娩 分娩必须在三级医疗中心进行,因为可能需要进行新生儿复苏。分娩的方式取决于产科状况,但胎儿水肿时,胎儿窘迫的风险高,因此剖宫产的概率相应增高。

新生儿学

复苏 水肿胎儿在分娩过程中耐受性差。他们可出现继发于胎盘病理性改变以及水肿病因所导致的胎儿窒息。除了非常罕见的原因,水肿胎儿都需要立即提供紧急复苏和呼吸支持。分娩后可能需要进行胸腔穿刺术和抽液术来维持足够的通气。如果没有能力监测动脉和静脉血压,补充循环血容量,可能导致胎儿病情恶化。

转诊　因为胎儿水肿死亡风险高,以及需要强有力的诊断评价和治疗技术支持,所以需要强制转诊到三级围产中心。

护理管理　治疗方法由两点决定:水肿状况对胎儿心脏呼吸功能的影响,以及水肿发生的潜在原因。没有出现进一步的血流动力学并发症前消除水肿液是最初的治疗目标。液量限制、利尿、透析、换血疗法已经被成功地使用。

如果产前还没有明确病因,必须明确以促进治疗干预和提供准确的预后和再发风险的咨询。

参考文献

Holzgreve W, Curry CJ, Golbus MS, et al: Investigation of nonimmune hydrops fetalis. Am J Obstet Gynecol 1984;150;805-812.

Holzgreve W, Holzgreve B, Curry CJ: Nonimmune hydrops fetalis: Diagnosis and management. Semin Perinatol 1985;9;52-67.

Hutchinson AA, Drew JH, Yu VY, et al: Nonimmunologic hydrops fetalis: A review of 61 cases. Obstet Gynecol 1982;59;347-352.

Iskarps K, Jauniaix E, Rodeck C: Outcome of nonimmune hydrops fetalis diagnosed during the first half of pregnancy. Obstet Gynecol 1997;90;321-325.

Jauniaux E: Diagnosis and management of early nonimmune hydrops fetalis. Prenat Diagn 1997;17;1261-1268.

Jauniaux E, Van Maldergem L, De Munter C, et al: Nonimmune hydrops fetalis associated with genetic abnormalities. Obstet Gynecol 1990;75;568-572.

Machin GA: Hydrops revisited: Literature review of 1,414 cases published in the 1980s. Am J Med Genet 1989;34;366-390.

McGillivray BC, Hall JG: Nonimmune hydrops fetalis. Pediatr Rev 1987;9;197-202.

Saltzman DH, Frigoletto FD Jr, Harlow BL, et al: Sonographic evaluation of hydrops fetalis. Obstet Gynecol 1989;74;106-111.

Santolaya J, Alley D, Jaffe R, Warsof SL: Antenatal classification of hydropsfetalis. Obstet Gynecol 1992;79;256-259.

Van Maldergem L, Jauniaux E, Fourneau C, Gillerot Y: Genetic causes of hydrops fetalis. Pediatrics 1992;89;81-86.

Watson J, Campbell S: Antenatal evaluation and management of nonimmunehydrops fetalis. Obstet Gynecol 1986;67;589-593.

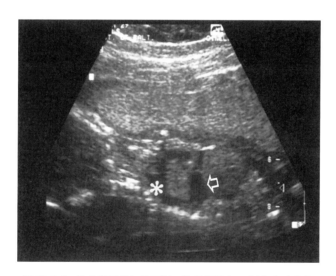

图13.2.1　胎儿躯干的矢状面图。胸腔积液(＊)围绕在胎儿的肺的周围。空箭头示胎儿腹水。

13.3 Rh血型不相容(红细胞同种免疫)

流行病学/遗传学

定义 Rh病是指起因于母亲和胎儿之间的Rh血型不合而引起胎儿溶血的过程。

流行病学 Rh免疫球蛋白出现被动免疫之前,大约1%的妊娠发生胎儿成红细胞增多症。然而,使用Rh免疫球蛋白可以显著减少这种疾病的发生率。

胚胎学 这种疾病的病理机制是继发于母体内抗Rh抗体引起胎儿红细胞溶血,导致重度贫血。这些抗体可以是Rh抗体系统的任何一种成分,C、D和E是更常见的免疫抗原。

遗传模式 遗传因素是胎儿继承并合成了母亲缺乏的那种Rh抗原。如果父亲是Rh抗原纯合子,所有的后代都将遗传其Rh抗原,如果父亲是Rh抗原杂合子,每个胎儿有50%的风险遗传致敏抗原。致敏母亲怀有抗原阳性胎儿则病情更加严重。这种情况经常发生在D抗原(Rh阳性)致敏。

预后 在有经验的中心,对没有水肿的胎儿进行血管内输血,可使其存活率高达95%以上。对已发生水肿的胎儿其生存率降至80%~85%。

超声检查

超声发现

1. 胎儿

(1)严重的Rh血型不相容可出现胎儿水肿。越严重的水肿,预后越差。有皮肤增厚,胸腔积液,心包积液,腹水。肝脏和脾脏增大。监测肝脏长度可评估贫血的严重程度。

(2)可能存在三尖瓣反流。心室壁和室间隔会增厚。

(3)左心室和主动脉的血流速度增高。

(4)多普勒测量大脑中动脉血流速度已被用来预测胎儿贫血的风险。在贫血的胎儿中最大收缩峰速度增加。可以通过监测大脑中动脉最大收缩峰速度指导输血的时间。

2. 羊水:羊水量可能会增加。

3. 胎盘:胎盘增大,回声均匀。

4. 测量数据:尽管躯干围可能会因为胎儿肝脾大和腹水而增大,但胎儿的整体大小低于标准。

5. 可识别孕周:研究表明,最早期的症状可在孕16周发现。反复受累的胎儿,症状出现较早。

难点 心脏周围正常弱回声区域可能会与心包积液混淆。心包积液往往是不对称的。

鉴别诊断 许多其他原因导致的水肿(非免疫性水肿)。对于其他可能原因的讨论,见章节13.2。

还需要检查的部位 寻找水肿的其他原因:①心脏原因;②感染性原因;以及③染色体的原因(章节见13.2)。

妊娠管理

需要进行的检查和咨询 母亲抗体筛查和通过脐带穿刺术评估胎儿血液学状况是诊断检查的重要部分。

胎儿宫内干预 胎儿血管内输血应在有处理Rh疾病经验的医院进行。当胎儿的红细胞比容低于30%的应进行输血治疗。治疗包括脐静脉内单纯输入红细胞浓厚液(70%或更高的血细胞比容)。最好用泮库溴铵(估计胎儿体重0.3mg/kg静脉注射)麻醉胎儿,以防止胎动。

最后胎儿血细胞比容应在45%和50%。每天红细胞比容下降1%需重复输血,但最初需要更频繁地输血,直至胎儿红细胞总量基本达到的所有输入Rh阴性红细胞所必需。

胎儿监测 一旦开始输血治疗,每周应该进行超声评估,观测胎儿水肿细微征象。治疗应该在围产医生的指导下进行。

妊娠进程 在水肿严重的情况下,羊水过多可能是晚期表现。如果不输血,严重水肿的胎儿将发生死亡。

分娩 分娩必须在三级医疗中心进行。分娩方式将依赖于所预测的血红蛋白水平。中度至重度贫血的胎儿可能无法很好地耐受产程,选择性剖宫产可改善胎儿预后。

新生儿学

复苏 一般情况下,多数受到Rh同种免疫胎儿的产程不发生窘迫,因而不需要辅助建立自主呼吸。只有那些具有重度贫血和胎儿水肿例外(具体治疗细节见章节 13.2)。

转诊　有胎儿水肿,重度贫血(血红蛋白低于 10 g/dL),需要出生后 24 小时内换血的(胆红素上升每小时大于 1.5 mg/dL),建议出生后立即转诊到三级围产中心(见章节 13.2 治疗的具体细节)。

检查和确诊　排除与贫血无关,因此不能通过输血治疗的其他原因水肿。应尽早通过获得血红蛋白、球蛋白、网状红细胞计数、白蛋白和胆红素浓度早期评估同种免疫的严重性。

护理管理　及时和有效的心肺适应是最初护理的重点。如果有显著性贫血,及时恢复足够的携氧能力缓解血流动力学压力很重要。如果有水肿前的状态,应怀疑有低蛋白血症。胆红素积聚轻症婴儿可用光疗治疗,而换血适用于中度到重症婴儿(水肿胎儿治疗具体细节见章节 13.2)。

参考文献

Bahado – Singh RO, Oz AU, Hsu DC, et al: Middle cerebral artery Doppler velocimetric deceleration angle as a predictor of fetal anemia in Rh – alloimmunized fetuses without hydrops. Am J Obstet Gynecol 2000;183:746-749.

Benacerraf BR, Frigoletto FD Jr: Sonographic sign for the detection of early fetal ascites in the management of severe isoimmune disease without intrauterine transfusion. Am J Obstet Gynecol 1985;152: 1039-1041.

Bloom RS: Delivery room resuscitation of the newborn. In Fanaroff AA, Martin RJ: Neonatal – Perinatal Medicine: Diseases of the Fetus and Infant. St. Louis: Mosby – Year Book, 2001; pp. 416-439.

Diffi L, Oz V, Guney I: Doppler ultrasound velocimetry for timing the second intrauterine transfusion in fetuses with anemia from red cell alloimmunisation. Am J Obstet Gynecol 2001;185:1048-1051.

Kamp IL, Klumper JCM, Bakkum RSLA: The severity of immune fetal hdrops is predictive of fetal outcome after treatment. Am J Obstet Gynecol 2001;185:668-673.

Oberhoffer R, Grab D, Keckstein J, et al: Cardiac change in fetuses secondary to immune hemolytic anemia and their relation to hemoglobin and catecholamine concentrations in fetal blood. Ultrasound Obstet Gynecol 1999;13:396-400.

Queenan JT: Management of Rh – immunized pregnancies. Prenat Diagn 1999;19:852-855.

Roberts A, Mitchell JM, Lake Y: Ultrasonographic surveillance in red blood cell alloimmunization. Am J Obstet Gynecol 2001;184:1251-1255.

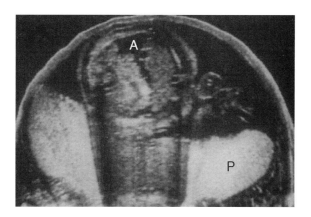

图 13.3.1　一个 Rh 不相容的严重胎儿水肿的横切面。(P)是增厚的胎盘,(A)是胎儿腹水和严重的皮肤增厚。

(贺静　译)

异常超声表现 第 **14** 章

14.1 羊膜片

流行病学/遗传学

定义 条状的菲薄的线状回声漂浮于无回声的羊水中。

流行病学 常见。

胚胎学 见光带类型的分类。

超声检查

超声发现

1. 胎儿：正常，除非是羊膜带综合征引起的畸形。

2. 羊水：在羊水中能观察到光带的不同类型。

(1)羊膜带：菲薄的、弯曲的羊膜紧贴在胎儿上，不易见到。

(2)出血形成的边界：这是一个相对厚一点，略弯曲的羊膜常常起于胎盘的边缘止于子宫的另一边缘。当把增益调高时，附在隔膜上的低回声带增强。陈旧的积血，由于有蛋白质的沉积，回声稍高于正常的羊水回声，当增强增益时，回声明显增强。

(3)双胎妊娠间隔膜：当其中一个孕囊枯萎时，孕囊边界可见，残留的孕囊边界光滑、弯曲，包绕一个小空间。两孕囊间隔膜进入胎盘处形成"双胎峰"。

(4)羊膜片：如果子宫腔在孕前有粘连，孕囊种植在子宫内膜内，随孕囊生长，羊膜和绒毛膜包绕粘连带，形成羊膜和绒毛膜的双层隔膜。一个小的圆形突起突向羊膜腔，可能为封闭的粘连带。羊膜片，到目前为止，无病理意义。

(5)胎盘囊肿：胎盘囊肿位于胎盘的表面，突向羊水中。在囊肿的胎盘面可见一实性组织。胎盘囊肿可能是由胎盘出血引起的。

(6)未融合的羊膜：羊膜和绒毛膜在孕 12 ~ 13 周前分离，12 ~ 13 周以后融合，偶尔可延长至孕 17 周以后融合。部分行羊膜腔穿刺的患者穿刺时，血液流入羊膜与绒毛膜的间隙，导致羊膜和绒毛膜分离，这可能会导致胎儿早产。

(7)绒毛膜下的透亮区：胎盘下方的低回声区域，可能为沉积的华通氏胶或者静脉丛。在可疑的低回声区域，在动态实时下可见血液流动的为静脉丛。

胎盘：在双绒毛膜性双羊膜囊性双胎中，胎盘将会延伸至双胎间隔膜的基底部形成双胎峰。

3. 测量数据：正常。

4. 可识别孕周：在孕 13 周，阴道探头可以发现。

还需要检查的部位 进一步观察胎儿体壁是否完整，排外羊膜带综合征。

妊娠管理

需要进行的检查和咨询 如无胎儿的系统畸形，不需要进一步评估。如有特定的畸形表现，则需进一步咨询评估。

胎儿监测 按期产检。

终止妊娠 除非胎儿有结构异常，否则不需要终止妊娠。

分娩 分娩的时机取决于胎儿是否存在胎儿结构畸形。

参考文献

Benacerraf BR, Frigoletto FD Jr: Sonographic observation of amniotic rupture without amniotic band syndrome. J Ultrasound Med 1992;11:109-111.

Burrows PE, Lyons EA, Phillips HJ, Oates I: Intrauterine membranes: Sonographic findings and clinical significance. J Clin Ultrasound 1982; 10:1-8.

Burton DJ, Filly RA: Sonographic diagnosis of the amniotic band syndrome. Am J Roentgenol 1991;156:555-558.

Finberg HJ: Uterine synechiae in pregnancy: Expanded criteria for recognition and clinical significance in 28 cases. J Ultrasound Med 1991;10:547-555.

Herbert WN, Seeds JW, Cefalo RC, Bowes WA: Prenatal detection of intraamniotic bands: Implications and management. Obstet Gynecol 1985; 65:36S-38S.

Jeanty P, Lacirica R, Luna SK: Extra – amniotic pregnancy: A trip to the extraembryonic coelom. J Ultrasound Med 1990;9:733-736.

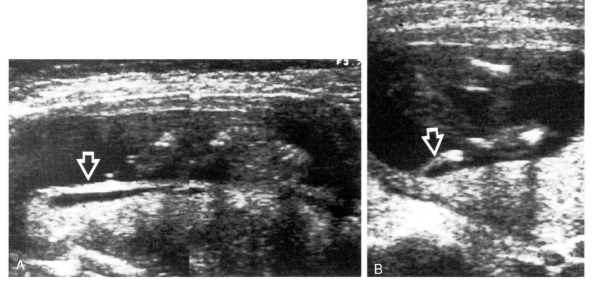

图 14.1.1 羊膜片:为羊膜和绒毛膜组成的双层结构,包绕粘连带形成,在矢状面上,显示为长条形(见左图),在横段面上显示为短线状,因为它有一个圆形小折返终止于粘连带。

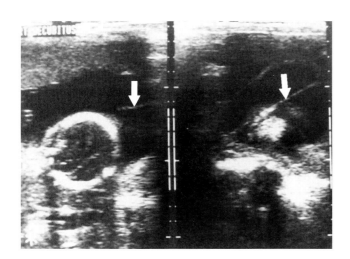

图 14.1.2 羊膜带:这种薄的羊膜带能在胎儿躯干附近发现或可见缠绕在胎儿手臂上,这种类型的羊膜带主要是由于早孕期羊膜破裂引起。

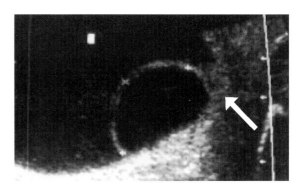

图 14.1.3 在双绒毛膜性双羊膜囊性双胎中,孕囊枯萎后留下一个空孕囊。标记的地方为双胎峰进入胎盘处两层绒毛膜。这种表面上为一层的隔膜,实际由4层结构组成,为2层羊膜,2层绒毛膜(箭头示)。

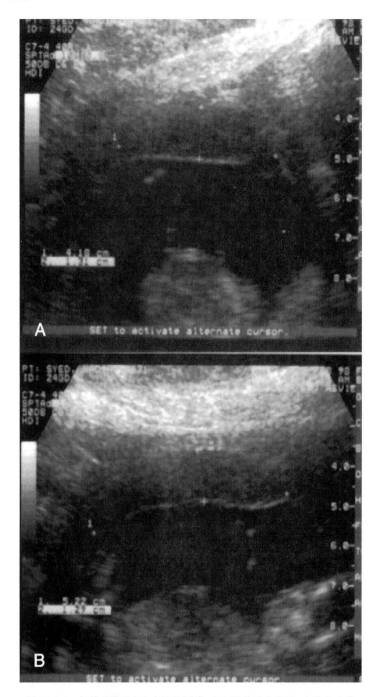

图 14.1.4   与绒毛膜下出血有关的隔膜:出血沿着胎盘发展,血液的声像随时间的改变而不同,在不增加增益的情况下,血液回声近似于无回声。标注为接近隔膜的与出血有关的弱回声。

14.2 脐带囊肿

流行病学/遗传学

定义 来自于脐带的囊肿。

流行病学 很少见,尚无流行病调查报道。

胚胎学 持续的脐带囊肿见于以下情况:①脐带形成时,原始尿囊的遗迹;②肠系膜导管的囊性扩张,也为胚胎遗迹;③华通氏胶的囊性变,华通氏胶包绕脐带的四周形成。

遗传模式 无遗传性。

预后 单纯的脐带囊肿,无临床意义,如果合并胎儿畸形及脐带畸形则有意义。

超声检查

超声发现

1. 胎儿:无异常。

2. 羊水:正常。

3. 胎盘:正常;一个或多个起源于脐带的无回声囊肿,一般位于脐带胎儿端,大小从几毫米至5 cm不等。

4. 测量数据:正常。

5. 可识别孕周:中孕期。

难点 在某些个体中,华通氏胶比较明显,形成一个较厚的低回声区域包绕脐带,会被误认为脐带囊肿。

鉴别诊断

1. 脐带肿瘤:内部有回声,彩色多普勒超声显示有血流信号,囊性部分位于肿块内部。

2. 脐带动脉瘤:彩色多普勒表现为无搏动,杂乱的血流信号,"囊肿"壁可能为钙化的血管壁。

3. 脐带假性囊肿:囊腔由变性的华通氏胶形成,囊壁无上皮细胞。如果只有一个囊肿,超声显像无法与尿囊囊肿相鉴别。假性囊肿通常是多个的,而且预后不良。它常常与胎儿宫内生长受限,染色体异常,特别18-三体相关。假性囊肿通常在中孕期出现,在24周以后消失。囊肿在早孕期一过性出现预后良好,无不良妊娠结局。

4. 卵黄管囊肿:囊肿沿肠祥分布,与麦克尔憩室相连。

5. 膀胱尿囊囊肿:脐带囊肿与胎儿膀胱相连,并在膀胱与囊肿之间见一交通道(脐尿管),图像呈"哑铃状"。

6. 脐带血管瘤:表现为强回声的脐带包块,伴随整条脐带的水肿。

7. 脐带血管黏液瘤:包块包绕脐带,中心为囊性,包膜厚而不规则,整条脐带明显增粗。

8. 脐带血肿:通常有羊膜腔穿刺及经皮脐血穿刺的病史,表现为源自脐带的强回声的不规则包块,随脐动脉搏动而搏动。

还需要检查的部位

1. 脐带囊肿及脐膨出与胎儿染色体异常相关。

2. 脐尿管囊肿常伴随尿囊囊肿,脐尿管囊肿表现为位于胎儿膀胱与脐之间的囊肿,尿囊囊肿常与脐尿管囊肿同时出现。

妊娠管理

需要进行的检查和咨询 如果胎儿脐膨出与尿囊囊肿同时出现,胎儿应行染色体检查。

胎儿监测 应密切超声随访,增大的尿囊囊肿使脐带受压,已有报道多普勒超声提示引起胎儿心脏舒张末期容积降低。

妊娠进程 无特异性。

分娩 分娩后确保脐带送病理检查。

参考文献

Battaglia C, Artini PG, D'Ambrogio G, Genazzani AR: Cord vessel compression by an expanding allantoic cyst: Case report. Ultrasound Obstet Gynecol 1992;2:58-60.

Casola G, Scheible W, Leopold GR: Large umbilical cord: A normal finding in some fetuses. Radiology 1985;156:181-182.

Fortune DW, Ostor AG: Umbilical artery aneurysm. Am J Obstet Gynecol 1978;131:339-340.

Frazier HA, Guerrieri JP, Thomas RL, Christenson PJ: The detection of a patent urachus and allantoic cyst of the umbilical cord on prenatal ultrasonography. J Ultrasound Med 1992;11:117-120.

Ghidini A, Romero R, Eisen RN, et al: Umbilical cord hemangioma: Prenatal identification and review of the literature. J Ultrasound Med 1990; 9:297-300.

Harp J, Rouse GA, De Lange M: Sonographic prenatal diagnosis of allantoic cyst. J Dent Maxillofac Surg 1992;8:28-32.

Iaccarino M, Baldi F, Persico O, Palagiano A: Ultrasonographic and pathologic study of mucoid degeneration of umbilical cord. J Clin Ultrasound 1986;14:127-129.

Jauniaux E, Campbell S, Vyas S: The use of color Doppler imaging for prenatal diagnosis of umbilical cord anomalies: Report of three cases. Am J Obstet Gynecol 1989;161:1195-1197.

Jauniaux E, Moscoso G, Chitty L, et al: An angiomyxoma involving the whole length of the umbilical cord: Prenatal diagnosis by ultrasonography. J Ultrasound Med 1990;9:419-422.

Jeanty P: Fetal and funicular vascular anomalies: Identification with prenatal US. Radiology 1989;173:367-370.

Jones TB, Sorokin Y, Bhatia R, et al: Single umbilical artery: Accurate diagnosis? Am J Obstet Gynecol 1993;169:538-540.

Kalter CS, Williams MC, Vaughn V, Spellacy WN: Sonographic diagnosis of a large umbilical cord pseudocyst. J Ultrasound Med 1994; 13:487-489.

Middleton MA, Middleton WD, Wiele K: Case Report 2: Allantoic cyst of the umbilical cord. Am J Roentgenol 1989;152:1324-1325.

Morin LR: Sonography of umbilical cord hematoma. Am J Roentgenol 1991;156:1115.

Nyberg DA, Mahony BS, Luthy D, Kapur R: Single umbilical artery: Prenatal detection of concurrent anomalies. J Ultrasound Med 1991; 10:247-253.

Nyberg DA, Shepard T, Mack LA, et al: Significance of a single umbilical artery in fetuses with central nervous system malformations. J Ultrasound Med 1988;7:265-273.

Pollack MS, Bound LM: Hemangioma of the umbilical cord: Sonographic appearance. J Ultrasound Med 1989;8:163-166.

Rempen A: Sonographic first-trimester diagnosis of umbilical cord cyst. J Clin Ultrasound 1989;17:53-55.

Resta RG, Luthy DA, Mahony BS: Umbilical cord hemangioma associated with extremely high alpha-fetoprotein levels. Obstet Gynecol 1988;72:488-491.

Rosenberg JC, Chervenak FA, Walker BA, et al: Antenatal sonographic appearance of omphalomesenteric duct cyst. J Ultrasound Med 1986; 5:719-720.

Ruvinsky ED, Wiley TL, Morrison JC, Blake PG: In utero diagnosis of umbilical cord hematoma by ultrasonography. Am J Obstet Gynecol 1981;140:833-834.

Sachs L, Fourcroy JL, Wenzel DJ, et al: Prenatal detection of umbilical cord allantoic cyst. Radiology 1982;145:445-446.

Satge DCL, Larcmund M, Chenad MR: An umbilical cord teratoma in a 17-week-old fetus. Prenat Diagn 2001;21:284-288.

Sepulveda W, Gutierrez J, Sanchez J, et al: Pseudocyst of the umbilical cord: Prenatal sonographic appearance and clinical significance. Obstet Gynecol 1999;93:377-381.

Sepulveda W, Leible S, Ulloa A, et al: Clinical significance of first trimester umbilical cord cysts. J Ultrasound Med 1999;18:95-99.

Shukanami K, Tsuji T, Kostsuji F: Prenatal sonographic features of vesicoalloantoic cyst. Ultrasound Obstet Gynecol 2000;15:545-546.

Siddiqi TA, Bendon R, Schultz DM, Miodovnik M: Umbilical artery aneurysm: Prenatal diagnosis and management. Obstet Gynecol 1992; 80:530-533.

Sutro WH, Tuck SM, Loesevitz A, et al: Prenatal observation of umbilical cord hematoma. Am J Roentgenol 1984;142:801-802.

Vesce F, Guerrini P, Perri G, et al: Ultrasonographic diagnosis of ectasia of the umbilical vein. J Clin Ultrasound 1987;15:346-349.

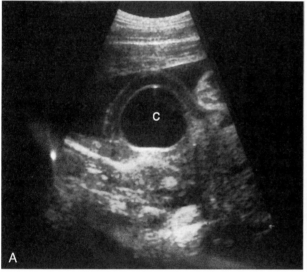
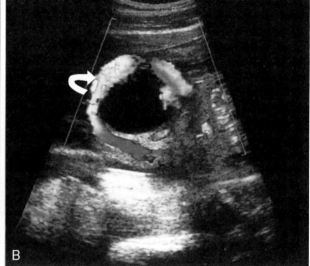

图14.2.1 A. 脐带尿囊囊肿,为单发,无回声囊肿,接近胎儿腹壁(C)。B. 彩色多普勒用于鉴别脐带囊肿与脐带(弯箭头示)。

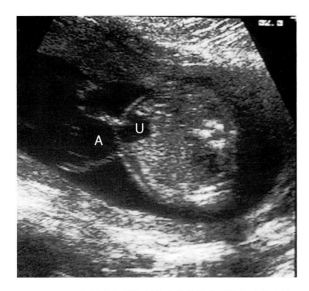

图 **14.2.2** 膀胱尿囊囊肿:紧临脐带的尿囊囊肿(A)进入胎儿腹部与脐尿管囊肿(U)相连。

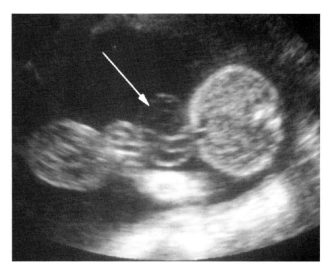

图 **14.2.3** 在一个18-三体患儿中,增厚的脐带上显示过多华通胶形成脐带囊肿(箭头示)。

14.3 胎儿宫内生长受限(IUGR)

流行病学/遗传学

定义 关于胎儿生长受限有各种不同的定义。包括:足月产新生儿出生体重低于2500g,出生体重低于相应胎龄第3个百分位,出生体重低于相应胎龄第10个百分位,或者出生体重低于相应胎龄平均值的2个标准差。最常用的定义是出生体重低于相应胎龄的第10个百分位。

流行病学 IUGR根据定义的不同,在所有妊娠中的发病率占3%~10%。

胚胎学 生长迟缓的胎儿可能是由于慢性胎盘功能不足,药物的使用,环境因素,先天性感染,潜在生长基因缺陷。胎儿生长受限由于营养不足,营养优先分配至头部(非对称性生长受限)。早期或非对称性胎儿生长受限常建议排外染色体畸形,比如说18-三体,三倍体或者第7号、14号染色体母源性单亲二倍体,或者是致死性骨骼发育不全,小头畸形提示宫内感染或中枢神经系统畸形。

遗传 反复发生的胎儿宫内生长受限常提示潜在的母体身体状况。目前,尚无基因基础支持IUGR。健康的低于同孕龄的新生儿(小于胎龄儿)可能是由于未知基因的影响。

预后 IUGR新生儿围产期死亡率比正常高出4~6倍,生存婴儿中,有明显缺陷的高达50%,长期严重缺血缺氧减低了胎儿血供,表现为胎儿脐动脉断流、倒流,常导致胎儿慢性智力损伤,身高低于正常。

超声检查

超声发现
1. **胎儿**:体重下降,肝脏体积减小,肠回声增强。
2. **羊水**:通常减少,如果羊水增加,要考虑有染色体异常的可能性。
3. **胎盘**
(1)通常小而薄。
(2)如果增大,变厚,有切迹,考虑有三倍体。
(3)在孕34~36周以前出现胎盘Ⅲ级,常为血管源性IUGR的征兆或表现,或者是母亲高血压或胎盘梗死所致。

4. **测量数据**:胎儿体重由胎儿腹围,双顶径,头围,股骨长度各值进行估计。各种估测体重的公式均使用腹围结合其他参数来计算。三种不同的生长模式如下所述:
(1)对称型:所有测量数据均小于早孕期超声测量值,且受孕日期和早期临床检查数值明确。
(2)非对称型:头部测量值达标或与孕龄相差不多,腹部测量值与同胎龄相比小2周或低于第10个百分位(这种类型多与胎儿结构畸形相关,新生儿并发症的风险增加)。
(3)股骨正常型:头部和腹部的测量值小于正常,股骨和小脑的测量值正常。如果孕龄不确切,除股骨测量值正常外,其余测量值与股骨测量值相比均小3周或4周,可诊断为IUGR。

5. **可识别孕周**:孕15周时检出,常与染色体异常有关,在孕28周至32周检出常与孕妇先兆子痫及妊高征有关。

难点
1. 当一个孕妇超声测量值提示小于孕龄,且孕龄为不确定的末次月经推算的,鉴别很困难。此时,超声提示胎儿羊水过少和异常的脐动脉血流频谱及生物物理评分等,为诊断IUGR提供依据。

2. 与家族遗传性小于胎龄儿很难鉴别。如有家族遗传性小胎龄儿史,羊水量正常,胎儿生物物理评分正常,脐动脉血流频谱正常则提示为一个正常的胎儿。

3. 超声测量腹围的标准切面非常重要,胎儿体重的估算非常依赖腹围测量值。在小于胎龄儿的体重估算中,即使最熟练的超声医师,测量误差范围也为±1g到200 g/1000 g。四肢长骨正常的IUGR胎儿在超声检查时容易漏诊。

鉴别诊断
1. 胎龄不准与正常的胎儿。
2. 正常的小于胎龄儿。

还需要检查的部位
1. 胎儿健康测试:①胎儿生物物理评分包括无应激试验;②胎儿脐动脉和大脑中动脉血流频谱检测;③羊水指数。
2. 早期IUGR观察内容:

(1)染色体异常的表现:①18 - 三体:脉络丛囊肿,紧握拳,足内翻,神经嵴异常和先天性心脏病;②三倍体:有锯齿样的大胎盘,非匀称型的 IUGR,小下颌畸形,腭裂,手足畸形,脑积水,神经管异常;③13 - 三体:前脑无裂畸形,面部畸形,脐膨出,多囊性发育不良肾,手足异常,先天性心脏病。

(2)非染色体性综合征:①巨细胞病毒感染:肝脾肿大,小头畸形伴随侧脑室扩张,脑积水;②Neu-Laxova 综合征:小头畸形,小下颌畸形,眼球突出,关节挛缩,皮肤水肿,心脏异常,唇裂,羊水过多;③Cornelia de Lange 综合征:小下颌畸形,手指弯曲变形,短肢,尿道下裂,睾丸未降;④胎儿酒精综合征:心脏异常,小头畸形,小下颌畸形及唇腭裂(见章节10.1)。

妊娠管理

需要进行的检查和咨询 在不典型的 IUGR 病例中,应同时行胎儿染色体的检测及母体血清 TORCH(包括弓形虫感染,其他感染、风疹病毒感染、巨细胞病毒感染,单纯疱疹病毒感染)滴度检查。

胎儿宫内干预 羊水中进行氨基酸注射或胎儿脐静脉直接注射氨基酸已经在尝试研究中。但迄今为止,这些方法不适合临床推广。

胎儿监测 IUGR 胎儿应由围产医学医师参与管理。及时给予胎儿胎儿宫内评估,比如个体化的无应激试验,胎儿生物物理评分。当胎儿肺成熟以后,尽早地结束分娩是 IUGR 的处理方法。

妊娠进程 IUGR 使胎儿死产和中枢神经系统缺氧的风险增加,迟发性羊水过少是严重性 IUGR 的表现。

终止妊娠 不主张终止妊娠。

分娩 分娩的地点应选择在有能力应对早产儿及缺乏抵抗力的新生儿的机构。

新生儿学

复苏 生长迟缓的胎儿,通常抵抗分娩时的能力要弱一些,比起正常新生儿更易发生窒息。因此他们需要尽早复苏,特别是早产儿和过期产儿。生长迟缓越严重的新生儿,窒息的风险越高。借助一些特殊仪器护理生长迟缓的新生儿是必要的。

转诊 转诊三级围产期医学中心的新生儿的适应证:极低体重儿(低于 1.5kg),低孕周(低于 32周);伴威胁生命的疾病及器官畸形。转诊途中的护理将根据转诊儿的病情决定。

检查和确诊 由于有许多可能的病因导致 IUGR,且这些病因不能被明确排除。因此在分娩前要确定病因是很困难的,同时病因的确定又非常重要。在一系列大规模的 IUGR 系列研究中,一半以上的病例不能找出明确的病因。认真细致的体格检查及母体社会关系,用药史,孕产史的回顾是诊断的关键。进一步的评估:通过血清学检测、放射学检查、生化检查、染色体核型分析,结合病史和体格检查进行综合评估。

护理管理 产后新生儿护理主要是稳定患儿的心肺功能及新生儿窒息后的复苏。总体来讲,IUGR 新生儿更倾向于关注窒息后心脏和中枢神经系统的损伤综合征,包括低血糖、红细胞增多症、凝血因子缺乏症。其他的新生儿疾病取决于胎儿生长迟缓的病因,因此根据病因诊断的不同,护理要求也不同。

参考文献

Barros FC, Huttly SR, Victora CG, et al: Comparison of the causes and consequences of prematurity and intrauterine growth retardation: A longitudinal study in southern Brazil. Pediatrics 1992;90;238-244.

Benson CB, Boswell SB, Brown DL, et al: Improved prediction of intrauterinegrowth retardation with use of multiple parameters. Radiology 1988;168;7-12.

Brown HL, Miller JM Jr, Gabert HA, Kissling G: Ultrasonic recognition of the small - for - gestational - age fetus. Obstet Gynecol 1987;69: 631-635.

Dashe J, McIntire DD, Lucas MJ, Leveno KJ: Effects of symmetric and asymmetric fetal growth on pregnancy outcomes. Obstet Gynecol 2000; 96;321-328.

Davies BR, Casanueva E, Arroyo P: Placentas of small - for - dates infants: A small controlled series from Mexico City, Mexico. Am J Obstet Gynecol 1984;149;731-736.

Gembruch U, Gortner L: Perinatal aspects of preterm intrauterine growth restriction. Ultrasound Obstet Gynecol 1998;11:233-239.

Gulmezoglu AM, Ekici E: Sonographic diagnosis of Neu - Laxova syndrome. J Clin Ultrasound 1994;22:48-51.

Khoury MJ, Erickson JD, Cordero JF, McCarthy BJ: Congenital malformations and intrauterine growth retardation: A population study. Pediatrics 1988;82;83-90.

Kramer MS, Olivier M, McLean FH, et al: Impact of intrauterine growth retardation and body proportionality on fetal and neonatal outcome. Pediatrics 1990;86;707-713.

Langlois S, Yong SL, Wilson RD, et al: Prenatal and postnatal growth failure associated with maternal heterodisomy for chromosome 7. J Med Genet 1995;32;871-875.

Medchill MT, Peterson CM, Kreinick C, Garbaciak J: Prediction of estimated fetal weight in extremely low birth weight neonates (500-1000 g). Obstet Gynecol 1991;78;286-290.

Miyoshi O, Hayashi S, Fujimoto M, et al: Maternal uniparental disomy for chromosome 14 in a boy with intrauterine growth retardation. J Hum Genet 1998;43;138-142.

Ott WJ: Defining altered fetal growth by second - trimester sonography. Obstet Gynecol 1990;75;1053-1059.

Tretter AE, Sanders RC, Meyers CM, et al: Antenatal diagnosis of lethal skeletal dysplasias. Am J Med Genet 1998;75;518-522.

Villar J, de Onis M, Kestler E, et al: The differential neonatal morbidity of the intrauterine growth retardation syndrome. Am J Obstet Gynecol 1990;163:151-157.

Warshaw JB: Intrauterine growth retardation. Pediatr Rev 1986;8:107-114.

Weinerroither A, Steiner H, Tomaselli J: Intrauterine blood flow and long –term intellectual, neurologic and social development. Obstet Gynecol 2001;97:449-453.

Yogman MW, Kraemer HC, Kindlon D, et al: Identification of intrauterine growth retardation among low birth weight preterm infants. J Pediatr 1989;115:799-807.

14.4 巨大儿

流行病学/遗传学

定义 足月产胎儿出生体重为 4500g 或较大（4000g 或母亲为糖尿病患者的大胎儿）或者足月产胎儿体重在同孕龄体重的第 90 个百分位以上。

流行病学 巨大儿的发生率为 1% ~ 2%。明显的危险因素为高龄、多产妇、肥胖、孕妇糖尿病、孕龄超过 42 周。

胚胎学 巨大儿的发病机制不明确，孕妇葡萄糖耐量降低（妊娠期糖尿病或糖尿病）发生巨大儿并发症的风险增高。

遗传 尽管无明确的遗传机制，但有过巨大儿生产史的孕妇再次妊娠中发生巨大儿的风险会增加。

预后 关于分娩，如无产伤或贝－威综合征等疾病诊断，远期预后良好。

超声检查

超声发现

1. 胎儿

皮肤增厚，皮下常常出现无回声区，类似水肿的声像图。胎儿的面颊大，面颊间距离增大。

2. 羊水：羊水常轻度增加。

3. 胎盘：胎盘通常无改变，如果是继发于糖尿病的巨大儿则胎盘会增大。

4. 测量数据

（1）所有的测量数据均增大，特别是腹围测值，常大于正常值（在第 90 个百分位以上）；

（2）脸颊间距离很有帮助：胎儿肥厚的脸颊常提示为巨大儿，一项在孕 35 周的研究中，它的测量比孕 38 周诊断巨大儿更为敏感；

（3）能测量胎儿大腿和手臂上的软组织厚度及大腿软组织厚度与股骨长度的比值，但是尚不能证明能够预测巨大儿。

5. 可识别孕周：胎儿体重的增加首先出现于孕 28 周前后，但羊水过多可能先出现。

难点 巨大儿的体重估测值误差可达 700g。

鉴别诊断

1. 皮肤水肿增厚：胎儿皮下显示低回声的水肿区，常伴随胸水及腹水。

2. 尽管许多遗传性的综合征伴随胎儿的过度生长，（如贝-威综合征、韦弗综合征、索托症脑性巨大发育症候群）这些综合征可能会被误诊为"单纯性"巨大儿。所以没想到会是综合征引起的，临床也没有引起足够的重视，但在大多数情况下，这些综合征产科是没有治疗方法的。当胎儿有脐膨出，而排外其他综合征所致的胎儿过度生长时，则诊断为贝－威综合征是合适的。

还需要检查的部位

1. 糖尿病母亲所产的巨大儿，合并多种畸形的风险增加，比如内脏异位症，以食道闭锁为主要特征的新生儿疾病，复杂先心病，尾部退化异常/发育不良。因此，要细致的进行胎儿心脏、脊柱、肠、肾脏的超声检查。

2. 巨大舌，巨大肝，巨大肾是贝－威综合征的主要表现（见章节 11.1）。

妊娠管理

需要进行的检查和咨询 行胎儿超声心动图检查排外心脏畸形，请新生儿专家会诊，计划一个合理的围产期新生儿管理。检测母亲的葡萄糖耐量试验排外糖尿病。

胎儿宫内干预 无。

胎儿监测 如果母亲患有糖尿病，糖尿病的饮食控制可以减慢胎儿的生长速度。根据定义，巨大儿的诊断要在孕晚期才能成立，但在孕晚期产科处理选择是有限的。

妊娠进程 巨大儿易造成产伤和肩难产，常有远期的神经系统并发症，围产期死亡的风险明显增加。

终止妊娠 不采用。

分娩 一些学者建议体重值估测在 4700g 及以上的行剖宫产。如果行阴道试产，当出现肩难产时，应该要有有经验的产科主治医师，适当的麻醉及儿科支持共同配合。分娩应该在三级围产医学中心进行。

新生儿学

复苏 新生儿呼吸窘迫的风险比正常体重出生

儿要高,妊娠并发症与胎儿过度生长及胎儿大小有关。分娩时新生儿体重≥4.5kg,要做好新生儿复苏的准备,不需要特殊的技术要求。但应避免颈部及上肢过度牵拉,出生后要经过细致的内科体格检查排外胎儿臂丛神经损伤。

转诊 在新生儿并发症有进展及怀疑有胎儿畸形时需转诊至三级围产医学中心。

护理管理 母亲是糖尿病或新生儿为过期妊娠儿(>42周)所致的巨大儿在产后,早期进行特殊护理监护很有必要。常见的新生儿问题如软组织受损、挫伤,臂丛神经损伤,呼吸窘迫,低血糖症,红细胞增多症,高胆红素血症与母体因素无关。此外,窒息复苏后,器官损伤综合征较常见。新生儿吸氧后发绀未减轻时应考虑是新生儿急症,应该进行心脏畸形的评估。如果无多产史或生产时无并发症,临床护理效果良好

参考文献

Abramowicz JS, Robischon K, Cox C: Incorporating sonographic cheekto – cheek diameter, biparietal diameter and abdominal circumference improves weight estimation in the macrosomic fetus. Ultrasound Obstet Gynecol 1997;9:409-413.

Abramowicz JS, Sherer DM, Woods JR Jr: Ultrasonographic measurement of cheek – to – cheek diameter in fetal growth disturbances. Am J Obstet Gynecol 1993;169:405-408.

Ballard JL, Rosenn B, Khoury JC, Miodovnik M: Diabetic fetal macrosomia: Significance of disproportionate growth. J Pediatr 1993;122: 115-119.

Benson CB, Doubilet PM, Saltzman DH: Sonographic determinationof fetal weights in diabetic pregnancies. Am J Obstet Gynecol 1987; 156:441-444.

Chauhan SP, West DJ, Scardo JA, et al: Antepartum detection of macrosomicfetus: Clinical versus sonographic, including soft – tissue measurements. Obstet Gynecol 2000;95:639-642.

Chervenak JL, Divon MY, Hirsch J, et al: Macrosomia in the postdate pregnancy: Is routine ultrasonographic screening indicated? Am J Obstet Gynecol 1989;161:753-756.

Jovanovic – Peterson L, Peterson CM, Reed GF, et al: Maternal postprandial glucose levels and infant birth weight: National Institute of Child Health and Human Development—Diabetes in Early Pregnancy study. Am J Obstet Gynecol 1991;164:103-111.

Leikin EL, Jenkins JH, Pomerantz GA, Klein L: Abnormal glucose screening tests in pregnancy: A risk factor for fetal macrosomia. Obstet Gynecol 1987;69:570-573.

Lubchenco LO: The infant who is large for gestational age. In The High Risk Infant. Philadelphia, WB Saunders, 1976.

Ranzini AC, Day – Salvatore D, Turner T, et al: Intrauterine growth and ultrasound findings in fetuses with Beckwith – Wiedemann syndrome. Obstet Gynecol 1997;89:538-542.

Sacks DA: Fetal macrosomia and gestational diabetes: What's the problem? Obstet Gynecol 1993;81:775-781.

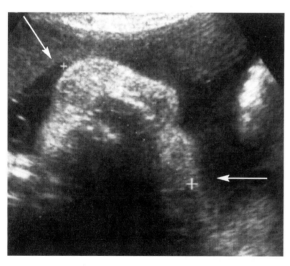

图14.4.1 巨大儿:面部切面,胎儿皮肤增厚,面颊突出(箭头示)。

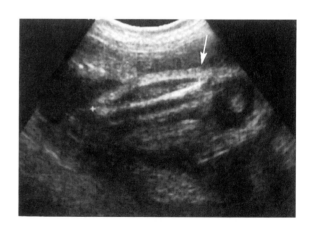

图14.4.2 股骨切面:胎儿皮肤增厚。

14.5 羊水过少

流行病学/遗传学

定义　羊水量小于相应胎龄对应的羊水量。

流行病学　常见。

致畸剂　吲哚美辛用于抑制宫缩,可能会导致羊水减少。

筛查　母体的血清 AFP 增加可能会导致羊水过少。

预后　在早孕期及中孕期出现羊水过少提示预后不良,一个正常生长的胎儿在晚孕期首次出现羊水过少,提示预后良好。

超声检查

超声发现

1. *胎儿*:严重的羊水过少常伴随 Potter 综合征,检查可发现足内翻,双手姿势异常,肢体挛缩。

2. *羊水*:严重的羊水过少是一个逐渐形成的过程。羊水量测量以羊水指数为标准。羊水指数的测量如下:将怀孕的子宫分为四个象限,在每一个象限内垂直测量连续羊水的最大深度,四个象限的羊水测量值相加就为羊水指数。测量值 <5cm 为羊水过少。另外一种测量方法是垂直测量最大羊水深度,2 cm 为羊水过少的切断值。

3. *胎盘*:根据羊水过少的不同病因具有不同表现。

4. *测量数据*

(1)如果羊水过少与 IUGR 有关,所有的胎儿测量数据都会减少,特别是腹围的测值减少更明显。

(2)胎儿的头颅常为长头型:头颅的形状又长又薄。

5. *可识别孕周*:在孕 14~18 周以前,羊水量主要由母体控制。因此胎儿源性的羊水过少在 18 周以后才会表现。如胎膜早破,绒毛取样,严重的 IUGR 引起的羊水过少在中孕期的早期才出现。

难点

1. 羊水量通常在晚孕期的后期会显著减少。

2. 羊水指数的测量主观性很强,不同的两个测量者,间隔很短的时间测量同一孕妇,测量结果也不同,

同时测量结果还取决于胎儿的体位。

3. 脐带所在区域会被误诊为羊水。在可疑的区域使用彩色多普勒超声检查来确定是否为脐带。

4. 母体的血容量可影响胎儿的羊水量,在诊断羊水过少时要排除导致母体的脱水疾病,确保母体水化充分。

5. 羊水中显示一些漂浮微粒物质无临床意义,但会影响羊水指数的测量。

还需要检查的部位

1. 肾脏源性:寻找是否存在肾缺如,泌尿系统梗阻或肾脏畸形,异常肾脏增大,婴儿型多囊肾及成人型多囊肾等疾病。

2. 如果是 IUGR,所有的测量数据均减少。

3. 检查子宫颈是否有宫颈机能不全。检查前,膀胱需排空。经会阴或经阴道探查,宫颈的整个长度才能够显像,如果有胎膜早破,宫颈会变短(<3.5cm),宫颈内口呈漏斗样改变,且内有羊水填充。

4. 据报道,胎儿的呼吸功能由于肺功能发育不全会减弱。如果羊水过少出现于中晚孕的早期,需对胎儿进行生物物理评分及脐血管的彩色多普勒检查。

5. 由于羊水减少,胎儿足内翻,手姿势异常会进一步加重。同时肢体的变化情况由于无羊水的衬托难以观察。

妊娠管理

需要进行的检查和咨询　羊膜腔内灌注术:如果超声不能明显查出羊水减少的原因,且羊水很少或无羊水,向羊膜腔内缓慢注入林格液,右旋葡萄糖苷液,亚甲蓝的混合液是很有用的。注入混合液约 150~250 mL,增加的"羊水"更有利于观察胎儿,如果有羊水漏出,亚甲蓝液将会自阴道流出留下痕迹。如果肾脏有功能,胎儿将会吞咽羊水,使胃泡和膀胱充盈。同时将混合液缓慢注入胚外体腔也可排外羊膜破裂的诊断。

胎儿监测

1. *肾脏*:如果羊水全部消失,肺脏的发育会不良和受损。如果双肾有严重的梗阻性疾病,应每 2~3 周超声复查一次羊水。

2. *胎膜早破*:预后不良,胎儿双肺发育不良及肢

体挛缩的风险要更高。在一些胎膜早破的病例中,曾有报道行羊膜修补术治疗。每2周复查一次超声观察羊水量是否增加。

3.IUGR:IUGR 并羊水过少出现在孕早期,比如说孕23周,提示预后不良,推荐每2周复查一次羊水,每周行2次胎儿生物物理评分。分娩的时机取决于胎儿健康的参数,比如说胎儿生物物理评分,无应激试验及彩色多普勒超声表现。

分娩 应在三级围产中心进行。

参考文献

Barss VA, Benacerraf BR, Frigoletto FD Jr: Second trimester oligohydramnios, a predictor of poor fetal outcome. Obstet Gynecol 1984;64: 608-610.

Blott M, Greenough A, Nicolaides KH, Campbell S: The ultrasonographic assessment of the fetal thorax and fetal breathing movements in the prediction of pulmonary hypoplasia. Early Human Devel 1990;21: 143-151.

Bronshtein M, Blumenfeld Z: First - and early second - trimester oligohydramnios: A predictor of poor fetal outcome except in iatrogenic oligohydramnios post chorionic villus biopsy. Ultrasound Obstet Gynecol 1991;1:245-249.

Fisk NM, Ronderos - Dumit D, Soliani A, et al: Diagnostic and therapeutic transabdominal amnioinfusion in oligohydramnios. Obstet Gynecol 1991;78:270-278.

Hill LM, Breckle R, Gehrking WC: The variable effects of oligohydramnios on the biparietal diameter and the cephalic index. J Ultrasound Med 1984;3:93-95.

Horsager R, Nathan L, Leveno KJ: Correlation of measured amniotic fluid volume and sonographic preductions of oligohydramnios. Obstet Gynecol 1994;83:955-958.

Mandell J, Peters CA, Estroff JA, Benacerraf BR: Late onset severe oligohydramnios associated with genitourinary abnormalities. J Urol 1992; 148:515-518.

Mercer LJ, Brown LG: Fetal outcome with oligohydramnios in the second trimester. Obstet Gynecol 1986;67:840-842.

Moore TR, Longo J, Leopold GR, et al: The reliability and predictive value of an amniotic fluid scoring system in severe second - trimester oligohydramnios. Obstet Gynecol 1989;73:739-742.

Sherer D, Langer O: Oligohydramnios: Use and misuse in clinical management. Ultrasound Obstet Gynecol 2001;18:411-419.

14.6 羊水过多

流行病学/遗传学

定义 羊水量超过相应胎龄对应的羊水量。

流行病学 羊水过多的发病率是1%，在糖尿病及肥胖女性中较常见，其中20%的病例中，与胎儿严重畸形相关。

胚胎学 在许多情况下，是由于胎儿吞咽羊水障碍或受阻形成的。

预后 主要取决于羊水过多的根本原因。

超声检查

超声发现

1. **胎儿**：羊水过多是由于母亲糖尿病或肥胖引起的，胎儿会增大（巨大儿）。羊水过多会在胎儿增大之前出现。

2. **羊水**：羊水量增加，羊水指数>24 cm，另一种测量方法是测量羊水最大深度，羊水测量在横断面及纵断面上>8 cm时，被认为是异常。在晚孕的后期，由于在正常情况下羊水量会减少，羊水指数>15 cm提示羊水过多。

3. **胎盘**：由于附着区域范围较广，通常会变薄。

4. **胎儿测量数据**：取决于羊水过多的原因，通常数据会增大。

5. **可识别孕周**：羊水过多最早在孕16周可检出，但较少见，一般在孕25周后检出。

难点

1. 羊水量在晚孕期正常情况下会减少，因此在晚孕的后期羊水指数<20 cm也会存在羊水过多的情况。

2. 单个的，范围广的，横向对齐的羊水量会测量出一个虚假的小于正常的羊水指数，因为垂直测量值只有一个或两个能计入羊水指数。

还需要检查的部位

1. 观察胃肠道的梗阻：在不同的梗阻水平表现为相应水平的肠管扩张，严重的羊水过多出现于接近屈氏韧带以上部位的梗阻，如食管闭锁时，则胃泡可不显现。

2. 检查胸腔和腹腔，寻找有无肿块压迫食管、胃或小肠，比如囊性腺瘤样疾病、膈疝、严重的肾盂输尿管连接处梗阻等。

3. 查找颅内和面部畸形导致的吞咽困难，比如先天性无脑畸形，唇腭裂畸形等。

4. 查找短肢侏儒症：四肢异常短小，胸廓窄小，引起继发性食管受压。

5. 肌肉问题引起吞咽困难，如要排外强直性肌营养不良。寻找多发翼状胬肉综合征和先天性关节弯曲的征象。

6. 胎儿所有的测量数据会增加，就如在巨大儿中，这是羊水过多中最常见的。

妊娠管理

需要进行的检查和咨询 胎儿结构畸形，生长受限及羊水过多是染色体异常的征象。在单纯羊水过多的病例中，染色体畸形的发病率非常低。建议行胎儿超声心动图检查以排外先天性心脏病。如果母亲糖尿病筛查为阴性，应考虑行母体强直性肌营养不良基因检查。一项研究表明，约10%的特发性羊水过多的病例中是由于先天性肌营养不良引起的。在羊水过多合并生长受限的病例中需行染色体核型检查。

胎儿宫内干预 严重的羊水过多会导致母体呼吸困难，需要行连续羊膜腔穿刺抽羊水减压治疗。在早产的病例中，羊水减压对在类固醇类药物刺激肺功能成熟前，延迟分娩是有益的。吲哚美辛能够减少胎儿尿液的产生从而减少羊水量。在有些病例中，吲哚美辛能有效地延迟分娩时间，但是需要密切监测胎儿动脉导管，因为消炎痛的副作用是会使动脉导管提前关闭。有报道的其他副作用还包括坏死性肠炎、新生儿少尿。

胎儿监测 取决于羊水过多的严重程度，连续每1~3周超声监测羊水量及制订早产儿对策是很有用的。

分娩 在严重羊水过多的病例中，建议选择三级围产中心分娩。轻度的羊水过多，不伴有胎儿结构的畸形不需要产科处理。

参考文献

Biggio JR, Wenstrom KD, Duband MB, Cliver SP: Hydramnios prediction of adverse prenatal outcome. Obstet Gynecol 1999;94:773-777.

Carlson DE, Platt LD, Medearis AL, Horenstein J: Quantifiable polyhydramnios: Diagnosis and management. Obstet Gynecol 1990;75: 989-992.

Devriendt K, van Schoubroeck D, Eyskens B, et al: Polyhydramnios as a prenatal symptom of DiGeorge/velo – cardio – facial syndrome. Prenat Diagn 1998;18:68-72.

Esplin MS, Hallan S, Farrington PF, et al: Myotonic dystrophy is a significantcause of idiopathic polyhydramnios. Am J Obstet Gynecol 1998; 179:974-977.

Hill LM, Breckle R, Thomas ML, Fries JK: Polyhydramnios: Ultrasonically detected prevalence and neonatal outcome. Obstet Gynecol 1987; 69:21-25.

Sickler GK, Nyberg DA, Sohaey R, Luthy DA: Polyhydramnios and fetal intrauterine growth restriction: Ominous combination. J Ultrasound Med 1997;16:609-614.

Sivit CJ, Hill MC, Larsen JW, Lande IM: Second – trimester polyhydramnios: Evaluation with US. Radiology 1987;165:467-469.

Stoll CG, Alembik Y, Dott B: Study of 156 cases of polyhydramnios and congenital malformations in a series of 118,265 consecutive births. J Obstet Gynecol 1991;165:586-590.

（马菊香　马永红　译）

附　录

宫内畸形超声表现的鉴别诊断

Abdomen	腹部

ABDOMINAL CYST OR FLUID COLLECTION　　腹部囊肿或积液

Dilated bladder	膀胱增大
Dilated bowel	肠管扩张
Hydroureter	输尿管积水
Ovarian cyst (in females)	卵巢囊肿 (女性)
Renal cystic lesions, particularly ureteropelvic junction with anterior pelvis or pelvic dysplastic kidney (see separate differential diagnosis)	肾囊性病变,尤其是输尿管肾盂连接处梗阻或者肾发育不良 (见于另外的鉴别诊断)
Adrenal cyst or hemorrhage	肾上腺囊肿或出血
Choledochal cyst	胆总管囊肿
Duodenal atresia, impenfenatanus, digestive tract atresia	十二指肠闭锁,肛门闭锁,消化道闭锁
Enteric duplication cyst	肠重复囊肿
Hepatic arteriovenous malformation	肝动静脉畸形
Hepatic cyst	肝脏囊肿
Hydrometrocolpos	子宫阴道积水
Liver cyst	肝囊肿
Lymphangioma	淋巴管瘤
Meckel's diverticulum	Meckel 憩室
Meconium pseudocyst	胎粪假性囊肿
Mesenteric cyst	肠系膜囊肿
Rectal dilation	直肠扩张
Sacrococcygeal (cystic) teratoma	骶尾 (囊性) 畸胎瘤
Splenic cyst	脾囊肿
Umbilical vein varix	脐静脉曲张
Urachal cyst	脐尿管囊肿

ABDOMINAL WALL PROCESS 腹壁方法

Omphalocele 脐膨出

Gastroschisis 腹裂畸形

Physiologic gut herniation (8 to 12 weeks' gestation) 生理性消化道疝生理性中肠疝(8 ~ 12 孕周)

Limb-body wall complex(LBWC) 肢体 – 体壁综合征

Umbilical hernia 脐疝

Bladder exstrophy 膀胱外翻

Cloacal exstrophy (OEIS complex) 泄殖腔外翻(脐膨出,内脏外翻,肛门闭锁和脊柱异常复杂畸形)(O:omphalocele;E:extnoply;I:imperfonate anus;S:spina bifida)

Pentalogy of Cantrell Cantrell 五联症

Vesicoallantoic cyst 膀胱尿囊囊肿

Urachal cyst 脐尿管囊肿

STOMACH NONVISUALIZATION 胃无显影

Diaphragmatic hernia (left-sided) 膈疝(左侧)

Normal variant 正常变异

Tracheoesophageal atresia or fistula/esophageal atresia 气管食管闭锁或瘘/食管闭锁

Central nervous system problems that prevent swallowing 中枢神经系统问题导致吞咽困难

Facial cleft 面裂

Hiatus hernia 裂孔疝

Micrognathia 小下颌畸形

ASCITES (ISOLATED) 腹水(单独的)

Renal obstruction 肾性梗阻

Chylous fluid—Turner syndrome 乳糜性液体——特纳综合征

Meconium peritonitis 胎粪性腹膜炎

DILATED STOMACH AND DUODENUM 胃和十二指肠扩张

Duodenal atresia 十二指肠闭锁

Normal variant 正常变异

Annular pancreas 环状胰腺

Antral web 窦网

Diabetic embryopathy 糖尿病胚胎病

Gut malrotation 内脏旋转不良

ECHOGENIC AREA IN ABDOMEN 腰部异常四声区

Echogenic Mass 团块回声

Adrenal hemorrhage 肾上腺出血

Dysplastic second collecting system 次要集合系统发育不良

Extralobar sequestration 叶外隔离肺

Hepatic tumor 肝脏肿瘤

Neuroblastoma 神经母细胞瘤

Ovarian cyst with hemorrhage 卵巢囊肿并出血

Sacrococcygeal teratoma 骶尾部畸胎瘤

Fetus-in-fetu	寄生胎
Echogenic Bowel	肠管回声增强
Cystic fibrosis	囊性纤维化变性
Intragut or intra-abdominal bleed	肠道内或腹内出血
Meconium in the third trimester	妊娠晚期胎粪
Normal variant at term	足月正常变异
Trisomy 21	21 – 三体综合征
Intrauterine growth retardation	宫内生长迟缓
Fetal infections（cytomegalovirus）	胎儿感染(巨细胞病毒)
Meconium peritonitis	胎粪性腹膜炎
Other chromosomal abnormality	其他染色体异常
Calcification	钙化
Normal variant	正常变异
Fetal infections（cytomegalovirus infection，toxoplasmosis）	胎儿感染(巨细胞病毒感染、弓形体病)
Gall-Stone	胆结石
Idiopathic arterial calcification	先天性动脉钙化
Teratoma（intrapelvic or in adrenal region）	畸胎瘤(盆腔内或肾上腺区域)
Intraluminal calcification—imperforate anus/anal atresia	管腔内钙化 – 肛门闭锁

LARGE BOWEL DILATION 　　大肠扩张

Anorectal malformation or atresia	肛门直肠畸形或闭锁
Meconium plug syndrome	胎粪栓塞综合征
Hirschprung's disease	赫什朋病
Congenstal megacolon	先天性巨结肠综合征

OMPHALOCELE 　　脐膨出

Chromosome anomaly-trisomy 13，12p，18，21，triploidy	13 号,12p,18 号,21 号染色体 – 三体综合征,
Isolated	单发的
Umbilical hernia	脐疝
Amniotic band syndrome	羊膜带综合征
Beckwith-Wiedemann syndrome	Beckwith-Wiedemann 综合征
Carpenter's syndrome	Carpenter 综合征:同 II 型尖头并多指(趾)畸形
CHARGE association	CHARGE 联合畸形
Meckel-Gruber syndrome	Meckel-Gruber 综合征
Pentalogy of Cantrell	Cantrell 五联症
Valproate	2 – 丙基戊酸钠
Short-rib-polydactyly syndromes，various types	短肋 – 多指综合征

SMALL BOWEL DILATION 　　小肠扩张

jejunal and ileal atesia	空肠回肠闭锁
Volvulus	肠扭转
Meconium ileus	胎粪性肠梗阻
Meconium peritonitis	胎粪性腹膜炎
Enteric duplications	肠重复畸形
Gastroschisis	腹裂

Massive bilateral ureteropelvic junction obstruction　巨大的双侧输尿管肾盂连接处梗阻

Cystic fibrosis　囊性纤维化

Genitourinary　　泌尿生殖器

ABSENT BLADDER　　膀胱缺如

Following voiding	后排泄
Renal agenesis（bilateral）	肾发育不良（两侧）
Technical—obese patient and prone fetus	技术上肥胖患者，胎儿俯卧位
Bilateral renal dysplasia	双侧肾发育不良
Bladder exstrophy	膀胱外翻
Caudal regression	尾部退化
Cloacal exstrophy	泄殖腔外翻
Infantile polycystic kidney disease	婴儿多囊肾病
Severe intrauterine growth retardation	严重宫内生长迟缓
Sirenomelia	并腿畸形
Meckel-Gruber syndrome	Meckel-Gruber 综合征

CYSTS IN KIDNEYS　　肾脏囊肿

Multicystic dysplastic kidney MCDK	多囊性发育不良肾
Severe hydronephrosis in single or double systems	单侧或双侧重度肾积水
Meckel-Gruber syndrome	Meckel-Gruber 综合征
Chromosomal—trisomy 13	13 号染色体 – 三体综合征
Adult polycystic kidney disease	成人多囊肾
Chromosomal—trisomy 18	18 号染色体 – 三体综合征
Ellis-van Creveld syndrome	软骨外胚层发育异常综合征
Fryns syndrome	弗赖恩斯综合征：多发性畸形
Infantile polycystic kidney disease	婴儿多囊肾病
Jeune's asphyxiating thoracic dystrophy	青少年窒息性胸性营养不良
Joubert syndrome	朱伯特综合征
Marden-Walker syndrome	马 – 沃综合征：常染色体隐性遗传性多发性关节弯曲畸形
McKusik-Kaufman syndrome	MKKS：常染色体隐性遗传，并指畸形，女性阴道积水
Orofacial-digital syndrome，various types（microcysts）	各型口面 – 手指综合征（微囊）
Roberts' syndrome	罗伯茨综合征
Short-rib-polydactyly syndromes，various types	各型短肋 – 多指综合征
Smith-Lemli-Opitz syndrome	史 – 伦 – 奥综合征
Tuberous sclerosis	结节性硬化症
Zellweger syndrome	脑肝肾综合征

ENLARGED KIDNEYS OR KIDNEY　　肾脏肿大（一个或者两个）

Autosomal recessive（infantile）polycystic kidney disease	常染色体隐性（婴儿）多囊肾病
Autosomal dominant（adult）polycystic kidney disease	常染色体显性多囊肾病（成人）
Compensatory hypertrophy	代偿性肥大
Crossed ectopic kidney	交叉异位肾

Double collecting system	双集合系统(双肾盂畸形)
Hydronephrosis	肾盂积水
Multicystic dysplastic kidney disease	多囊性发育不良肾
Beckwith-Wiedemann syndrome	Beckwith-Wiedemann 综合征:表现度不等的先天性常染色体显性遗传的综合征
Meckel-Gruber syndrome	Meckel-Gruber 综合征:常染色体隐性遗传,特征为前额倾斜、后脑膜脑膨出、多指(趾)畸形及多囊肾
Trisomy 13	13 - 三体综合征
Mesoblastic nephroma	肾中胚层瘤

GENITAL ABNORMALITIES 生殖器畸形

Smith-Lemli-Opitz syndrome	史 - 伦 - 奥综合征
Camptomelic dysplasia	肢体屈曲性发育不良
Cloacal extrophy	泄殖腔外翻
Chromosomal abnormalities, various	各种染色体异常
CHARGE association	CHARGE 联合畸形
Cornelia de Lange syndrome	科妮莉亚德兰格综合征(严重智力低下合并多种畸形)
Ectrodactyly-ectodermal-dysplasia-clefting (EEC) syndrome	缺指畸形 - 外胚层发育不良 - 裂(EEC)综合征
Fanconi's syndrome	范康尼综合征
Fraser syndrome	弗雷泽综合征,隐眼畸形
Noonan syndrome	努南综合征
Pallister-Killian syndrome	Pallister-Killian 综合征
Pena-Shokeir syndrome	佩娜舒凯尔综合征
Short-rib-polydactyly syndrome	短肋 - 多指畸形综合征
Fryns syndrome	多发性畸形
MURCS (müllerian duct aplasia, renal aplasia, cervico-thoracic somite dysplasia)	MURCS (Mü 苗勒管发育不全,肾功能发育不全,颈胸段体节发育不良)

HYDRONEPHROSIS ASSOCIATIONS 肾盂积水关联分析

Ectopic ureter	异位输尿管
Multicystic dysplastic kidney (hydronephrotic form) MCDK	多囊性发育不良肾
Posterior urethral valves	后尿道瓣膜
Reflux	回流
Ureterocele and ectopic ureter	输尿管疝和异位输尿管
Ureteropelvic junction obstruction	输尿管肾盂连接处梗阻
Ureterovesical junction obstruction	输尿管膀胱连接处梗阻
Bladder exstrophy	膀胱外翻
Chromosomal—trisomy 13 and 21	13 号或 21 号染色体 - 三体综合征
Cloacal exstrophy	泄殖腔外翻
Ectrodactyly-ectodermal-dysplasia-clefting (EEC) syndrome	缺指畸形 - 外胚层发育不良 - 裂(EEC)综合征
Hemifacial microsomia (Goldenhar's syndrome)	半面(身材)短小(Goldenhar 综合征)

McKusik-Kaufman syndrome	MKKS:常染色体隐性遗传,并指畸形,女性阴道积水
Megacystis megaureter	巨膀胱巨输尿管症
Megacystis microcolon	巨膀胱小梁性巨膀胱症
Sacrococcygeal teratoma	骶尾部畸胎瘤

POSSIBLE SUPRARENAL MASS — **可能的肾上腺团块**

Adrenal hematoma	肾上腺血肿
Multicystic duplicated collecting system	多囊性双肾盂畸形(双集合系统)
Extrapulmonary sequestration (left side)	叶外型隔离肺(左侧)
Neuroblastoma	神经母细胞瘤
Hepatic mass	肝脏团块
Liver cyst	肝囊肿

RENAL AGENESIS — **肾缺如**

Isolated	单发的
VACTERL association	VACTERL 联合畸形
Caudal regression/sirenomelia	尾部退化或并腿畸形
Chromosomal—trisomy 21 (Down syndrome)	21 号染色体 – 三体综合征(唐氏综合征)
Diabetic embryopathy	糖尿病胚胎病
Fraser syndrome (cryptophthalmos)	弗雷泽综合征(隐眼)
Hemifacial microsomia (Goldenhar's syndrome)	半面(身材)短小(Goldenhar 综合征)
Limb-body wall complex	肢体 – 体壁综合征
MURCS (müllerian duct aplasia, renal aplasia, cervico-thoracic somite dysplasia)	MURCS(Mü 苗勒管发育不全,肾功能发育不全,颈胸段体节发育不良)
Short-rib-polydactyly syndrome	短肋多指综合征
Townes-Brock syndrome	Townes-Brock 综合征

Cardiac — 心脏

ENLARGED HEART — **心脏扩大**

Cardiomyopathy	心肌病
Hydrops	积水
Anemia	贫血
Small chest (normal size heart appears large—dwarfing syndromes)	小胸(正常大小的心脏表现出相对体积较大—胸脏狭小)
Bilateral atrioventricular valve regurgitation	双侧房室瓣反流
Pronounced bradycardia	显著的心动过缓
Severe mitral valve regurgitation	重度二尖瓣反流
Pericardial effusion	心包积液

LEFT HEART ENLARGEMENT — **左心扩大**

Aortic stenosis	主动脉瓣狭窄
Cardiomyopathy	心肌病

RIGHT HEART ENLARGEMENT — **右心扩大**

Coarctation of the aorta (particularly relative to left heart)	主动脉缩窄(尤其涉及左心)

Hypoplastic left heart syndrome（particularly if tricuspid regurgitation）

左心发育不良综合征（尤其当三尖瓣反流）

Dysplastic pulmonary valve syndromes（with severe pulmonary regurgitation）

肺动脉瓣发育不良综合征（合并肺动脉瓣反流）

Premature closure of the ductus（e. g. , nonsteroidal antiinflammatory drugs such as indomethacin and aspirin）

动脉导管早闭（如:非甾体类抗炎药如吲哚美辛和阿司匹林）

Tetralogy of Fallot

法洛四联症

RIGHT ATRIAL ENLARGEMENT

右心房扩大

Ebstein anomaly

三尖瓣下移畸形

Tricuspid regurgitation

三尖瓣反流

Tricuspid stenosis

三尖瓣狭窄

Total anomalous pulmonary venous return（left atrial hypoplasia, so right atrium appears large）

完全性肺静脉异位引流（左心房发育不良,右心房相对大）

BRIGHT ECHOES IN THE HEART

心脏强光团

Chordae tendineae（normal variant）

腱索（正常变异）

Papillary muscle（normal variant）

乳头状肌（正常变异）

Rhabdomyoma（tuberous sclerosis）

横纹肌瘤（结节性硬化症）

Dystrophic calcification syndrome

营养不良性钙化综合征

Angioma

血管瘤

Endocardial fibroelastosis（linear echogenic border to left ventricle）

心内膜纤维性弹性组织增生（左室线性回声边界）

Critical aortic stenosis and aortic atresia

临界性主动脉瓣狭窄和主动脉闭锁

Myocarditis

心肌炎

CARDIAC ABNORMALITY ASSOCIATIONS

心脏异常关联分析

Chromosome abnormalities

染色体异常

Noonan syndrome

努南综合征

VACTERL association

VACTERL 联合畸形

Diabetic embryopathy

糖尿病胚胎病

Deletion 22q syndrome（DiGeorge/velocardiofacial syndrome）

22q 微缺失综合征（迪乔治/心瓣面综合征）

Adams-Oliver syndrome

Adams-Oliver 综合征

Campomelic dysplasia

躯干发育不良

Cornelia de Lange syndrome

科妮莉亚德兰格综合征（严重智力迟钝合并多种畸形）

Cri-du-chat syndromes

猫叫综合征

Ellis-van Creveld syndrome（chondroectodermal dysplasia）

埃利伟综合征（软骨外胚层发育不良）

Fanconi's syndrome

范科尼综合征

Fetal alcohol syndrome

胎儿酒精综合征

Fetal infections

胎儿感染

Hemifacial microsoma（Goldenhar's syndrome）

半面（身材）短小（Goldenhar 综合征）

Holt-Oram syndrome

心手综合征

Heterotaxy syndrome—situs inversus (Ivemark syndrome)	内脏异位综合征 – 内脏转位（无脾综合征）
Hydrolethalis	致死性积水
McKusik-Kaufman syndrome	MKKS：常染色体隐性遗传，并指畸形，女性阴道积水
Maternal phenylketonuria	母亲苯丙酮尿症
Meckel-Gruber syndrome	Meckel-Gruber 综合征
Neu-Laxova syndrome	Neu-Laxova 综合征
Retinoic acid embryopathy	视黄酸胚胎病
Rubenstein-Taybi syndrome	鲁宾斯坦综合征
Roberts' syndrome	罗伯茨综合征
Short-rib-polydactyly syndrome	短肋 – 多指畸形综合征
Smith-Lemli-Opitz syndrome	史 – 伦 – 奥综合征
Thrombocytopenia-absent radius syndrome (TAR)	血小板减少 – 桡骨缺如综合征（TAR）
Tuberous sclerosis (rhabdomyoma)	结节性硬化症（横纹肌瘤）
Williams syndrome	威廉斯综合征：主动脉瓣上狭窄症候群
Zellweger syndrome	脑肝肾综合征

CARDIAC MASS / 心脏团块

Rhabdomyoma (tuberous sclerosis)	横纹肌瘤（结节性硬化症）
Hypertrophic cardiomyopathy	肥厚型心肌病
Pericardiac masses (e. g. , thymus, teratoma)	心包团块（如胸腺，畸胎瘤）
Basal cell nevus syndrome	基底细胞痣综合征

PERICARDIAL EFFUSION / 心包积液

Infections	感染
· Cytomegalovirus	巨细胞病毒
· Parvovirus	细小病毒
· Myocarditis	心肌炎
Valvular aortic stenosis (especially if mitral regurgitation is present)	主动脉瓣狭窄（尤其是存在二尖瓣反流）
Cardiomyopathy	心肌病
Pronounced bradycardia	显著心动过缓
Tachycardia	心动过速
Early sign of anemia—Rh, parvovirus, and – thalassemia	贫血早期征兆——RH，细小病毒和地中海贫血
Early sign of hydrops	积水的早期征兆
Pericardial cyst	心包囊肿
Normal echopenic rim (pseudopericardial effusion)	正常的边缘低回声（假性心包积液）
Cardiac tumor	心脏肿瘤
Chromosomal—45XO (Turner syndrome)	染色体 –45XO（特纳综合征）
Confusion with pleural effusion	与胸腔积液混淆

REVERSED ATRIAL SHUNT (LEFT ATRIUM TO RIGHT ATRIUM) / 逆向的心房分流（左向右分流）

Critical mitral stenosis, mitral atresia	临界性二尖瓣狭窄，二尖瓣闭锁
Severe left ventricular dysfunction	重度左室功能障碍

Severe left ventricular hypoplasia　　重度左室发育不全

Critical aortic stenosis and aontic atresia　　临界性主动脉瓣狭窄、主动脉闭锁

Hypoplastic left heart syndrome　　左心发育不全综合征

REVERSED DUCTAL FLOW (AORTA-PULMO-NARY ARTERY)　　**逆向导管流动(主 – 肺动脉)**

Tricuspid atresia　　三尖瓣闭锁

Tetralogy of Fallot with severe pulmonary stenosis or atresia　　法洛四联症合并重度肺动脉瓣狭窄

Critical pulmonary stenosis or atresia　　临界性肺动脉瓣狭窄或闭锁

RETROGRADE FLOW IN THE AORTIC ARCH　　**主动脉弓反流**

Critical mitral stenosis, mitral atresia　　临界性二尖瓣狭窄,二尖瓣闭锁

Severe left ventricular dysfunction　　重度左室功能障碍

Severe left ventricular hypoplasia　　重度左室发育不全

Critical aortic stenosis or atresia　　临界性主动脉瓣狭窄或闭锁

Hypoplastic left heart syndrome　　左心发育不良综合征

Interrupted aortic arch　　主动脉弓离断

ABSENT DUCTUS　　**导管缺如**

Tetralogy of Fallot/pulmonary atresia　　法洛四联症/肺动脉闭锁

Tetralogy of Fallot with dysplastic pulmonary valve syndrome　　法洛四联症合并肺动脉瓣发育不良综合征

BRADYCARDIA　　**心动过缓**

Sinus node dysfunction　　窦房结功能障碍

Atrioventricular node block (secondary or tertiary) (complete heart block)　　房室结阻滞(二度或三度)(完全性心脏传导阻滞)

Blocked premature atrial contractions　　过早的心房收缩阻滞

TACHYCARDIA　　**心动过速**

Sinus tachycardia　　窦性心动过速

Supraventricular tachycardia　　室上性心动过速

Atrial flutter　　心房扑动

Atrial fibrillation with rapid ventricular response　　心房颤动合并快速心室反应

Ventricular tachycardia　　室性心动过速

Sepsis　　败血症

Anemia　　贫血症

Thyrotoxicosis　　甲亢

Chest　　**胸部**

FLUID COLLECTION IN CHEST　　**胸部积液**

Pleural effusion　　胸腔积液

Bronchogenic cyst　　支气管囊肿

Cystadenomatoid malformation of lung　　肺囊腺瘤畸形

Diaphragmatic hernia (stomach)　　膈疝(胃)

Bronchial atresia　　支气管闭锁

Cystic hygroma	水囊瘤
Duplication cyst	肠重复性囊肿
Enlarged cardiac chamber	心腔扩大
Hiatus hernia (stomach)	食管裂孔疝(胃)
Pericardial cyst	心包囊肿
Mediastinal teratoma	纵隔畸胎瘤
Neuroenteric cyst	神经应源性囊肿

SOLID MASS IN CHEST 胸部固定包块

Cystadenomatoid malformation of lung	肺 Cystadenomatoid 畸形囊腺瘤
Pulmonary sequestration	肺隔离症
Cardiac tumor-rhabdomyoma	心脏肿瘤 – 横纹肌瘤
Chest-wall hematoma	胸壁血肿
Mediastinal teratoma	纵隔畸胎瘤
Neuroblastoma metastases	神经母细胞瘤转移
Normal thymus	正常胸腺

DIAPHRAGMATIC HERNIA ASSOCIATIONS 膈疝关联分析

Fryns syndrome	弗赖恩斯综合征：多发性畸形
Trisomy 18 and other chromosomal abnormalities	18 – 三体和其他染色体异常
Jarcho-Levin syndrome	Jarcho-Levin 综合征
Deletion 4p (Wolf-Hirshorn syndrome)	4p 缺失(Wolf-Hirshorn 综合征)
Pallister-Kinlein (tetrasomy 12p)	Pallister-Kinlein (12p 四倍体)

PLEURAL EFFUSION 胸腔积液

Chylothorax	乳糜胸
Early sign of hydrops (secondary to hydrops)	积水早期征兆(中度积水)
Hemothorax	血胸
Secondary to pulmonary sequestration, cystadenomatoid malformation, tracheal atresia	继发于肺隔离症,肺囊腺瘤畸形,气管闭锁
Lung agenesis	肺发育不全

SMALL CHEST 小胸

Osteogenesis imperfecta type II	成骨不全症 II 型
Thanatophoric dysplasia	致死性发育不良
Achondrogenesis, all types	所有类型的软骨发育不良
Achondroplasia	软骨发育不良
Atelosteogenesis, all types	所有类型的骨发育不全
Camptomelic dysplasia	屈肢骨发育不良
Chondrodyoplasia punctata	点状软骨发育异常
Ellis-van Creveld syndrome (chondroectodermal dysplasia)	埃利伟综合征(软骨外胚层发育不良)
Fibrochondrogenesis	纤维软骨增生
Hypophosphatasia	碱性磷酸酶过少
Jeune's asphyxiating thoracic dystrophy	青少年窒息性胸性营养不良
Multiple pterygium syndrome	多发性翼状胬肉综合征

Short-rib-polydactyly syndrome, all types	所有类型的短肋 – 多指畸形综合征
Spondyloepiphyseal dysplasia congenita	先天性脊椎骨骺发育不良

Central Nervous System

中枢神经系统

AGENESIS OF THE CORPUS CALLOSUM ASSO-CIATIONS

胼胝体发育不全关联分析

Dandy-Walker cyst	Dandy-Walker 囊肿
Isolated	单发的
Aicardi syndrome	点头癫痫 – 胼胝体发育不全 – 视网膜脉络膜色素缺失综合征
Acrocallosal syndrome	Acrocallosal 综合征
Apert syndrome	阿佩尔综合征,尖头并指(趾)畸形
Chromosomal—trisomy 13	13 号染色体 – 三体综合征
Chromosomal—trisomy 18	18 号染色体 – 三体综合征
Chromosomal—trisomy 21 (Down syndrome)	21 号染色体 – 三体综合征(唐氏综合征)
Encephalocele	脑膨出
Fetal alcohol syndrome	胎儿酒精综合征
Fetal infections	胎儿感染
Fryns syndrome	弗赖恩斯综合征:多发性畸形
Hydrolethalus	致死性积水
Meckel-Gruber syndrome	Meckel-Gruber 综合征
Neu-Laxova Neu-Laxova	Neu-Laxova 综合征
Smith-Lemli-Opitz syndrome	史 – 伦 – 奥综合征
Walker-Warburg syndrome	Walker-Warburg 综合征
Zellweger syndrome	脑肝肾综合征

BRAIN TOO EASILY BE SEEN (UNDEROSSIFI-CATION OF BONE)

大脑组织显而易见(颅骨骨化不全)

Osteogenesis imperfecta, type II	成骨发育不全Ⅱ型
Achondrogenesis, some types	所有类型软骨发育不良
Acrania	无颅
Atelosteogenesis	骨发育不全症
Hypophosphatasia	碱性磷酸酶过少
Short-rib-polydactyly syndrome	短肋 – 多指畸形综合征

CEREBELLAR HYPOPLASIA

小脑发育不全

Dandy-Walker cyst	Dandy-Walker 囊肿
Spinal dysraphism	脊柱裂
Chromosomal—trisomy 13	13 号染色体——综合征
Chromosomal—trisomy 18	18 号染色体 – 三体综合征
Chromosomal—trisomy 21 (Down syndrome)	21 号染色体 – 三体综合征(唐氏综合征)
Cri-du-chat syndrome	猫叫综合征
Fetal infections	胎儿感染
Joubert syndrome	朱伯特综合征
Meckel-Gruber syndrome	Meckel-Gruber 综合征

Neu-Laxova Neu-Laxova	Neu-Laxova 综合征
Smith-Lemli-Opitz syndrome	史 – 伦 – 奥综合征
Walker-Warburg syndrome	Walker-Warburg 综合征

DANDY-WALKER CYST / DANDY-WALKER 囊肿

Cornelia de Lange syndrome	科妮莉亚德兰格综合征(严重智力迟钝合并多种畸形)
Chromosomal—triploidy	染色体 – 三体综合征
Chromosomal—trisomy 13	13 号染色体 – 三体综合征
Chromosomal—trisomy 18	18 号染色体 – 三体综合征
Chromosomal—trisomy 21	21 号染色体 – 三体综合征
Joubert syndrome	朱伯特综合征
Aicardi syndrome	点头癫痫 – 胼胝体发育不全 – 视网膜脉络膜色素缺失综合征
Fetal alcohol syndrome	胎儿酒精综合征
CHARGE syndrome	CHARGE 联合畸形
Maternal diabetic embryopathy	孕妇糖尿病胚胎病
Fryns syndrome	弗赖恩斯综合征:多发性畸形
Meckel-Gruber syndrome	Meckel-Gruber 综合征
Neu-Laxova Neu-Laxova	Neu-Laxova 综合征
Neural tube defect	神经管缺陷
Fetal infections	胎儿感染
Smith-Lemli-Opitz syndrome	史 – 伦 – 奥综合征
Walker-Warburg syndrome	Walker-Warburg 综合征

ECHOGENIC BRAIN FOCUS OR FOCI / 脑部回声灶

Cerebellar vermis（normal）	小脑蚓部(正常)
Choroid plexus（normal）	脉络膜丛(正常)
Fetal infections（cytomegalovirus infection［wall of lateral ventricles］and toxoplasmosis）	胎儿感染[巨细胞病毒感染(侧脑室壁)和弓形体病]
Gyri in third trimester	妊娠晚期脑回
Intrabrain hemorrhage when fresh	颅内新鲜出血
Intracranial tumor（teratoma and lipoma of the corpus callosum）	颅内肿瘤(胼胝体的畸胎瘤和脂肪瘤)
Tuberous sclerosis	结节性硬化症

ENCEPHALOCELE / 脑膨出

Amniotic band syndrome—asymmetrical top of the head lesions	羊膜系带综合征 – 头顶不对称病变
Isolated	单发的
Adams-Oliver syndrome	Adams-Oliver 综合征
Chromosomal—trisomy 13	13 号染色体 – 三体综合征
Chromosomal—trisomy 18	18 号染色体 – 三体综合征
Dandy-Walker cyst	Dandy-Walker 囊肿
Dysegmental dysplasia	Dysegmental 发育不良
Meckel-Gruber syndrome	Meckel-Gruber 综合征

Roberts' syndrome (pseudothalidomide)	罗伯茨综合征（伪沙利度胺）
Walker-Warburg syndrome	Walker-Warburg 综合征

FLUID COLLECTION IN THE HEAD　头部液体聚集

Bilateral	双侧的
Choroid plexus cyst	脉络膜丛囊肿
Ventriculomegaly	巨脑（脑室重度扩张）
Single	单侧的
Cavum septum pellucidum and/or vergae (normal)	第五脑室或（正常）韦氏腔
Quadrageminal cistern (normal)	（正常）第四脑室
Choroid plexus cyst	脉络膜丛囊肿
Third ventricular enlargement	第三脑室扩张
Arachnoid cyst	蛛网膜囊肿
Bleed	出血
Porencephalic cyst	脑穿通性囊肿
Schizencephaly	脑裂畸形
Tumor (cystic teratoma)	肿瘤（囊性畸胎瘤）
Dandy-Walker cyst	Dandy-Walker 囊肿
Mega cisterna magna	小脑延髓池扩张
Aneurysm of vein of Galen	盖伦静脉血管瘤
Holoprosencephaly	前脑无裂畸形
Intrahemispheric cyst with agenesis of the corpus callosum	大脑两侧半球间囊肿合并胼胝体发育不全
Cystic encephalomalacia and periventricular encephalomalacia	囊性脑软化和侧脑室旁脑软化
Posterior fossa extra-axial cyst	后颅窝（髓外）轴外囊肿
Subdural hygroma	硬膜下积液
Unilateral hydrocephalus	单侧脑积水

HOLOPROSENCEPHALY　前脑无裂畸形

Chromosomal—trisomy 13	13 号染色体 – 三体综合征
Isolated	单发的
Aicardi syndrome	点头癫痫 – 胼胝体发育不全 – 视网膜脉络膜色素缺失综合征
Campomelic dysplasia	躯干发育不良
CHARGE association	CHARG 联合畸形
Chromosomal—triploidy	染色体 – 三倍体综合征
Chromosomal—trisomy 18	18 号染色体 – 三体综合征
Chromosomal—18p	18p 染色体
Diabetic embryopathy	糖尿病胚胎病
DiGeorge syndrome	迪格奥尔格综合征
Maternal diabetic embryopathy	孕妇糖尿病胚胎病
Frontonasal dysplasia	额骨发育不良
Fryns syndrome	弗赖恩斯综合征：多发性畸形
Short-rib-polydactyly syndrome	短肋 – 多指畸形综合征

Smith-Lemli-Opitz syndrome	史－伦－奥综合征

HYDRANENCEPHALY CAUSES

HYDRANENCEPHALY CAUSES	**脑发育不全性脑积水（积水性无脑）畸形**
Isolated	单发的
Fetal infections	胎儿感染
Stuck twin（death of co-twin）	贴附双胎（双胞胎之一死亡）
Cocaine embryopathy	可卡因胚胎病
Familial hydranencephaly（autosomal recessive）	家族性脑发育不全性脑积水（积水性无脑）畸形（常染色体隐形）

KLEEBLATTSCHÄDEL DEFORMITY OF SKULL（CLOVERLEAF SKULL）	**颅骨 KLEEBLATTSCHÄDEL DEFORMITY 畸形（蝶式颅骨）**
Apert syndrome	阿佩尔综合征,尖头并指（趾）畸形
Pfeiffer syndrome	斐弗综合征
Thanatophoric dysplasia	致死性发育不良
Amniotic band syndrome	羊膜系带综合征
Campomelic dysplasia	躯干发育不良
Crouzon syndrome	克鲁宗综合征

MACROCEPHALY	**巨头畸形**
Familial macrocephaly	家族性巨头
Ventriculomegaly	巨脑室（脑室重度扩张）
Achondrogenesis, all types	所有类型的软骨发育不良
Achondroplasia	软骨发育不良
Basal cell nevus syndrome	基底细胞痣综合征
Beckwith-Wiedemann syndrome	Beckwith-Wiedemann 综合征
Chromosomal—triploidy（relative enlargement）	染色体－三倍体综合征（相对扩增）
Greig's cephalopolysyndactyly syndrome	
Intracranial tumor	颅内肿瘤
Sotos syndrome	Sotos 综合征
Thanatophoric dysplasia	致死性发育不良

MICROCEPHALY	**小头畸形**
Drugs（alcohol, hydantoin, aminopterin）	药物（酒精、乙内酰脲、氨蝶呤）
Fetal infections（cytomegalovirus infection, toxoplasmosis, rubella）	胎儿感染（巨细胞病毒感染、弓形体病、风疹病毒）
Isolated（including autosomal and X-linked recessive forms）	单发的（包括常染色体和 X 连锁隐性遗传）
Spinal dysraphism	脊柱裂
Cerebral atrophy	脑萎缩
Chromosome abnormalities（especially trisomy 18）	染色体异常（特别是 18－三体综合征）
Adams-Oliver syndrome	Adams-Oliver 综合征
Cornelia de Lange syndrome	科妮莉亚德兰格综合征（严重智力迟钝合并多种畸形）
Craniosynostosis	颅缝早闭
Cri-du-chat syndrome	猫叫综合征
Encephalocele	脑膨出

Freeman-Sheldon syndrome	弗里曼 – 谢尔登综合征 : 吹口哨面容综合征
Holoprosencephaly	前脑无裂畸形
Lenz syndrome	伦茨综合征
Lissencephaly（including Miller-Diecker syndrome）	无脑回畸形（包括 Miller-Diecker 综合征）
Maternal phenylketonuria	母体苯丙酮尿症
Meckel-Gruber syndrome	Meckel-Gruber 综合征
Neu-Laxova syndrome	Neu-Laxova 综合征
Roberts' syndrome	罗伯茨综合征
Rubenstein-Taybi syndrome	Rubenstein-Taybi 综合征
Seckel syndrome	塞克尔综合征
Smith-Lemli-Opitz syndrome	史 – 伦 – 奥综合征
Teratogens	致畸剂
Walker-Warburg syndrome	Walker-Warburg 综合征

POSTERIOR FOSSA CYST　　后颅窝池囊肿

Arachnoid cyst（extra-axial cyst）	蛛网膜囊肿（轴外囊肿）
Dandy-Walker cyst	Dandy-Walker 囊肿
Dilated cisterna magna	小脑延髓池扩张
Porencephalic cyst	脑穿通性囊肿
Quadrageminal cyst	Quadrageminal 囊肿第四脑室囊肿
Vein of Galen aneurysm	盖伦静脉血管瘤

VENTRICULOMEGALY　　巨脑室

Aqueduct stenosis	导水管狭窄
Arnold-Chiari malformation（neural tube defect）	阿 – 基脑畸形（神经管缺陷）
Dandy-Walker malformation	Dandy-Walker 畸形
Encephalocele	脑膨出
Hydrocephalus ex vacuo（atrophy）	代偿性脑积水（萎缩）
Normal variant（mild）	正常变异（轻微）
Achondroplasia（third trimester）	软骨发育不良（妊娠晚期）
Agenesis of the corpus callosum（colpocephaly）	胼胝体发育不良（空洞脑）
Amniotic band syndrome	羊膜系带综合征
Arachnoid cyst	蛛网膜囊肿
Baller-Gerold syndrome	Baller-Gerold 综合征
Campomelic dysplasia	躯干发育不良

CHARGE　　CHARGE 综合征

Chromosomal abnormalities	染色体异常
Craniosynostosis	颅缝早闭
Fetal alcohol syndrome	胎儿酒精综合征
Fetal infections（cytomegalovirus infection and toxoplasmosis）	胎儿感染（巨细胞病毒感染和弓形体病）
Fryns syndrome	弗赖恩斯综合征 : 多发性畸形
Holoprosencephaly	前脑无裂畸形
Hydrolethalis	致死性积水
Intracranial bleed	颅内出血

Meckel-Gruber syndrome	Meckel-Gruber 综合征
Lissencephaly including Miller-Diecker syndrome	无脑回畸形包括 Miller-Diecker 综合征
Neoplasms	肿瘤
Neu-Laxova syndrome	Neu-Laxova 综合征
Roberts' syndrome（pseudothalidomide）	罗伯茨综合征（伪沙利度胺）
Short-rib-polydactyly syndrome	短肋－多指畸形综合征
Smith-Lemli-Opitz syndrome	史－伦－奥综合征
Thanatophoric dysplasia	致死性发育不良
Vein of Galen aneurysm	盖伦静脉血管瘤
Walker-Warburg syndrome	Walker-Warburg 综合征
Zellweger syndrome	肝脑肾综合征

Spine

脊柱

SHORT SPINE

短脊柱

Iniencephaly	枕骨裂露脑畸形
Caudal regression/sirenomelia	尾退化/并腿畸形
Jarcho-Levin syndrome	Jarcho-Levin 综合征
Klippel-Feil syndrome	Klippel-Feil 综合征

SPINAL DYSRAPHISM ASSOCIATIONS

脊柱闭合不全关联分析

Chromosome abnormalities（triploidy and trisomy 18）	染色体异常（三倍体和 18－三体综合征）
Maternal diabetic embryopathy	孕妇糖尿病胚胎病
Aminopterin	氨蝶呤
Amniotic band syndrome	羊膜系带综合征
Anencephaly	无脑畸形
Cataract	白内障
Caudal regression	尾部退化
Cloacal exstrophy（OEIS syndrome）	泄殖腔外翻（OEIS 综合征）
Diastematomyelia	脊髓纵裂
Encephalocele	脑膨出
Valproic acid embryopathy	丙戊酸胚胎病
Retinoic acid embryopathy	视黄酸胚胎病
Iniencephaly	枕骨裂露脑畸形
Limb-body wall complex syndxome	肢体－体壁综合征
Rachischisis	脊柱裂畸形
Roberts' syndrome（pseudothalidomide）	罗伯茨综合征（伪沙利度胺）
Sacrococcygeal teratoma	骶尾部畸胎瘤

VERTEBRAL ABNORMALITIES

脊椎异常

Maternal diabetic embryopathy	孕妇糖尿病胚胎病
Neural tube defect	神经管缺陷
VACTERL association	VACTERL 联合畸形
Cloacal extrophy（OEIS syndrome）	泄殖腔外翻（OEIS 综合征）
Diastomatomyelia	脊髓纵裂
Hemifacial microsomia（Goldenhar's syndrome）	半侧面部肢体发育不良（Goldenhar 综合征）

Jarcho-Levin syndrome	Jarcho-Levin 综合征
Klippel-Feil syndrome	Klippel-Feil 综合征
Kniest syndrome	克尼斯克综合征(扁脸、厚的关节、扁椎畸形)
Larsen syndrome	拉尔森综合征:腭裂 – 先天性多发性脱位症候群
MURCS	Mü 苗勒管发育不全,肾功能发育不全,颈胸段体节发育不良
Noonan syndrome	努南综合征
Skeletal dysplasia, many types	多种类型的骨骼发育不良
Goldenhar's syndrome	Goldenhar 综合征

Eyes

眼睛

EXOPHTHALMOS/PROPTOSIS/PROMINENT EYES

眼球突出/突出的眼睛

Craniosynostosis	颅缝早闭
Apert syndrome (acrocephalosyndactyly, type I)	阿佩尔综合征[尖头并指(趾)畸形 I 型]
Carpenter's syndrome	Carpeenter 综合征:同 II 型尖头并多指(趾)畸形
Crouzon syndrome	克鲁宗综合征
Jackson-Weiss syndrome	Jackson-Weiss 综合征
Melnick-Needles syndrome	Melnick-Needles 综合征
Neu-Laxova syndrome	Neu-Laxova 综合征
Pfeiffer syndrome	斐弗综合征(尖头并指畸形)

CATARACT

白内障

Fetal infections	胎儿感染
Neu-Laxova syndrome	Neu-Laxova 综合征
Walker-Warburg syndrome	Walker-Warburg 综合征
Zellweger syndrome	脑肝肾综合征

HYPERTELORISM

眼距过宽

Aarskog syndrome	奥斯科格综合征(眼距宽、指短、围巾形阴囊)
Acrocallosal syndrome	Acrocallosal 综合征
Atelosteogenesis	骨发育不全症
Craniosynostosis syndromes	颅缝早闭综合征
Chromosomal—4p (Wolf-Hirschhorn syndrome)	4p – 染色体(Wolf-Hirschhorn 综合征:小头,眼距过宽,内眦赘皮,腭裂,小颌,低位耳,隐睾及尿道下裂)
Frontal encephalocele	额部脑膨出
Frontonasal dysplasia	额骨发育不良
Larsen syndrome	拉尔森综合征:腭裂 – 先天性多发性脱位症候群
Marden-Walker syndrome	Marden-Walker 综合征
Melnick-Needles syndrome	Melnick-Needles 综合征
Noonan syndrome	努南综合征
Neu-Laxova syndrome	Neu-Laxova 综合征
Pena-Shokeir syndrome	Pena-Shokeir 综合征
Otopalatodigital syndrome	耳腭指综合征

Opitz hypertelorism hypospadias syndrome 奥皮茨 – 尿道下裂综合征

Robinow syndrome（fetal face syndrome） 罗比挠综合征（胎儿面容综合征）

HYPOTELORISM 眼距过窄

Holoprosencephaly 前脑无裂畸形

Chromosomal abnormalities, particularly trisomy 13 染色体异常，尤其是 13 – 三体综合征

Trigonocephaly 三角头畸形

Baller-Gerald syndrome Baller-Gerald 综合征

MICROPHTHALMIA OR ANOPHTHALMIA 小眼畸形或无眼畸形

Chromosomal abnormalities, especially trisomy 13 染色体异常，尤其是 13 – 三体综合征

Isolated 单发的

CHARGE

Fetal infections（rubella, varicella, toxoplasmosis） 胎儿感染（风疹病毒，水痘，弓形体病）

Fraser syndrome—cryptophthalmos 弗雷泽综合征——隐眼畸形

Goldenhar's syndrome（hemifacial microsomia） Goldenhar 综合征（半侧面部肢体发育不全）

Hydrolethalis 致死性积水

Lenz syndrome 伦茨综合征

Neu-Laxova syndrome Neu-Laxova 综合征

Oculodentodigital syndrome 眼齿趾综合征

Walker-Warburg syndrome Walker-Warburg 综合征

Face 脸部

ASYMMETRY 不对称

Goldenhar's syndrome（hemifacial microsomia） Goldenhar 综合征（半侧面部肢体发育不全）

Amniotic band syndrome with facial cleft 羊膜系带综合征合并面裂

Craniosynostosis and associated syndromes 颅缝早闭和相关症状

CHARGE syndrome CHARGE 联合畸形

Greig's cephalopolysyndactyly syndrome 格雷格端部多发性并指综合征

Jackson-Weiss syndrome Jackson-Weiss 综合征

Saethre-Chotzen syndrome 塞 – 科综合征:尖头并指（趾）畸形综合征Ⅲ型

Townes-Brock syndrome Townes-Brock 综合征

CLEFT LIP AND PALATE ∗ 唇腭裂 ∗

∗ M:中线唇裂和（或）腭裂　L:侧边唇裂和（或）腭裂　P: 单发性腭裂

Isolated 单发的

Amniotic band syndrome（L） 羊膜系带综合征(L)

Chromosome abnormalities, especially trisomy 13（M,L,P） 染色体异常,尤其是 13 – 三体(M,L,P)综合征

Holoprosencephaly（M,L） 前脑无裂畸形(M,L)

Stickler syndrome（P） 斯蒂克勒综合征（P）

Atelosteogenesis（P） 骨发育不全症（P）

Campomelic dysplasia（P） 躯干发育异常（P）

CHARGE association（P） CHARGE 联合畸形（P）

Cri-du-chat syndrome 猫叫综合征

Diastrophic dysplasia（P） 骨畸形性发育不良(P)

Ectrodactyly-ectodermal-dysplasia-clefting syndrome (L,P)	缺指畸形外胚层发育不良腭裂综合征(L,P)
Fetal anticonvulsant syndrome (L)	胎儿抗惊厥综合征(L)
Hydrolethalus	致死性积水
Maternal phenylketonuria (P)	母体苯丙酮尿症(P)
Meckel-Gruber syndrome (M,L,P)	Meckel-Gruber 综合征(M,L,P)
Mohr's syndrome (M)	莫尔综合征(M)
Multiple pterygium syndrome, lethal (P)	多发翼状胬肉综合征,致死因子(P)
Orofacial-digital syndrome, various types (M,L,P)	各型面部手指综合征(M,L,P)
Otopalatodigital syndrome	耳腭指综合征
Retinoic acid embryopathy (L,P)	视黄酸胚胎病(L,P)
Roberts' syndrome (L,P)	罗伯茨综合征(L,P)
Robinow syndrome (L,P)	罗比挠综合征(胎儿面容综合征)(L,P)
Short-rib-polydactyly syndrome, various types (L,P)	各型短肋-多指畸形综合征(L,P)
Spondyloepiphyseal dysplasia congenita (P)	先天性骨骺发育不全(P)
Stickler syndrome	斯蒂克勒综合征
Treacher-Collins syndrome (P)	下颌面骨发育不全综合征(P)
Velocardiofacial syndrome/DiGeorge sequence (P)	腭心面综合征/迪格奥尔格序列(P)
Smith-Lemli-Opitz syndrome	史-伦-奥综合征
Gorlin syndrome	多发性基底细胞痣综合征,口面指畸形
Pierre Robin sequence	彼埃尔罗宾序列

MACROGLOSSIA
巨舌

Beckwith-Wiedemann syndrome	Beckwith-Wiedemann 综合征
Chromosomal—trisomy 21 (Down syndrome)	21-三体综合征(唐氏综合征)
Oral teratoma	口腔畸胎瘤

MALFORMED EARS
耳朵畸形

Chromosome abnormalities, especially trisomy 18	染色体异常,尤其是18三体综合征
Acrofacial dysostoses (microtia)	面骨发育不全(小耳症)
Branchio-otorenal syndrome	Branchio-otorenal 综合征
CHARGE association	CHARGE 联合畸形
Hemifacial microsomia (Goldenhar's syndrome) (tags, microtia)	半侧面部肢体发育不全(Goldenhar 综合征)(称:小耳症)
Retinoic acid embryopathy	视黄酸胚胎病
Townes-Brock syndrome (tags)	Townes-Brock 综合征(标签)
Treacher-Collins syndrome (tags) (microtia)	Treacher Collins 综合征(标签)(小耳畸形)

MICROGNATHIA
小小颌畸形

Chromosomal abnormalities, especially trisomy 18	染色体异常,尤其是18-三体综合征
Pierre Robin sequence	皮埃尔罗宾序列
Short-rib-polydactyly syndrome	短肋-多指畸形综合征
Stickler syndrome	Stickler 综合征
Acrofacial dysostoses, various types	各型面骨发育不全
Atelosteogenesis	骨发育不全症
Campomelic dysplasia	躯体发育异常
CHARGE association	CHARGE 联合畸形

Cri-du-chat syndrome	猫叫综合征
Fetal teratogens (alcohol, valproic acid, retinoic acid)	胎儿致畸剂(酒精,丙戊酸,视黄酸)
Freeman-Sheldon syndrome (whistling facies)	弗里曼－谢尔登综合征:吹口哨面容综合征(口哨征)
Hemifacial microsomia (Goldenhar's syndrome)	半侧面部肢体发育不全(Goldenhar 综合征)
Hypoglossia, hypodactyly	短舌,缺指
Joubert syndrome	朱伯特综合征
Larsen syndrome	拉尔森综合征:腭裂－先天性多发性脱位症候群
Melnick-Needles syndrome	Melnick-Needles 综合征
Multiple pterygium syndrome	多发翼状胬肉综合征
Marden-Walker syndrome	Marden-Walker 综合征
Neu-Laxova syndrome	Neu-Laxova 综合征
Nager syndrome	纳赫尔综合征
Orofacial-digital syndrome, various types	各型面部手指综合征
Otocephaly	无下颌并耳畸形
Retinoic acid embryopathy	视黄酸胚胎病
Seckel syndrome	Seckel 综合征
Skeletal dysplasias, various types	各型骨骼发育不良
Smith-Lemli-Opitz syndrome	史－伦－奥综合征
Sotos syndrome	Sotos 综合征
Treacher-Collins syndrome	下颌面骨发育不全

MIDFACE HYPOPLASIA/DEPRESSED NASAL BRIDGE/MAXILLARY HYPOPLASIA

面中部发育不全/鼻梁塌陷/上颌发育不全

Achondroplasia (third trimester)	软骨发育不良(妊娠晚期)
Atelosteogenesis	骨发育不全症
Campomelic dysplasia	躯干发育异常
Chondrodysplasia punctata (third trimester)	点状软骨发育不良(妊娠晚期)
Cleidocranial dysostosis	颅锁骨发育不全
Thanatophoric dysplasia	致死性骨发育不良
Apert syndrome	阿佩尔综合征,尖头并指(趾)畸形
Carpenter syndrome	尖头多指并指(畸形)综合征
Fetal alcohol syndrome	胎儿酒精综合征
Fetal warfarin syndrome	胎儿华法林综合征
Larsen syndrome	拉尔森综合征:腭裂－先天性多发性脱位症候群
Osteogenesis imperfecta, type II	成骨发育不全,Ⅱ型
Pfeiffer syndrome	斐弗综合征(尖头并指畸形)
Holoprosencephaly sequence	前脑无裂畸形系列
Pena-Shokeir syndrome	Pena-Shokeir 综合征
Smith-Lemli-Opitz syndrome	史－伦－奥综合征
Stickler syndrome	Stickler 综合征

Limbs

四肢

ABNORMAL THUMB

拇指异常

Diabetic embryopathy	糖尿病胚胎病

Holt-Oram syndrome	心手综合征
VACTERL association	VACTERL 联合畸形
Acrofacial dysostoses, various types	各型面骨发育不全
Apert syndrome (acrocephalosyndactyly, type I)	Apert 综合征(尖头并指畸形, I 型)
Baller-Gerold syndrome	Baller-Gerold 综合征
Carpenter syndrome (acrocephalopolysyndactyly, type II)	Carpenter 综合征(尖头并指畸形, II 型)
Chromosomal—trisomy 18	18 – 三体综合征
Cornelia de Lange syndrome	科妮莉亚德兰格综合征(严重智力迟钝合并多种畸形)
Diastrophic dysplasia	骨畸形性发育不良
Ectrodactyly-tibial aplasia syndrome	缺指畸形胫骨发育不良综合征
Fanconi's syndrome	范科尼综合征
Greig's cephalopolysyndactyly syndrome	格雷格端部多发性并指综合征
Hemifacial microsomia (Goldenhar's syndrome)	半侧面部肢体发育不全(Goldenhar 综合征)
Orofacial-digital syndrome, various types	各型面部手指综合征
Pfeiffer syndrome (acrocephalosyndactyly, type V)	菲佛综合征(尖头畸形, V 型)
Poland anomaly	Poland 畸形
Rubinstein-Taybi syndrome	Rubinstein-Taybi syndrome 综合征
Townes-Brock syndrome	Townes-Brock 综合征

ABSENT DIGITS 手指缺如

Amniotic band syndrome	羊膜系带综合征
Poland anomaly Poland	Poland 畸形
Terminal transverse limb defect	末端横向肢体缺陷
Acrofacial dysostoses, various types	各型面骨发育不全
Atelosteogenesis	骨发育不全症
Adams-Oliver syndrome	Adams-Oliver 综合征
Baller-Gerold syndrome	Baller-Gerold 综合征
Various chromosomal abnormalities	各种染色体异常
Cornelia de Lange syndrome	科妮莉亚德兰格综合征(严重智力迟钝合并多种畸形)
Ectrodactyly-ectodermal-dysplasia-clefting syndrome	缺指畸形外胚层发育不良腭裂综合征
Ectrodactyly-tibial aplasia syndrome	缺指畸形胫骨发育不良综合征
Fanconi's syndrome	范科尼综合征
Fryns syndrome	弗赖恩斯综合征:多发性畸形
Holt-Oram syndrome	心手综合征
Nager's acrofacial dystosis	纳赫尔面骨发育不全
Oromandibular limb hypogenesis	肢体发育不良
Pfeiffer syndrome (acrocephalosyndactyly, type V)	菲佛综合征(尖头畸形, V 型)
Poland anomaly	Poland 畸形
Roberts' syndrome (pseudothalidomide)	罗伯茨综合征(伪沙利度胺)
Townes-Brock syndrome	Townes-Brock 综合征
VACTERL association	VACTERL 联合畸形

ASYMETRIC LIMBS　　　　　　　　　　　　　　　　四肢不对称

Amniotic band syndrome　　　　　　　　　　　　　　羊膜系带综合征

Osteogenesis imperfecta　　　　　　　　　　　　　　成骨发育不全症

Femoral hypoplasia　　　　　　　　　　　　　　　　股骨发育不全

Terminal transverse limb deficiency　　　　　　　　　末端横向肢体缺陷

Femur-fibula-ulna syndrome　　　　　　　　　　　　股骨腓骨尺骨综合征

Proteus syndrome　　　　　　　　　　　　　　　　　Proteus 综合征

Klippel-Trenaunay-Weber syndrome　　　　　　　　　血管骨肥大综合征

Rubenstein-Taybi syndrome　　　　　　　　　　　　　Rubenstein-Taybi 综合征

ABSENT LIMBS　　　　　　　　　　　　　　　　　四肢缺如

Amniotic band syndrome　　　　　　　　　　　　　　羊膜系带综合征

Diabetic embryopathy　　　　　　　　　　　　　　　糖尿病胚胎病

Limb-body wall complex　　　　　　　　　　　　　　肢体－体壁综合征

Terminal transverse limb deficiency　　　　　　　　　末端横向肢体缺陷

Acrofacial dysostoses, various types　　　　　　　　　各型面骨发育不全

Atelosteogenesis　　　　　　　　　　　　　　　　　骨发育不全症

Cornelia de Lange syndrome　　　　　　　　　　　　科妮莉亚德兰格综合征(严重智力迟钝合并多种畸形)

Ectrodactyly-ectodermal-dysplasia-clefting syndrome　缺指畸形外胚层发育不良腭裂综合征

Grebe syndrome　　　　　　　　　　　　　　　　　格雷伯综合征

Holt-Oram syndrome　　　　　　　　　　　　　　　心手综合征

Oromandibular limb hypogenesis　　　　　　　　　　肢体发育不良

Poland anomaly　　　　　　　　　　　　　　　　　Poland 异常

Retinoic acid embryopathy　　　　　　　　　　　　　视黄酸胚胎病

Roberts' syndrome (pseudothalidomide)　　　　　　罗伯茨综合征(伪沙利度胺)

Sirenomelia　　　　　　　　　　　　　　　　　　　并腿畸形

Thalidomide embryopathy　　　　　　　　　　　　　沙利度胺胚胎病

Thrombocytopenia-absent radius syndrome　　　　　　血小板减少－桡骨缺如综合征

BONE HYPOMINERALIZATION　　　　　　　　　　骨矿物质过少

Achondrogenesis　　　　　　　　　　　　　　　　　软骨发育不全

Hypophosphatasia　　　　　　　　　　　　　　　　碱性磷酸酶过少

Osteogenesis imperfecta　　　　　　　　　　　　　　成骨不全症

BOWING　　　　　　　　　　　　　　　　　　　腰部屈曲

Campomelic dysplasia—particularly tibia and femur　　躯干发育异常——尤其是胫骨和股骨

Osteogenesis imperfecta, type II—particularly tibia and femur　　成骨发育不全, II 型——尤其是胫骨和股骨

Thanatophoric dysplasia　　　　　　　　　　　　　致死性发育不良

Achondrogenesis　　　　　　　　　　　　　　　　　软骨发育不全

Boomerang dysplasia　　　　　　　　　　　　　　　Boomerang 发育不良

Diabetic embryopathy　　　　　　　　　　　　　　　糖尿病胚胎病

Dyssegmental dysplasia　　　　　　　　　　　　　　Dyssegmental 发育不良

Fibrochondrogenesis　　　　　　　　　　　　　　　纤维软骨增生

Focal femoral deficiency—only involves tibia and femur　股骨缺陷—仅涉及胫骨和股骨

Hypophosphatasia	碱性磷酸酶过少
Melnick-Needles syndrome	Melnick-Needles 综合征
Normal（if femur is scanned from medial aspect）	正常（如果股骨已从内侧面开始扫描）
Oligohydramnios sequence	羊水过少系列症
Roberts' syndrome	罗伯茨综合征

CLENCHED HANDS

紧握的手

Arthrogryposis，various types	各型关节弯曲
Chromosomal abnormalities，especially trisomy 18	染色体异常，特别是 18 – 三体综合征
Amniotic band syndrome	羊膜带综合征
Apert syndrome	阿佩尔综合征，尖头并指（趾）畸形
Congenital muscular dystrophy，various types	各型先天性肌肉萎缩症
Freeman-Sheldon syndrome	弗里曼 – 谢尔登综合征：吹口哨面容综合征
Harlequin icthyosis	丑角样鱼鳞病（丑胎）
Multiple pterygium syndrome	多发性翼状胬肉综合征
Neu-Laxova syndrome	Neu-Laxova 综合征
Pena-Shokeir syndrome	Pena-Shokeir 综合征
Smith-Lemli-Opitz syndrome	史 – 伦 – 奥综合征
X-linked hydrocephalus（thumb）	X – 连锁脑积水（拇指）

CLINODACTYLY

先天性趾侧弯

Chromosomal abnormalities，especially trisomy 18 and trisomy 21	染色体异常，特别是 18 – 三体和 21 三体综合征
Normal variant	正常变异
Acrocephalosyndactyly syndromes	尖头并指（趾）综合征
Amniotic band syndrome	羊膜系带综合征
Campomelic dysplasia	躯干发育异常
Cornelia de Lange syndrome	科妮莉亚德兰格综合征（严重智力迟钝合并多种畸形）
Ectrodactyly-ectodermal-dysplasia-clefting syndrome	缺指畸形外胚层发育不良腭裂综合征
Harskog syndrome	harskog 综合征
Holt-Oram syndrome	心手综合征
Miller-Dieker syndrome	Miller-Dieker 综合征
Orofacial-digital syndrome，various types	各型面部手指综合征
Poland anomaly	Poland 异常
Roberts' syndrome	罗伯茨综合征
Russell-Silver syndrome	拉塞尔 – 西尔弗综合征
Seckel syndrome	Seckel 综合征
Saetre-Chotzen syndrome	Saetre-Chotzen 综合征
Townes-Brock syndrome	Townes-Brock 综合征

CLUB FOOT

畸形足

Arthrogryposis，various types	各型关节弯曲
Chromosomal abnormalities，especially trisomy 18	染色体异常，特别是 18 – 三体综合征
Isolated	单发的
Neural tube defect	神经管缺陷

Adam-Oliver syndrome	Adam-Oliver 综合征
Amniotic band syndrome	羊膜系带综合征
Amyloplasia congenita	先天性肌发育不良
Atelosteogenesis	骨发育不全症
Campomelic dysplasia	躯干发育异常
Caudal regression, especially diabetic embryopathy	尾部退化,特别是糖尿病胚胎病
Chondrodysplasia punctata (rhizomelic type), lethal	点状软骨发育不良（肢根型）,致命性
Diabetic embryopathy	糖尿病胚胎病
Ellis-van Creveld syndrome	软骨外胚层发育异常综合征
Diastrophic dysplasia	骨畸形性发育不良
Freeman-Sheldon syndrome (whistling face)	弗里曼 – 谢尔登综合征(吹口哨面容)
Fryns syndrome	弗赖恩斯综合征:多发性畸形
Hydrolethalus	致死性积水
Larsen syndrome	拉尔森综合征:腭裂 – 先天性多发性脱位症候群
Meckel-Gruber syndrome	Meckel-Gruber 综合征
Multiple pterygium syndrome	多发性翼状胬肉综合征
Pena-Shokeir syndrome	Pena-Shokeir 综合征
Seckel syndrome	Seckel 综合征
Short-rib-polydactyly syndrome, various types	各型短肋 – 多指畸形综合征
Smith-Lemli-Opitz syndrome	史 – 伦 – 奥综合征
Thrombocytopenia-absent radius syndrome (TAR)	血小板减少桡骨缺失综合征
Zellweger syndrome	脑肝肾综合征

FRACTURES / 骨折

Osteogenesis imperfecta, all types	成骨发育不全症,所有类型
Achondrogenesis	软骨发育不全
Hypophosphatasia	碱性磷酸酶过少

JOINT CONTRACTURES—CONTRACTURES OF THE EXTREMITIES / 关节挛缩 – 四肢挛缩

Arthrogryposis, various types	各种类型关节弯曲
Caudal dysplasia sequence (diabetic embryopathy)	尾部发育不良序列(糖尿病胚胎病)
Chromosomal abnormalities, especially trisomy 18	染色体异常,特别是18-三体综合征
Neural tube defect (lower limbs)	神经管缺陷(下肢)
Amniotic band syndrome	羊膜系带综合征
Amyloplasia congenital	先天性肌发育不良
Apert syndrome (acrocephalosyndactyly, type I)	Apert 综合征(尖头畸形, I 型)
Beals' syndrome (contractual arachnodactyly)	Beals 综合征(合同细长指)
Cornelia de Lange syndrome	科妮莉亚德兰格综合征(严重智力迟钝合并多种畸形)
Diastrophic dysplasia	躯干发育异常
Focal femoral deficiency	灶性股骨缺如
Freeman-Sheldon syndrome	弗里曼 – 谢尔登综合征:吹口哨面容综合征
Larsen syndrome	拉尔森综合征:腭裂 – 先天性多发性脱位症候群
Multiple pterygium syndrome, various types	多发性翼状胬肉综合征,各种类型

Neu-Laxova syndrome	Neu-Laxova 综合征
Oligohydramnios sequence	羊水过少序列
Pena-Shokeir syndrome	Pena-Shokeir 综合征
Roberts' syndrome	罗伯茨综合征
Seckel syndrome	Seckel 综合征
Zellweger syndrome	脑肝肾综合征

LIMB SHORTENING　　**肢体缩短**

Achondrogenesis	软骨发育不良综合征
Osteogenesis imperfecta, types II, III	II, III 型成骨发育不全
Thanatophoric dysplasia	致死性发育不良
Achondroplasia	软骨发育不良
Campomelic dysplasia	躯干发育异常
Diastrophic dysplasia	骨畸形性发育不良
Ellis-van Creveld syndrome	埃利伟综合征
Hypophosphatasia	碱性磷酸酶过少
Kniest syndrome	Kniest 综合征
Roberts' syndrome	罗伯茨综合征
Short-rib-polydactyly syndrome	短肋 - 多指畸形综合征
Spondyloepiphyseal dysplasia congenital	先天性骨骺发育异常
Other rare dysplasias	其他罕见的发育不良
Rhizomelic Shortening	Rhizomelic 缩短
Asphyxiating thoracic dysplasia（Jeune's syndrome）	窒息性胸部发育不良（Jeune 综合征）
Achondroplasia	软骨发育不良
Early intrauterine growth retardation	早期宫内生长迟缓
Thanatophoric dysplasia	致死性发育不良
Atelosteogenesis	骨发育不全症
Chondrodysplasia punctata, rhizomelic type	点状软骨发育不全, 肢根（髋与肩）型
Diabetic embryopathy	糖尿病胚胎病
Familial	家族性
Fetal warfarin syndrome	胎儿华法林综合征
Fibrochondrogenesis	纤维软骨增生
Focal femoral deficiency（diabetic embryopathy）	灶性股骨缺如（糖尿病胚胎病）
Neu-Laxova syndrome	Neu-Laxova 综合征
Short-rib-polydactyly syndrome	短肋多指畸形综合征
Selected Limbs	选择四肢
Amniotic band syndrome	羊膜系带综合征
Caudal regression（diabetic embryopathy）	尾部退化（糖尿病胚胎病）
Focal femoral deficiency（diabetic embryopathy）	灶性股骨缺如（糖尿病胚胎病）
Osteogenesis imperfect	成骨不全症
Campomelic dysplasia	Campomelic 发育不良
Cornelia de Lange syndrome	科妮莉亚德兰格综合征（严重智力迟钝合并多种畸形）
Fanconi's syndrome	范科尼综合征
Femur-fibula-ulna syndrome	股骨 - 腓骨 - 尺骨综合征

Holt-Oram syndrome	Holt-Oram 综合征
Roberts' syndrome	罗伯茨综合征
Thrombocytopenia-absent radius syndrome	血小板减少 – 桡骨缺如综合征
VATER syndrome	乏特壶腹综合征

MUSCLE WASTING / 肌肉萎缩

Arthrogryposis, various types	各型关节弯曲
Congenital muscular dystrophy, various types	各型先天性肌肉萎缩症
Amyoplasia congenital	先天性肌肉萎缩
Freeman-Sheldon syndrome	弗里曼 – 谢尔登综合征:吹口哨面容综合征
Neural tube defect, various types (lower limbs only)	神经管缺陷,各种类型(仅下肢)
Multiple pterygium syndrome (lethal)	多发性翼状胬肉综合征(致命性)
Pena-Shokeir syndrome	Pena-Shokeir 综合征

POLYDACTYLY / 多指趾畸形

Preaxial	轴前的
Carpenter's syndrome	卡彭特综合征
Diabetic embryopathy	糖尿病胚胎病
Greig's cephalopolysyndactyly syndrome (feet)	格雷格端部多发性并指综合征(足)
Townes-Brock syndrome	Townes-Brock 综合征
Fanconi's anemia	先天性全血细胞减少症
Postaxial	轴后的
Chromosome abnormalities, especially trisomy 13	染色体异常,特别是 13 – 三体综合征
Familial, especially African American	家族性,特别是非洲裔美国人
Acrocallosal syndrome	Acrocallosal 综合征
Atelosteogenesis	骨发育不全症
Carpenter's syndrome	卡彭特综合征
Ellis-van Creveld syndrome (chondroectodermal dysplasia)	Ellis-van Creveld 综合征(软骨外胚层发育不良)
Grebe syndrome	格雷勃综合征(软骨发育不良)
Greig's cephalopolysyndactyly syndrome (hands)	格雷格端部多发性并指综合征(手)
Hydrolethalis	致死性积水
Joubert syndrome	Joubert 综合征
McKusik-Kaufman syndrome	McKusik-Kaufman 综合征
Meckel-Gruber syndrome	Meckel-Gruber 综合征
Mohr's syndrome	莫尔综合征
Orofacial-digital syndrome	颜面 – 手指综合征
Pallister-Hall syndrome	Pallister-Hall 综合征
Short-rib-polydactyly syndrome	短肋 – 多指畸形综合征
Smith-Lemli-Opitz syndrome	史 – 伦 – 奥综合征

RADIAL HYPOPLASIA/SHORT RADIAL RAY / 桡骨发育不全/桡骨短

Chromosomal abnormalities, especially trisomy 18	染色体异常,特别是 18 – 三体综合征
Cornelia de Lange syndrome	科妮莉亚德兰格综合征(严重智力迟钝合并多种畸形)
Holt-Oram syndrome	Holt-Oram 综合征
VACTERL association	VACTERL 联合畸形
AASE syndrome	阿斯综合征

Acrofacial dysostoses, various types	面骨发育不全,各种类型
Amniotic band	羊膜带
Baller-Gerold syndrome	Baller-Gerold 综合征
Fanconi's syndrome	范科尼综合征
Hemifacial microsomia (Goldenhar's syndrome)	半侧颜面肢体短小(Goldenhar 综合征)
Roberts' syndrome (pseudothalidomide)	罗伯茨综合征(伪沙利度胺)
Thrombocytopenia-absent radius syndrome (TAR)	血小板减少 – 桡骨缺如综合征(TAR)
Townes-Brock syndrome	Townes-Brock 综合征

ROCKER-BOTTOM FEET

摇椅足

Arthrogryposis, various types	各型关节弯曲
Chromosomal abnormalities, especially trisomy 18	染色体异常,特别是18 – 三体综合征
Syndromes with severe neurologic impairment, including Fryns syndrome, multiple pterygium syndromes, Neu-Laxova syndrome	合并严重的神经功能缺损综合征,包括 Fryns 综合征,多发性翼状胬肉综合征、Neu-Laxova 综合征

SOFT TISSUE MASS

软组织肿块

Fibrosarcoma	纤维肉瘤
Hemangioma	血管瘤
Infantile myofibromatosis	婴幼儿肌纤维瘤病
Klippel-Trenaunay-Weber syndrome	血管骨肥大综合征
Mafucci syndrome	Mafucci 综合征
Proteus syndrome	普罗蒂斯综合征
Teratoma, including sacrococcygeal teratoma	畸胎瘤,包括骶尾部畸胎瘤
Turner syndrome	特纳综合征

STIPPLED EPIPHYSES

点状骨骺

Chondrodysplasia punctata	点状软骨发育不良
Chromosome anomalies, especially trisomy 18	染色体异常,特别是18 – 三体综合征
Vitamin K deficiency	维生素 K 缺乏症
Warfarin syndrome	华法林综合征
Zellweger syndrome	脑肝肾综合征

SYNDACTYLY

并指

Neu-Laxova syndrome	Neu-Laxova 综合征
Ectrodactyly-ectodermal-dysplasia-clefting syndrome Apert syndrome	缺指畸形外胚层发育不良腭裂综合征 阿佩尔综合征尖头并指(趾)畸形
Cephalopolysyndactyly syndromes	Cephalopolysyndactyly 综合征
Fraser syndrome	弗雷泽综合征(隐眼畸形)
Mohr syndrome	莫尔综合征
Smith-Lemli-Opitz syndrome (second and third toes)	史 – 伦 – 奥综合征(第二和第三脚趾)
Chromosomal syndromes, especially triploidy	染色体异常综合征,尤其是三倍体

Neck

颈

CYSTIC HYGROMA

水囊瘤

Chromosomal abnormalities, especially Turner syndrome, trisomy 21	染色体异常,特别是特纳综合征,21 – 三体综合征

Regression to normal（common）	正常退化（常见）
Acardiac, acephalic twin	无心双胎,无头双胎
Achondrogenesis	软骨发育不良综合征
Multiple pterygium syndrome	多发性翼状胬肉综合征
Neu-Luxova syndrome	Neu-Luxova 综合征
Noonan syndrome	努南综合征
Pena-Shokeir syndrome	Pena-Shokeir 综合征
Roberts' syndrome	罗伯茨综合征

HYPEREXTENDED NECK　　　　　颈部过度伸展

Anterior lymphangioma	前淋巴管瘤
Cervical neural tube defect（iniencephaly）	颈椎经管缺陷（枕骨裂露脑畸形）
Cervical teratoma	颈部畸胎瘤
Goiter	甲状腺肿
Neuromuscular disorder	神经肌肉疾病
Normal variant	正常变异
Neu-Laxova syndrome	Neu-Laxova 综合征

NUCHAL THICKENING OR INCREASED NUCHAL TRANSLUCENCY（MEMBRANE）　颈背增厚或颈后透明层（膜）增加

Chromosomal abnormalities, especially Turner syndrome and trisomy 21	染色体异常,特别是特纳综合征,21 – 三体综合征
Cardiac anomalies	心脏畸形
Normal variant	正常变异
Achondrogenesis	软骨发育不良综合征
Apert syndrome	阿佩尔综合征尖头并指（趾）畸形
Cri-du-chat syndrome	猫叫综合征
Jacobson syndrome	鼓室神经丛综合征
Joubert syndrome	朱伯特综合征
Multiple pterygium syndrome	多发性翼状胬肉综合征
Roberts' syndrome	罗伯茨综合征
Spinal muscular atrophy	脊髓性肌萎缩
Noonan syndrome	努南综合征
Smith-Lemli-Opitz syndrome	史 – 伦 – 奥综合征
Zellweger syndrome	脑肝肾综合征

NECK MASS　　　　　颈部包块

Amniotic band syndrome	羊膜系带综合征
Anterior lymphangioma	前淋巴管瘤
Branchial cleft cyst	鳃裂囊肿
Cervical neural tube defect（iniencephaly）	颈椎经管缺陷（枕骨裂脑露畸形）
Cystic hygroma（bilateral）	水囊瘤（双侧）
Cystic hygroma（unilateral）	水囊瘤（单侧）
Encephalocele	脑膨出
Goiter	甲状腺肿
Hemangioma	血管瘤

Nuchal thickening	颈背增厚
Teratoma of neck	颈部畸胎瘤
Thyroglossal duct cyst	甲状舌管囊肿

Other

其他

AMNIOTIC MEMBRANE

羊膜

Amniotic band syndrome	羊膜系带综合征
Amniotic sheet	羊膜片
Subamniotic or subchorionic bleed	羊膜下或绒毛膜下出血
Twin membrane	双膜
Unfused amniotic membrane	未融合的羊膜
Amniotic membrane displacement following amniocentesis	羊膜穿刺术后羊膜移位
Limb-body wall complex (amniotic disruption sequence)	肢体-体壁综合征(羊膜中断序列)
Placental cyst	胎盘囊肿

CHROMOSOMAL ANOMALY SONOGRAPHIC FINDINGS

染色体异常超声表现

Central nervous system anomalies	中枢神经系统异常
Holoprosencephaly	前脑无裂畸形
Dandy-Walker malformation, cerebellar hypoplasia	Dandy-Walker 畸形,小脑发育不全
Hydrocephalus	脑积水
Spina bifida	脊柱裂
Agenesis of the corpus callosum	胼胝体发育不全
Choroid plexus cysts-large or associated with other Abnormalities	巨大脉络丛囊肿或与其他有关异常
Hypotelorism, cleft lip and palate, single nostril, absent nose	间距过短、唇腭裂、单鼻孔,鼻骨缺如
Cystic hygroma	囊状水瘤
Nuchal thickening/translucency	颈背增厚/颈项透明层
Cardiac malformations	心脏畸形
Duodenal atresia	十二指肠闭锁
Gut atresia	肠闭锁
Omphalocele	脐膨出
Genitourinary anomalies	泌尿生殖器异常
Obstructive uropathy (obstruction at or distal to the urethrovesical junction)	阻塞性肾病变(远端梗阻或输尿管膀胱开口处梗阻)
Renal cystic dysplasia with other abnormalities	肾囊肿性发育不良合并其他异常
Hydrops	积水
Hydrothorax	胸腔积液
Club foot, rocker-bottom foot	畸形足,摇椅足
Club hand or clenched hand	畸形手或握拳
Severe early intrauterine growth retardation	重度早期宫内生长迟缓
Polyhydramnios or oligohydramnios	羊水过多或羊水过少

| Single umbilical artery | 单脐动脉 |
| Multiple cord cysts | 多发脐带囊肿 |

CORD MASS | **脐带包块**

Allantoic cyst	脐尿管囊肿
Wharton's jelly	华顿胶
Aneurysm	动脉瘤
Angiomyxoma	血管黏液瘤
Cord cyst	脐带囊肿
Cord knot	脐带结
Hemangioma	血管瘤
Hematoma	血肿
Mucoid degeneration of the cord	脐带黏液样变性
Omphalomesenteric cyst	脐肠系膜囊肿
Teratoma	畸胎瘤
Thrombosis of umbilical vessels	脐血管的血栓形成
Umbilical vein varix	脐静脉曲张
Urachal cyst	脐尿管囊肿

HYDROPS | **水肿**

Anemia, including Rh disease and – thalassemia	贫血,包括 Rh 疾病和地中海贫血
Cardiac malformation (congenital heart disease)	心脏畸形(先天性心脏病)
Chromosomal abnormalities, especially Turner syndrome and trisomy 21	染色体异常,特别是特纳综合征和 21 – 三体综合征
Chest masses, includingg cystadenomatoid malformation	胸部肿块,包括囊腺瘤畸形
Cystic hygroma	水囊瘤
Fetal infections (cytomegalovirus infection, parvovirus infection, syphilis, toxoplasmosis)	胎儿感染(巨细胞病毒感染,细小病毒感染、梅毒、弓形体病)
Twin-to-twin transfusion syndrome	双胎输血综合征
Achondrogenesis	软骨发育不良综合征
Cardiac tumor-rhabdomyoma-tuberous sclerosis	心脏肿瘤 – 横纹肌瘤 – 结节性硬化
Chondrodysplasia punctata	点状软骨发育不良
Chorioangioma	绒毛膜血管瘤
Congenital nephrotic syndrome, Finnish type	先天性肾病综合征,芬兰型
Cornelia de Lange syndrome	科妮莉亚德兰格综合征(严重智力迟钝合并多种畸形)
Cystadenomatoid malformation of lung	肺囊腺瘤样畸形
Diabetic embryopathy	糖尿病胚胎病
Meconium peritonitis	胎粪性腹膜炎
Diaphragmatic hernia	膈疝
Dysrhythmia	节律障碍
Extralobar pulmonary sequestration	叶外形隔离肺
Fetomaternal transfusion	母胎血液灌注
Fibrochondrogenesis	纤维软骨增生
Glycogen storage disease	糖原累积病

Hypophosphatasia	碱性磷酸酶过少
Hepatic tumor	肝肿瘤
Hypophosphatasia	碱性磷酸酶过少
Lymphangioma	淋巴管瘤
Multiple pterygium syndrome, lethal	致命性多发性翼状胬肉综合征
Neu-Laxova syndrome	Neu-Laxova 综合征
Noonan syndrome	努南综合征
Osteogenesis imperfecta, various types	各型成骨发育不全征
Pena-Shokeir syndrome	Pena-Shokeir 综合征
Teratomas, including sacrococcygeal teratoma	畸胎瘤、包括骶尾部畸胎瘤
Short-rib-polydactyly syndrome, various types	各型短肋 – 多指畸形综合征
Tracheal atresia	气管闭锁

INTRAUTERINE GROWTH RETARDATION 宫内生长迟缓

Chromosomal abnormalities, especially triploidy and trisomy 18	染色体异常,特别是三倍体和 18 – 三体综合征
Poor quality measurements	测量技术差
Small normal fetus	小的正常胎儿
Skeletal dysplasias, various types	各型骨骼发育不良
CHARGE association	CHARGE 联合畸形
Cornelia de Lange syndrome	科妮莉亚德兰格综合征(严重智力迟钝合并多种畸形)
Fetal infections (cytomegalovirus, varicella, rubella)	胎儿感染(巨细胞病毒、水痘、风疹)
Fetal alcohol syndrome	胎儿酒精综合征
Fetal aminopterin/methotrexate syndrome	胎儿氨蝶呤/甲氨蝶呤综合征
Fetal warfarin syndrome	胎儿华法林综合征
Fibrochondrogenesis	纤维软骨增生
Fryns syndrome	Fryns 综合征
Harlequin syndrome (asymmetric)	丑角样综合征(不对称)
Hypophosphatasia	碱性磷酸酶过少
Neu-Laxova syndrome	Neu-Laxova 综合征
Osteogenesis imperfecta, various types	各型成骨发育不全症
Pena-Shokeir syndrome	Pena-Shokeir 综合征
Roberts' syndrome (pseudothalidomide)	罗伯茨综合征(伪沙利度胺)
Russel-Silver syndrome	Russel-Silver 综合征
Seckel syndrome	Seckel 综合征
Short-rib-polydactyly syndrome, various types	各型短肋 – 多指综合征
Smith-Lemli-Opitz syndrome	史 – 伦 – 奥综合征
Spondyloepiphyseal dysplasia congenital	先天性脊椎骨骺发育不良

MACROSOMIA 巨大胎儿

Diabetic embryopathy	糖尿病胚胎病
Familial	家族性
Poor-quality measurements	测量技术差
Wrong dates	日期错误

Beckwith-Wiedemann syndrome	贝-威综合征
Simpson-Golabi-Behmel syndrome	Simpson-Golabi-Behmel 综合征
Sotos syndrome	Sotos 综合征
Weaver syndrome	韦弗综合征(巨体、骨骼成熟过速、屈曲指、面孔特殊)

OLIGOHYDRAMNIOS — 羊水过少

Bilateral dysplastic kidney	双侧肾脏发育异常
Bilateral renal agenesis (see Renal agenesis)	双侧肾发育不全(见肾发育不全)
Bilateral ureteral obstruction	双侧输尿管梗阻
Infantile polycystic kidney disease	婴儿多囊性肾病
Intrauterine growth restriction (retardation)	宫内生长受限(缺陷)
Normal in late third trimester	正常晚期妊娠
Posterior urethral valves	后尿道瓣膜
Postmaturity	过度成熟
Premature rupture of membranes	胎膜早破
Stuck twin	贴附儿
Congenital infections	先天性感染
Sirenomelia and caudal regression	并腿畸形和尾退化
Chromosomal—various, especially triploidy	染色体 – 各种类型的,尤其是三倍性

PLACENTAL MASS — 胎盘肿块

Chorioangioma	绒毛膜血管瘤
Venous lake	静脉湖
Wharton's jelly deposition	沃顿沉积
Fetal lobulation	胎儿小裂片
Partial molar changes	部分葡萄胎
Mole and normal fetus	胎块(葡萄胎)和正常胎儿
Placental cyst	胎盘囊肿
Placental infarct	胎盘梗死

PLACENTAL THICKENING — 胎盘增厚

Normal variant	正常变异
Chorioangioma	绒毛膜血管瘤
Chromosome various, especially triploidy	各型染色体,尤其是三倍性
Diabetic embryopathy	糖尿病胚胎病
Fetal infections (cytomegalovirus, rubella, syphilis, toxoplasmosis)	胎儿感染(巨细胞病毒、风疹、梅毒、弓形体病)
Hydrops, especially Rh incompatibility	积水,特别是 Rh 不相容
Beckwith-Wiedemann syndrome	贝-威综合征

POLYHYDRAMNIOS — 羊水过多

Associated with fetal hydrops	与胎儿水肿有关
Fetal infections—parvovirus	胎儿感染 – 细小病毒
Diabetic embryopathy	糖尿病胚胎病
Duodenal atresia	十二指肠闭锁
Gut atresias	肠闭锁

Macrosomia	巨大胎儿
Tracheoesophageal fistula（esophageal atresia）	气管食管瘘（食管闭锁）
Twins	双胞胎
Chromosomal—various，especially Turner syndrome and trisomy 13	各型染色体，尤其是特纳综合征和 13 - 三体综合征
Anemias（thalassemia）	贫血（地中海贫血）
Cardiac malformation—heart failure，various types	各型心脏畸形 - 心力衰竭
Severe／lethal skeletal dysplasias，various types	各型严重或致命的骨骼发育不良
Obstructing rhabdomyoma（tuberous sclerosis）	阻塞性横纹肌瘤（结节性硬化症）
Chorioangioma	绒毛膜血管瘤
Congenital nephrotic syndrome，Finnish type	先天性肾病综合征，芬兰型
Cystadenomatoid malformation of lung	肺囊腺瘤样畸形
Diaphragmatic hernia	膈疝
Epignathus	上颌寄生胎
Fetal goiter	胎儿甲状腺肿
Fryns syndrome	Fryns 综合征
Hydrolethalus	致死性水肿
Idiopathic	特发性
Intra-abdominal mass（e.g.，mesoblastic nephroma）	腹内肿块（如，肾中胚层瘤）
Large ovarian cysts	巨大卵巢囊肿
Megacystis microcolon	巨膀胱小结肠
Micrognathia—severe，e.g.，otocephaly	重度小下颌畸形，如，无下颌并耳畸形
Multiple pterygium syndrome	多发性翼状胬肉综合征
Neck teratoma	颈部畸胎瘤
Osteogenesis imperfecta，various types	各型成骨发育不全症
Otocephaly	无下颌并耳畸形
Sacrococcygeal teratoma	骶尾部畸胎瘤
Short-rib-polydactyly syndrome	短肋 - 多指畸形
Twin-to-twin transfusion syndrome	双胎输血综合征

附　录

附录二　少见的胎儿畸形的超声表现

Aarskog Syndrome　　　　　　　　　　　　**奥斯科格综合征**（眼距宽、指短、围巾形阴囊）
Hypertelorism　　　　　　　　　　　　　　　眼距过宽
Short nose　　　　　　　　　　　　　　　　　短鼻
Clinodactyly　　　　　　　　　　　　　　　　趾弯曲

AASE Syndrome　　　　　　　　　　　　　**阿瑟综合征**（三节拇指、先天性贫血）
Radial hypoplasia　　　　　　　　　　　　　　桡骨发育不全

Acrocallosal Syndrome　　　　　　　　　　**Acrocallosal 综合征**
Agenesis of corpus callosum　　　　　　　　　胼胝体发育不全或缺如
Hypertelorism　　　　　　　　　　　　　　　眼距过宽
Polydactyly—postaxial　　　　　　　　　　　多指（趾）畸形-轴后的

Acrofacial Dysostosis　　　　　　　　　　　**面骨发育不全**
Malformed ears　　　　　　　　　　　　　　　耳朵畸形
Micrognathia　　　　　　　　　　　　　　　　小颌,小颌畸形,小颌（症）
Abnormal thumb　　　　　　　　　　　　　　拇指异常
Absent digits　　　　　　　　　　　　　　　　手指缺如
Radial hypoplasia　　　　　　　　　　　　　　桡骨发育不全

Acromesomelic Dysplasia　　　　　　　　　**肢端肢中发育不良**
Mesomelic shortness　　　　　　　　　　　　　呼吸急促
Adams-Oliver syndrome　　　　　　　　　　　亚当斯奥列佛综合征
Absent digits　　　　　　　　　　　　　　　　手指缺如
Encephalocele　　　　　　　　　　　　　　　脑膨出
Microcephaly　　　　　　　　　　　　　　　头小畸形
Cardiac defects　　　　　　　　　　　　　　心脏缺陷
Club foot　　　　　　　　　　　　　　　　　畸形足

Aicardi Syndrome　　　　　　　　　　　　**艾卡迪综合征,点头癫痫－胼胝体发育不全－视网膜脉络膜色素缺失综合征**
Agenesis of corpus callosum　　　　　　　　　胼胝体发育不全或缺如
Arachnoid cyst　　　　　　　　　　　　　　　蛛网膜囊肿

Dandy-Walker syndrome	丹迪沃克综合征
Holoprosencephaly	前脑无裂畸形
Alpha-Thalassemia	α-地中海贫血
Hydrops	水肿
Amyloplasia Congenita	**先天性肌肉发育不全**
Abdominal-wall process	腹腔壁过程
Club foot	畸形足
Joint contractures	关节挛缩
Atelosteogenesis	**骨发育不全症**
Small chest	小胸
Hypertelorism	眼距过宽
Cleft lip and palate	唇颚裂
Micrognathia	小颌,小颌畸形,小颌(症)
Absent limbs	四肢缺如
Club foot	畸形足
Polydactyly—postaxial	多指(趾)畸形-轴后
Rhizomelic shortening	腰根型短肢
Intrauterine growth retardation	宫内生长迟缓
Baller-Gerold Syndrome	**巴－格综合征:颅缝早闭－桡骨发育不全综合征**
Malformed kidney	肾脏畸形
Mild ventriculomegaly	轻度脑室扩张
Hypotelorism	眼距过窄
Absent digits	手指缺如
Abnormal thumb	拇指异常
Radial hypoplasia	桡骨发育不全
Basal Cell Nevus Syndrome	**基底细胞痣综合征**
Macrocephaly	巨头,巨头畸形
Cardiac mass	心脏肿块
Beals' Syndrome	**比尔斯综合征**
Joint contractures	关节挛缩
Boomerang Dysplasia	**脏器发育不良**
Bowing	腰部屈曲
Branchiootorenal Syndrome	**Branchiootorenal 综合征**
Malformed ears	耳朵畸形
CHARGE Association	CHARGE 联合征
Omphalocele	脐膨出
Cardiac abnormality	心脏异常
Holoprosencephaly	前脑无裂畸形
Cleft palate	腭裂
Micrognathia	小颌,小颌畸形,小颌(症)
Intrauterine growth retardation	宫内生长迟缓
Genital hypoplasia	生殖器发育不全

Chondrodysplasia Punctata	点状软骨发育异常
Small chest	小胸
Club foot	畸形足
Rhizomelic shortening	肢根型短肢
Hydrops	水肿
Stippled epiphyses	点状骨骺, 斑点骨骺
Chromosome—18p	**18 号染色体短臂异常**
Holoprosencephaly	前脑无裂畸形
Hypotelorism	眼距过窄
Club foot	畸形足
Chromosome—18q	**18 号染色体长臂异常**
Microphthalmia/anophthalmia	小眼/无眼
Chromosome—47, XXY	**克氏综合征**
Cystic hygroma	囊性水囊瘤
Chromosome—4p (Wolf-Hirschorn)	**4 号染色体短臂异常**
Hypertelorism	眼距过宽
Cardiac abnormality	心脏异常
Malformed ears (tags)	耳朵畸形(附加)
Chromosome—Duplication 20p	**20 号染色体短臂重复**
Hypertelorism	眼距过宽
Cleidocranial Dysplasia	**颅骨锁骨发育不良**
Partial or total asplasia of the clavicles	部分或全部锁骨发育不良
Brachycephaly	短头
Congenital Muscular Dystrophy	**先天性肌营养不良**
Clenched hands	握拳
Muscle wasting	肌肉萎缩
Congenital Nephrotic Syndrome	先天性肾病综合征
Polyhydramnios	羊水过多
Hydrops	水肿
Cornelia de Lange Syndrome	**科妮莉亚德兰格综合征(严重智力迟钝合并多种畸形)**
Cardiac abnormality	心脏异常
Dandy-Walker cyst	丹迪沃克综合征
Microcephaly	小头畸形
Short nose	短鼻
Abnormal thumb	拇指异常
Absent digits	指(趾)缺如
Absent limbs	四肢缺如
Clinodactyly	趾弯曲
Radial hypoplasia	桡骨发育不全
Short limbs	四肢短小
Hydrops	水肿

Intrauterine growth retardation	宫内生长迟缓
Cri-du-Chat Syndrome	**猫叫综合征**
Microcephaly	小头畸形
Micrognathia	小颌,小颌畸形,小颌(症)
Cardiac malformation	心脏畸形
Facial abnormalities such as cleft lip and palate	面部畸形如唇腭裂
Hypoplastic cerebellum	小脑发育不全
Increased nuchal translucency	颈项透明层增厚
Diabetic Embryopathy	**糖尿病胚胎病**
Duodenal atresia	十二指肠闭锁
Malformed kidney	肾脏畸形
Renal agenesis	肾缺如或发育不全
Cardiac abnormality	心脏异常
Holoprosencephaly	前脑无裂畸形
Spinal dysraphism	椎管闭合不全
Abnormal thumb	拇指异常
Absent limbs	四肢缺如
Thick placenta	厚胎盘
Bowing	腰部屈曲
Club foot	畸形足
Joint contractures	关节挛缩
Polydactyly—preaxial	轴前多指(趾)
Rhizomelic shortening	肢根型短肢
Vertebral defects	椎体缺损
Hydrops	水肿
Macrosomia	巨大儿
Polyhydramnios	羊水过多
Dyssegmental Dysplasia	**Dyssegmental 骨骼发育不良**
Bowing	腰部屈曲
Ectrodactyly-Ectodermal-Dysplasia-Clefting Syndrome	外胚层发育不良综合征
Hydronephrosis	肾盂积水
Cleft lip and palate	唇颚裂
Absent digits	手指缺如
Absent limbs	四肢缺如
Clinodactyly	指弯曲
Ectrodactyly-Tibial Aplasia Syndrome	**指(趾)缺如-胫骨缺如畸形综合征**
Abnormal thumbs	拇指畸形
Absent digits	手指缺如
Ellis-Van Creveld Syndrome	**软骨外胚层结构不良;软骨-外胚层发育不全**
Renal cystic structure	肾脏囊性结构
Cardiac abnormality	心脏异常
Small chest	小胸

Club foot	畸形足
Polydactyly—postaxial	多趾
Short limbs	四肢短小
Intrauterine growth retardation	宫内生长迟缓

Fanconi's Syndrome　　　　　　　　　　　　　　　　**范康妮贫血症**

Cardiac abnormality	心脏异常
Abnormal thumb	拇指异常
Absent digits	手指缺如
Radial hypoplasia	桡骨发育不全
Fetal Aminopterin/Methotrexate Syndrome	胎儿氨基蝶呤、氨甲蝶呤综合征
Mesomelic shortness	肢中骨短小
Intrauterine growth retardation	宫内生长迟缓

Fetal Infections　　　　　　　　　　　　　　　　　　**胎儿感染**

Echogenic area in abdomen（cytomegalovirus）	腹部高回声区（巨细胞病毒）
Cardiac mass	心脏肿块
Agenesis of the corpus callosum	胼胝体发育不全或缺如
Cerebellar hypoplasia	小脑发育不全
Dandy-Walker cyst	丹迪沃克囊肿
Echogenic brain foci	脑部灶状回声
Microcephaly	小头畸型
Mild ventriculomegaly	侧脑室轻度扩张
Cataract	白内障
Microphthalmia or anophthalmia	小眼或无眼
Hydrops	水肿
Intrauterine growth retardation	宫内生长迟缓
Thick placenta	厚胎盘

Fetal Warfarin Syndrome　　　　　　　　　　　　　**胎儿华法林综合征**

Short nose	短鼻
Rhizomelic shortening	椎骨缩短
Intrauterine growth retardation	胎儿宫内生长迟缓
Stippled epiphyses	点状骨骺，斑点骨骺
Fibrochondrogenesis	纤维软骨增生
Small chest	小胸
Rhizomelic shortening	椎骨缩短
Hydrops	水肿
Intrauterine growth retardation	胎儿宫内生长迟缓

Fraser Syndrome　　　　　　　　　　　　　　　　　　**弗雷泽综合征，隐眼畸形**

Microphthalmia or anophthalmia	小眼或无眼
Syndactyly	并指（畸形），并趾（畸形）
Genital abnormalities	生殖器畸形
Laryngeal atresia	喉闭锁（症）
Malformations of the nose and ear	鼻和耳朵畸形
Renal agenesis	肾发育不全

Cardiac defects 心脏缺损

Skeletal defects 骨缺损

Freeman-Sheldon Syndrome 弗里曼－谢尔登综合征：吹口哨面容

Micrognathia 小颌，小颌畸形，小颌(症)

Clenched hands 握拳

Club foot 畸形足

Joint contractures 关节挛缩

Muscle wasting 肌肉萎缩

Frontonasal Dysplasia 额鼻发育不良

Holoprosencephaly 前脑无裂畸形

Hypertelorism 眼距过宽

Grebe Syndrome 格雷勃综合征，软骨形成不全

Absent limbs 四肢缺如

Polydactyly—preaxial 多指(趾)-轴前

Greig's Cephalopolysyndactyly Syndrome **Greig's Cephalopolysyndactyly 综合征**

Macrocephaly 巨头

Hypertelorism 眼距过宽

Facial asymmetry 侧面部不对称

Abnormal thumb 拇指异常

Polydactyly—preaxial/postaxial 多指(趾)—轴前/轴后

Harlequin Icthyosis 丑角样鱼鳞病(丑胎)

Open mouth with large tongue 张口并巨舌

Amniotic fluid debris with intra-amniotic membrane 合并羊膜纸羊水内沉积物

Clenched or fixed hands 握拳或手姿式固定

Holt-Oram Syndrome 心手综合征

Cardiac abnormality 心脏异常

Abnormal thumb 拇指异常

Absent digits 手指缺如

Absent limbs 四肢缺如

Clinodactyly 指(趾)弯曲

Radial hypoplasia 桡骨发育不全

Hydrolethalus 致死性积水

Agenesis of the corpus callosum 胼胝体发育不全或缺如

Microphthalmia or anophthalmia 小眼或无眼

Polydactyly—postaxial 多指(趾)——轴后

Ventriculomegaly 巨脑室

Polyhydramnios 羊水过多

Micrognathia 小颌，小颌畸形，小颌(症)

Cleft palate 腭裂

Heart defect 心脏缺损

Club foot 畸形足

Hypophosphatasia　　　　　　　　　　　　　低磷酸酯酶症

Small chest　　　　　　　　　　　　　　　　小胸

Easily seen brain　　　　　　　　　　　　　大脑显而易见

Bowing　　　　　　　　　　　　　　　　　　腰部屈曲

Moderate to severe bone shortening　　　　中度至重度骨缩短

Hydrops　　　　　　　　　　　　　　　　　水肿

Intrauterine growth retardation　　　　　　胎儿宫内生长迟缓

Diffuse hypomineralization　　　　　　　　弥散性矿物质过少

Ivemark Syndrome　　　　　　　　　　　　**Ivemark 综合征**

Situs inversus　　　　　　　　　　　　　　（拉）内脏反位，内脏逆位

Complex heart defect　　　　　　　　　　　复杂的心脏缺损

Polysplenia　　　　　　　　　　　　　　　多脾

Jackson-Weiss Syndrome　　　　　　　　　**杰克逊－韦斯综合征**

Exophthalmos/proptosis/prominent eyes　　小眼或无眼

Facial asymmetry　　　　　　　　　　　　　双侧面部不对称

Jacobsen Syndrome　　　　　　　　　　　　**杰克布森综合征**

Increased nuchal translucency　　　　　　　颈项透明层增厚

Trigonocephaly　　　　　　　　　　　　　　三角头畸形

Hypertelorism　　　　　　　　　　　　　　眼距过宽

Micrognathia　　　　　　　　　　　　　　　小颌，小颌畸形，小颌（症）

Cardiac defects　　　　　　　　　　　　　　心脏缺损

Jarcho-Levin Syndrome（Spondylocostal Dysostosis）　　**贾科莱文综合征（脊椎肋骨发育不全）**

Increased nuchal translucency　　　　　　　颈项透明层增厚

Malaligned and malformed vertebra　　　　脊椎畸形

Fan-shaped ribs　　　　　　　　　　　　　扇形肋

Joubert Syndrome　　　　　　　　　　　　**朱伯特综合征**

Increased nuchal thickening　　　　　　　　颈项透明层增厚

Multicystic kidneys　　　　　　　　　　　　多囊肾

Micrognathia　　　　　　　　　　　　　　　小颌，小颌畸形，小颌（症）

Polydactyly　　　　　　　　　　　　　　　多指（畸形），多趾（畸形）

Cerebellar hypoplasia and Dandy-Walker cyst　　丹迪－沃克囊肿

Klippel-Feil Syndrome　　　　　　　　　　**克利佩尔－费尔综合征**

Vertebral defects　　　　　　　　　　　　　椎体缺损

Kniest Syndrome　　　　　　　　　　　　　**克尼斯克综合征（扁脸、厚的关节、扁椎畸形）**

Short limbs　　　　　　　　　　　　　　　　四肢短小

Kyphoscoliosis　　　　　　　　　　　　　　脊柱后侧突

Platyspondyly　　　　　　　　　　　　　　扁平椎，扁椎骨

Epiphyseal splaying　　　　　　　　　　　　骨骺端间隙

Larsen Syndrome　　　　　　　　　　　　　**拉尔森综合征：腭裂－先天性多发性脱位症候群**

Club foot　　　　　　　　　　　　　　　　　畸形足

Abnormal vertebral segmentation with kyphoscoliosis　　异常脊椎分化合并脊柱后凸

Hypertelorism	眼距过宽
Depressed nasal bridge	鼻梁塌陷
Micrognathia	小颌,小颌畸形,小颌(症)
Prominent forehead	前额突出
Joint dislocation	关节脱位
Lenz Syndrome	**伦茨综合征**
Microcephaly	小头畸型
Renal dysgenesis	肾发育障碍
Microphthalmia	小眼畸形,小眼球;眼过小
Marden-Walker Syndrome	**马-沃综合征:常染色体隐性遗传性多发性关节弯曲畸形**
Micrognathia	小颌,小颌畸形,小颌(症)
Hypertelorism	眼距过宽
Joint contractures	关节挛缩
Renal cysts	肾囊肿
Marfan Syndrome	**马凡综合征**
Aortic widening	动脉扩张
Unduly long bones	过长的长骨
Maternal Phenylketonuria	**母体苯丙酮尿症**
Cardiac abnormality	心脏异常
Microcephaly	小头畸形
Cleft palate	腭裂
McKusik-Kaufman Syndrome	**迈克库斯克考夫曼综合征**
Hydronephrosis	肾盂积水
Cardiac abnormality	心脏异常
Polydactyly—postaxial	多趾
Vaginal atresia or duplication	阴道闭锁或重复
Hydrometrocolpos	子宫阴道积水
Other genitourinary anomalies	其他泌尿生殖道异常
Anorectal atresia	肛门直肠闭锁
Megacystis Megaureter	**巨膀胱**
Hydronephrosis	肾盂积水
Large bladder	巨膀胱
Dilated ureters	输尿管扩张
Mostly male	大多是男性
Megacystis Microcolon	**膀胱结肠**
Large bladder	巨膀胱
Polyhydramnios	羊水过多
Dilated small bowel	小肠扩张
Mostly female	大多是女性

Melnick-Needles Syndrome	**梅－尼综合征,骨结构不良**
Hypertelorism	眼距过宽
Micrognathia	小颌,小颌畸形,小颌(症)
Bowing	腰部屈曲
Exophthalmos	突眼,眼球突出
Miller-Dieker Syndrome	**米－迪综合征,无脑回畸形**
Short nose	短鼻
Clinodactyly	指弯曲
Lissencephaly	无脑回
MURCS (müllerian duct aplasia, renalaplasia, cervicothoracic somite dysplasia)	**苗勒管发育不全,肾发育不全,颈胸肢脊柱发育不良)**
Upper spine vertebral deformities	上段脊柱畸形
Renal agenesis or ectopia	肾发育不全或异位
Hypoplasia of uterus	子宫发育不良
Nager Acrofacial Dysostosis	**纳赫尔面骨发育不全**
Micrognathia	小颌,小颌畸形,小颌(症)
Deformed ears	耳畸形
Absent digits	手指缺如
Neu-Laxova Syndrome	**Neu-Laxova 综合征**
Malformed ears	畸形的耳朵
Cystic hygroma	囊性水囊瘤
Congenial heart disease	先天性心脏病
Agenesis of the corpus callosum	胼胝体发育不全或缺如
Cerebellar hypoplasia	小脑发育不全
Lissencephaly	无脑回
Microcephaly with sloping forehead	小头合并前额倾斜
Cataract	白内障
Exophthalmos/proptosis/prominent eyes with hypertelorism	眼球突出、突出的眼距过宽
Microphthalmia or anophthalmia	小眼或无眼
Clenched hands	握拳
Joint contractures	关节挛缩
Rocker-bottom feet	摇椅足
Micrognathia with flat nose	平头小颌畸形
Noonan Syndrome	**努南综合征**
Cardiac abnormality—pulmonary stenosis	心脏异常－肺动脉狭窄
Hypertelorism	眼距过宽
Cystic hygroma	囊状水瘤
Cryptorchidism	隐睾症
Hemivertebrae	半椎体
Oculodentodigital Syndrome	**眼齿指综合征**
Microphthalmia or anophthalmia	小眼或无眼

Opitz Hypertelorism Hypospadias Syndrome　　尿道下裂眶距过宽综合征

Hypertelorism　　眼距过宽

Orofacial-Digital Syndrome　　口面指综合征

Renal cystic structure　　肾脏囊性结构

Cleft lip and palate　　唇腭裂

Micrognathia　　小颌, 小颌畸形, 小颌（症）

Abnormal thumb　　拇指异常

Clinodactyly　　指弯曲

Polydactyly—postaxial　　多趾

Males only　　仅限男性

Oromandibular Limb Hypogenesis　　肢体发育不良所致

Absent digits　　手指缺如

Absent limbs　　四肢缺如

Otocephaly　　无下颌并耳畸形：先天性, 无下颌, 耳低位

Hypoplasia or absence of the mandible and tongue　　下颌骨和舌的发育不良或缺失

Very severe micrognathia　　非常严重的小颌畸形

Polyhydramnios　　羊水过多

Absence of stomach　　胃缺如

Otopalatodigital Syndrome　　耳腭指综合征, 耳 – 腭 – 指综合征

Hypertelorism　　眼距过宽

Cleft lip and palate　　唇颚裂

Pallister-Hall Syndrome　　帕利斯特霍尔综合征

Intracranial tumor—hypothalamic mass　　颅内肿瘤下丘脑肿块

Polydactyly—postaxial　　多趾

Poland Anomaly　　Poland 异常

Absent digits　　手指缺如

Absent limbs　　四肢缺如

Clinodactyly　　指弯曲

Proteus Syndrome　　Proteus 综合征

Macrodactyly　　巨指, 巨趾

Soft tissue masses　　软组织肿块

Variable-sized limbs　　四肢长短不一

Retinoic Acid Embryopathy　　视黄酸胚胎病

Absent limbs　　四肢缺如

Cardiac abnormality　　心脏异常

Cerebellar hypoplasia　　小脑发育不全

Spinal dysraphism　　椎管闭合不全

Lateral cleft lip　　侧唇裂

Cleft palate　　腭裂

Malformed ears　　耳畸形

Micrognathia　　小下颌畸形

Roberts' Syndrome　　　　　　　　　　　　罗伯茨综合征

Cardiac abnormality　　　　　　　　　　　　心脏异常

Encephalocele　　　　　　　　　　　　　　脑膨出

Mild ventriculomegaly　　　　　　　　　　侧脑室轻度扩张

Spinal dysraphism　　　　　　　　　　　　椎管闭合不全

Cataract　　　　　　　　　　　　　　　　白内障

Lateral cleft lip and cleft palate　　　　　　侧唇裂和腭裂

Absent digits　　　　　　　　　　　　　　手指缺如

Absent limbs　　　　　　　　　　　　　　四肢缺如

Clinodactyly　　　　　　　　　　　　　　指弯曲

Short limbs　　　　　　　　　　　　　　　四肢短小

Intrauterine growth retardation　　　　　　胎儿宫内生长迟缓

Phocomelia　　　　　　　　　　　　　　　短肢畸形

Genitourinary anomaly　　　　　　　　　　泌尿生殖系统异常

Robinow Syndrome　　　　　　　　　　　**Robinow** 综合征（胎儿面容综合征）

Hypertelorism　　　　　　　　　　　　　　眼距过宽

Lateral cleft lip and cleft palat　　　　　　侧唇裂和腭裂

Short nose　　　　　　　　　　　　　　　短鼻

Rubinstein-Taybi Syndrome　　　　　　　鲁宾斯坦－泰比综合征

Abnormal thumb　　　　　　　　　　　　　拇指异常

Microcephaly　　　　　　　　　　　　　　小头畸形

Beaked nose　　　　　　　　　　　　　　钩形鼻

Cardiac defects　　　　　　　　　　　　　心脏缺损

Russell-Silver Syndrome　　　　　　　　**Russell-Silver** 综合征

Asymmetrical intrauterine growth retardation with nor-　胎儿头部大小正常的非对称性胎儿宫内发育迟缓
　mal-sized head

Asymmetric short long bones　　　　　　　非对称性长短骨

Syndactyly and clinodactyly　　　　　　　并指和屈指

Saethre-Chotzen Syndrome　　　　　　　塞－科综合征:尖头并指（趾）畸形综合征Ⅲ型

Exophthalmos/proptosis/prominent eyes　　眼球突出、眼球突出、突出的眼睛

Facial asymmetry　　　　　　　　　　　　双侧面部不对称

Clinodactyly　　　　　　　　　　　　　　指弯曲

Seckel Syndrome　　　　　　　　　　　塞克尔综合征

Microcephaly　　　　　　　　　　　　　　小头畸型

Micrognathia　　　　　　　　　　　　　　小颌,小颌畸形,小颌（症）

Clinodactyly　　　　　　　　　　　　　　屈指

Club foot　　　　　　　　　　　　　　　畸形足

Joint contractures　　　　　　　　　　　关节挛缩

Intrauterine growth retardation　　　　　　胎儿宫内生长迟缓

Short-Rib-Polydactyly Syndrome　　　　短肋－多指综合征

Omphalocele　　　　　　　　　　　　　　脐膨出

Renal dysplasia　　　　　　　　　　　　　肾发育不良

Cardiac abnormality	心脏异常
Holoprosencephaly	前脑无裂畸形
Mild ventriculomegaly	侧脑室轻度扩张
Lateral cleft lip and cleft palate	侧唇裂和腭裂
Micrognathia	小下颌畸形
Club foot	畸形足
Polydactyly—postaxial	多指畸形－轴后
Rhizomelic shortening	肢根型缩短
Short limbs	四肢短小
Hydrops	水肿
Intrauterine growth retardation	胎儿宫内生长迟缓
Polyhydramnios	羊水过多

Simpson-Golabi-Behnel Syndrome 　　辛普森综合征

Macrosomia	巨大儿

Sotos Syndrome 　　索托斯综合征

Dolichocephaly	长头
Macrocephaly	巨头
Macrosomia	巨大儿
Hypertelorism	眼距过宽

Spondyloepiphyseal Dysplasia Congenita 　　先天性脊柱骨骺发育不良

Small chest	小胸
Cleft palate	腭裂
Short limbs	四肢短小
Intrauterine growth retardation	胎儿宫内生长迟缓
Short, mildly bowed femurs	短，股骨轻度弯曲

Stickler Syndrome 　　Stickler 综合征

Cleft palate	腭裂
Micrognathia	小下颌畸形
Short nose	短鼻
Cataracts	白内障
Scoliosis	脊柱侧凸

Thalidomide Embryopathy 　　沙利度胺胚胎病

Absent limbs	四肢缺如
Phocomelia	短肢畸形

Thrombocytopenia—Absent Radius (TAR) Syndrome 　　血小板减少症桡骨缺失(TAR)综合征

Cardiac abnormality	心脏异常
Absent limbs	四肢缺如
Club foot	畸形足
Radial hypoplasia	桡骨发育不全

Townes-Brock Syndrome 　　汤斯布罗克综合征

Duodenal atresia	十二指肠闭锁
Renal agenesis	肾发育不全

Facial asymmetry	双侧面部不对称
Malformed ears	耳畸形
Abnormal thumb	拇指异常
Absent digits	手指缺如
Clinodactyly	屈指
Polydactyly—preaxial/radial hypoplasia	多指轴前/桡骨发育不全

Warburg Syndrome（Walker-Warburg） 华宝综合征（沃克华宝）

Agenesis of the corpus callosum	胼胝体发育不全或缺如
Dandy-Walker cyst	丹迪沃克囊肿
Encephalocele	脑膨出
Lissencephaly	无脑回
Mild ventriculomegaly	侧脑室轻度扩张
Cataract	白内障
Microphthalmia or anophthalmia	小眼或无眼

Weaver Syndrome 韦弗综合征

Macrosomia	巨大儿
Cardiac defects	心脏缺陷

Williams Syndrome 威廉姆斯综合征

Cardiac defects—supravalvular aortic stenosis	心脏缺损——主动脉瓣上狭窄

Zellweger Syndrome 脑肝肾综合征

Renal cystic structure	肾脏囊性结构
Cataract	白内障
Club foot	畸形足
Joint contractures	关节挛缩
Increased nuchal translucency	颈项透明层增厚
Colpocephaly	空洞脑
Agenesis of the corpus callosum	胼胝体发育不全或缺如
Cardiac defects	心脏缺损
Decreased or absent movement	减少或缺乏运动
Stippled epiphyses	点状骨骺

（王婷　陈姝 译）

索引

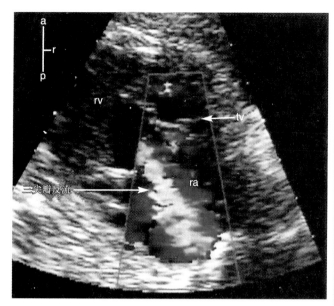

图 3.3.2 Ebstein 畸形时严重的三尖瓣反流。可见到三尖瓣反流时宽广的射血进入显著扩张的右心房（ra）。可优化检查设备，提高时间分辨率和空间分辨率。rv，右室；tv，三尖瓣。

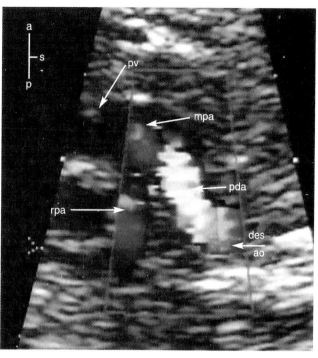

图 3.5.3 肺动脉的开放的导管动脉内反向血流。严重的肺动脉狭窄或肺动脉闭锁，导管血流是反向的。这里可以看到在开放的导管动脉（pda）内反向血流，从降主动脉（dao）流向肺主动脉（mpa）。可以看到右肺动脉（rpa）内正常的顺向血流。pv，肺静脉。

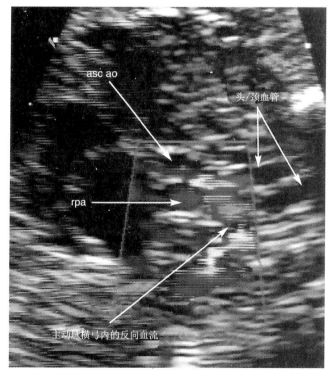

图 3.7.4 左心发育不良综合征，主动脉横弓内探及反向血流。同一张图片的彩色多普勒检查示主动脉横弓内的反向血流。这是一个不好的征兆，强烈提示产后病变属于动脉导管依赖型。asc ao，升主动脉；rpa，右肺动脉。

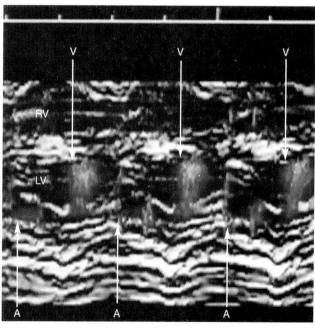

图 3.14.2 根据通过 LVOT 的 M-mode 可确定是窦律。显而易见每个心房（A）与心室（V）收缩之间的一对一关系，并且心室率是 142 次/分。还有一种方法也能测定心室收缩时间，即通过在 M-模式录像记录右心室游离壁的移动。在这个胎儿中，房室传单间期是延长的。

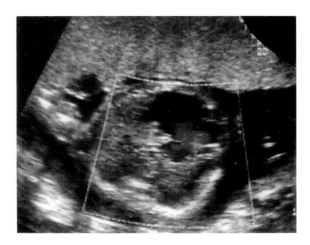

图 6.5.1 肝脏中的血管内皮瘤彩色血流图像。囊性成分基本上是一枝大的血管。

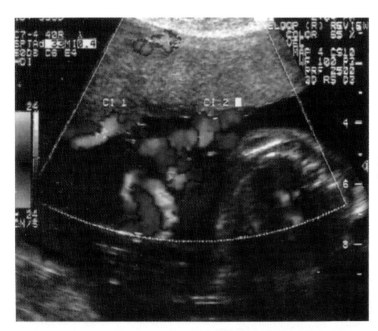

图 12.4.1 单羊膜囊单绒毛膜性双胎。一个胎盘,紧邻的脐带插入口(C1 和 C2)。只有极少的机会会出现脐带缠绕。

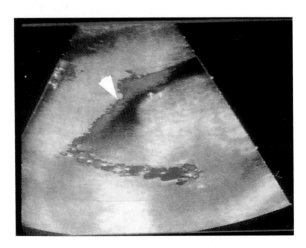

图 12.6.3 彩色血流图像显示同卵双胎间的胎盘循环存在较大血管交通,走行在胎盘表面(箭头示)。